血管内治疗

教学手册　第1卷

Endovascular Therapy

A Teaching File　Volume 1

[美] Renan　Uflacker 原著
祁吉 主译

● 天津科学技术出版社

该书中提供的药品适应证、副作用及服用剂量有可能发生变化。读者应参照所述药品的生产厂家的包装说明。

著作权合同登记号:图字 02-2002-225 号

图书在版编目(CIP)数据

血管内治疗:教学手册,第1卷/[美]勒南·乌夫拉克著;祁吉主译.
—天津:天津科学技术出版社,2006
书名原文:Endovascular Therapy:A Teaching File,Volume 1
ISBN 7-5308-3631-5

Ⅰ.血... Ⅱ.①勒...②祁... Ⅲ.血管疾病—介入疗法—手册 Ⅳ.R543.05-62

中国版本图书馆 CIP 数据核字(2004)第 005282 号

责任编辑:李　彬
版式设计:雒桂芬
责任印制:王　莹

天津科学技术出版社出版
出版人:胡振泰
天津市西康路 35 号　邮编 300051
电话(022)23332393(发行部)　23332390(市场部)　27217980(邮购部)
网址:www.tjkjcbs.com.cn
新华书店经销
天津新华印刷三厂印刷

开本 889×1194　1/16　印张 26　字数 810 000
2006 年 3 月第 1 版第 2 次印刷
定价:78.00 元

译 者 名 单

主　　译　祁　吉

主译助理　尹建忠　姜　滨

译　　者　尹建忠　闫　旭　刘　铁　刘　筠
（按姓氏笔画排列）刘继生　李一鸣　李姗姗　沈　文
吴胜勇　宋　焱　陈　光　陈　凯
杨子权　周海昱　姜　滨　夏　爽
韩淑杰　雷新玮

译 者 序

出版社请我们翻译《血管内治疗》一书。仔细浏览了原作后深切地感觉到此书的形式、内容，尤其是创意对我国在该领域中工作的各层次医师确有很高的指导价值，我们欣然接受了这项工作，并力图做好。

血管内治疗是介入放射学的重要组成部分。随着介入放射学作为放射学（医学影像学）的一个新的分支出现和迅速发展，我们不无骄傲地看到，我们的这个分支已经改写了大部分临床学科，甚至基础学科（如基因学领域）的教科书与参考书。同时，介入放射学也毋庸置疑地成为当代各临床医学学科正在发展的微创技术的先驱。

我们非常赞赏原书作者在“出版人序言”中提及的编写此书的意图和观点。该书定位于各项经皮治疗技术的操作与方法的探讨，而不同于侧重于“系统化”的教科书和参考书，把细致的动手操作的细节用文字表达出来是教科书与参考书中较为薄弱的部分，而这恰是广大介入医师在医疗实践中特别需要的一环。

原书作者特别强调了介入医师的责任感。确实，面对着一个动态发展的、各学科间广泛交叉与互动的、很多尚为未知的领域，介入医师有责任在原理的探讨、方法学的判断、经验（与教训）的积累及推动该技术领域发展方面做出艰苦的、不懈的探索。不容回避的事实是，各相关学科面对这一崭新的技术领域中各项技术操作的“归属”已经在做调整或“竞争”。事实上，这也是现阶段医学专业发展中出现的合乎逻辑的失衡，代表了专业在迅速发展。正如原作者所说的，“严格训练”是掌握和引导技术发展的基础。同时，各学科间的相互尊重与合作是这个新的医学分支发展的保证。

愿此译作对同道们的工作有所裨益。

祁 吉

2003 年 10 月 18 日

参 与 著 者

Carlos Abath, MD

Director, Angiorad, Hospital Memorial, Recife, Brazil.

—Case reports: 3. 1. 4, 3. 1. 7, 3. 4. 1, 2. 7. 1

J. Fritz Angle, MD

Associate Professor of Radiology, Division of Interventional Radiology, Department of , Radiology, University of Virginia Health Sciences Center, Charlottesville, Virginia.

—Case reports: 1. 1. 1, 1. 2. 1, 1. 2. 2, 1. 2. 3, 1. 2. 4, 1. 3. 1, 2. 2. 1, and 2. 3. 1

Valeria Cardoso de Souza, MD

Interventional Radiology, Hospital Osvaldo Cruz, Sao Paulo, SP, Brazil

—Case reports: 1. 9. 1, 3. 1. 1, and 2. 1. 1

Klaus D. Hagspiel, MD

Assistant Professor of Radiology, Division of Interventional Radiology, Department of Radiology, University of Virginia Health Sciences Center, Charlottesville, Virginia.

—Case reports: 1. 1. 1, 1. 2. 1, 1. 2. 2, 1. 2. 3, 1. 2. 4, 1. 3. 1, 2. 2. 1, and 2. 3. 1

Jon H. Horn, MD

Department of Radiology, Greenville Hospital, Greenville, South Carolina.

—Chapter 8 in association with Dr. Uflacker

David A. Kumpe, M. D., F. A. C. R.

Director, Interventional Radiology and Interventional Neuroradiology, Professor of Radiology, Neurosurgery, and Surgery, University of Colorado Health Sciences Center, University of Colorado Hospital, Denver, Colorado.

—Case report: 1. 6. 1

Alan H. Matsumoto, MD

Professor of Radiology, Chief, Division of Interventional Radiology, Department of , Radiology, University of Virginia Health Sciences Center, Charlottesville, Virginia.

—Case reports: 1. 1. 1, 1. 2. 1, 1. 2. 2, 1. 2. 3, 1. 2. 4, 1. 3. 1, 2. 2. 1, and 2. 3. 1

Elias Rabahi, MD

Chief of Interventional Neuroradiology, Center for Cardiology and Interventional Radiology, Hospital Lúcio Rebelo" - Goiânia, Brazil.

—Case report: 2. 4. 6, and 3. 1. 8

J. Bayne Selby, MD

Professor of Radiology, Co-Director, Division of Vascular and Interventional Radiology, Department of Radiology, Medical University of South Carolina, Charleston, South Carolina.

—Contributor with Chapter 10 in association with Dr. Uflacker

David J. Spinosa, MD

Assistant Professor of Radiology, Division of Interventional Radiology, Department of Radiology, University of Virginia Health Sciences Center, Charlottesville, Virginia.

—Case reports: 1. 1. 1, 1. 2. 1, 1. 2. 2, 1. 2. 3, 1. 2. 4, 1. 3. 1, 2. 2. 1, and 2. 3. 1

Michael Wholey, MD, MBA

Assistant Professor of Radiology, Chief of Clinical Cardiovascular and Special Interventions, Department of Radiology, University of Texas Health, Science Center, San Antonio, Texas.

—Case reports: 2. 4. 1, and 2. 4. 2

Renan Uflacker, MD

Professor of Radiology, Director, Division of Vascular and Interventional Radiology, Department of Radiology, Medical University of South Carolina, Charleston, South Carolina.

出版人序言

教学手册是影像医学教育中很有特色的组成部分之一。对这方面书籍的全系列需求已有很长时间，采用教学手册的形式可以提供平时只有在教学医院才能得到的专家的个体化合理意见。Lippincott Williams & Wilkins 公司为出版了一系列这样的书籍而感到骄傲。我们的目的是为住院医师和放射医学的实习医生提供有用的资料，以满足他们的需求。

我们从各大医疗中心的大量资料中精选出真实的病例，并模拟了日常住院医师和放射科专业人员间的讨论。

我们希望这套书对于任何水平的放射科实习医生和工作人员都是有价值、可信赖的教学工具，并且也让那些正在为病人进行类似影像学检查的临床医生受益。

出版人

前　　言

《血管内治疗》是两卷本经皮治疗中的第一卷。全书的病例报告都经过了编辑整理。每一个病例的开始都介绍了病人的问题或疾病及介入治疗的原因。然后，提供了详细的影像学表现，并附有操作和技术说明。病例的最后是对问题及治疗方法的评论和讨论，其中包括不同的技术、结果、用途及针对个别病人使用的特殊技术可能出现的并发症。这本书是依据技术操作而不是器官编排的，并且每一项操作都由不同的病例来说明。因此，读者通过复习每项操作的病例就能够发现对这本书中感兴趣的部分。

这本书的写作重点为普通的经皮操作，希望能够使那些正在从事介入的放射科医生和接受训练的人感兴趣，并吸引其他的正在把他们的医疗实践转向血管内操作和经皮治疗技术的医生（如心脏科医生和血管外科医生）。随着工作的进展，手稿中很多领域的经皮介入治疗都得到了发展，显然这本书的范围不得不扩大了。幸运的是，出版商理解我们的写法，并同意将这本书分为两个独立的、但统一的两卷。卷 1 为《血管内治疗》，阐述的是经皮血管内治疗，惟一例外的就是用于处理肝移植并发症的操作以一个单独的标题出现，包括血管和非血管经皮治疗操作。由于肝移植情况特殊，需要完成各种不同的相关操作，如球囊血管成形术、栓塞术、支架置入及经皮胆汁引流，我们决定把所有这些信息囊括在一个章节中，以避免把肝移植的内容散乱地分布在全书中。

卷 2 为《内脏和非血管疾病的经皮治疗》，内容包括内脏分布区的血管栓塞术、创伤、身体各部位出血的控制和癌症治疗。书中还包括非血管性操作，如经皮引流、消融、泌尿操作等。

本书从标题到内容均力图突出介入放射学不同于诊断放射学的特点。考虑到经皮实施的操作事实上是通过一个微创性的手术入路来完成的治疗性操作，而不是介入放射学操作或放射学的延伸，我们决定将其称作经皮治疗。

微创治疗领域以很快的速度发生着变化，这里阐述的一些经皮操作几年前可能并不存在或者不像今天这样广为接受。另一方面，新的技术将会出现，甚至可能在这本书即将出版之前出现，所以书中难免会有一些不足之处，只能靠新的版本来纠正了。但是，这本书的内容是通用的，并且体现了目前大多数操作的标准。

现今，包括血管和非血管技术的医学经皮治疗在不同领域之间的关系有些紧张，必须制订新的合作规范。尽管无休止的争论于谁应该做什么，决定性因素是并且一直都是训练。谁得到关于经皮操作和微创治疗技术的严格训练，谁就会取得胜利。我个人就是经过基础训练成为一名介入放射学家的，我衷心希望这本书能够为各医学学科之间的相互尊重和合作做出贡献，这些学科目前都与经皮操作的发展有关。

Renan Uflacker，医学博士

目　录

第 1 章

血管成形术

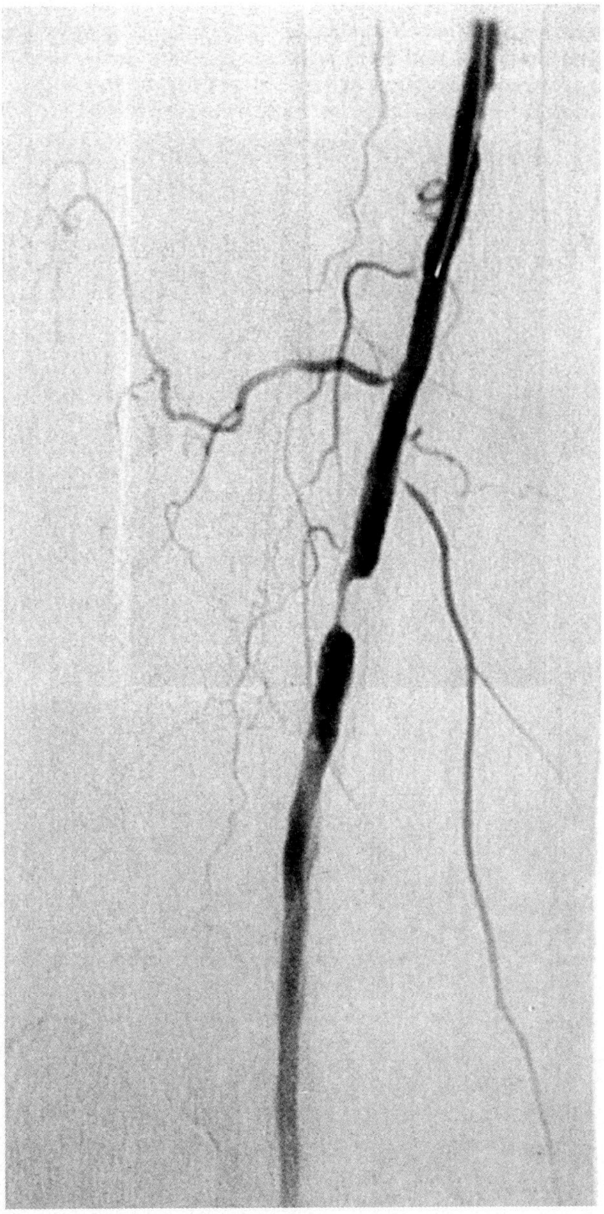

1.1 主动脉血管成形术

病例 1.1.1:

50 岁男性，肾动脉开口以下腹主动脉狭窄，股动脉搏动减弱及跛行。

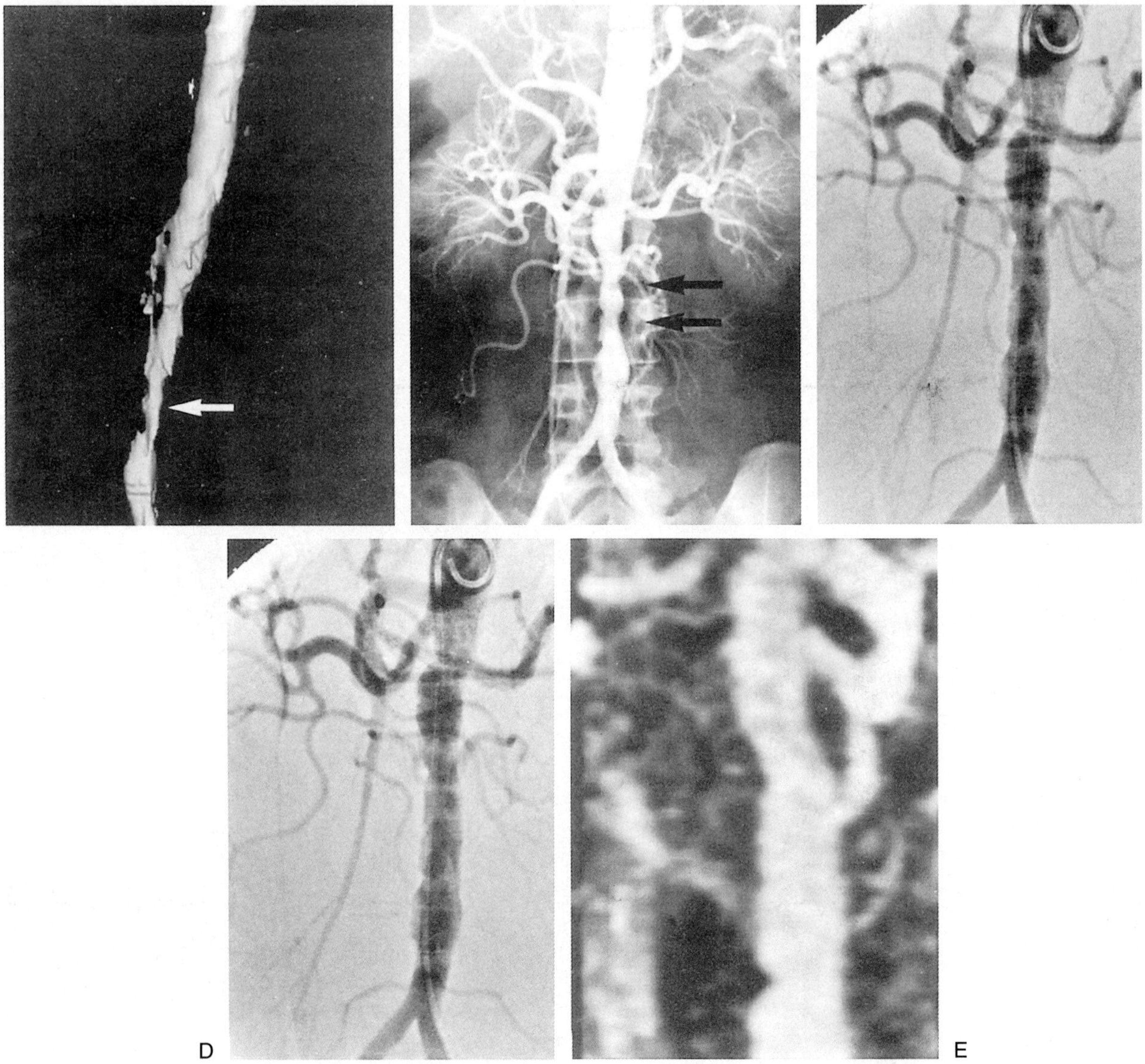

A　B, C　D　E

图 1.1.1

A：CT 血管成像（CTA）三维遮蔽表面显示（SSD）技术显示腹主动脉肾动脉开口以下有一处高度狭窄（箭头处）。B：腹主动脉造影证实该 50 岁的病人同一部位腹主动脉狭窄（箭头处），伴有股动脉搏动消失，双臀及大腿跛行。C：用一个 12mm×4cm 的球囊对肾动脉以下的腹主动脉狭窄行球囊血管成形术。可以看到两处局限性的狭窄区，在 405.3kPa(4 atm) 的压力下球囊完全膨胀。D：经皮经腔血管成形术（PTA）后血管造影显示手术效果极佳。E：一帧随访的钆增强三维磁共振血管成像（MRA）影像。

评论：闭塞性动脉粥样硬化性病变累及腹主动脉肾下段常表现为臀部、大腿或下肢疼痛引起的跛行。由局灶性动脉粥样硬化性狭窄引起的腹主动脉下方的小主动脉狭窄或“主动脉发育不全综合征”，最典型的见于有吸烟史的年轻女性(30～50岁)。由于体格检查不能精确地报告血管性病变的存在和分布，无创性血管检查（如脉冲容量描计器、节段性压力测量及多普勒速度波形分析）是初期评估此类病人的辅助方法。超声评价肾下段腹主动脉和髂动脉常有局限性。对一些病人用CT和MRA可能有助于评价腹主动脉和盆腔动脉。肾下段腹主动脉粥样硬化性狭窄可为短而局限性或长而弥漫性的。还经常看到伴有双髂总动脉受累。通常具有短而局限的狭窄灶的病人选择PTA治疗效果较好。长段的病灶常需行外科治疗，但（外科)手术风险较大的病人有时更愿选择PTA。

动脉内压力测量可证实有血流动力学意义的狭窄灶存在。静息状态下的收缩期峰值压力梯度大于2.00kPa(15mmHg)具有血流动力学意义，而小于0.667kPa(5mmHg)则认为无意义。虽然球囊血管成形术希望追求理想的效果，但其目的是减小经过狭窄区的压力梯度。在大的段血管(如腹主动脉)行PTA时应记住Laplace定律的原则。按照Laplace定律，血管壁张力与血管直径及管壁的压力是成比例的。因而大血管在较低的球囊膨胀压力下更易破裂。此例病人的主动脉直径为14mm，选择直径为12mm的球囊，并充气至405.3kPa(4 atm)，达到了理想的形态学及血流动力学结果。文献报道，腹主动脉血管成形术的首次(治疗)成功率接近95%。5年通畅率达70%～90%。

1.1.2 主动脉血管成形术

病例 1.1.2:

42 岁女性吸烟者，出现严重的双下肢跛行及蓝趾综合征。右股动脉搏动消失，左侧股动脉搏动严重减弱。疑为主动脉 – 髂动脉闭塞性病变，拟行球囊血管成形术。

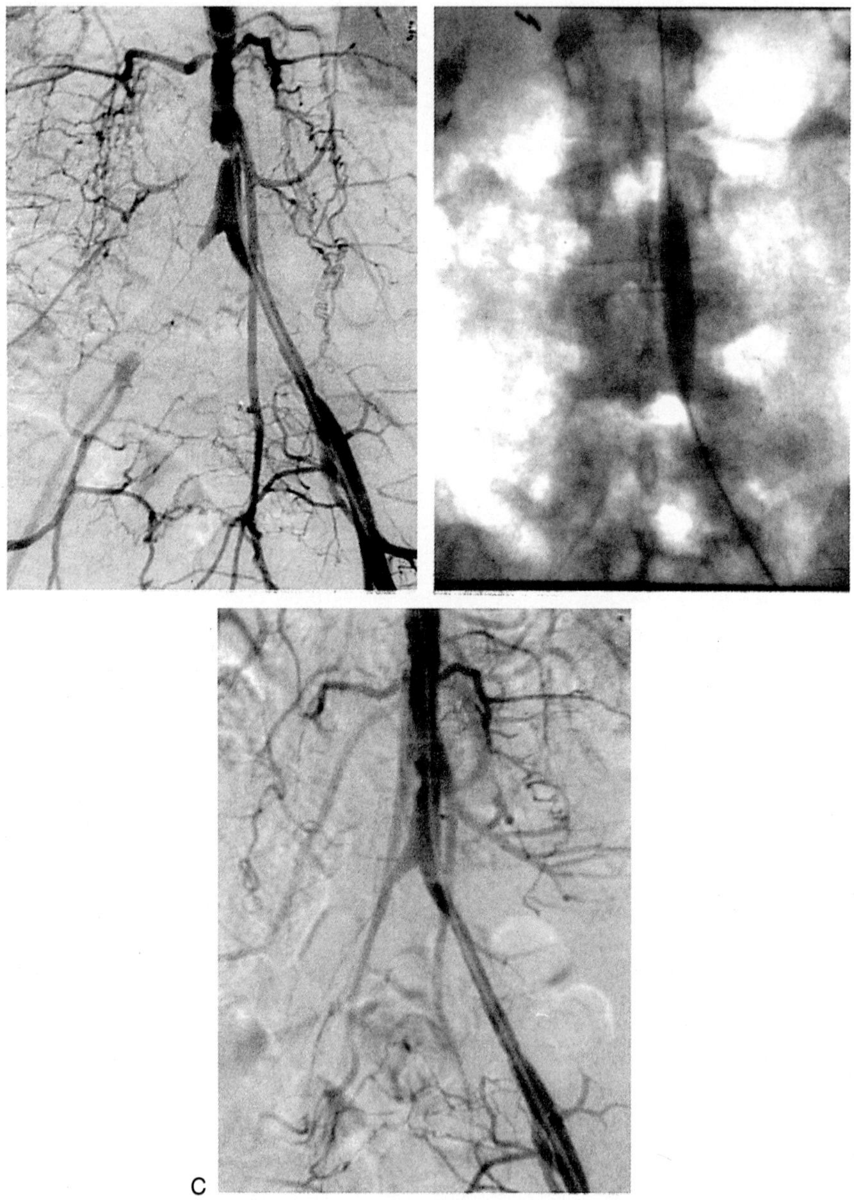

图 1.1.2

A：主动脉造影及盆腔血管造影显示右髂总动脉闭塞，伴闭塞远段显影。闭塞段与肾下段窄小的腹主动脉相连，腹主动脉远段有一段 80% 狭窄区。B：应用一个直径 10mm 的小型球囊行球囊血管成形术。C：球囊血管成形术后，主动脉造影证实主动脉的狭窄得到了改善，左腿血流增加且搏动增强。经皮闭塞治疗右侧髂总动脉失败，手术建立了一根股动脉 - 股动脉搭桥移植血管。

评论： 本例是年轻女性嗜烟病人，伴小主动脉综合征，导致了下肢闭塞及严重缺血的典型病例。虽然小主动脉综合征是一种进展性病变，但多数病人可通过球囊血管成形术治疗，且症状可立即改善。当单独应用血管成形术或放置血管内支架不能治疗时，需将经皮血管内操作与外科手术相结合。主动脉狭窄性病变通常可行血管成形术治疗。但是有些主动脉需要大号球囊，而有严重病变的髂动脉会阻碍大球囊进入主动脉内。某些病例需应用双球囊技术从双侧股动脉入路，并在主动脉狭窄灶内同时充气。此技术的一个显著缺陷是主动脉中的多个球囊呈卵圆形，导致血管腔呈非环状。

1.2.1 髂动脉血管成形术

病例 1.2.1:

一例出现血清肌酐水平上升以及髂外动脉近侧狭窄的病人。

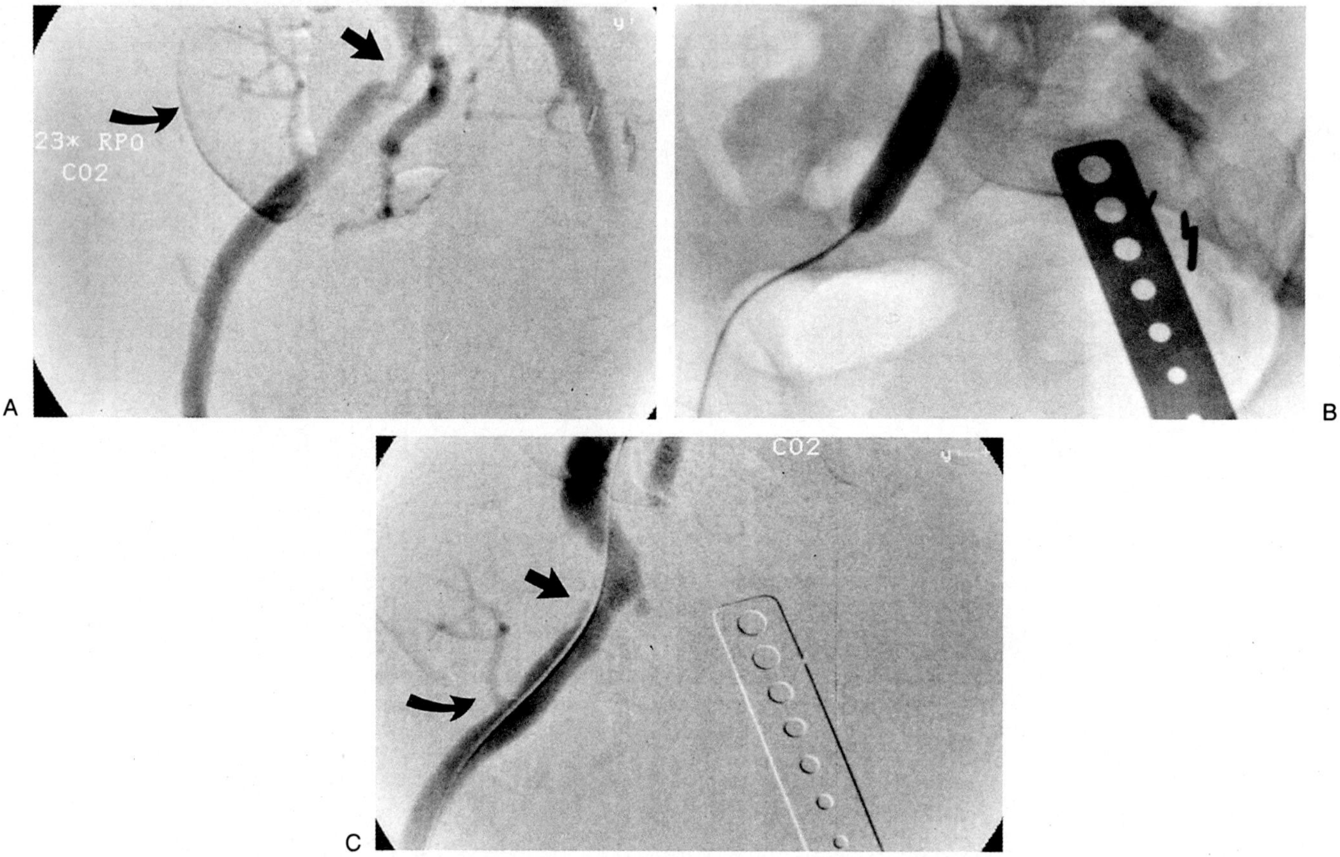

图 1.2.1

A：可见右髂总动脉（直箭）的狭窄与移植肾（曲箭）处于同侧。CO_2 血管造影左前斜位像证实右髂总动脉（直箭）近侧段中度狭窄，与移植肾（曲箭）在同一侧。病人表现为血清肌酐水平升高。B：应用一个 12mm × 4cm 的血管成形球囊行 PTA。C：PTA 后的 CO_2 血管造影显示治疗效果极佳（直箭），移植肾动脉（曲箭）增粗而通畅。病人的肾功能及高血压症状在 PTA 后改善。

评论： 有多达 2% ~25% 的肾移植病人因肾动脉明显狭窄而出现进行性高血压、肾功能衰竭或两者都有。移植肾同侧的近端髂动脉狭窄，是肾移植病人出现进行性高血压或肾功能衰竭的一个主要的、但鲜为人知的原因。因而在此类病人中探寻进行性高血压或肾功能衰竭的血管性病因时，既要评估移植肾动脉，又要评估主－髂动脉段。有人曾倡导应用无创性检查，如超声、同位素研究以及 MRI，但是上述检查方法均有缺陷。超声需要沿其全程观察移植肾动脉、主动脉及髂动脉才能作为准确的筛选性检查。已经知道同位素检查诊断肾动脉狭窄缺乏敏感性和特异性。已有报道磁共振血管成像（MRA）具有显著的假阳性率。应用碘对比剂的数字显像血管造影（DSA）技术已经显示出对移植病人血管性病变的诊断具有准确性。但是对比剂诱导性肾病是一个重要的关注点，尤其在肾功能不全的情况下限制了 DSA 的应用。CO_2 在动物实验和临床试验中均显示具有非肾毒性。应用 DSA 技术行 CO_2 血管造影评价移植肾动脉、主动脉以及髂动脉均是有用的。"步进式"软件程序在 DSA 技术设备中可使得兴趣区中的数字化信息进行叠加而生成类似于传统血管造影影像中的对比柱。这种软件包对于进行 CO_2 血管造影是有帮助的，但并非是必需的。

因为球囊血管成形术可改善肾移植病人的肾功能并控制动脉狭窄造成的高血压，因而识别这些病人的肾动脉狭窄和主－髂动脉病变非常重要。髂动脉系统 PTA 是一种安全、持久的手段，其首次成功率接近 95%，5 年通畅率（基于生存分析）高于 70%，有经验的医师操作中出现明显并发症的病人低于 5%。适当大小的球囊直径是关键，常选择直径与施治血管正常段直径相等或比其粗 1mm 的球囊。

1.2.2 髂动脉血管成形术

病例 1.2.2:

54 岁女性，长期右臀部及右小腿疼痛引起下肢跛行。

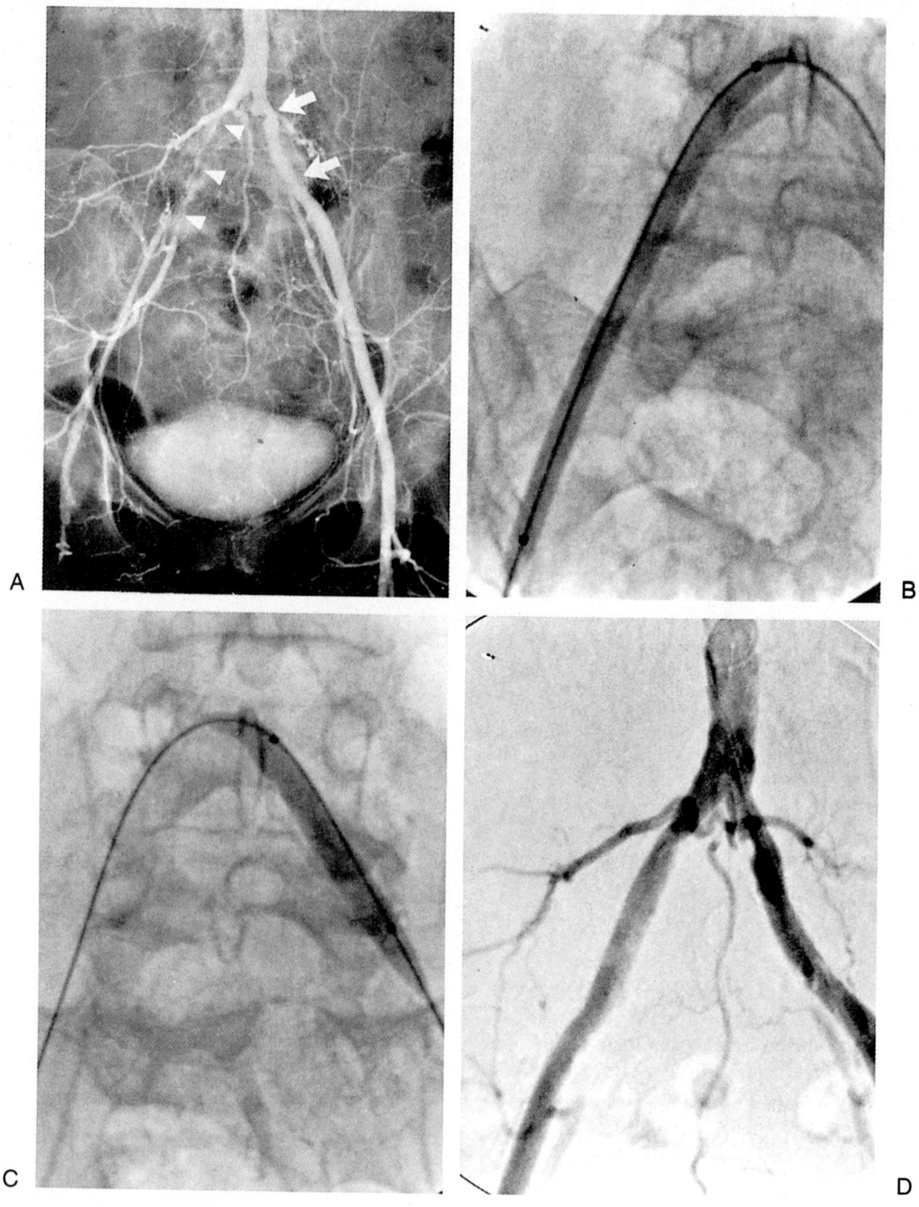

图 1.2.2

A：诊断性盆腔血管造影显示右髂总动脉及髂外动脉近段有一处5cm长的血管闭塞（三角），伴髂外动脉近端重建。右髂外动脉重建部分的血管腔弥漫性变小，很可能是由于血流减少所致。另外，可见左侧髂总动脉两处连续的狭窄分别为40%和70%（箭头）。B：应用翻越技术经左股动脉入路行右髂动脉管腔重建。应用一根反曲导管和Bentson导丝通过闭塞段。基于病人的慢性病史，未使用溶栓剂。用一个直径7mm的球囊对右髂总动脉行PTA，对右髂外动脉则应用直径6mm的球囊。C：左髂总动脉也用直径7mm的球囊进行扩张。D：PTA后的对照性血管造影显示右侧及左侧髂总动脉管径增宽，管腔通畅。病人症状即刻解除，无周围血管栓塞的血管造影表现和临床上的表现。

评论：髂动脉慢性闭塞性疾病的血管内治疗已经历了逾15年，目前大概与外科搭桥手术的效果不相上下。1979年报道了首例应用球囊PTA技术成功地对髂动脉闭塞进行再通的病例。从那时起，报道了一系列用PTA技术对髂动脉闭塞进行管腔再通的病例。所报道的应用导丝交换技术施行的PTA成功率为50%～79%。除最初技术的失败以外，在一组病例报道中，临床成功率在1个月时达91%，随访1年、2年及3年的成功率分别为73%、65%和59%。并发症发生率为13%。Gupta等报道，在长达72个月的随访中一次通畅率为76%，二次通畅率为81%。虽然单独应用PTA治疗慢性髂动脉闭塞有效，但目前仍然依靠外科搭桥手术进行治疗。伴随着支架的普及，初始即放置支架用于治疗慢性髂动脉闭塞已得到了越来越广泛的应用。Vorwerk等报道了迄今为止最大的一组应用此项技术的病例。127例病人进行了支架置入手术，其中103例（81%）获得成功。血管闭塞段平均长度为5.1cm。支架置入前未行溶栓治疗。并发症发生率为11.6%，其中半数病人为较重的并发症，需进一步治疗。周围血管栓塞这一并发症最多见，发生于5例病人中（占4.8%），其中有3例病人进行了经皮治疗，1例病人进行了药物治疗，1例病人做了栓子切除手术。1年、2年、4年的一次通畅率分别为87%、83%和78%，二次通畅率分别为94%、90%和88%。

对于PTA或支架置入前行溶栓治疗目前尚有争议，但有些报道称溶栓治疗能够提高PTA或支架置入的成功率及减少周围血管栓塞的发生率。Blum等报道将PTA或支架置入术与溶栓治疗联合应用，其技术成功率达98%（47例病人中有46例成功），远端栓塞发生率为6.5%。Hausegger等报道，溶栓治疗后43例病人的血管再通，而在溶栓治疗前42例病人中只有6例（14%）能将导丝通过病灶。栓塞出现于7%的病例中，总体上并发症的发生率为16%。

据报道，主动脉双股动脉搭桥术术后5年一次开放率为85%～91%，10年为78%～80%。虽然血管内技术的一次开放率低于外科手术，但其二次开放率几乎与报道的外科手术的开放率一样。另外，血管内治疗的死亡率比外科疗法更低。在由1 384例病人组成的资料分析中，髂动脉闭塞性病变首选支架置入术治疗时，其30天累积死亡率为1.4%，与操作有关的死亡率为0.4%。具有可比性的1 278例外科治疗病例的资料分析显示，其30天的累计死亡率达4%。

总之，介入放射学治疗目前为主动脉－股动脉搭桥手术这个“金标准”提供了极好的微创性的替代方法。如今，在髂动脉再通的最佳技术途径的问题上尚没有统一的看法，如与PTA比较，许多医学中心更愿将支架置入作为首选方法。但是在血管再通前建议行溶栓治疗，尤其是对于临床证据提示可能于近期（6个月内）发生了髂动脉闭塞的病人。

1.2.3 髂动脉血管成形术

病例 1.2.3:

79 岁女性,患胰岛素依赖型糖尿病及肺囊肿,出现左足疼痛。拟行盆腔及下肢血管造影。

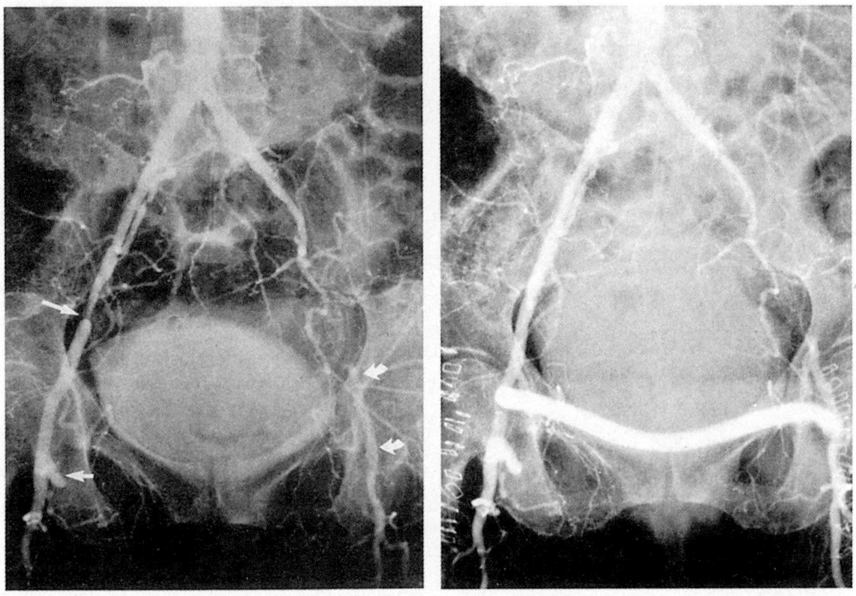

A B

图 1.2.3

A:盆腔血管造影显示左髂外动脉全程闭塞,伴侧支血管将股总动脉重建(曲箭)。还可见右髂外动脉局限性狭窄(长箭)。可以看到失败的右股–腘动脉搭桥血管(短箭)。此病人不适于行主动脉–双股动脉或髂动脉–股动脉的搭桥术。B:行右髂动脉血管成形术以准备施行股动脉–股动脉搭桥术。成功地施行了股动脉–股动脉搭桥术,术后血管造影显示进入左腿的血流极佳。

评论:股动脉–股动脉搭桥术的 3 年一次通畅率约为 60%。尽管其预期的通畅率并不高,但与操作相关的并发症发生率和死亡率低于主动脉–双股动脉搭桥术。据报道,髂动脉成形术治疗单发病灶的 5 年通畅率高达 92%。股动脉–股动脉或股动脉–腘动脉搭桥术前,为改善血流而施行髂动脉成形术已证明是一项有效的疗法。选择性地应用血管内支架预计会产生更好的疗效。在此展示的病例中,没有右髂外动脉的病灶,很可能股动脉–股动脉搭桥血管段会很快闭塞。

虽然已有对长段髂动脉闭塞病灶成功地经皮再通的报道,但长段髂动脉闭塞一般选择外科治疗。主动脉–双股动脉重建可获得最佳的远期疗效。在有主动脉–双股动脉搭桥手术禁忌证的病例中,髂动脉局限性病灶的血管成形术可为手术搭桥植入血管提供理想的持久血流。

1.2.4 髂动脉血管成形术

病例 1.2.4:

42 岁女性,患胰岛素依赖型糖尿病,出现双侧跛行,伴右下肢麻木和静息痛。

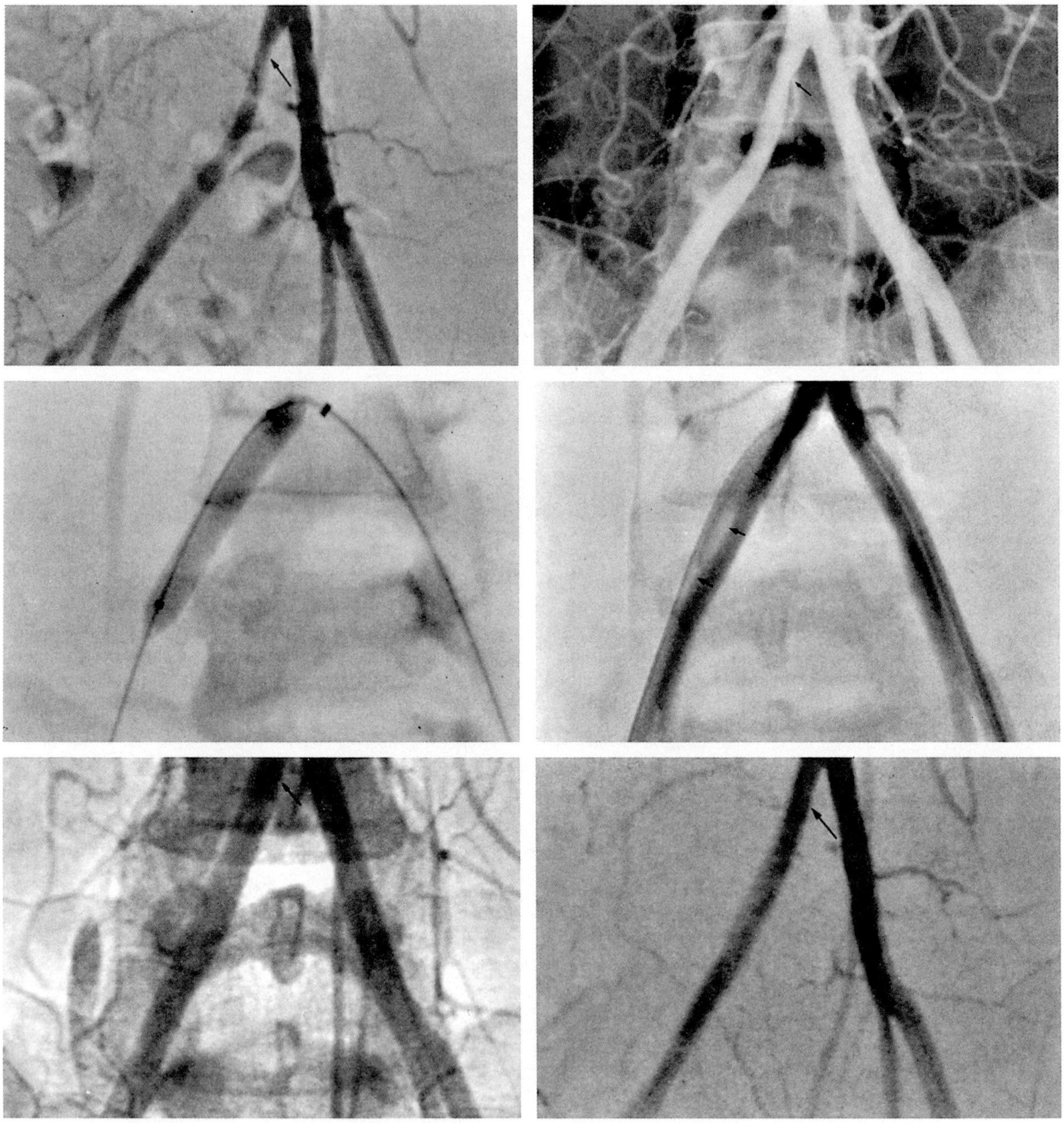

A B C D E F

图 1.2.4

A：诊断性血管造影后前位（AP）像显示，虽然右髂总动脉有2～3cm的弥漫性狭窄，但其近端部分仅有轻度狭窄（箭头）。B：左后斜位数字减影血管造影显示近端的右髂总动脉及右髂总动脉2～3cm的弥漫性受累段（箭头）。休息时，测得通过右髂总动脉的收缩期峰值压力梯度为1.33kPa（10mmHg）。病人于近段及中段右股浅动脉尚有两处血管狭窄达80%的病灶（未显示）。因而选用经对侧途径（左股动脉入路）的介入疗法。C：经对侧途径应用一个球囊（7mm×4cm）对右髂总动脉病灶进行扩张。D：血管造影发现一处较明显的血管内膜撕裂（箭头）。尽管右髂总动脉的形态欠佳，但血管的收缩期峰值压力梯度为0。因而不主张放置支架治疗。右股浅动脉也成功地用直径4mm的球囊进行了扩张。E：病人因右下肢间歇性疼痛复发，于20个月后返回医院，诊断性血管造影后前位像显示右髂总动脉宽阔通畅。F：左后斜位像也显示右髂总动脉宽阔通畅。现在右股浅动脉完全闭塞，且右侧分叉血管病变明显进展（未显示）。

评论：PTA和血管内支架在治疗髂动脉疾病中均是有用的。尚不清楚的是，哪类病人单独应用PTA疗效好，哪类病人施行血管内支架置入术疗效更好些。施行髂动脉PTA的2 697例病人的数据资料分析显示，2年和5年通畅率分别为81%和72%。与传统的PTA相比较，关于血管内支架的初步研究提出，应用髂动脉支架的技术成功率和长期开放率均较PTA高。Heary等在184例病人中置入髂动脉支架230个，其1年、4年的一次通畅率分别为94%和86%。

美国食品和药品管理局（FDA）将血管内支架的适应证规定如下：髂动脉PTA后效果欠佳，出现广泛的血管内膜剥离或存在明显的（血流）残留梯度；全段髂动脉闭塞；PTA后血管再狭窄。静息状态下跨越病灶部位的残留压力梯度达0.661kPa（5mmHg）也可作为支架置入的适应证。虽然多数人认为（血流）残留梯度为0时病变无血流动力学意义，但何种因素造成显著的血流动力学的压力梯度仍存在争议。Tetterao等将髂动脉病变病人随机分为以支架置入术或PTA作为首选疗法的两组，随后对血管扩张治疗后残存的平均压力梯度值大于1.33kPa（10mmHg）的病例放置支架，与首选支架置入术的病人相比，PTA结合选择性支架置入可使63%的病人避免使用支架。从这项研究中尚未获取长期疗效的数据。

虽然髂动脉PTA是一个可靠的、且被广泛采纳的治疗方法，但许多医生应用血管内支架的热情已提高到提倡将其作为治疗所有髂动脉病变首选方法的程度。可是血管内支架昂贵，并且看来单独应用PTA的5年临床效果只为70%。因此，我们医院并非对所有髂动脉病变均首选支架置入疗法。

1.3.1 股动脉及末梢动脉血管成形术

病例 1.3.1:

44 岁女性，有糖尿病及左腿植入三根股动脉－腘动脉搭桥血管的病史。病人出现由于股动脉－腘动脉聚四氟乙烯（PTFE）搭桥移植物闭塞造成的急性左下肢缺血。拟行血管造影及治疗。

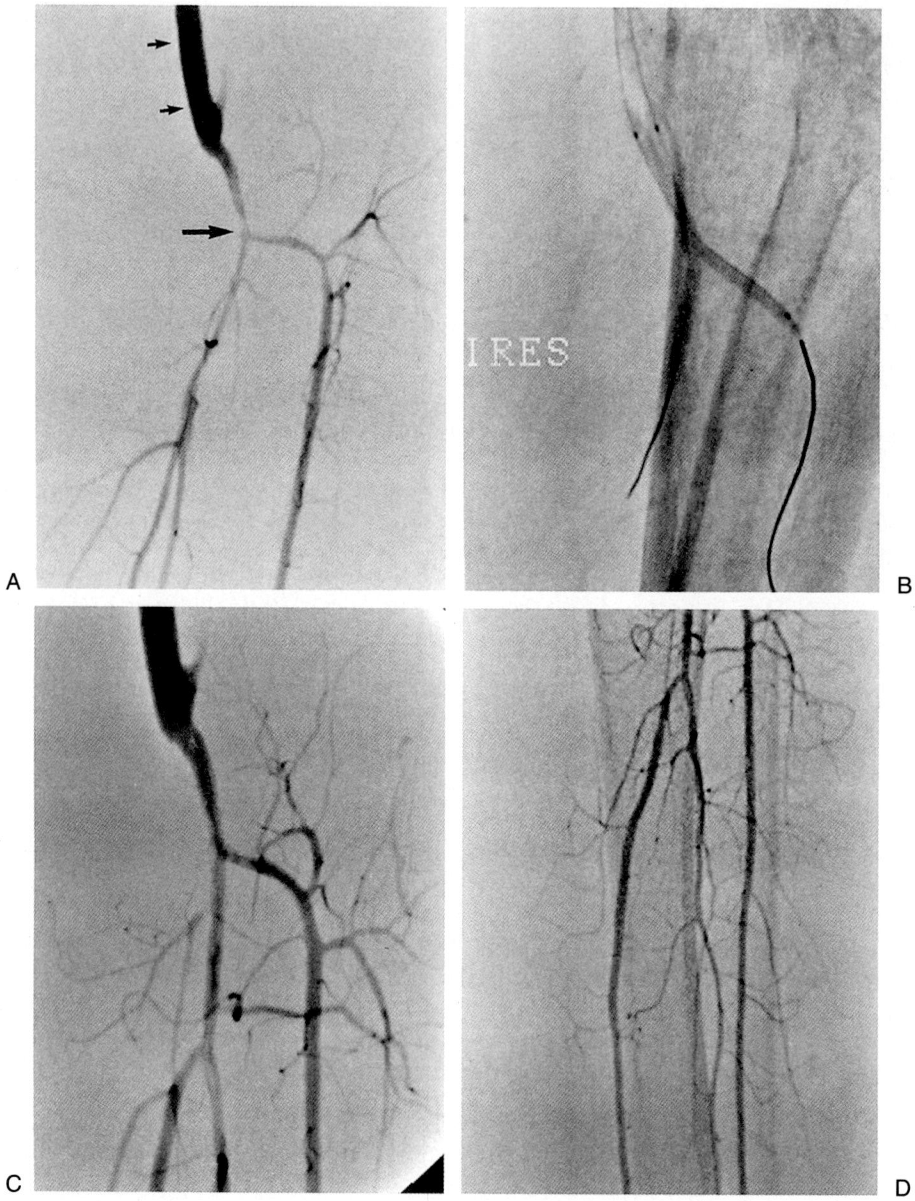

图 1.3.1

A：左小腿成功地进行搭桥血管（短箭）溶栓治疗后的血管造影，显示下肢动脉三分叉处（长箭）严重狭窄。B：将两根 3.0mm×4cm 的 TEG 导丝，在径路图引导下插入胫前动脉及胫腓动脉干。同时充胀球囊（即球囊“对吻”技术）。C：球囊扩张后的影像显示结果非常好。D：应用“对吻式”球囊更好地保护了栓塞处的分支血管，防止栓塞处脱落物误入末梢血管。在这张血管成形术后分支血管的影像上，没有看到远端栓塞的表现。

评论：此例 44 岁病人出现左下肢 PTFE 搭桥血管急性血栓形成及急性缺血。动脉造影显示左髂动脉及股动脉轻度动脉硬化性狭窄。于最近植入的股动脉－腘动脉移植血管闭塞。连续应用尿激酶 40h，溶栓治疗终获成功。移植血管吻合口通畅，但是胫前动脉及胫腓动脉干起始部严重狭窄。遂以顺行性方式直接进入移植血管的近侧部分，并插入一个 6F 导管鞘。动脉内给予肝素 3 000 IU 和维拉帕米 2.5mg。然后，经导管鞘送入两根 3mm×4cm 的 TEG 导丝。利用径路图，使两根 TEG 导丝通过胫前动脉及胫腓动脉干的病灶处。同时将两个球囊充气。球囊膨胀后，重复数字减影血管造影显示治疗效果极佳，远端分支血管仍然保持完整。

股动脉－腘动脉搭桥移植血管的后期失效，最多见于其近端或远端吻合口部狭窄及其远端分支血管的进行性动脉硬化性狭窄。许多医疗中心选择的治疗方法是对闭塞的移植血管行溶栓治疗，然后对潜在狭窄性病变行血管成形术。在我们的病例中，移植血管的闭塞失效缘于胫前动脉与胫腓动脉干分叉处动脉硬化性病变的进展。这些病变使用“对吻”球囊技术得到了成功的治疗。一般来讲，对动脉分叉处的病变最好同时扩张两个分支血管。这一技术最先用于主动脉分叉处病变，应用“对吻”球囊可更有效地去除两支血管分叉区的硬化斑块。该技术可降低斑块从一支血管进入另一支血管的危险性，而且也降低了远端末梢栓塞的危险性。

本病例中受累的血管很小，必须应用小型球囊系统。我们选用了一个附带球囊的导丝装置。两根 TEG 导丝球囊可以通过 5F 导管鞘放置，或者可使用一根 TEG 导丝加一根 4F 球囊导管（针对小血管），或两根 4F 球囊导管，但这些组合需要更粗的导管鞘。应选择适当大小的球囊以充分扩张分支血管，但是两个球囊加起来的径线不能造成腘动脉过度扩张。同时对球囊充气后，通过股动脉导入鞘的侧臂注射对比剂进行 DSA 复查。必要时可应用较大的球囊进行反复扩张，在更换大号的 TEG 导丝时需从病变血管内将 TEG 导丝完全撤出，但通过使用径路图，可控的 TEG 导丝的软头可非常安全地通过病变段血管。而应用带球囊的导丝系统的一个优势，就是更换大号球囊时导丝的通路可保持跨越病变区域的状态。

分支血管的进展性动脉硬化性病变是搭桥移植血管后期失效的一个常见原因。球囊血管成形术是保持股动脉－腘动脉搭桥血管通畅的一个重要方法。应用小型球囊装置的“对吻”球囊技术常可使腘动脉分叉部病变得到最佳治疗。

1.3.2 股动脉及末梢动脉血管成形术

病例 1.3.2:

67 岁女性，右股浅动脉闭塞并延伸至腘动脉及其分叉部，已进行了股动脉 - 胫动脉搭桥术治疗。术后 2 年病人发生进行性右下肢跛行。拟行血管造影，可能的话行血管成形术。

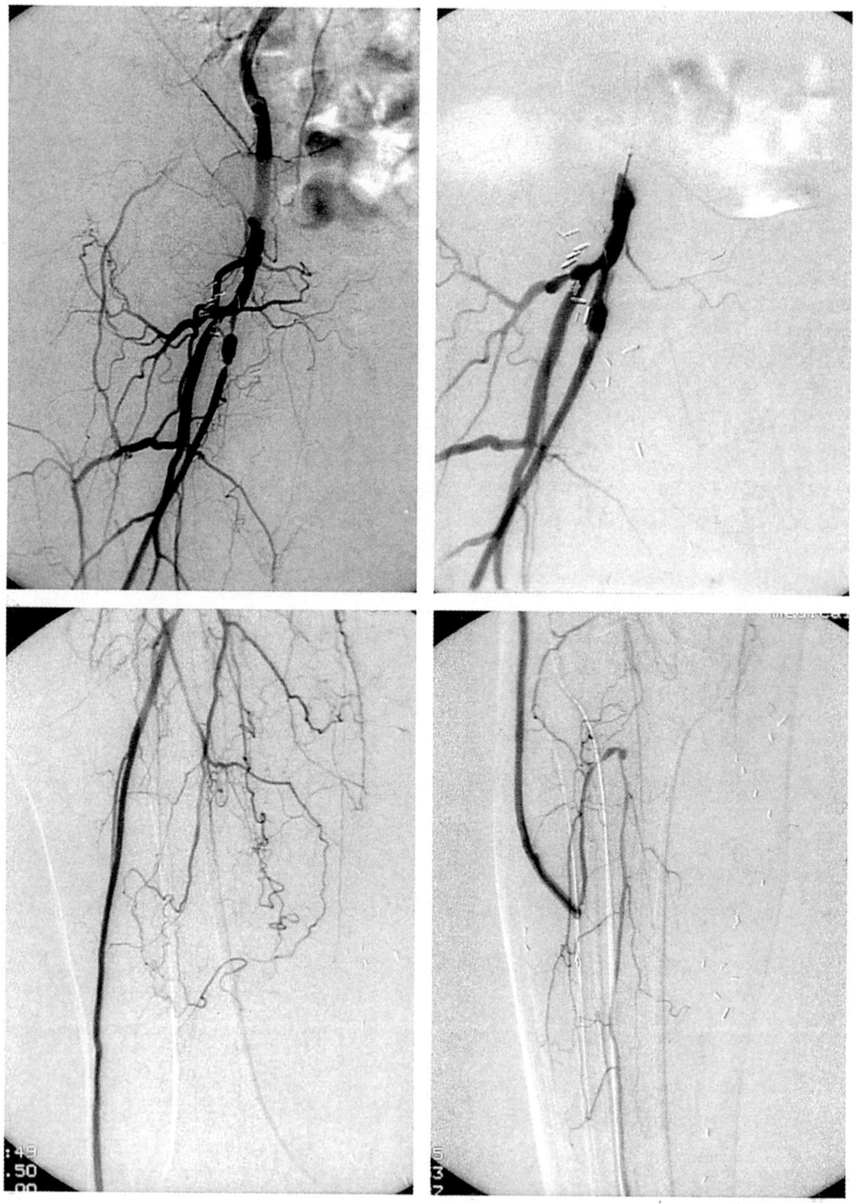

A B C D

图 1.3.2

A：经左股动脉入路行右髂总动脉选择性插管。血管造影显示移植血管起始部有两处重度狭窄区。B：随访血管造影证实，用直径 5mm 的球囊系统行血管成形术已使血管狭窄处获得充分的开放。C，D：移植血管远段全程通畅，向下直到与胫前动脉的远端吻合部。可见胫前动脉远段闭塞，但是血流逆向流入腓动脉内以供应左足。术后随访的 2 年中病人症状明显改善。

评论：此项技术的成功率和通畅率取决于病变类型。技术成功率为 80% ~90%，术后 3 ~5 年的一次通畅率平均为 40% ~60%。术后随访主要检查临床症状和进行无创性检查。股动脉 – 腘动脉段 PTA 的并发症发生率为 5% ~10%。其中大多数并发症较轻微，常常与穿刺操作有关（如血肿）。血管远端栓塞或急性血栓形成出现在近 2% 的病例中。血管内膜剥离、穿孔、对比剂反应以及肾功能衰竭也有发生，但较少见。PTA 的失败并不妨碍进行外科搭桥手术。后者致死率低，常常不到 1%。下肢移植血管的失败与多个因素有关，这些因素影响了溶栓治疗的成功和移植血管的长期通畅。移植血管于 6 个月内失败的病人常常继发于技术失误、病例选择不当或凝血异常。植入 6 ~18 个月的移植血管失败的原因通常为血管的肌内膜增生。流入或流出血管的进展性病变则是植入 18 个月以上的移植血管失败的最常见原因。

1.3.3 股动脉及末梢动脉血管成形术

病例 1.3.3:

81 岁女性，左侧股浅动脉远段狭窄以及左胫前动脉的广泛性病变，左足部远端单一血管供血，病人短距离行走后出现疼痛，左下肢有明显的跛行。拟行动脉造影，可能的话行血管成形术。

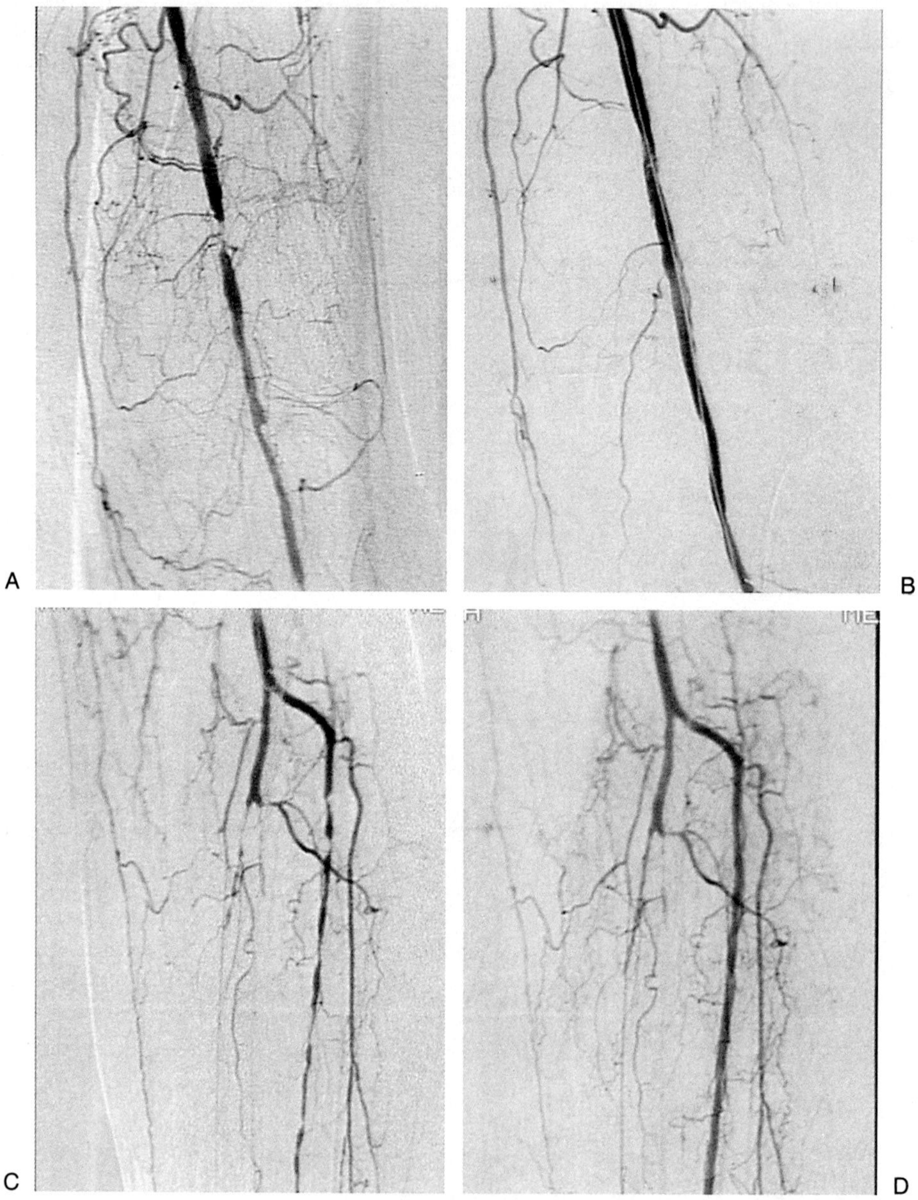

图 1.3.3

A：顺行穿刺左股动脉进入左股浅动脉（SFA），血管造影显示收肌管内段严重狭窄达95%，但远端的腘动脉是通畅的。B：行球囊血管成形术，使SFA充分再通。C：远端循环的血管造影显示左胫前动脉、左胫后动脉和腓动脉闭塞。D：用直径为2.5mm的小型球囊装置行血管成形术，使左足末梢单一的供血动脉病变得到矫治，末梢血液循环情况得以改善。

评论：病人很少表现为孤立的腘动脉以下血管的闭塞性病变。通常，近段动脉粥样硬化可产生一些症状。腘动脉以下血管行血管成形术的适应证包括缺血性静息痛、缺血性溃疡坏疽和（或）踝臂指数（ankle-brachioal index，ABI）低于0.40。保留肢体、改善远端血液流出量以保护近段移植血管的流出量常是施行血管成形术的目标。由于对侧入路要求导管必须足够长，因此选取顺行性入路为好。应用抗凝剂和血管扩张剂是必要的。首次成功率大约为94%，最终不需截肢的首次临床有效率为86%。多数报道显示，如病人的选择适当，则其2年的临床成功率约为80%，为获得成功还常常需要至少一条连续性的足部供血血管。孤立性病灶罕见，最常见的是膝关节下方弥漫性的、多个水平的血管性病变。肾脏病变的晚期以及严重的糖尿病是术后远期失败的原因。病人通常有严重跛行，还常伴有静息痛或组织坏死。病变弥漫性侵犯的特点可使有静息痛的病人5年病死率达50%。小规格的新一代PTA导管适用于治疗腘窝以下部位的病变，球囊的直径为2～4mm，需用可控导丝将球囊装置导入恰当的血管区域。

1.3.4 股动脉及末梢动脉血管成形术

病例 1.3.4:

72 岁女性，有糖尿病病史，并有右下肢腘动脉分叉水平弥漫性病变所致的右足跛行及足趾缺血性溃疡。病人很短距离行走后即出现明显的右下肢跛行。拟行血管造影及可能的治疗。

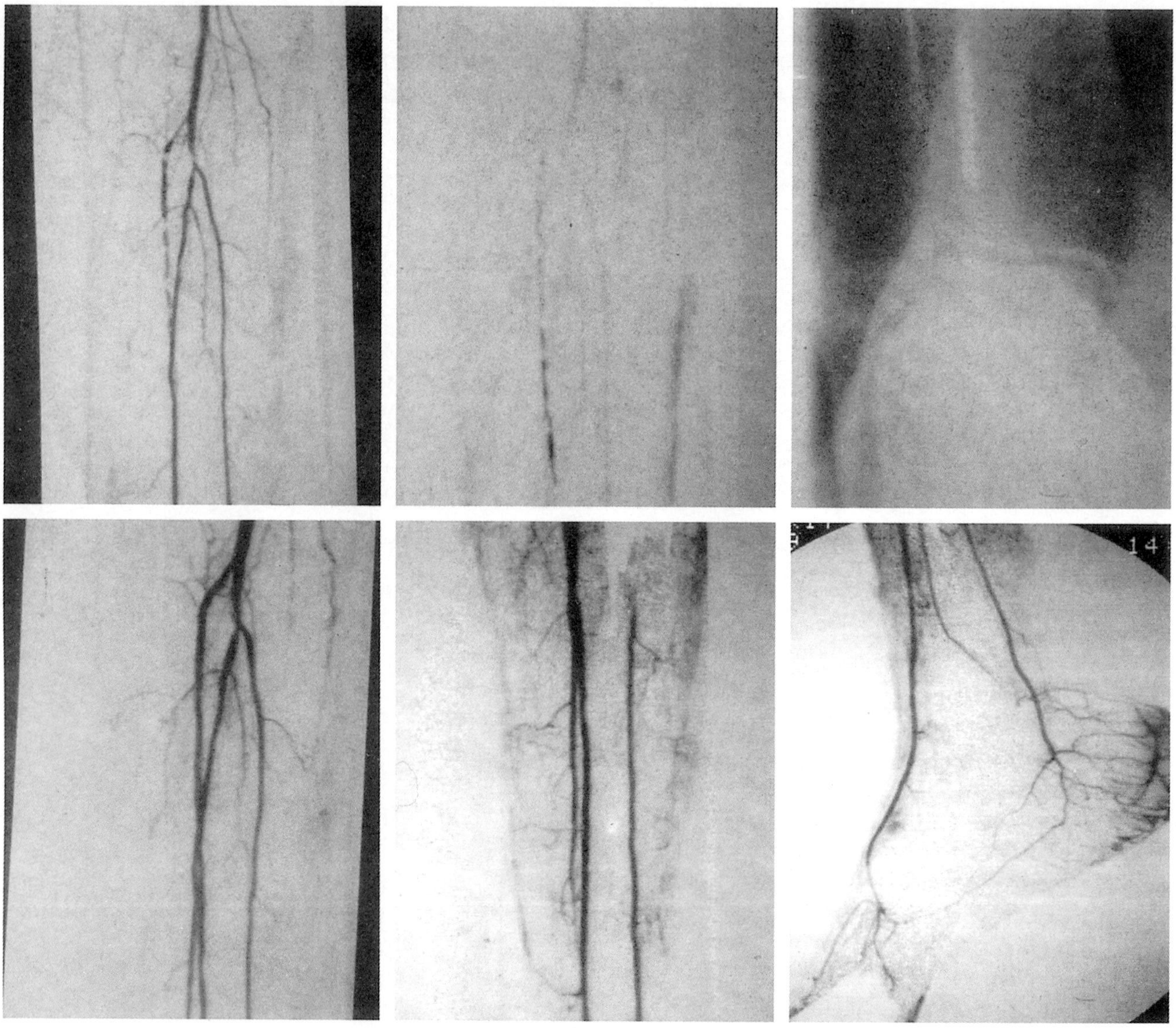

A B, C D E, F

图 1.3.4

A：右侧腘动脉和胫腓动脉顺行动脉造影显示右胫后动脉分叉水平明显狭窄，合并胫前动脉弥漫性粥样硬化性闭塞病变。B：血管造影晚期显示胫前动脉重度狭窄。C：应用一根 2mm 的球囊导管对胫前动脉行血管成形术，用一个直径 3mm 的球囊治疗右侧胫后动脉分叉水平的狭窄性病变。D：球囊血管成形术后复查血管造影，显示远端血管明显改善，胫前动脉充盈极佳。E, F：术后末梢动脉造影显示右踝及足部动脉灌注情况改善，病人的临床状况显著改善。

评论：腘动脉以下水平的末梢血管病变，最常见于患有糖尿病和高血压的老年人，特别是女性。除糖尿病以外，大多数有静息痛或进展性缺血性改变的病人也存在多处病变。Buerger 病（也称为血栓闭塞性血管炎）是引起下肢中、小动脉疾病的另一个原因。Buerger 病是一种非坏死性全动脉炎，与吸烟有关，多见于男性。伴有小血管病变的 Buerger 病病人常有双下肢跛行，病灶可以局限在足部或下肢腓肠肌，足部搏动严重减弱甚至消失，且常出现静息痛、溃疡及坏疽。尽管最易受累的血管是胫、腓动脉，但除糖尿病病人外，SFA 和腘动脉也可出现远端血管的病变。在糖尿病性小血管病变中侧支血管网并不丰富，常为重度缺血。Buerger 病中常可见丰富的侧支血管网，但这并不是该病所特有的。根据 1991 年 Rutherford 和 Becker 的分类，处于第 1、第 2 和第 3 级的病人应行胫、腓动脉球囊血管成形术。血管成形术治疗短段、局灶性、偏心性动脉粥样硬化病变具有最佳的技术成功率和长期开放率。在小血管病变中，保留肢体和消除静息痛是使用球囊血管成形术的主要治疗目的，局灶性病变通过血管成形术能得到有效的治疗。不幸的是，80% 或更多的病例不能采用经皮治疗，可能更适于行外科搭桥术治疗。

1.3.5 股动脉及末梢动脉血管成形术

病例 1.3.5:

74 岁女性,既往每天行走 4.83km(3 英里),吸烟量中等,出现右下肢跛行。尽管有计划地进行锻炼,但 6 个月来症状未见改善。病人请求行动脉造影,而且她的血管外科医生建议进行动脉造影检查及可能的治疗。

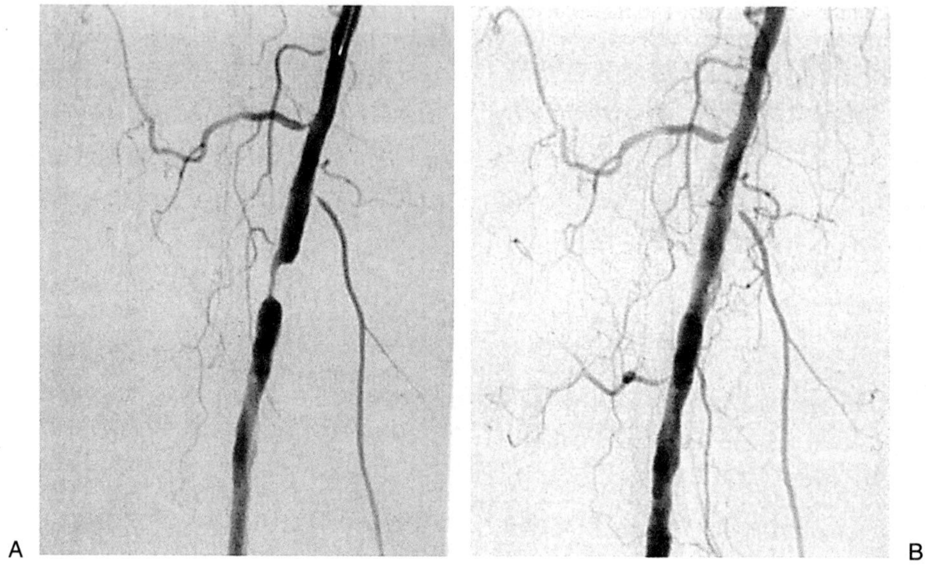

图 1.3.5

A:右股动脉顺行穿刺行右股浅动脉造影,显示动脉的中段有一段局限性的狭窄,可以看到偏心性的斑块。B:应用直径 6mm 的球囊行球囊血管成形术,术后动脉造影显示狭窄完全解除。可以看到斑块处有一个小范围的血管内膜剥脱及股浅动脉远段分支充盈。病人症状消失且状态良好,2 年后每日可行走 3.22~4.83km(2~3 英里)。

评论: 此例病人按照心血管及介入放射学会(SCVIR)的病变分类方法,属于第一类病变,通常通过身体锻炼及药物方法来治疗。虽然此类病变可用其他方法治疗,但球囊血管成形术疗效最佳。股浅动脉血管成形术可经同侧或对侧逆行穿刺。顺行入路更为可行,但易出现出血。大多数作者推荐在进行股-腘动脉区的球囊血管成形术前,使用肝素和血管扩张药。为与靶血管的正常径线相匹配,应预测球囊的直径,可能需要稍大一些的球囊。术后的血管造影检查是一定要做的。血管成形术的技术成功率和血管开放率取决于病变的类型,总的来讲,技术成功率可达 80%~90%。术后 3~5 年的一次开放率平均为 40%~60%。随访时应采用无创性的检查方法。总体上,股动脉-腘动脉段的并发症发生率为 5%~10%,大多数并发症较轻微,常为穿刺部位血肿。末梢部位栓塞较罕见,不到 2%。其他并发症(如穿孔、内膜剥脱及对比剂副反应)以及肾功能衰竭也可出现。在大多数病例中如果血管成形术失败,并不妨碍再行手术治疗。

1.4.1 肾动脉血管成形术

病例 1.4.1:

68 岁男性，高血压〔24.0/16.0kPa(180/120mmHg)〕病人，最近数月病情加重。拟行诊断性肾动脉造影及可能的血管成形术。

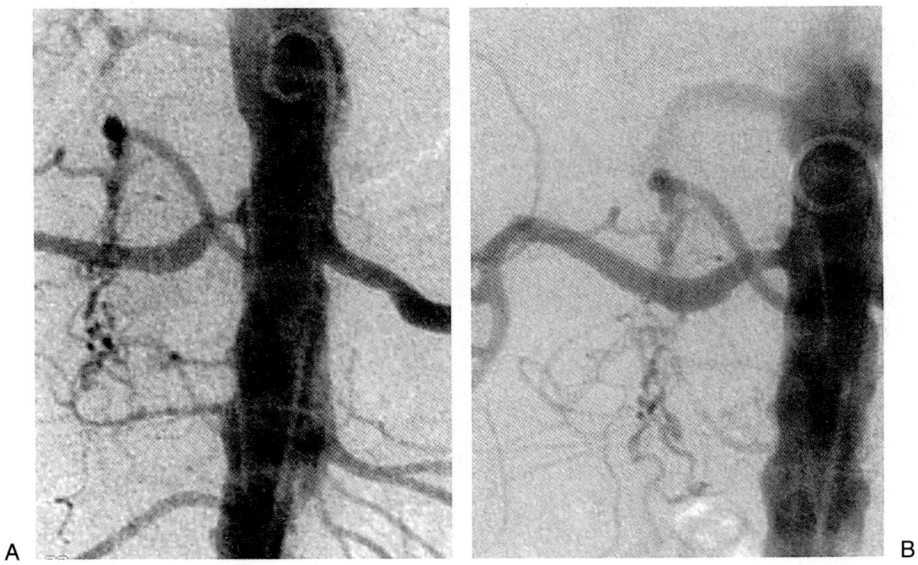

图 1.4.1

A：腹主动脉造影显示右肾动脉近端严重狭窄，伴有腹主动脉壁广泛的动脉硬化性病变。B：用直径 6mm 的球囊行右肾动脉成形术，术后主动脉造影显示右肾动脉狭窄明显改善。血压在不用药时降至 18.7/12.0kPa(140/90mmHg)。

评论： 肾血管性疾病可产生一系列反应，肾素和血管紧张素 II 水平增高，引起醛固酮增高和水钠潴留，并导致肾动脉性高血压。其机制很复杂，而且其中各种因素还不完全清楚。肾动脉狭窄所致的高血压病人，通常其周围血浆中肾素水平是正常的，但这并不能排除肾血管性疾病是高血压的病因。肾动脉狭窄最常见的病因是动脉粥样硬化和纤维肌发育不良，动脉炎是罕见的病因。其他病因还有肾动脉受肿物压迫、血管内膜剥脱、动脉瘤、神经纤维瘤病、腹膜后纤维化以及放疗的后遗症。在 5% ~ 15% 的高血压人群中，肾动脉狭窄为动脉性高血压的原发性因素。

大多病例适于股动脉入路，从手臂动脉入路的方法适用于少数病例。使用软头导丝或可控导丝穿过病变区，然后送入导管。随后置入交换导丝，并将导管置换成球囊导管。在大多数肾动脉病变中需使用直径 6mm 的球囊，但是也常常使用更小或更大些的球囊。有些病例需采用使球囊过度膨胀的方式，但不作为常规使用。肾动脉血管成形术中应规范使用肝素，并且常需使用血管扩张剂。

1.4.2 肾动脉血管成形术

病例 1.4.2:

56 岁女性,有高血压病史。拟行诊断性血管造影及可能的血管成形术治疗。

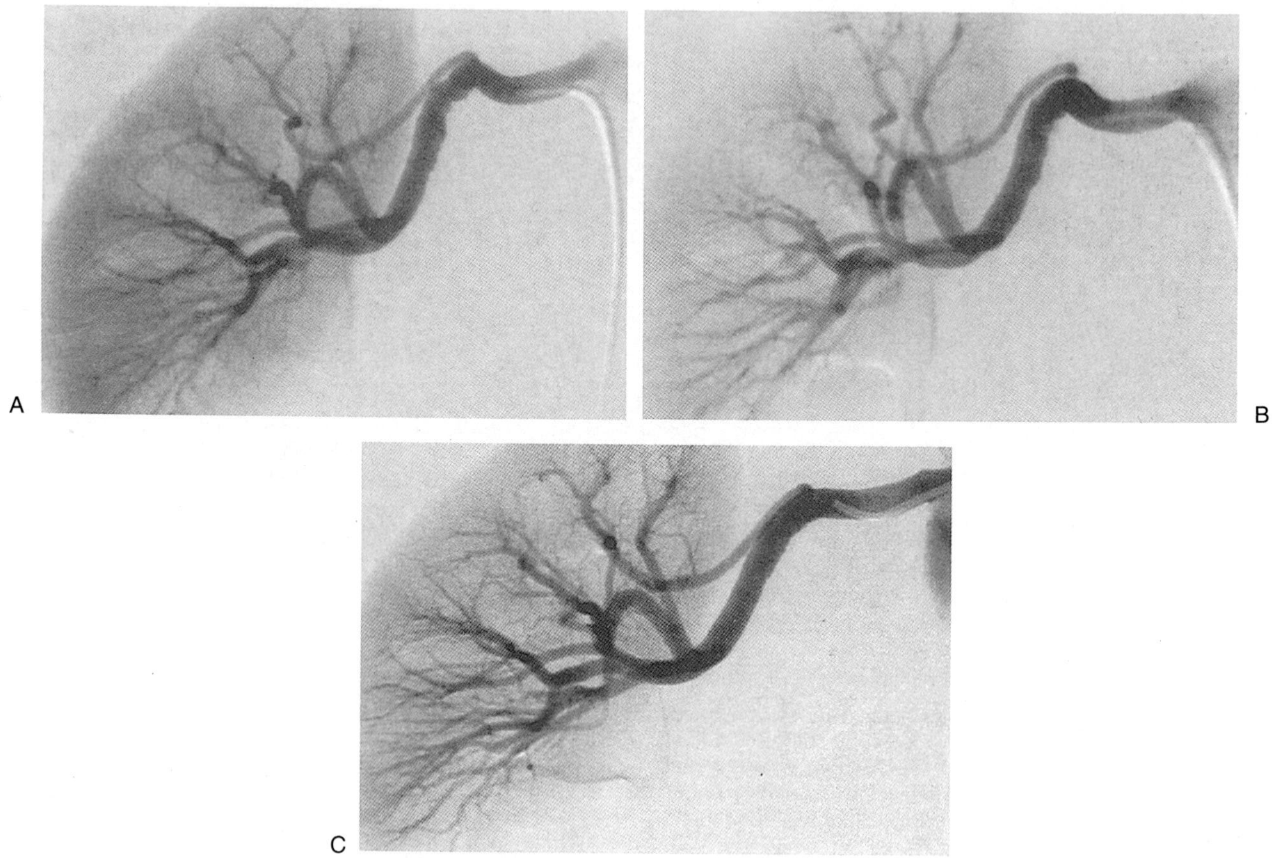

图 1.4.2

A:选择性右肾动脉造影显示弥漫性纤维肌发育不良，主要累及右侧肾动脉的中、远 1/3 段，可以看到肾上极的分支恰好起自病变部位之前。B：用直径 6mm 的球囊行球囊血管成形术，术后血管造影显示右肾动脉壁明显变平滑。C:6 个月后由于持续性高血压行随访血管造影，显示肾动脉管壁很光滑。但是血压仍然升高，需要持续的抗高血压药物治疗。

评论：有几个因素可影响流经狭窄血管的血流：①狭窄血管的直径（ > 70%）；②湍流（湍流程度越高，流速越低）；③周围阻力（与血流速度成反比）；④狭窄段长度（狭窄段越长，阻力越明显）；⑤血液粘稠性（血液粘稠性越高，血流速度越低）。肾动脉局灶性动脉粥样硬化在动脉造影中常表现为位于肾动脉近 1/3 段的向心性或偏心性病灶。主动脉粥样硬化可累及肾动脉开口部，这些病例施行血管成形术常常不能获得成功。纤维肌发育不良多见于年轻女性病人，可侵犯肾动脉任意节段，但以肾动脉中 1/3 段更常见，在血管造影上表现为对称性、局灶性、多灶性（串珠样）或管状狭窄。球囊血管成形术治疗纤维肌发育不良效果很好，如果此病变确为高血压的病因，那么用这种疗法控制高血压的临床效果很好。常采用股动脉入路，常压下充胀球囊足以治疗大部分的病变。

1.4.3 肾动脉血管成形术

病例 1.4.3:

41 岁女性,有糖尿病病史,曾因慢性肾功能衰竭行肾移植,发生动脉性高血压合并右下肢跛行。拟行诊断性动脉造影及可能的血管成形术治疗。

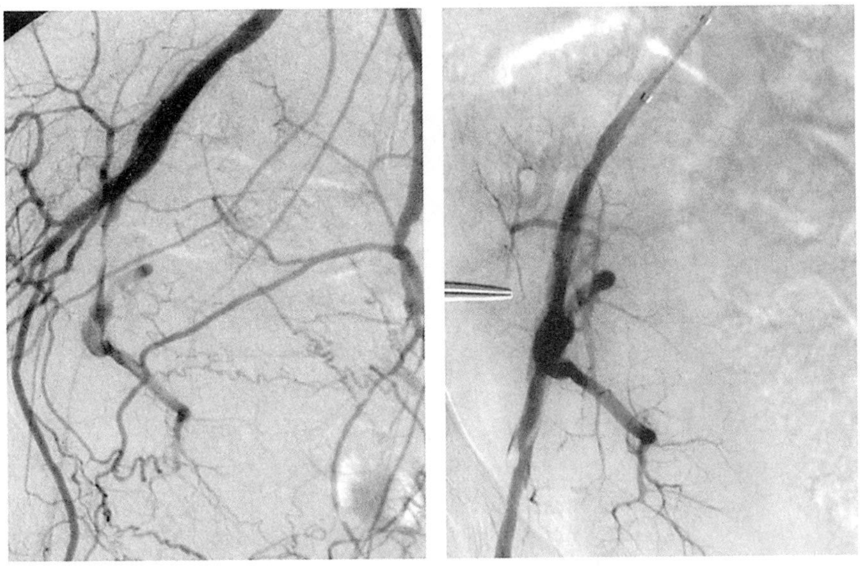

图 1.4.3

A:盆腔动脉造影显示右侧髂总动脉和髂外动脉严重狭窄，伴移植肾血液灌注明显减少。移植的肾动脉与髂外动脉之间采用“端 - 侧”吻合。B:球囊血管成形术后的动脉造影显示右侧髂动脉通畅，移植肾灌注情况改善。可以看到右髂外动脉有血管内膜剥离。

评论: 肾移植手术病人的高血压发生率为 24% ~ 60%，在接受尸体肾移植的病人中其发生率高于活体肾移植的病人。在肾移植手术病人中出现肾性高血压有几个因素，包括排异反应、应用肾上腺皮质激素以及肾动脉狭窄。据报道，肾动脉狭窄发生于 4% ~ 8.5% 的肾移植病人,较常见于端 - 端吻合口水平。狭窄的原因多种多样，但通常见于技术因素、肾动脉病变、吻合动脉之间管径不一致或瘢痕组织增生。在有些病例中,髂动脉粥样硬化性病变是加重肾动脉闭塞及肾动脉性高血压的原因，大部分病人采用球囊血管成形术可得到有效的治疗。如果移植肾动脉与髂内动脉是“端 - 端”吻合,常选用对侧入路方式,与髂外动脉作“端 - 端”吻合时则可采用同侧入路方式。常需多个斜位像来观察狭窄区域。使一根可控导丝通过狭窄部位,然后通过导丝置入交换导丝用以置入球囊导管。因这类病变主要含有纤维成分，所以常常推荐使用高压力性球囊。动脉吻合口发生狭窄常需置入支架。

1.5.1 头臂动脉血管成形术

病例 1.5.1:

71 岁女性，反复发生后颅窝区一过性脑缺血发作（TIA）及左手指慢性缺血，符合复发性末梢血管栓塞的临床表现。病人双上肢血压不一致。拟行诊断性血管造影及可能的血管成形术治疗。

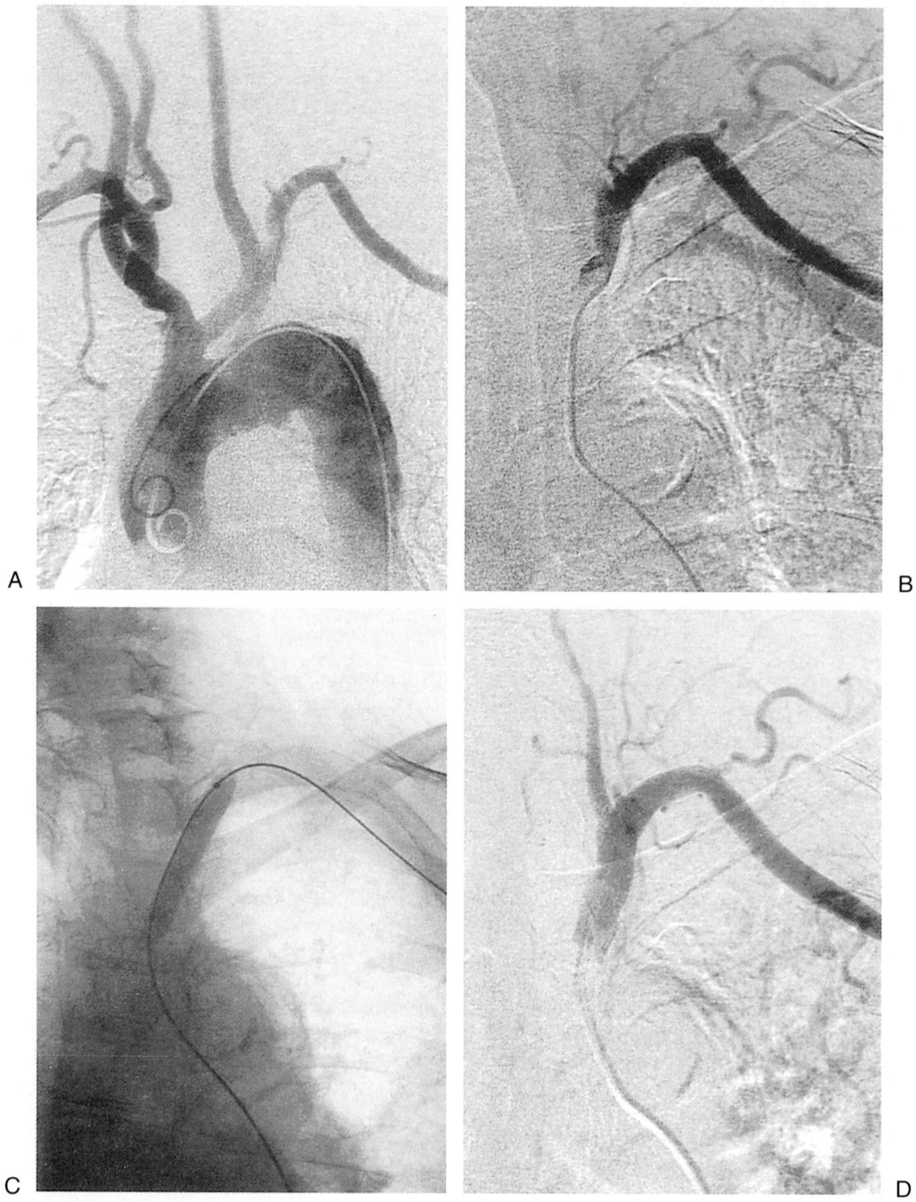

图 1.5.1

A:主动脉弓造影显示左锁骨下动脉严重局灶性狭窄，头臂干中部有一个局灶性斑块，造成其狭窄程度达30%。可以看到左侧椎动脉未被对比剂充盈，提示椎动脉窃血。B:选择性左锁骨下动脉造影可显示其狭窄程度。C:将一根Wholey导丝通过狭窄处，并用一根8mm的球囊导管行血管成形术。D:血管成形术后的血管造影显示左锁骨下动脉扩张成功。可以看到左侧椎动脉顺行性充盈。病人症状改善，双上肢血压一致，并且TIA解除。

评论: 大多数头臂动脉狭窄是动脉粥样硬化性的。受累部位包括大血管起始部，无名动脉分叉直到右锁骨下动脉及右颈总动脉，以及左锁骨下动脉干。在头臂动脉近侧有血流动力学意义的狭窄最常见于左锁骨下动脉。

头臂动脉的PTA技术与其他血管的PTA类似。选择适当的球囊直径十分重要，可以减少致命性的血管破裂的发生概率。如果经股动脉顺行入路未能通过病变，需选择其他的入路。应常规使用肝素。将交换导丝送入血管，并通过导丝将长杆球囊导管推送到血管内。球囊成形术应该能够消除狭窄的细腰部。血管造影复查时应充分显示血管成形术的部位。术后的药物治疗应包括皮下应用肝素和阿司匹林。血管成形术部位发生内膜剥脱或游离内膜片的病人，应考虑支架置入。对这样的病例，放置支架时应注意保护椎动脉和乳内动脉，特别是对有TIA病史或曾行乳内动脉-冠状动脉搭桥术的病人。

1.5.2 头臂动脉血管成形术

病例 1.5.2:

67 岁男性,右臂运动障碍,并且在锻炼时出现锁骨下动脉窃血综合征。双上肢血压不一致,疑为右锁骨下动脉闭塞。拟行诊断性血管造影及可能的血管成形术治疗。

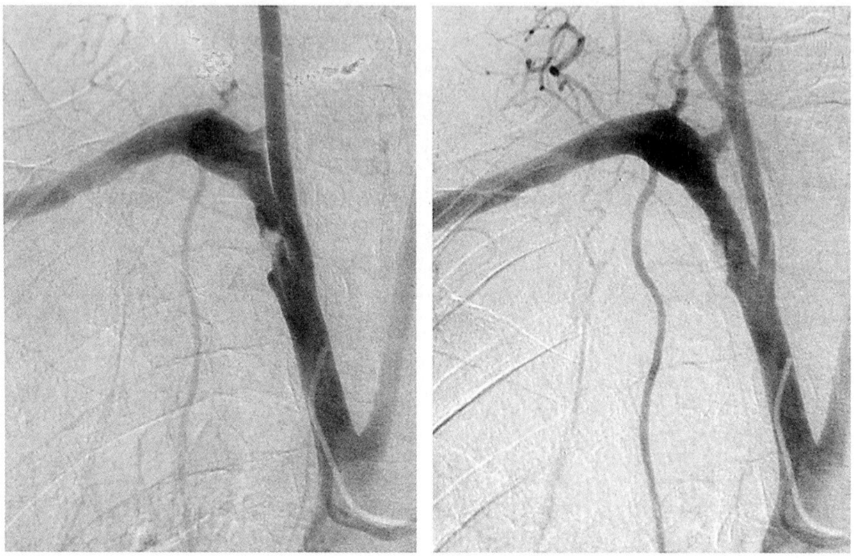

A　　B

图 1.5.2

A:选择性头臂动脉造影显示右锁骨下动脉近段有严重的动脉硬化性斑块,使管壁呈多发性不规则改变。可以看到右侧椎动脉无对比剂充盈,提示血液逆流。B:经右股动脉入路,利用一个直径 8mm 的球囊行血管成形术,可见右侧头臂动脉血流明显改善,双上肢的血压差消失,并使右椎动脉顺行性血流得以重建。

评论: Reivich 等于 1969 年描述了椎动脉逆流对脑循环的影响以及可能出现的各类症状。手臂运动时上肢血流增加,有些病人会出现与大脑后部血液循环相关的一些症状,包括头晕、眩晕、视物不清、复视,有些病例甚至会出现短时晕厥。虽然这种综合征发生真正休克以及死亡的病人极少见,但大约 1/3 的病人症状严重,需要各类治疗。但是,治疗不一定缓解症状,而且在决定进行治疗时必须研究其与颈部疾病的关系。对于锁骨下动脉严重狭窄且有明确的脑后部循环症状的病人,则应考虑相应的治疗方法。对有后颅窝脑卒中或有反复发作的椎 - 基底动脉供血不足症状的病人需马上提起注意,在某些情况下应采取急症治疗。颈动脉 - 锁骨下动脉搭桥术可纠正椎 - 基底动脉供血不足,球囊血管成形术也能以微创的方式成功地对其进行治疗。闭塞的原因包括动脉粥样硬化、纤维肌发育不良、血管炎及手术后狭窄。初期的治疗应包括抗凝治疗和抗血小板聚集治疗,只对那些临床治疗失败的病人考虑手术或 PTA。

1.5.3 头臂动脉血管成形术

病例 1.5.3:

68 岁女性，出现椎 – 基底动脉供血不足及左手指缺血的症状。拟行诊断性血管造影及可能的血管成形术治疗。

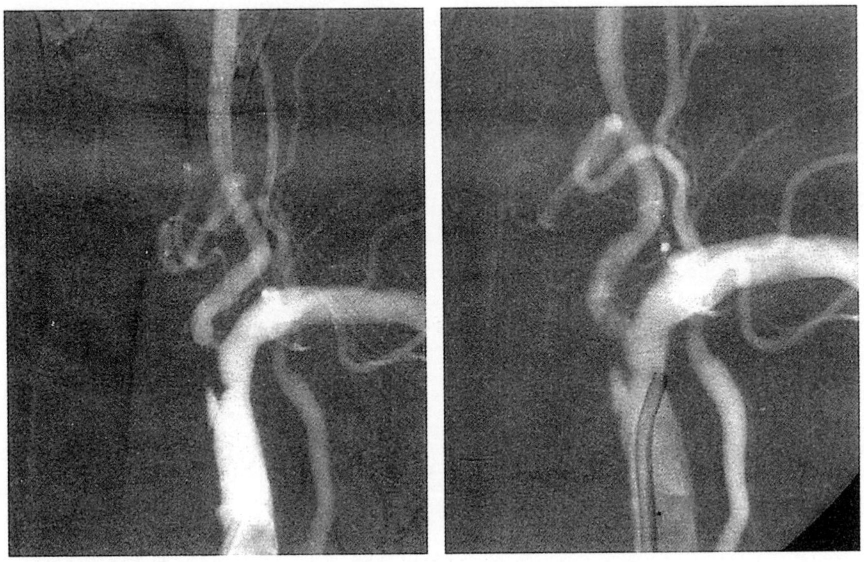

A B

图 1.5.3

A：左锁骨下动脉造影显示了一个非狭窄性的粥样硬化性病变，伴深部溃疡。还可见左侧椎动脉起始部严重狭窄。该病人以锁骨下动脉为优势供血动脉。B：用一个直径 4mm 的球囊对左侧椎动脉起始部行球囊血管成形术。术后血管造影显示锁骨下动脉病变无变化，左侧椎动脉起始部的血流状况得到了明显改善。几天后，病人的神经系统症状改善，但手指缺血情况继续存在，仅给予抗凝治疗。

评论：当药物不能改善椎 – 基底动脉供血不足的症状时，应考虑经皮球囊血管成形术。但对于这种治疗方法的价值仍有一定争议。最近，在 Nahser 等的报道中，一组 20 例病人的狭窄性病灶均成功地得到扩张，随访影像学检查显示 86% 的病人血管通畅，仅有 7% 的病例因症状复发而返回就诊。在这组 20 例病人中，2 例病人术后出现神经系统并发症，1 例为可复性神经性缺陷，1 例为半身偏瘫，未见死亡病例发生。Malek 等报道的 21 例病人行椎动脉支架置入治疗后，症状均有改善，但有 1 例病人颈内动脉血栓形成后出现脑卒中。在平均 20 个月的随访中，57.1% 的病人未出现症状，19% 的病人只出现一次 TIA，而其他病人出现的症状均不支持有脑梗死发生。

1.5.4 头臂动脉血管成形术

病例 1.5.4:

42 岁女性，出现左手指缺血，左臂运动障碍。其桡部脉搏不易触及且血压很低。超声多普勒检查显示左肱动脉可能发生了闭塞。拟行诊断性血管造影。

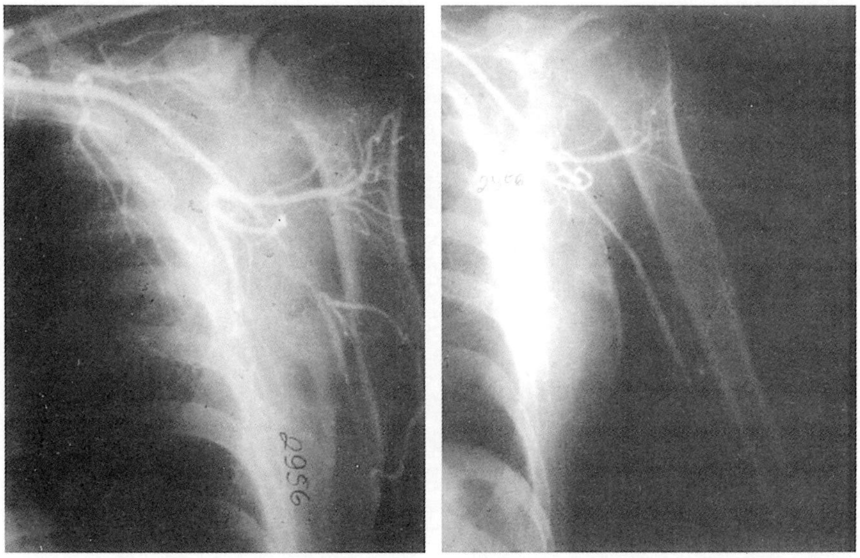

A　　B

图 1.5.4

A：选择性左锁骨下动脉造影显示左腋动脉－肱动脉移行段有一处局限性闭塞。可以看到侧支循环的出现。经股动脉入路，用一个 4mm 长杆球囊行血管成形术。使用了一根长的交换导丝。B：术后血管造影显示治疗段血管通畅。成形术部位远段的血管发生痉挛，导致左桡部脉搏出现波动。为缓解血管痉挛，经动脉给予硝酸甘油。病人远端脉搏完全恢复，并且左臂血压正常。

评论：肱动脉及腋动脉血管闭塞相对罕见，因此治疗此类病变的经验很少。肱动脉近段狭窄或闭塞可经股动脉入路，使用长的导管或导丝装置进行治疗。肱动脉远段病变需采用肱动脉末端穿刺的逆行性入路。肱动脉及其远侧分支（如桡、尺动脉）易发生血管痉挛，必须应用抗凝剂和血管扩张剂。针对肱动脉病变所用球囊的直径应比用于下肢血管的小些，因为此处的动脉管径较小，尤其是老年人。在有些病例中末梢血管栓塞是一个问题，当血管闭塞与血栓形成有关时，上肢末端部位的组织活性可能会受到损害。必要时必须应用溶栓治疗以使手指的动脉血管管腔通畅。

1.6.1 颈部及颅内血管成形术

病例 1.6.1:

66 岁女性,左侧大脑半球 TIA,被告知在 MRA 检查中发现左侧大脑中动脉(MCA)有一狭窄灶。病人应用香豆定数月后临床症状消失。但病人因得知患此疾病而紧张、焦虑,遂在了解血管成形术后要求接受这项治疗。

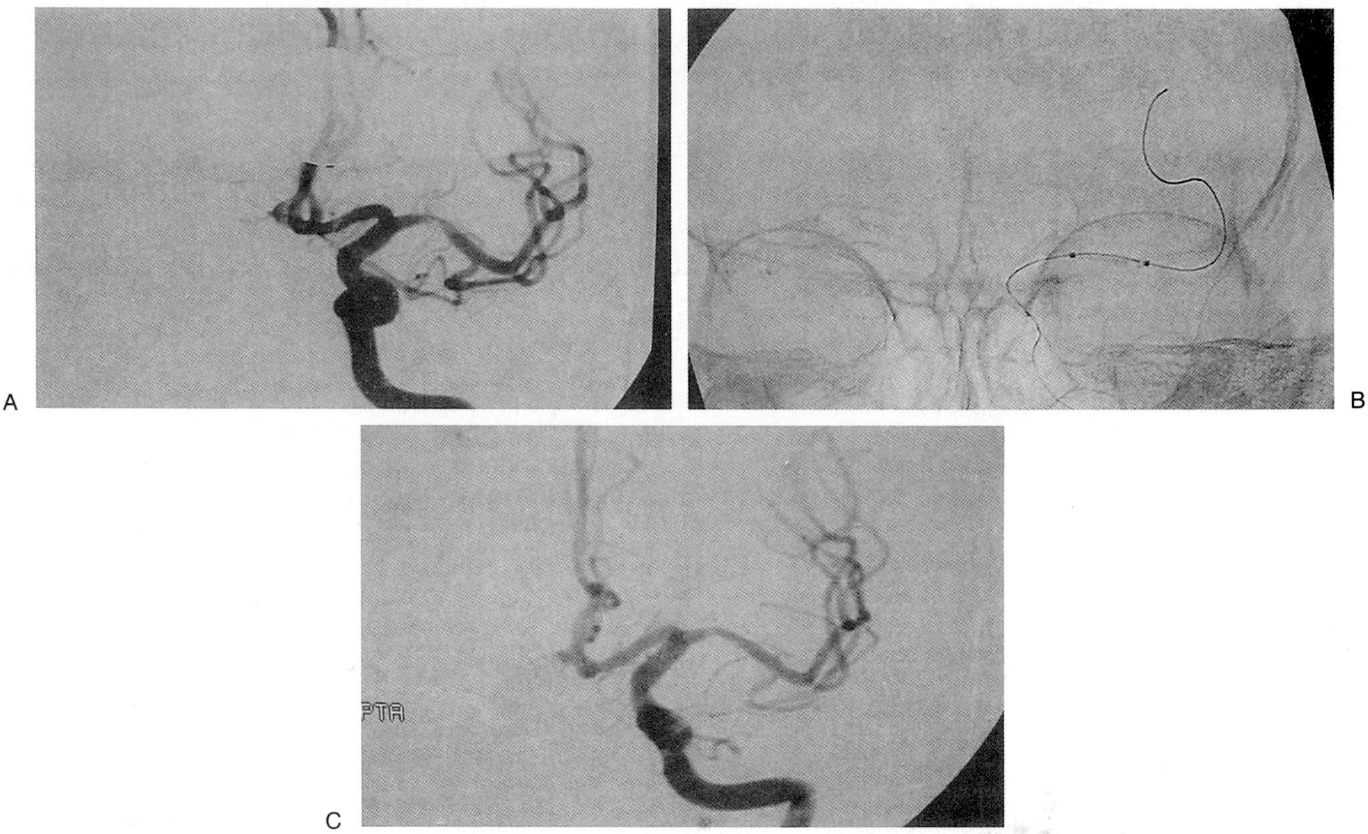

图 1.6.1

A:左颈内动脉造影显示左侧 MCA 有一处狭窄达 76% 的病灶（在汤氏位像更容易观察）。B：将一个 2mm × 10mm 的 Stratus 球囊置入 MCA，并进行血管成形术治疗。C：球囊血管成形术后造影显示左侧 MCA 足够通畅，无明显残留的狭窄区。D：随访时病人无症状，已停用香豆定。

评论：只有经过严格筛选的病人才适合颅内球囊血管成形术治疗。脑血管意外发生期间或刚刚过后，不应对病人进行这一治疗。治疗前 1 周需要病人每日服用阿司匹林，且于操作过程中应用肝素 10 000IU。通常采用冠状动脉引导导管，小球囊应充胀 30 ~ 60s。随访期间应每月对病人进行神经病学状况的评估。当术后残留狭窄不到 50%、临床状况改善且不需外科治疗时，可以认为治疗获得了成功。按照血管造影以及临床的标准，提出了一个关于此类病变的分类方法：① A 型病变，指血管造影显示病变长度小于 5mm，伴向心性至中等程度的偏心性表现，狭窄程度小于 100% 的病变；② B 型病变，指血管造影显示病变长度 5 ~ 10mm，伴中等以上偏心性表现，可包括狭窄程度达 100% 但病程不足 3 个月的病变；③ C 型病变，指血管造影显示病变长度大于 10mm、并与其近侧扭曲成角 90°以上的病变，且包括病程不足 3 个月的完全性闭塞型病变。根据血管造影以及临床表现判断，此技术的总体成功率分别为 79% 和 76%，但其他作者报道的成功率稍高一些，达 83% ~ 88%。术后 1 年总体狭窄率约为 25% ~ 28%，病变越复杂则再狭窄率越高。术后 1 ~ 2 年出现累积性同侧脑卒中的危险率在 8%（A 型）~ 56%（C 型）这一范围。而且病变愈复杂，出现脑卒中的危险性愈高。被扩张的动脉出现急性闭塞是危险的，血管成形术中内膜剥离的范围对于其治疗结果很重要。如同在其他部位应用 PTA 一样，导管再次通过病灶有一定危险，可发生急性血管闭塞伴严重的神经系统并发症。目前，学术界更倾向于采用小型号球囊，同时极缓慢地充胀球囊（时间为数分钟），这样似乎可减少血管内膜剥离、突发血管闭塞或脑卒中的发生。依据 Connors 的经验，缓慢充胀球囊可将技术成功率和临床有效率提高到 98%。导丝造成血管穿孔是一个罕见的但具潜在致命性的并发症。关于血管成形术有限的经验表明，应用此项技术治疗颅内血管狭窄是有效和安全的。

1.6.2 颈部及颅内血管成形术

病例 1.6.2:

45 岁女性，右颈内动脉纤维肌发育不良（FMD），出现一过性脑缺血发作（TIA）。超声多普勒检查显示颈内动脉分叉以上血流异常。拟行颈部血管造影以利诊断和可能的治疗。

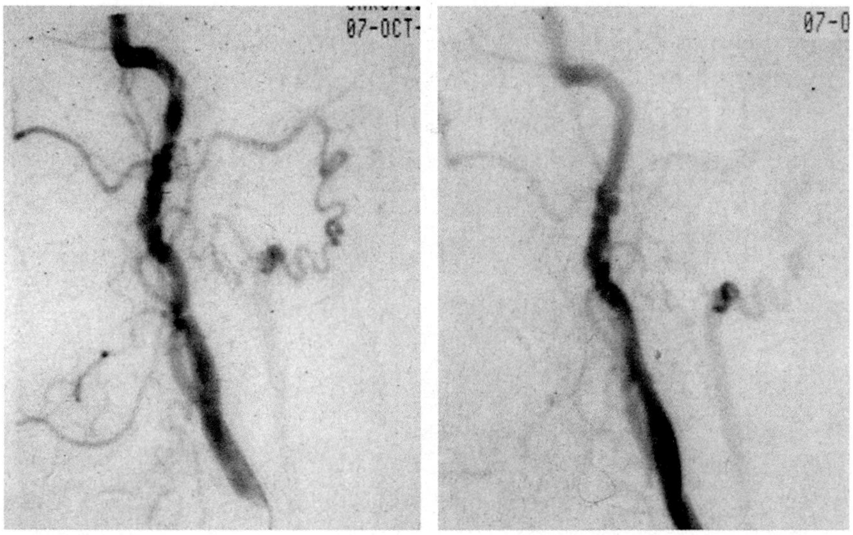

A B

图 1.6.2

A:右颈部血管造影显示右颈内动脉颅外段有广泛的 FMD 病灶。通过一根交换导丝，用直径 6mm 的球囊行血管成形术，远段未采取保护措施。B:血管成形术后血管造影显示血流改善，病灶区血管狭窄环内表面更加平滑。可以看到血管内部残留的显著的不规则区。在操作中给病人应用了肝素(5 000 IU)，术后用阿司匹林治疗。

评论: 颈内动脉病变行球囊血管成形术治疗的成功率可达 90% 以上。与其他动脉相比，颈内动脉发生 FMD 的概率要小些，脑缺血的发生机制与血管栓塞以及由于血管狭窄和湍流所致的低血流状态有关。颈内动脉分叉以上的病变难以进行手术治疗，而血管成形术是改善脑缺血的一个很好的方法。在 MRI 上还没有关于 FMD 所致狭窄的公认诊断标准，而血管造影是评价血管狭窄程度的最佳方法。一般来讲，支架置入不适用于 FMD，而球囊血管成形术可充分地对其进行治疗。

1.6.3 颈部及颅内血管成形术

病例 1.6.3:

50 岁女性，出现右侧大脑半球脑缺血，血管造影显示（右颈内动脉）一处大范围的纤维肌发育不良病灶。当时（1982 年）尚无其他成像方法。拟对病人行球囊血管成形术。

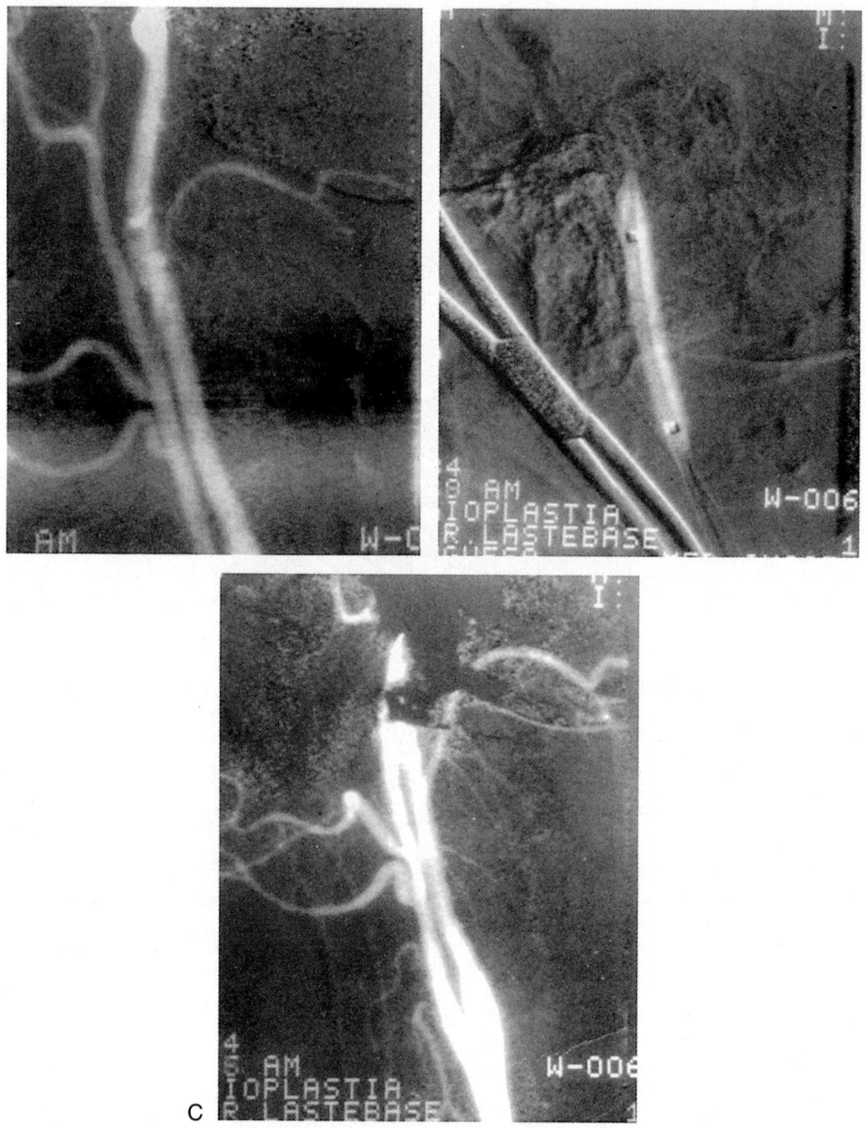

A B C

图 1.6.3

A：经股动脉入路行右侧颈动脉造影，显示右颈内动脉节段性纤维肌发育不良。B：行（右侧）颈部切口，直接暴露病变下方的颈总动脉，应用一个直径6mm的球囊行血管成形术。C：术后血管造影显示右颈内动脉管腔狭窄状况改善。病人症状显著改善，5年随访期间无TIA症状复发。

评论：为进行血管成形术和支架置入术而直接暴露颈动脉的方法不太常用。今天，经股动脉入路的技术为完成各种操作提供了可能。从PTA应用伊始至今的20年或更长的时间里，这种疗法已经被常规地应用于几乎所有的血管性病变中，而对于脑血管疾病的应用则进展缓慢，因为考虑到可能会发生栓塞和休克。颅外脑血管血管成形术的初步报告指出，其效果和并发症发生率是可以接受的。最近，支架技术被广泛地应用于颈动脉的血管重建，但大多数是针对动脉硬化性病变。虽然支架置入术直接面对的是在技术上已经很成熟的血管内膜切除术，但当病变性质为纤维肌发育不良时，前者的作用是无可争议的，这是因为外科手术具有局限性，尤其是对于颈内动脉中段的病变。

1.6.4 颈部及颅内血管成形术

病例 1.6.4:

66 岁男性，反复出现右侧大脑半球 TIA 症状。MRA 检查显示右颈内动脉严重的病变。病人行外科治疗的危险性高，血管成形术是其可替代的疗法。病人术前服用阿司匹林 1 周。

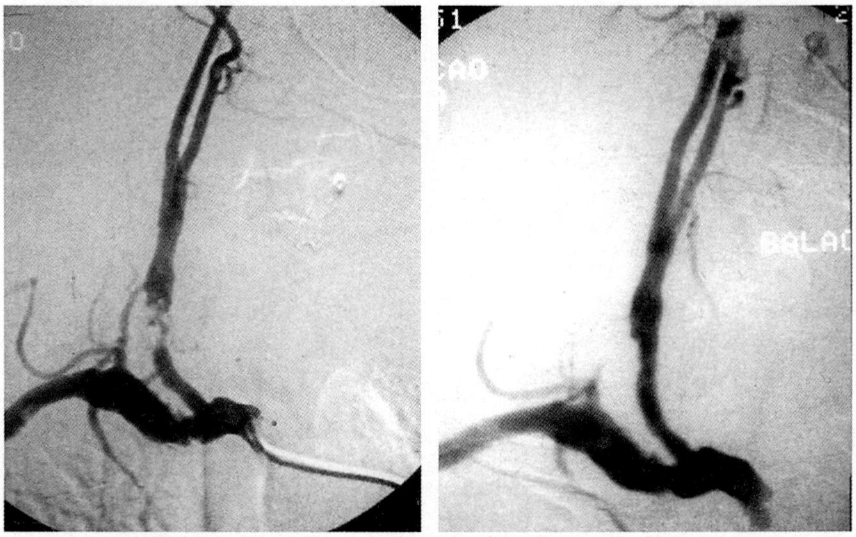

A B

图 1.6.4

A：手术使用肝素 5 000IU，选择性无名动脉造影显示右侧颈总动脉近段重度不规则狭窄，伴多发性溃疡形成。B：将一根软头导丝小心地推送至狭窄段，用直径 7mm 的球囊行血管成形术。术后血管造影显示血管扩张效果满意，未见任何副反应。病人临床状况显著改善。

评论： 锁骨下动脉、无名动脉和颈总动脉的球囊血管成形术具有很高的成功率，技术成功率为 94% ~ 100%。手术失败的原因是导管无法通过完全闭塞的血管或血管内膜剥脱。大约 20% 的病人可有相对高危的并发症，包括手术入路的问题、脑卒中（约占2% ~3%）以及其他的与栓塞有关的并发症或全身性问题（如肾衰竭）。从这一点来说，支架置入术适于治疗此类病变，特别是对于形态不规则和有较多溃疡形成的病灶。出现并发症的病人 30 天死亡率高达4% ~5%。术后 1 年随访，80% ~90% 的病人未出现脑卒中。

1.7.1 腹腔及肠系膜上动脉血管成形术

病例 1.7.1:

70 岁男性,因肠系膜供血不足致腹部绞痛并且体重下降。拟行血管造影检查及可能的球囊血管成形术治疗。

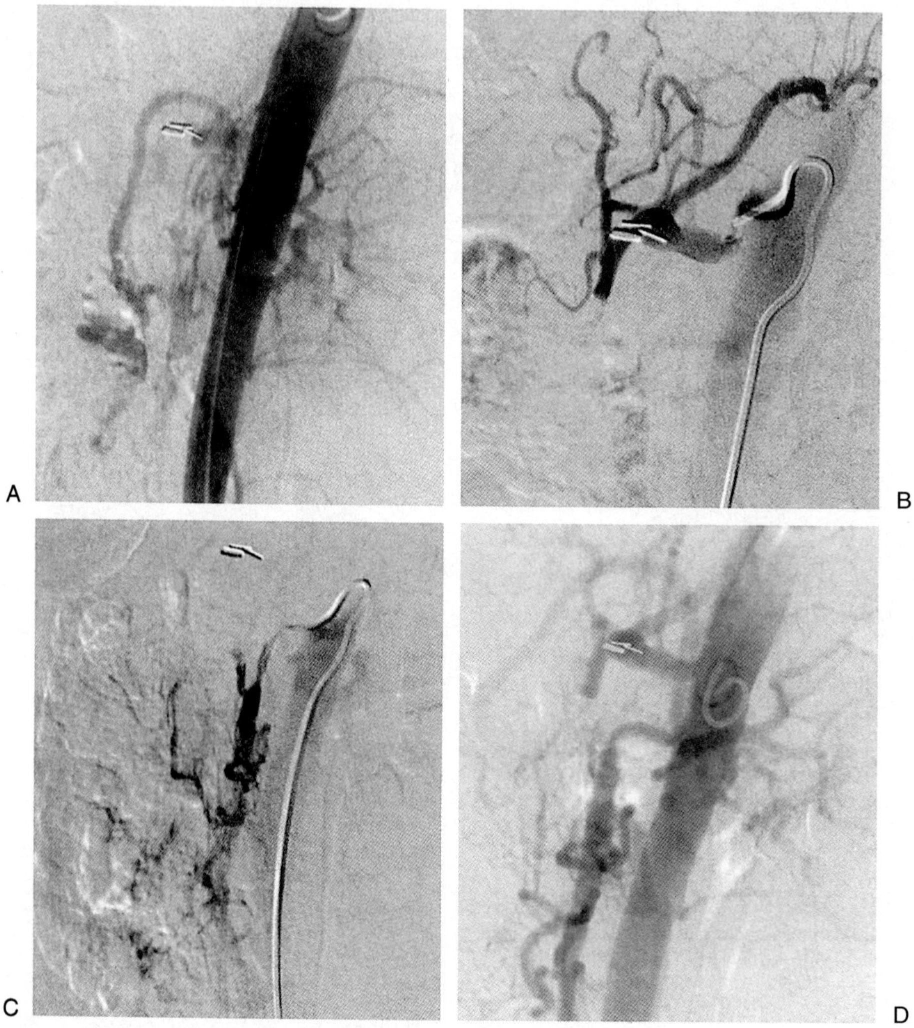

图 1.7.1

A：主动脉造影侧位像显示腹腔干及肠系膜上动脉狭窄。B：选择性腹腔动脉干造影显示其由于动脉硬化性斑块造成严重的狭窄。病人既往曾行胆囊切除术,可以看到相应血管上的金属夹投影。C：肠系膜上动脉造影侧位像显示其近段严重狭窄伴狭窄后扩张。D：应用一个直径 6mm 的球囊，由腋动脉入路行腹腔干及肠系膜上动脉球囊血管成形术。经来自上方的辫尾导管行主动脉造影,显示内脏血管的通畅性得到显著改善。数月后对病人随访,腹部绞痛和体重下降症状解除。

评论：一些已发表的病例报告显示，球囊血管成形术可解除肠系膜缺血,表现为腹痛症状消失及肠道功能恢复正常。最近关于球囊血管成形术治疗肠系膜性绞痛的大宗病例报道显示,这种技术对于大多数病人是可行的。该报道还显示其技术成功率大约为 88% ~96% ,持续 4 ~ 101 个月（平均 39 个月）的临床成功率为 77% ~ 80% 。但病人症状复发也相对常见，可发生于 20% ~ 50% 的病人。症状复发的病人可重复应用血管成形术治疗,对于解除症状并提高临床成功率是有效的。

1.7.2 腹腔及肠系膜上动脉血管成形术

病例 1.7.2:

65 岁女性,因肠系膜性绞痛,拟行肠系膜动脉造影及可能的血管成形术治疗。

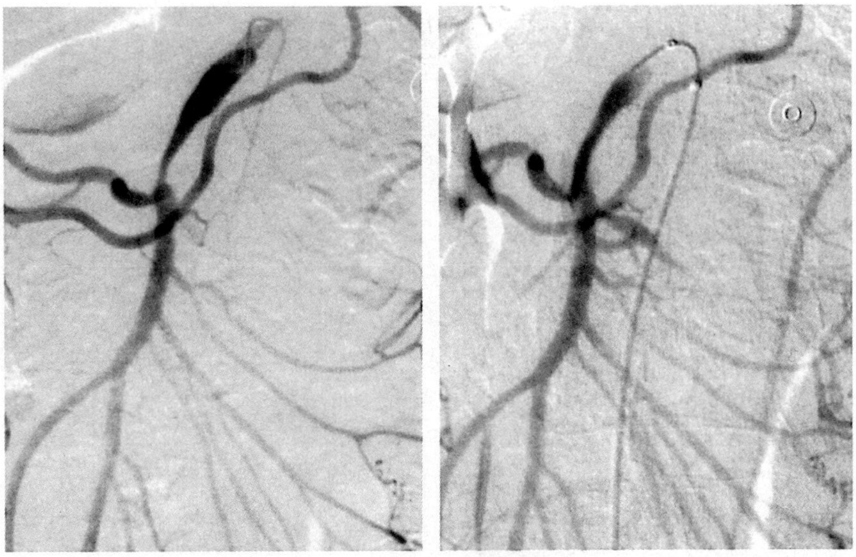

A B

图 1.7.2

A:选择性肠系膜上动脉(SMA)造影显示其上/中段明显狭窄，恰好位于胰下动脉起始部，SMA 远段有足够的侧支血管充盈。B:应用一个直径 6mm 的球囊行血管成形术，显示动脉的血流和管径显著改善。术后血管造影显示残余狭窄率为 20%。病人临床状况明显改善且随访 2 年无复发。

评论: 一般来讲,病人的症状由动脉狭窄所致者行血管成形术治疗的短期效果好。数种病变可以引起类似于肠系膜性绞痛的腹痛，其症状是由突发性血管狭窄所造成的。总体上,球囊血管成形术不能解除症状，除非出现了安慰剂效应。当腹腔干呈开放状态，而狭窄位于两个主要分支开口以上水平时，腹绞痛的症状很轻微或几乎无症状。但是当血管狭窄处于或超过了胰下动脉开口或中结肠动脉开口水平时，缺血情况会变得很严重并出现症状。单一血管的病灶是否导致缺血并引发症状，需根据血管狭窄所处部位进行判断。即使腹腔干和肠系膜下动脉呈开放状态，肠系膜上动脉末梢的狭窄性病变也可导致明显的症状。球囊血管成形术则能够明确地治疗这类病变。

1.8.1 透析通道血管成形术

病例 1.8.1:

45 岁女性,患慢性肾功能衰竭,正在接受血液透析治疗,其右前臂有一个透析通道的环状移植物。现病人透析过程中出现静脉压力增高及再循环流量增加的现象。拟行瘘管造影以利诊断及施行可能的球囊血管成形术。

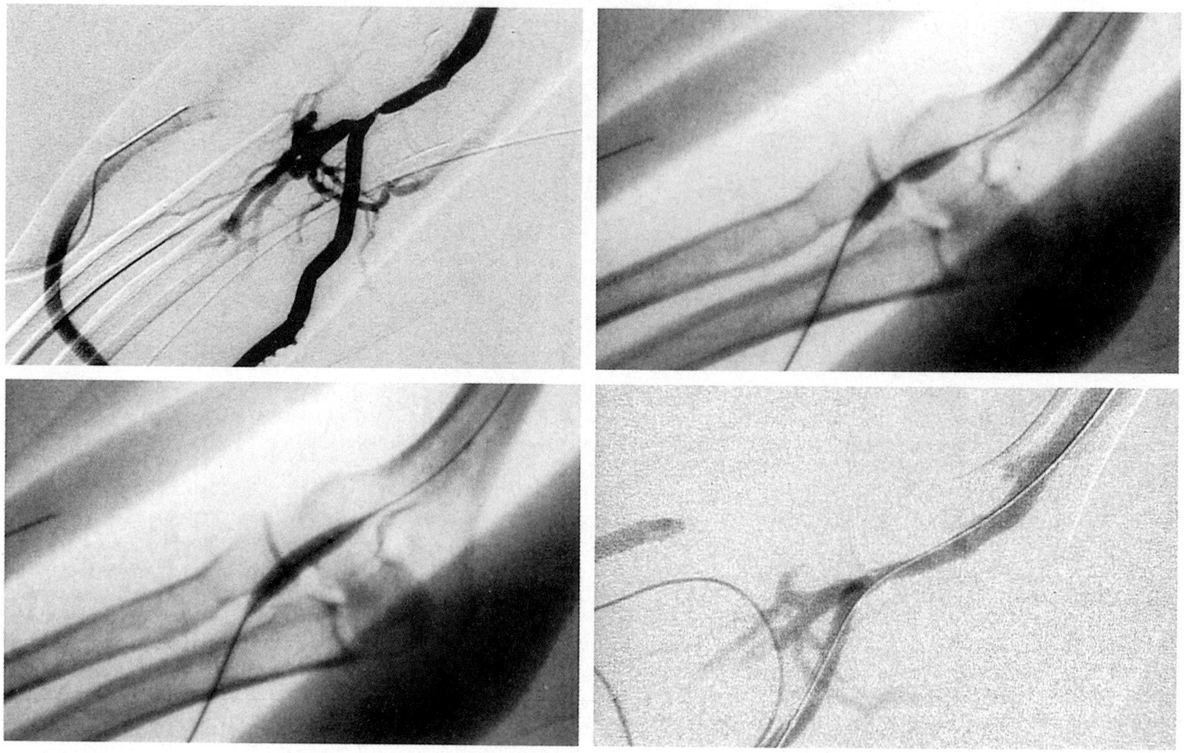

图 1.8.1

A:右前臂透析用移植物血管袢造影显示移植物通畅,紧邻静脉-移植物吻合口的静脉内可见严重的狭窄。可以看到逆行性充盈的静脉侧支循环。B:应用直径 6mm 的球囊行血管成形术,可以看到球囊有一个明显的窄腰。C:进一步扩张后,球囊的窄腰充胀至最大程度。D:球囊扩张后,将导丝仍然保留在静脉狭窄部位,血管造影显示吻合口完全通畅。扩张术后可以看到静脉侧支循环减少。右锁骨下静脉一处达 60% 的狭窄灶(未显示)也通过血管成形术得到了治疗。

评论: 在美国,大多数血液透析病人都有一个人工合成的动静脉移植物作为血管的通道。移植物寿命相对短,并且易于反复发生狭窄和血栓形成,为维持其通畅需进行多次挽救性的治疗。照料需长期血液透析的病人时,重要的是要保护好已经建立血管通道的部位,这是因为可放置移植物的部位是有限的。透析通道失败最常见的原因是由于静脉吻合口的血管内膜增生,导致移植物血栓形成。一般说来,血栓形成后发生血管狭窄是可以被识别的,为了能够在移植物完全形成血栓前发现并纠正血管狭窄,临床医生已经付出了很多的努力。预示血栓形成的迹象包括静脉压增高、再循环比例增加、移植物套管插入困难以及动脉血流减少。在第一年内,透析通道移植物失败率高。密切监护,并且早期发现由于静脉狭窄造成的移植物静脉压升高以及用球囊血管成形术纠正,可减少移植物血栓形成的发生率。据 Schwab 和 Safa 等分别报道,球囊血管成形术可使移植物血栓形成的比率由 61% 降低至 20% 以及由 48% 降低至 17%。但这种方法的一次通畅率较低,6 个月随访时约为 40% ~50%,1 年随访时为 16% ~23%。而辅助性一次通畅率较高,术后 1 年时达 67% ~68%。二次开放率更高,术后 12 个月时达 80% ~100%。与 PTFE 移植物相比,自体血管动静脉瘘(AVF)行球囊血管成形术的疗效更好些。袢状的 PTFE 移植物比直的 PTFE 移植物要好。

1.8.2 透析通道血管成形术

病例 1.8.2:

64 岁男性，患慢性肾功能衰竭，接受长期血液透析治疗，出现静脉压力增加和血流减慢的现象。其透析通道为一个位于左桡动脉水平的动静脉瘘。拟行瘘管造影及可能的血管成形术治疗。

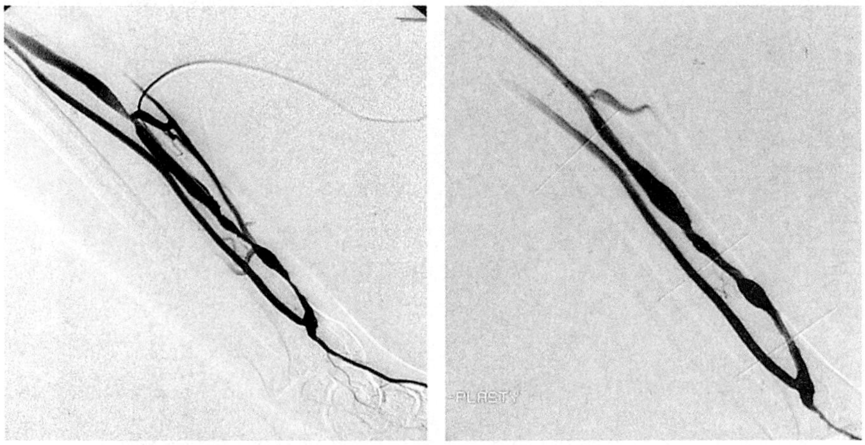

A B

图 1.8.2

A：左前臂自体 AVF 造影显示至少有两处重度狭窄灶，位于主要引流静脉的两个动脉瘤样扩张之间。B：经静脉分支对瘘管行逆行性插管，以便对狭窄区域行球囊血管成形术，使瘘管内血流显著改善。可以看到虽有一些残留的狭窄，但已得到明显的改善。

评论：自体 AVF 的远期效果明显好于 PTFE 移植物。但自体 AVF 技术并不很成熟，而且可能不适用于需要长期透析的病人或根本不能用。密切观察以发现可用球囊血管成形术治疗的狭窄十分重要。自体 AVF 易产生假性静脉瘤和由多次穿刺所致的静脉壁纤维化，从而导致广泛的难治性狭窄。无血管闭塞和血栓形成的病人，球囊血管成形术的最初成功率约为 86%，3 个月、6 个月和 1 年的累计通畅率分别为 87%、60% 和 40%。3 个月、6 个月、1 年和 2 年的二次累计开放率分别为 96%、83%、63% 和 53%。自体 AVF 的通畅情况优于移植物通道。

1.8.3 透析通道血管成形术

病例 1.8.3:

70 岁女性,患慢性肾功能衰竭,正在接受血液透析治疗。在其左前臂有一个移植血管袢的透析通路,病人在透析过程中出现静脉压力增高的现象。拟行瘘管造影及静脉造影以利诊断,可能的话行球囊血管成形术治疗。

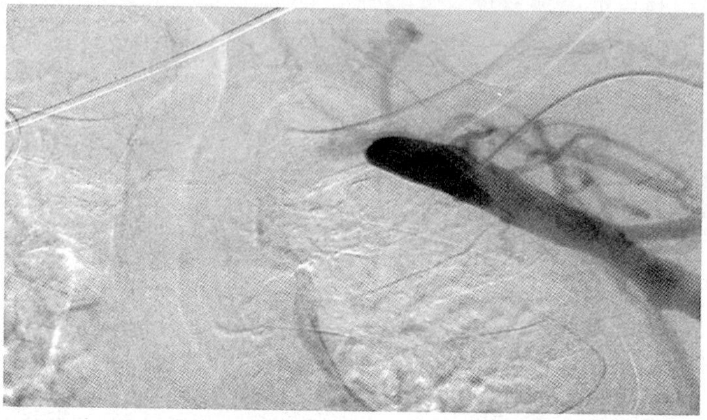

A

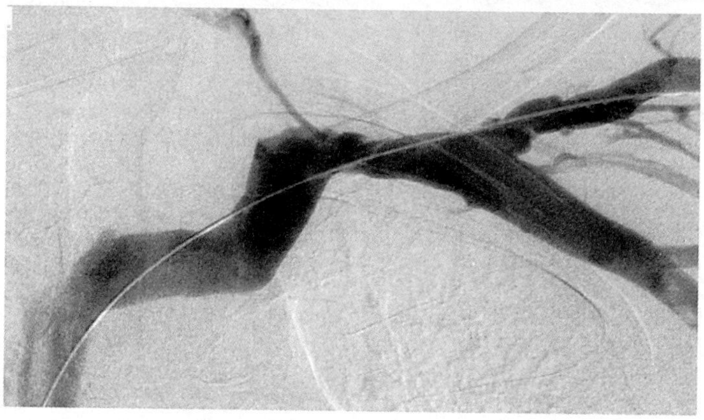

B

图 1.8.3

A:左侧锁骨下静脉造影显示,腋静脉与锁骨下静脉移行处严重的狭窄恰位于左锁骨与第一肋骨的交叉点。可以看到侧支血管以及通过狭窄部位的少量对比剂。可以看到导丝经头静脉进入腋静脉。B:应用一个直径 12mm 的球囊,经头静脉入路行血管成形术。术后静脉造影显示左锁骨下静脉足够通畅。

评论: 当病人的移植物出现静脉压力增加、再循环百分率增加、套管插入困难、新建立的通路功能不良,手部缺血以及动脉血流减少时,应对其严密观察,超过 90% 上述病人的透析通道会于血管造影上出现异常改变。对引起植入物功能丧失的异常情况进行筛查具有很好的特异性和敏感性。在大约 90% 的病例中,多数异常情况与静脉吻合部位所出现的问题有关。在大约 19% 的病例中问题在于流入动脉情况的异常,而 15% 的病例与中央静脉狭窄有关。中央静脉狭窄可沿引流静脉蔓延,包括腋静脉、锁骨下静脉和头臂静脉。在大约 34% 的病例中可见到多发的、与移植物相关的异常表现。

关于中央静脉狭窄行球囊血管成形术治疗效果的报道较少,能够提供的信息也很少。大多数报道介绍了一些复杂情况的信息,这些信息包括狭窄病灶是不是可能与透析移植物有关,或者可能只是治疗的多处静脉病变中的一个。支架置入术作为球囊血管成形术的辅助方法得到广泛的应用,但难以分析治疗效果。目前 1 年内的一次通畅约为 60% ~70%,辅助治疗后的通畅率则更高些。支架置放技术已经用于锁骨下静脉狭窄,而且惟一能使用的只有自胀式支架。在考虑与操作有关的锁骨下静脉血栓形成时,其治疗方案及疗效均与透析移植物狭窄有很大的不同,且治疗结果也不同。

1.8.4 透析通道血管成形术

病例 1.8.4:

64 岁女性，患慢性肾功能衰竭，在应用右上肢自体 AVF 进行血液透析过程中出现了静脉压力增高、再循环流速缓慢的情况。拟行瘘管造影以利诊断，可能的话行球囊血管成形术治疗。

A

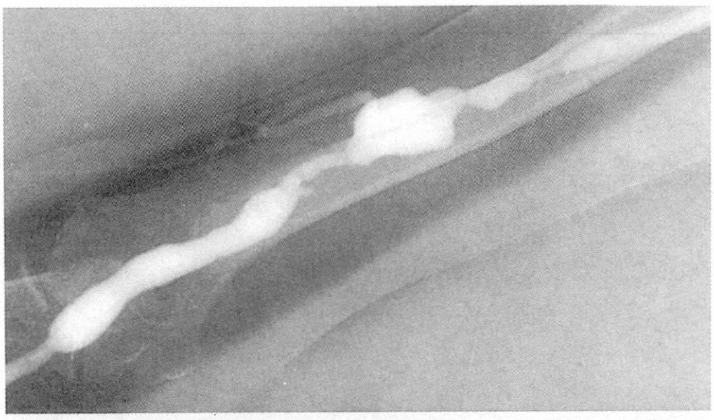

B

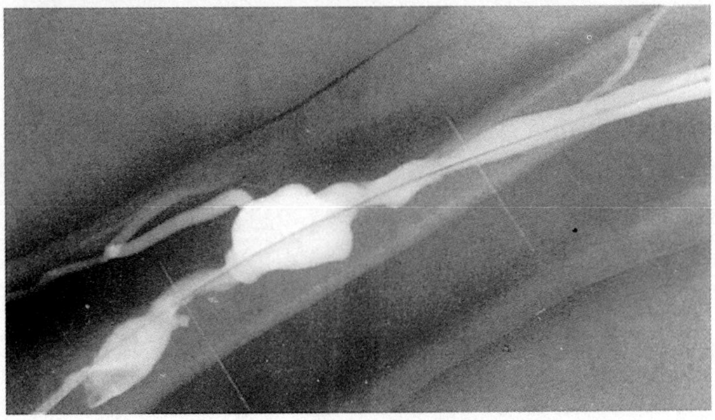

图 1.8.4

A：由肱动脉至贵要静脉的右上肢 AVF 已经使用 1 年多。移植物内位于两个假性动脉瘤之间的部分压力增高。可以看到在较大的一个假性动脉瘤远侧的静脉段有极严重的狭窄。B：施行顺行性静脉穿刺，通过 6F 导管鞘送入了一个 6mm 的球囊导管，进行狭窄静脉段的血管成形术。术后静脉造影显示狭窄状况好转，透析瘘管内血流量增加并且压力下降。术后随访 1 年多，病人成功地接受了透析治疗。

评论：尽管监测血液透析通道内的静脉压力或者测量其再循环量对许多病人是很重要的，但目前还没有一种有效的方法可以用于评价 AV 通道的功能。在发现血液透析通道的狭窄方面，用超声学检测静脉峰值收缩期的上升速率有一定作用。重要的是要有一个超声学研究的基线以及在一系列间隔时间中的随访研究。对透析通路的动静脉瘘(AVF)造影时，最初是用一个小针在邻近动脉吻合口部的静脉穿刺作为入路，如本病例中所示。发现狭窄病灶后，在通道口应用一个引入鞘，经导丝送入球囊导管，以行血管成形术治疗。自体 AVF 所致的狭窄通常质硬且对球囊膨胀有抵抗力，在有些病例中需使用高压球囊。即使对这样的病例治疗有效，也很可能显示有残留的狭窄。应小心操作且避免过度膨胀球囊，以预防静脉破裂的发生。在对血液透析性瘘管进行治疗时，为挽救血管成形术所致的静脉破裂而应用裸支架是一个安全而有效的方法。但由于支架在穿刺区的位置表浅，而且可能导致以后的穿刺操作出现问题，所以不能用来纠正自体 AVF 的狭窄。

1.8.5 透析通道血管成形术

病例 1.8.5:

64 岁女性，患慢性肾功能衰竭，在应用左上肢自体 AVF 进行血液透析治疗过程中出现了静脉压力增高、再循环流速缓慢的情况。拟行瘘管造影以利诊断，可能的话行球囊血管成形术治疗。

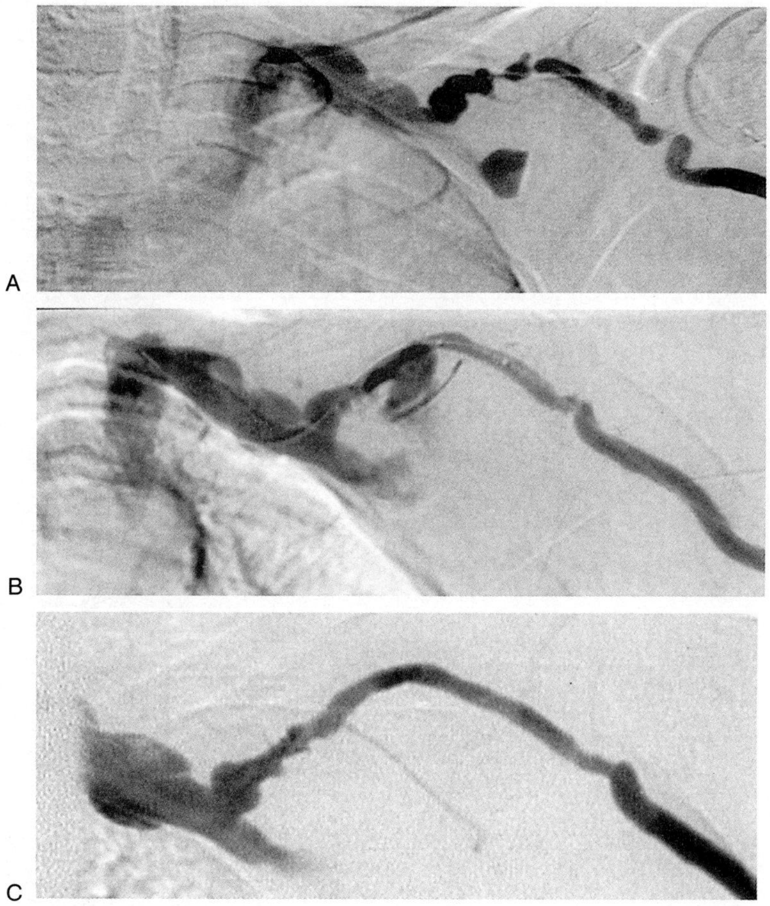

图 1.8.5

A：瘘管造影及左上肢静脉造影显示左侧头静脉内多发的严重狭窄灶。B：应用一个直径 5mm 的球囊行头静脉病灶的血管成形术，使其在几个节段产生明确的扩张效果，但在头静脉最远段的狭窄处出现了静脉破裂。可以看到导丝和球囊导管仍在头静脉内。遂保留导丝并应用一个 4mm 的球囊导管在静脉破裂处持续膨胀约 15min。C：静脉造影晚期显示静脉通畅，破裂情况解除。

评论：与血液透析相关的血管成形术的并发症发生率较低，其范围为 3% ~5% 。术后静脉吻合口引流静脉破裂是一个不太常见但很严重的并发症，因为会导致分流失败以及透析治疗无效。当透析通道血流严重受阻时，对这类并发症的治疗决定着移植物是否能全部保留。大的血肿可压迫静脉流出道，并且受损的静脉发生血管痉挛可使血液转流向破裂部位。延长破裂静脉球囊膨胀的时间是保留静脉通道的可行性方法。头静脉与锁骨下静脉移行区并非放置支架的恰当部位，而延长扩张时间可能是惟一能够保留静脉的方法。血流长时间受阻可导致移植物或静脉大范围血栓形成，需采用进一步的方法来使其重新开放。而支架置入技术可被用来维持静脉的通畅，也是最近文献中推荐的技术。

1.9.1 静脉系统血管成形术

病例 1.9.1:

3 岁儿童，腹痛 4 个月，伴肝大、体重下降和腹部表浅静脉扩张。超声检查提示下腔静脉（IVC）闭塞。遂行静脉造影检查。

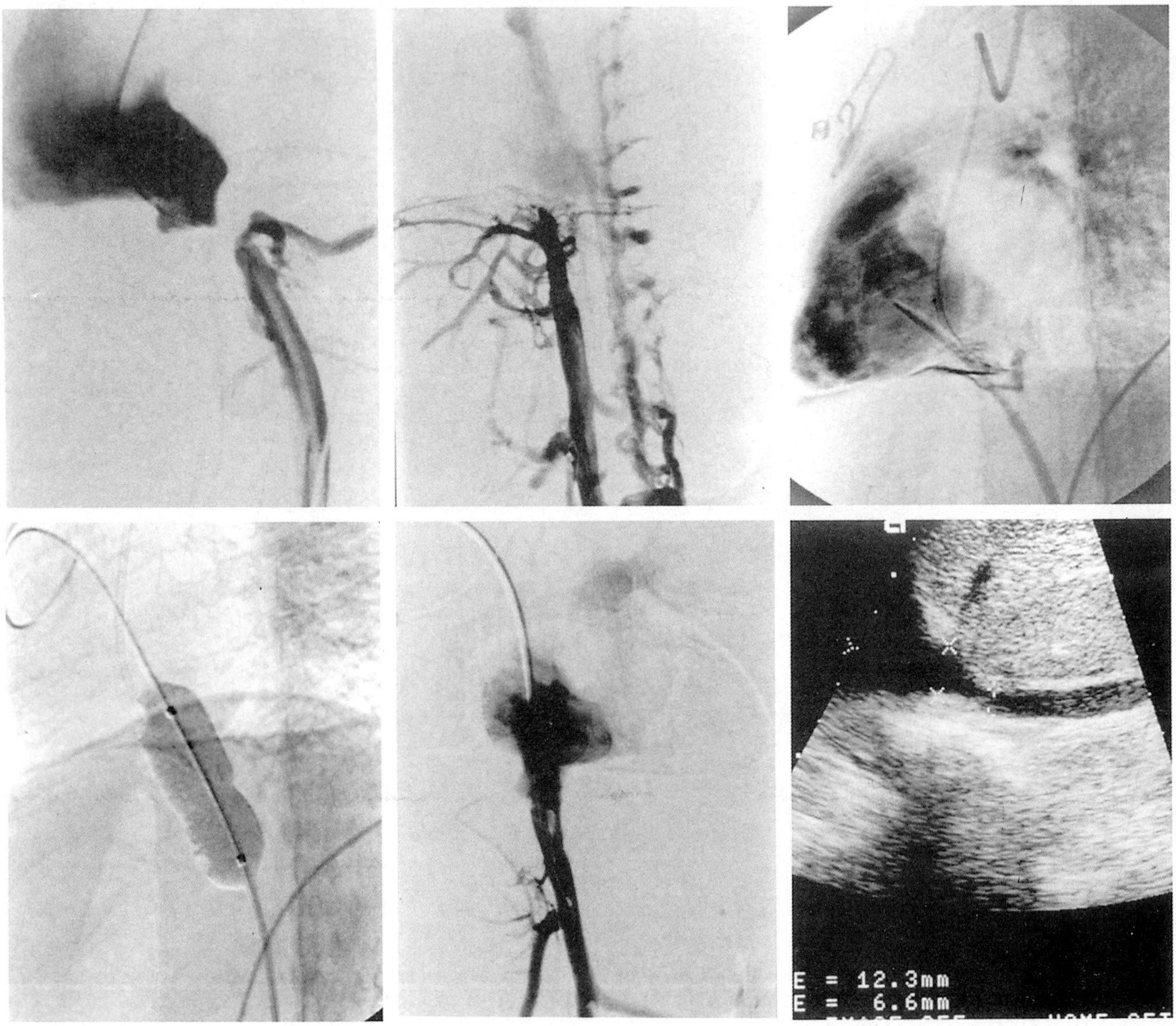

图 1.9.1

A：向 IVC 和右心房内同时注入对比剂，显示节段性的 IVC 闭塞（腔静脉膜）。B：下腔静脉造影显示经椎旁静脉丛和奇静脉的丰富的侧支循环系统。C：将一根 Brockenbrough 针（21 号）和一套 Mullins 引导装置经下腔静脉推送入右心房内。IVC 因肝尾叶增大而后移，将引导装置头端置于阻塞点下方约 10mm 处，从而使穿刺针到达右心房。D：最初用一个直径 8mm 的球囊，最后应用了直径 18mm 的球囊进行球囊血管成形术。E：操作后行下腔静脉造影，显示闭塞段明显扩张。压力梯度由 1.60kPa（12mmHg）下降至 0.400kPa（3mmHg）。F：术后 1 年随访，超声多普勒检查显示 IVC 足够通畅，且病人无症状。在血管成形术操作前 7 天内给予病人阿司匹林（50mg/d），操作全程肝素化（40IU/kg），术后 2 天内给予低剂量肝素并应用阿司匹林（20mg/d）6 个月。

评论：腔静脉膜或称腔静脉蹼，是下腔静脉和肝静脉主干阻塞的一个罕见病因，但在亚洲它是 Budd-Chiari 综合征（巴德－基亚里综合征）和门静脉高压的较常见原因。其具有缓慢发病的特征，如不治疗则会进展为慢性肝脏病变。下腔静脉蹼为先天性病变，可能与左脐静脉和导管静脉的纤维性残留物有关。腔静脉膜通常位于左肝静脉入口的正上方。IVC 阻塞偶呈节段性而并非膜性。因此，重要的是显示下腔静脉蹼的两侧以估计其厚度及阻塞段的方向。目前对于腔静脉蹼和节段性阻塞可选用球囊血管成形术治疗。在有介入放射学疗法以前，大多数病人采用胸腹部外科治疗，其效果各异。此类病变的经皮介入治疗取得了巨大的成功。血管造影、压力测量以及超声多普勒随访对于治疗下腔静脉蹼是至关重要的。心血管成形术对于大多数 IVC 膜性阻塞的病人是安全有效的。如出现术后再狭窄或效果欠佳，选择支架置入会取得更好的长期通畅率。

1.9.2 静脉系统血管成形术

病例 1.9.2:

37 岁男性，主诉上腹部疼痛，伴腹胀、黄疸、尿黄和体重下降 4 个月余。病人嗜烟且偶尔饮酒。体检发现病人有腹水、肝大。内窥镜检查显示 II 度食管静脉曲张，腹腔镜检查显示肝脏充血。肝活检符合 Budd-Chiari 综合征的表现。拟行肝静脉造影。

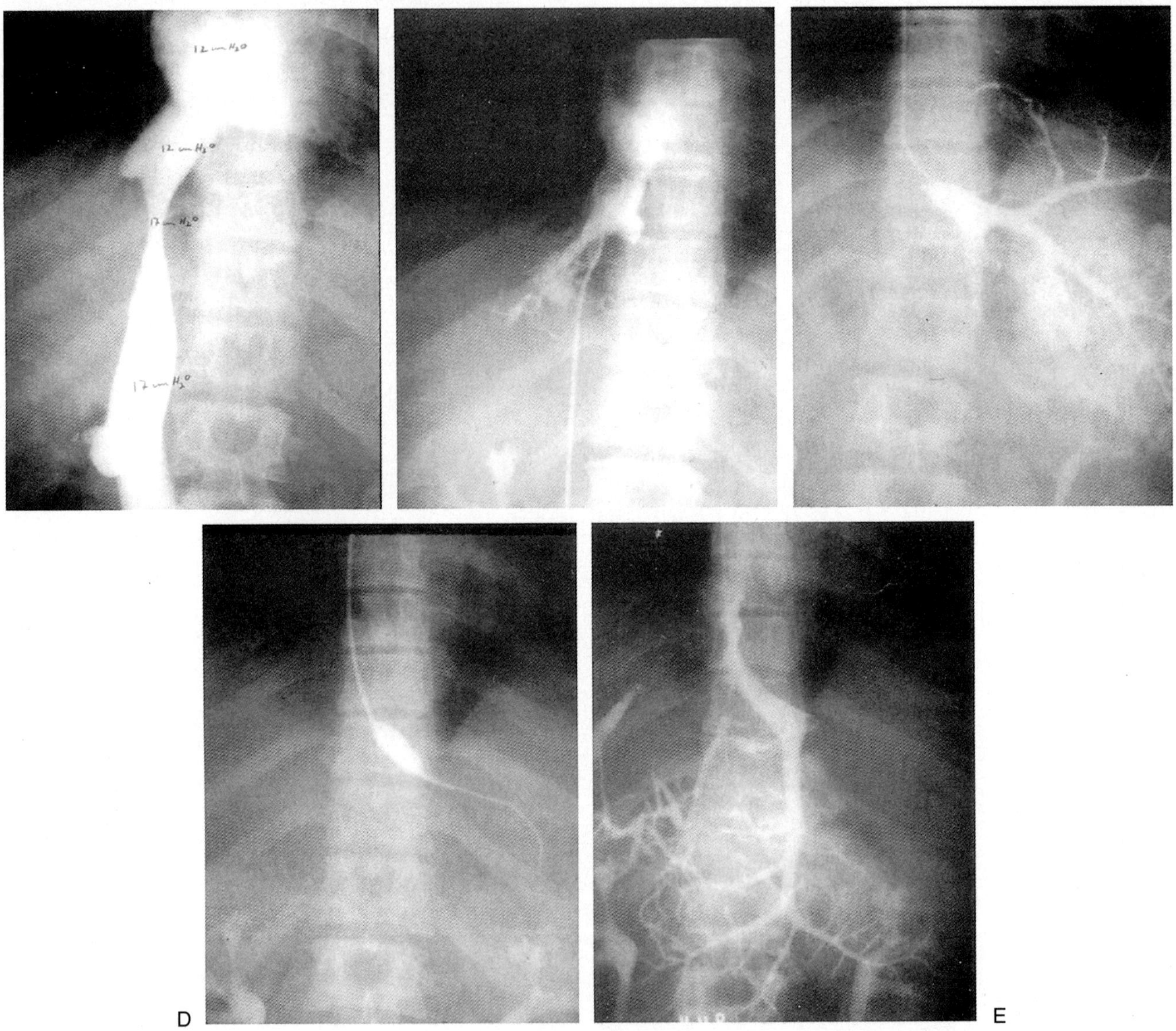

A B, C D E

图 1.9.2

A：腔静脉造影显示 IVC 狭窄，肝静脉开口闭塞。B：选择性肝右静脉造影显示其呈节段性闭塞，并且肝右叶有蜘蛛网样的侧支循环。肝左静脉开口完全闭塞。C：肝左静脉造影显示门静脉逆行性充盈。D：血管成形术中，球囊导管位于肝左静脉的开口处。E：球囊扩张后立即行静脉造影，显示肝中、肝右静脉残留的闭塞。术后 2 年余的随访期间病人无症状。

评论：对于 Budd-Chiari 综合征的治疗方法仍有争议，这是因为临床和外科治疗均有较高的失败率。令人费解的是，肝静脉的三个分支全部闭塞时扩张一个分支即可使症状消失。腔静脉闭塞常于尸检中发现，病人无症状。因此在人类中，闭塞程度非常严重时才会产生腹水和其他症状。在某些动物模型中，承担大约 55% 肝组织引流功能的肝静脉发生闭塞时，不产生显著的生理学变化。但是因为犬静脉具有独特的括约肌机制，所以不能由此得出关于人体情况的结论。经皮肝静脉血管成形术对于短段的肝静脉狭窄或闭塞可能是最好的治疗方法，而对弥漫性肝静脉闭塞或血管成形术失败的病例则仍旧采用外科肠系膜腔静脉分流术。通过应用上述的病例选择标准，Fisher 等报道的球囊血管成形术的成功率约为 85.7%。与血管成形术有关的病死率为 16.6%，而外科手术所致的病死率为 44.4%，这反映了接受外科手术治疗的病人在治疗前可能处于高危状况。两组病例出现静脉再狭窄或分流道再狭窄的比率是相似的，并且在半数的病例中与抗凝治疗不充分有关。术后维持抗凝治疗可取得较好的中期疗效。有必要对所有病人进行严格随访。

1.9.3 静脉系统血管成形术

病例 1.9.3:

30 岁男性，患镰状细胞病，1 年多前在左锁骨下方胸部曾留置多个中央静脉导管，病人出现了与静脉通道相关的上腔静脉综合征。双上肢静脉造影显示上腔静脉(SVC)闭塞，没有急性血栓形成。

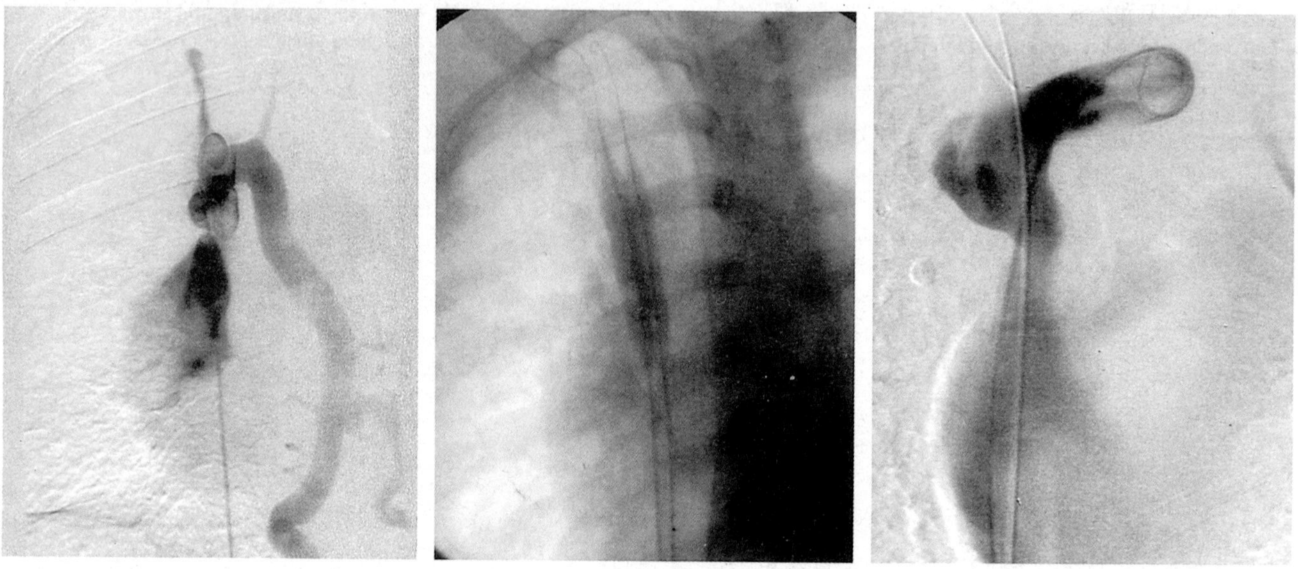

A　　B, C

图 1.9.3

A：经股静脉行 SVC 插管。越过 SVC 闭塞段行静脉造影。可以看到奇静脉开口以下的 SVC 存在严重狭窄，奇静脉以上部分完全闭塞。对比剂反流入增粗的奇静脉内。B：应用两根 10mm 的球囊导管行 SVC 血管成形术。C：术后血管造影显示 SVC 充分通畅，病人症状即刻解除，临床状况改善。数周后给病人放置了一个新的长期性静脉通道。

评论：静脉狭窄和闭塞所致的疼痛、肿胀和静脉血流停滞始终是一个难度很大的课题。SVC 综合征最常由癌症所引起，放疗诱导的静脉纤维化和肿瘤复发也是 SVC 阻塞的常见病因。SVC 的外科搭桥手术极其困难，血管成形术的发展为治疗某些病人提供了一个新的机遇。治疗恶性病变导致的静脉闭塞是极其困难的。一般说来，血管成形术对于治疗肿瘤所致的静脉闭塞无效，常规需应用支架置入术。良性病变所致的 SVC 狭窄或闭塞相对罕见，但随着静脉通道装置的广泛应用，其逐渐成为静脉闭塞的常见病因，在一些大宗病例报道中，它占到 80% 以上的比例。在置入金属支架前，对良性静脉狭窄应行球囊血管成形术治疗。在有些病例中，可见到长期性的中心静脉严重狭窄，只在出现急性血栓形成时才产生 SVC 综合征。对这些病例行血管成形术前必须进行溶栓治疗。

1.9.4 静脉系统血管成形术

病例 1.9.4:

30 岁女性，患镰状细胞性贫血，需长期留置多个中央静脉导管。在 3 周的时间里，病人出现了上腔静脉综合征，伴有颈、肩部疼痛及肿胀，眼及眼睑充血。疑有上腔静脉或锁骨下静脉的闭塞或狭窄。为施行可能的血管成形术治疗拟行胸部静脉造影。

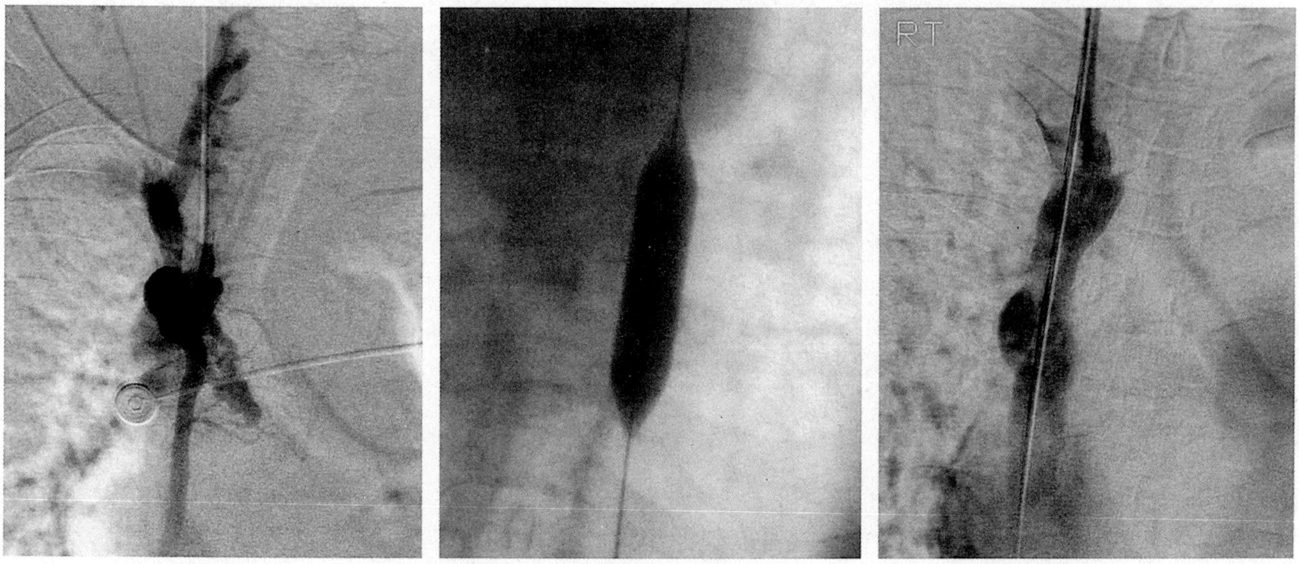

A　　B, C

图 1.9.4

A：应用右颈内静脉入路行 SVC 造影，发现其全段闭塞。可以看到纵隔区侧支循环及奇静脉逆行性充盈。B：应用一个直径 12mm 的球囊扩张上腔静脉。C：球囊血管成形术后的静脉造影显示 SVC 足够通畅。病人的症状在 48h 内改善。最终给病人放置了一个新的静脉通道导管。

评论：随着慢性病病人中放置中央静脉导管的病人数目不断增加，SVC 综合征变得更为常见。与留置导管相关的 SVC 狭窄是一个混合性过程，包括机化性血栓或导管周围及血管壁的纤维素鞘，伴有纤维化及进行性管腔闭塞。所形成的血管狭窄通常很固定且难于扩张。常需使用高压球囊以达到理想的管腔大小，而且球囊的直径需与接受治疗血管的原有径线相匹配。大多数患有 SVC 综合征的病人在血管成形术后的最初几小时内症状即可缓解，而且管腔一旦开放则可置入新的中央静脉导管。有些病例可能需置入支架（例如，有显著残留狭窄的病例或球囊血管成形术治疗无效的病例）。

1.9.5 静脉系统血管成形术

病例 1.9.5:

55 岁男性,右上肢透析通道移植物部位出现疼痛,病人右臂严重水肿。瘘管造影显示移植物通畅,但右腋静脉及锁骨下静脉闭塞。

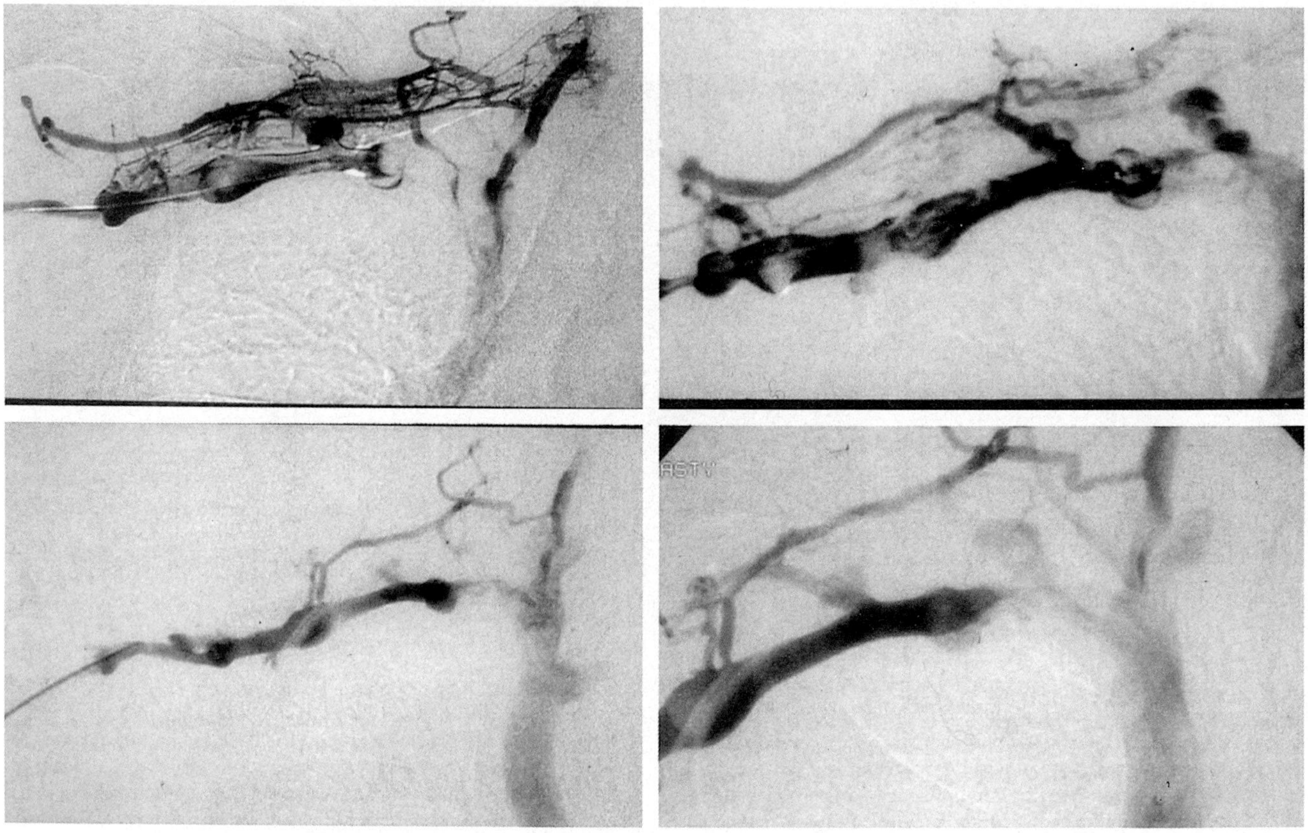

图 1.9.5

A:右锁骨下静脉插管显示血栓形成、多发侧支静脉,并且锁骨下静脉与头臂静脉不连续。B:开始行溶栓治疗,剂量为 100 000 IU,6h 后的随访静脉造影显示情况有所改善。C:12h 后复查静脉造影,显示治疗有效,右锁骨下静脉栓塞段通畅,但管径变小。D:应用一个直径 10mm 的球囊行血管成形术,术后静脉造影显示血流情况恢复至正常水平。

评论:介入放射学医师需面对的一个极常见的问题,就是流经透析通道的血流增加及静脉压力增加所继发的中央静脉闭塞。血流过多及压力升高的静脉常发生内膜增生,主要位于关键部位(如锁骨下静脉),在那里静脉穿过第一肋骨和锁骨之间或位于移植物的吻合口水平——整个范围均为湍流区域。血栓形成常继发于静脉狭窄及血液滞留,在治疗狭窄前需进行溶栓治疗。锁骨下静脉与头臂静脉连续性中断,通常是由于穿过阻塞段的有创性的插管技术所造成的。有作者应用硬导丝和加长穿刺针以提高通过闭塞段的成功率。文献中曾描述过一种有趣的技术,它成功地用网篮套取通过闭塞段的穿刺针或导丝。

(吴胜勇 刘 铁 译)

建议阅读

主动脉血管成形术

Hallisey M, Deschaine J, Illescas F, et al. Angioplasty for the treatment of visceral ischemia. *J Vasc Interv Radiol* 1995; 6: 785 – 791.

Hallisey MJ, Meranze SG, Parker BC, et al. Percutaneous transluminal angioplasty of the abdominal aorta. *J Vasc Interv Radiol* 1994; 5: 679 – 687.

Mandalam KR, Subramanyam R, Joseph S, et al. Natural history of aortoarteritis: an angiographic study in 26 survivors. *Clin Radiol* 1993; 49: 38 – 44.

Rao SA, Mandalan KR, Rao VR, et al. Takayasu arteritis: initial and long-term follow-up in 16 patients after percutaneous transluminal angioplasty of the descending thoracic and abdominal aorta. *Radiology* 1993; 189: 173 – 179.

Tegtmeyer CJ. Percutaneous transluminal angioplasty. *Curr Probl Diagn Radiol* 1987; 16(2): 75 – 139.

髂动脉血管成形术

Becker GJ, Katzen BT, Dake MD. Non-coronary angioplasty. *Radiology* 1989; 170: 921 – 940.

Blum U, Gabelmann A, Redecker M, et al. Percutaneous recanalization of iliac artery occlusions: results of a prospective study. *Radiology* 1993: 189: 536 – 540.

Gupta AK, Ravimandalam K, Rao VRK, et al. Total occlusion of iliac arteries: results of balloon angioplasty. *Cardiovasc Intervent Radiol* 1993; 16: 165 – 177.

Hausegger KA, Lammer J, Klein GE, et al. Percutaneous recanalization of pelvic artery occlusions-fibrinolysis, PTA, stents. *Fortschr Rontgenstr* 1991; 155: 550 – 555.

Hawkins I, Maynar M. Vascular stents: Palmaz balloon-expandable stent. In: Castaneda-Zuniga WR: *Interventional Radiology*, 3rd ed. Baltimore: Williams & Wilkins, 1997: 429 – 443.

Henry M, et al. Palmaz stent placement in iliac and femoral popliteal arteries: primary and secondary patency in 310 patients with 2-4 year follow-up. *Radiology* 1995; 197: 167 – 174.

Johnston KW, Rae M, Hogg-Johnston SA, et al. Five-year results of a prospective study of percutaneous transluminal angioplasty. *Ann Surg* 1987; 206: 403 – 413.

Johnston KW. Iliac arteries: re-analysis of results of balloon angioplasty. *Radiology* 1993; 186: 207 – 212.

Martin EC, Katzen BT, Benenati JF, et al. Multicenter trial of the Wallstent in the iliac and femoral arteries. *J Vasc Interv Radiol* 1995; 6: 843 – 849.

Murphy TP. The role of stents in aortoiliac occlusive disease. In: Perler DA, Becker GJ, eds. *Vascular intervention: a clinical approach.* New York: Thieme Medical Publishers, 1998: 111 – 136.

Picus D, Neeley JP, McClennan BL, et al. Intraarterial digital subtraction angiography of renal transplants. *AJR* 1985; 145: 93 – 96.

Richter GG, Roeren T, Brado M, et al. Further up-date of the randomized trial: iliac stent placement versus PTA – morphology, clinical success rates and failure rates. *J Vasc Interv Radiol* 1993; 4: 30 – 31.

Sapoval MR, Long AL, Pagny JY, et al. Outcome of percutaneous intervention in iliac artery stents. *Radiology* 1996; 198: 481 – 486.

Tetteroo E, Haaring C, van der GraafY, et al. Intraarterial pressure gradients after randomized angioplasty or stenting of iliac artery lesions. Dutch iliac stent trial study group. *Cardiovasc Intervent Radiol* 1996; 19: 411 – 417.

Vorwerk D, Guenther RW, Schuermann K, et al. Primary stent placement for chronic iliac artery occlusions: follow-up results in 103 patients. *Radiology* 1995; 1094: 745 – 749.

Weigele JB. Iliac artery stenosis causing allograft mediated hypertension: angiographic diagnosis and treatment. *AJR* 1991; 145: 93 – 96.

Weinberg DJ, Cronin DW, Baker AG. Infected iliac pseudoaneurysm after uncomplicated percutaneous balloon angioplasty and (Palmaz) stent insertion: a case report and literature review. *J Vasc Interv Radiol* 1996; 23: 162 – 166.

Tegtmeyer CJ, Hartwell GD, Selby JB, et al. Results and complications of angioplasty in aortoiliac disease. *Circulation* 1991; 83 (Suppl 1) : I53 – I60.

Tegtmeyer CJ, Moore TS, Chandler JG, et al. Percutaneous transluminal dilatation of a complete block in the right iliac artery. *AJR* 1979; 133: 532 – 535.

Tetteroo E, Haaring C, van der GraafY, et al. Intraarterial pressure gradient after randomized angioplasty or stenting of iliac lesions. *Cardiovasc Intervent Radiol* 1996; 19: 411 – 417.

股动脉和外周动脉血管成形术

Brewster DC. Current controversies in the management of aortoiliac occlusive disease. *J Vasc Surg* 1997; 25: 365 – 379.

DeWeese JA, Leather R, Porter J. Practice guidelines: lower extremity revascularization. *J Vasc Surg* 1993; 18: 280 – 294.

Johnston KW. Femoral and popliteal arteries: reanalysis of results of balloon angioplasty. *Radiology* 1992; 183: 767 – 771.

Matsi PJ, Manninen HI, Suhonen MT, et al. Chronic critical lower-limb ischemia: prospective trial of angioplasty with 1-36 months follow-up. *Radiology* 1993; 188: 381 – 387.

Matsi PJ, Manninen HI, Vanninen RL, et al. Femoropopliteal angioplasty in patients with claudication: primary and secondary patency in 140 limbs with 1-3 year follow-up. *Radiology* 1994; 191: 727 – 733.

Mewissen MW, Beres RA, Besset JC, et al. Kissing-balloon technique for angioplasty of the popliteal artery trifurcation. *AJR* 1991; 156: 823 – 824.

Perler BA, Williams GM. Does donor iliac artery percutaneous transluminal angioplasty or stent placement influence the results of femorofemoral bypass? Analysis of 70 consecutive cases with long-term follow-up. *J Vasc Surg* 1996; 24: 363 – 370.

Rholl KS. Percutaneous aortoiliac intervention in vascular disease. In: Baum S, Pentecost MJ, eds. *Abram' sangiography*, Vol. 3. Boston: Littie, Brown, 1997: 225 – 261.

Rutherford RB, Becker GJ. Standards for evaluation and reporting the results of surgical and percutaneous therapy for peripheral arterial disease. *Radiology* 1991; 181: 277 – 281.

Schneider JR, Besso SR, Walsh DB, et al. Femorofemoral versus aortobifemoral bypass: outcome and hemodynamic results. *J Vasc Surg* 1994; 19: 43 – 57.

Seabrook GR, Mewissen MW, Schmitt DD, et al. Percutaneous intraarterial thrombolysis in the treatment of thrombosis of lower extremity arterial reconstructions. *J Vasc Surg* 1991; 13: 646 – 651.

Tegtmeyer CJ. Guide wire angioplasty balloon catheter: preliminary report. *Radiology* 1988; 169: 253 – 254.

Tegtmeyer CJ, Kellum CD, Kron IL, et al. Percutaneous transluminal angioplasty in the region of the aortic bifurcation. *Radiology* 1985; 157: 661 – 665.

van Lankeren Winnifred, Gussenhoven EJ, Kints MJ, et al. Stent remodeling contributes to femoral artery restenosis: an intravascular ultrasound study. *J Vasc Surg* 1997; 25: 753 – 756.

Vroegindeweij D, Vos LD, Tielbeek AV, et al. Balloon angioplasty combined with primary stenting versus balloon angioplasty alone in femoropopliteal obstructions: a comparative randomized study. *Cardiovasc Intervent Radiol* 1997; 20: 420 – 425.

Vorwerk D, Guenther RW, Schurmann K, et al. Primary stent placement for chronic iliac artery occlusion: follow-up results in 103 patients. *Radiology* 1995; 194: 745 – 749.

Whittemore AD, Clowes AW, Couch NP, et al. Secondary femoral popliteal reconstructive procedures. *Am J Surg* 1992; 164: 241 – 247.

肾动脉血管成形术

Fossali E, Minoja M, Intermite R, et al. Percutaneous transluminal renal angioplasty in neurofibromatosis. *Pediatr Nephrol* 1995; 9: 623 – 625.

Grüntzig A, Kuhlmann V, Vetter W, et al. Treatment of renovascular hypertension with percutaneous transluminal dilatation of a renal artery stenosis. *Lancet* 1978; 1: 801 – 802.

Katzen B, Chang J, Lubowsky GH, et al. Percutaneous transluminal angioplasty for treatment of renovascular hypertension. *Radiology* 1979; 131: 53 – 58.

Mahler F, Krenta R, Haertal M. Treatment of renovascular hypertension by transluminal renal artery dilatation. *Ann Intern Med* 1979; 90: 57 – 58.

Paolini RM, Marcondes M, Widman A, et al. Percutaneous transluminal angioplasty of renal artery stenosis. *Acta Radiol* 1981; 22: 571 – 675.

Raynaud A, Lucino S, de Almeida Augusto MC, et al. Percutaneous endoluminal angioplasty of the transplanted kidney. Long-term follow-up. *J Radiol* 1994; 75: 81 – 86.

Sos TA, Pickering TG, Sinderman K, et al. Percutaneous transluminal renal angioplasty in renovascular hypertension due to atheroma or fibromuscular dysplasia. *N Engl J Med* 1983; 309: 274 – 279.

Tegtmeyer CJ. Percutaneous transluminal renal angioplasty: the evolution of a procedure. *Arch Intern Med* 1982; 142: 1085 – 1087.

Uflacker R, Mourão GS, Piske. Renal artery rupture during transluminal angioplasty. *J Intervent Radiol* 1988; 3: 99 – 103.

头臂动脉血管成形术

Crawley F, Stygall J, Lunn S, et al. Comparison of microembolism detected by transcranial Doppler and neuropsychological sequelae of carotid surgery and percutaneous transluminal angioplasty. *Stroke* 2000; 31: 1329 – 1334.

Fessler RD, Wakhloo AK, Lanzino G, et al. Transradial approach for vertebral artery stenting: technical case report. *Neurosurgery* 2000; 46: 1524 – 1527.

Golledge J, Mitchell A, Greenhalg RM, et al. Systematic comparison of the early outcome of angioplasty and endarterectomy for symptomatic carotid artery disease. *Stroke* 2000; 31: 1439 – 1443.

Iyer SS, Roubin GS, Yadav JS, et al. Extracranial carotid artery stenting: balloon expandable versus self-expanding stents. *Circulation* 1996; 90[Suppl. I]: 485I (abst).

Landau C, Lange R, Hillis LD. Percutaneous transluminal coronary angioplasty. *N Engl J Med* 1994; 330: 981 – 993.

Malek AM, Higashida RT, Phatouros CC, et al. Treatment of posterior circulation ischemia with extracranial percutaneous balloon angioplasty and stent placement. *Stroke* 1999; 30: 2073 – 2085.

Nahser HC, Henkes H, Weber W, et al. Intracranial vertebrobasilar stenosis: angioplasty and follow up. *AJNR* 2000; 21: 1293 – 1301.

Revich M. Regulation of the cerebral circulation. *Clin Neurosurg* 1969; 16: 378 – 418.

Selby JB, Matsumoto AH, Angle JF, et al. Percutaneous transluminal angioplasty of brachiocephalic arteries. In: Matsumoto AH, ed. *Radiologic interventions: noncardiac thoracic interventions*. Baltimore: Williams & Wilkins, 1997: 139 – 166.

颈部和颅内血管成形术

Alazzaz A, Thornton J, Aletich VA, et al. Intracranial percutaneous transluminal angioplasty for arteriosclerotic stenosis. *Arch Neurol* 2000; 57: 1625 – 1630.

Al-Mubarak N, Roubin GS, Vitek JJ. Systematic comparison of the early outcome of angioplasty and endarterectomy for symptomatic carotid artery disease. *Stroke* 2000; 31: 3079 – 3083.

Bockenheimer SA, Mathias K. Percutaneous transluminal angioplasty in arteriosclerotic internal carotid artery stenosis. *AJNR* 1983; 4: 791 – 792.

Connors JJ, Wojak JC. Percutaneous transluminal angioplasty for intracranial atherosclerotic lesions: evolution of technique and short-term results. *J Neurosurg* 1999; 91: 415 – 423.

Eckard DA, Zarnow DM, McPherson CM, et al. Intracranial internal carotid artery angioplasty: technique with clinical and radiographic results and follow-up. *AJR* 1999; 172: 703 – 707.

Malek AM, Higashida RT, Phatouros CC, et al. Stent angioplasty for cervical carotid artery stenosis in high-risk symptomatic NASCET-ineligible patients. *Stroke* 2000; 31: 3029 – 3033.

Malek AM, Higashida RT, Phatouros CC, et al. Endovascular management of extracranial carotid artery dissection achieved using stent angioplasty. *AJNR* 2000; 21: 1280 – 1292.

Marks MP, Marcellus M, Norbash AM, et al. Outcome of angioplasty for atherosclerotic intracranial stenosis. *Stroke* 1999; 30: 1065 – 1069.

Motarjeme A, Keifer JW, Zuska AJ. Percutaneous transluminal angioplasty of the vertebral arteries. *Radiology* 1981; 139: 715 – 717.

Rothwell PM. Who should have carotid surgery or angioplasty? *Br Med Bull* 2000; 56: 526 – 538.

Takis C, Kwan ES, Pessin MS, et al. Intracranial angioplasty: experience and complications. *AJNR* 1997; 18: 1661 – 1668.

Yokote H, Terada T, Ryujin K, et al. Percutaneous transluminal angioplasty for intracranial arteriosclerotic lesions. *Neuroradiology* 1998; 40: 590 – 596.

腹腔及肠系膜上动脉血管成形术

Allen RC, et al. Mesenteric angioplasty in the treatment of chronic intestinal ischemia. *J Vasc Surg* 1996; 24: 415 – 425.

Golden DA, Ring EJ, McLean GK, et al. Percutaneous transluminal angioplasty in the treatment of abdominal angina. *AJR* 1982; 139: 247 – 249.

Hallisey MJ, Deschaine J, Illescas FF, et al. Angioplasty for the treatment of visceral ischemia. *J Vasc Interv Radiol* 1995; 6: 785 – 91.

Kihara TK, Blebea J, Anderson KM, et al. Risk factors and outcomes following revascularization for chronic mesenteric ischemia. *Ann Vasc Surg* 1999; 13: 37 – 44.

Maspes F, Mazzetti di Pietralata G, et al. Percutaneous transluminal angioplasty in the treatment of chronic mesenteric ischemia: results and 3 years of follow-up in 23 patients. *Abdominal Imaging* 1998; 23: 358 – 363.

Mateo RB, O'Hara PJ, Hertzer NR, et al. Elective surgical treatment of symptomatic chronic mesenteric occlusive disease: early results and late outcomes. *J Vasc Surg* 1999; 29: 821: 831.

Matsumoto AH, Angle JF, Tegtmeyer CJ. Mesenteric angioplasty and stenting for chronic mesenteric ischemia. In: Perler DA, Becker GJ, eds. *Vascular intervention: a clinical approach*. New York: Thieme Medical Publishers, 1998: 545 – 556.

Matsumoto AH, Meuhle C, Cassada D, et al. Compression of the superior mesenteric artery by the median arcuate ligament: a cause for mesenteric ischemia. *J Vasc Surg* 1994; 28: 489 – 493.

Matsumoto A, Tegtmeyer C, Fitzcharles E, et al. Percutaneous transluminal angioplasty of visceral arterial stenosis: results and long term clinical follow up. *J Vasc Interv Radiol* 1995; 6: 165174.

Novelline RA. Percutaneous transluminal angioplasty: newer applications. *AJR* 1980; 135: 983 – 988.

Odurny A, Sniderman KW, Colapinto RF. Intestinal angina: percutaneous transluminal angioplasty of the celiac and superior mesenteric arteries. *Radiology* 1988; 167: 59 – 62.

Orons P, Zajko A, Bron KM, et al. Hepatic artery angioplasty after liver transplantation: experience in 21 allografts. *J Vasc Interv Radiol* 1995; 6: 523 – 529.

Rose S, Quigley T, Raker E. Revascularization for chronic mesenteric ischemia: comparison of operative arterial bypass grafting and percutaneous transluminal angioplasty. *J Vasc Interv Radiol* 1995; 6: 339 – 349.

Segerer S, Muhlhofer A, Gross M, et al. Angina abdominalis: duplex ultrasound diagnosis and percutaneous recanalization. *Vasa* 2000; 29: 141 – 145.

Uflacker R, Goldany MA, Constant S. Resolution of mesenteric angina with percutaneous transluminal angioplasty of a superior mesenteric artery stenosis using a balloon catheter. *Gastrointest Radiol* 1980; 5: 367 – 369.

透析通道血管成形术

Beuter JJG, Lezana AH, Calvo JH, et al. Early detection and treatment of hemodialysis access function. *Cardiovasc Intervent Radiol* 2000; 23: 40-46.

Eckard DA, Zarnow DM, McPherson CM, et al. Intracranial internal carotid artery angioplasty: technique with clinical and radiographic results and follow-up. *AJR* 1999; 172: 703-707.

Schwab SJ. Improving access patency: pre-end-stage renal disease strategies. *J Am Soc Nephrol* 1998; 9: S124 – S129.

静脉系统血管成形术

AbuRahma AF, Robinson PA. Effort subclavian vein thrombosis: evolution of management. *J Endovasc Ther* 2000; 7: 302 – 308.

Fisher NC, McCafferty I, Dolapci M, et al. Managing Budd-Chiari syndrome: a retrospective review of percutaneous hepatic vein angioplasty and surgical shunting. *Gut* 1999; 44: 568 – 574.

Kaul U, Agarwal R, Jain P, et al. Management of idiopathic obstruction of the hepatic and suprahepatic inferior vena cava with a self-expanding metallic stent. *Catheter Cardiovasc Diagn* 1996; 39: 252 – 257.

Meir WL, Walter RM, Sones PJ. Budd-Chiari web treated by percutaneous transluminal angioplasty. *AJR* 1981; 137: 1257 – 1258.

Nazarian GK, Austin WR, Wegryn SA, et al. Venous recanalization by metallic stents after failure of balloon angioplasty or surgery: four-year experience. *Cardiovasc Intervent Radiol* 1996; 19: 227 – 233.

Stanley P. Budd-Chiari syndrome. *AJR* 1981; 137: 1257 – 1258.

Uflacker R, Francisconi CF, Rodriguez MP, et al. Percutaneous transluminal angioplasty of the hepatic veins for treatment of Budd-Chiari syndrome. *Radiology* 1984; 153: 641 – 642.

Van Putten JW, Schlosser NJ, Vujaskovic Z, et al. Superior vena cava obstruction caused by radiation induced fibrosis. *Thorax* 2000; 55: 245 – 246.

Wohlgemuth WA, Weber H, Loeprecht H, et al. PTA and stenting ofbenign venous stenoses in the pelvis: long term results. *Cardiovasc Interv Radiol* 2000; 23: 9 – 16.

Yamada R, Sato M, Kawabata M, et al. Segmental obstruction of the hepatic inferior vena cava treated by transluminal angioplasty. *Radiology* 1983; 149: 91 – 96.

第 2 章

血管内支架

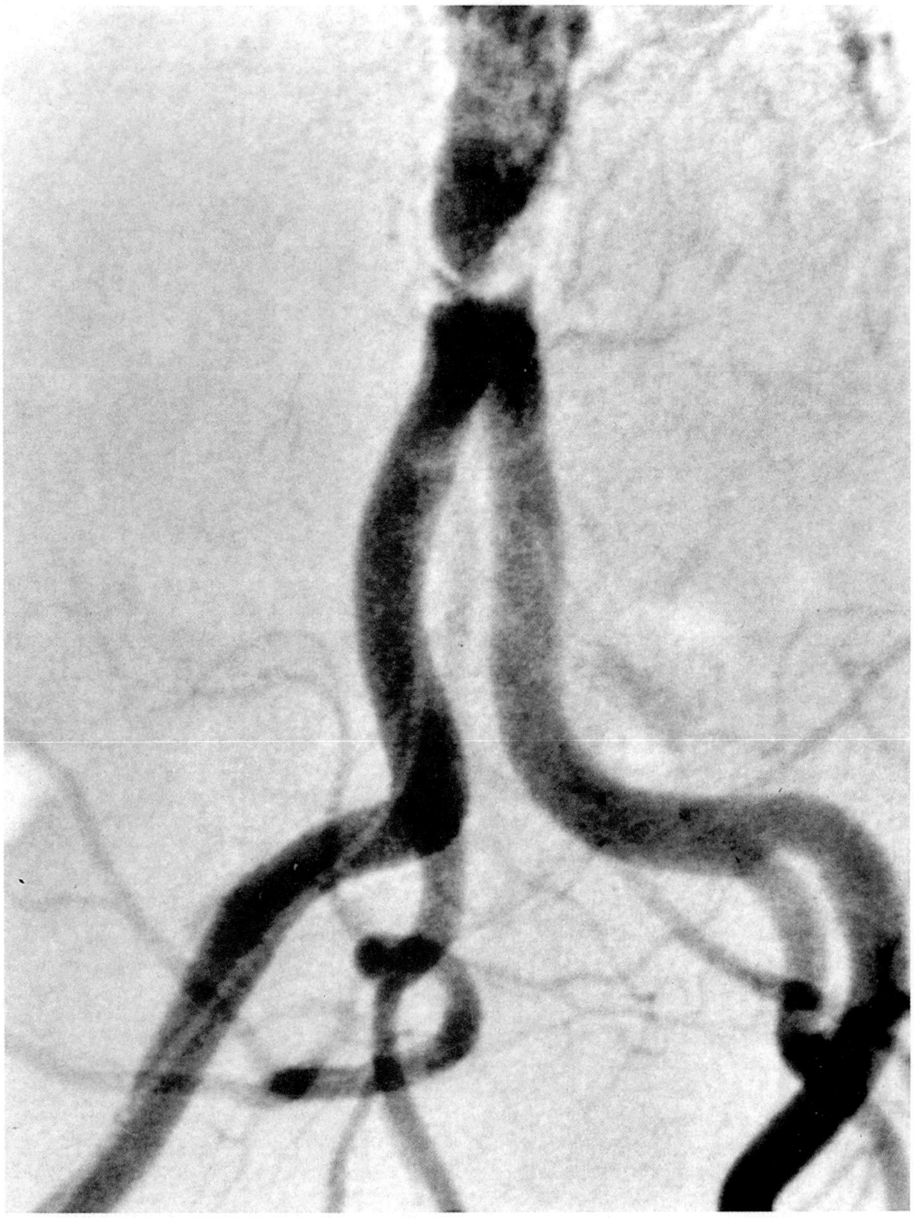

2.1.1 主动脉支架

病例 2.1.1:

69 岁男性，双下肢跛行伴双侧股动脉搏动减弱。需行主动脉造影检查，可能的话行血管成形术治疗。

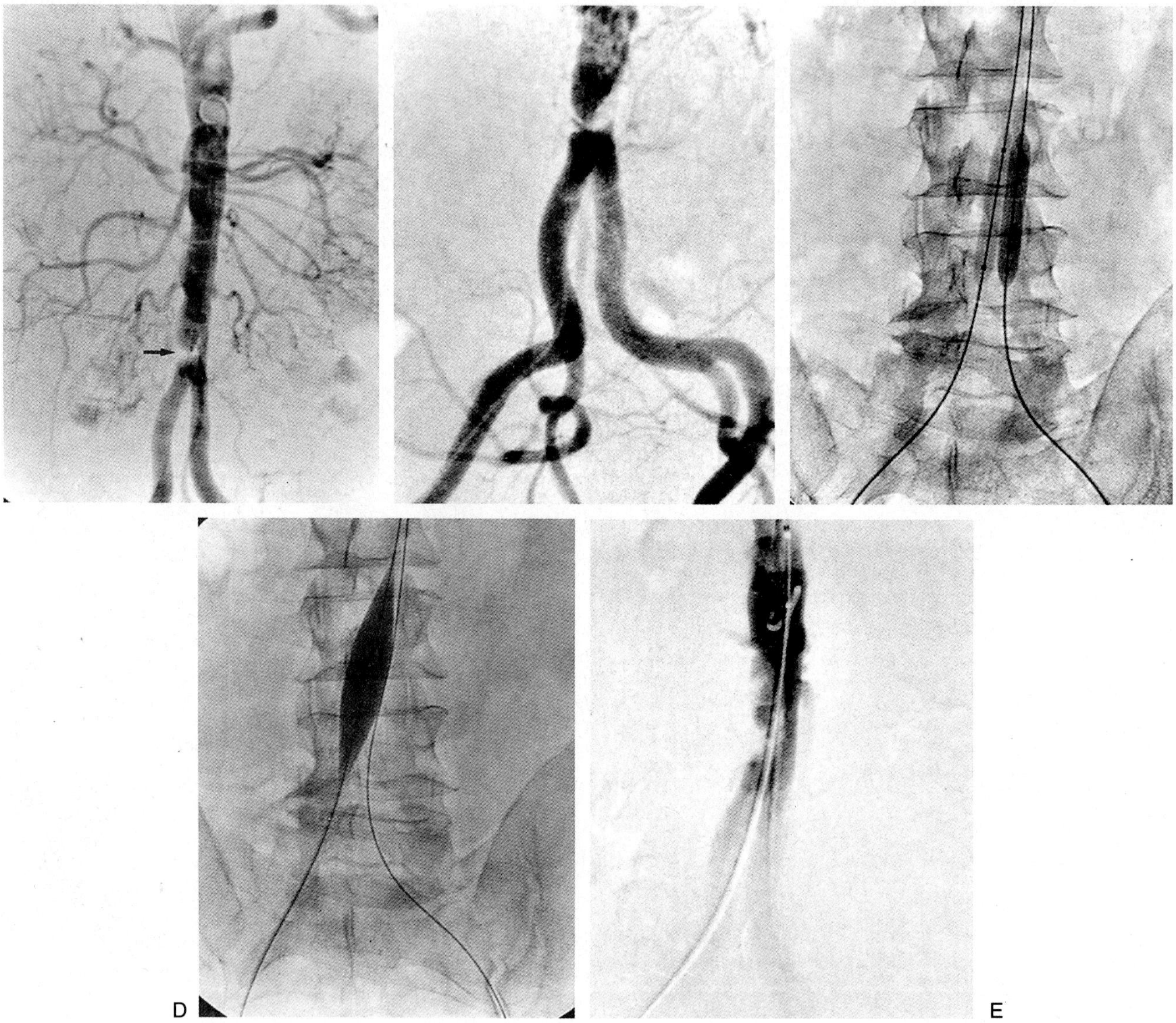

A B, C D E

图 2.1.1

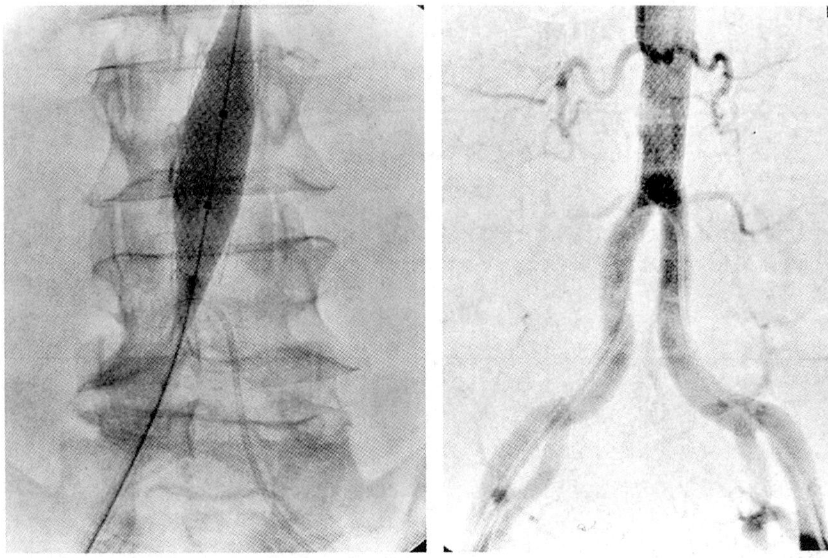

F G

图 2.1.1(接上)

A:腹主动脉造影显示腹主动脉远端后外侧壁偏心性斑块,造成 90% 的狭窄 (箭头)。狭窄近端腹主动脉直径约为 16 ~ 18mm。可见肾动脉的病变。B:腹主动脉造影斜位片显示狭窄程度重于前后位上的表现。C:为降低使用单个大球囊造成髂动脉近端损伤的可能,以 2 根 8mm × 4cm 的球囊导管采用"对吻"技术进行血管成形术。血管成形术后动脉造影显示狭窄段表现无变化(未显示)。D:分别以 14mm × 2cm 和 16mm × 2cm 的球囊进行扩张。E:尽管使用了这些大球囊进行球囊扩张,由于偏心性斑块仍造成明显的残存狭窄,收缩期狭窄段两侧仍存在 3.33kPa(25mmHg) 的压力梯度。F:使用一个 10F 导管鞘经右股动脉跨越病变置入一个 20mm × 40mm 的 Wallstent 支架。放置后,用 16mm 的球囊对支架进行扩张。G:最终的血管造影显示已无残存狭窄,且支架两侧无压力梯度。3 个月后病人行肾动脉介入治疗时,随访动脉造影显示支架宽阔通畅。

评论: 血管内治疗被认为是手术治疗腹主动脉远端狭窄的替代治疗方法。英文文献中已经有超过 130 例腹主动脉经皮经腔血管成形术(PTA)的病例报道。其中提及了不同的扩张技术,包括单球囊、对吻球囊和三球囊技术。对吻球囊扩张技术适用于治疗腹主动脉末端和腹主动脉 - 髂动脉病变。这是由于使用单一较大的球囊存在损伤较小的同侧髂动脉的危险。文献报道的并发症包括髂动脉血栓形成、下肢动脉远端栓塞和穿刺部位的并发症。在一组 32 例采用 PTA 治疗腹主动脉狭窄的报道中,技术成功率为 100%。在平均随访 25 个月后,其中 28 例有完整随访纪录的病人中,25 例(89%)仍无任何临床症状。Hallisey 等报道了 14 例采用 PTA 治疗肾动脉以下的局部腹主动脉狭窄(共治疗了 15 处局部病变)的病人。他们的技术成功率为 100%,在平均随访 4.3 年后,15 处治疗中有 14 处(93%)临床保持成功。已证实对 PTA 治疗不满意的病例应用血管支架可取得良好的临床效果。在 Long 等报道的一组 7 例腹主动脉支架治疗的病人中,技术成功率为 100%(全部 7 例),平均随访 15.1 个月后,所有的病例其血管均保持通畅。值得注意的是,所有这些作者都观察到,在随访血管造影中,完全不存在发生于其他血管区 PTA 治疗后的血管内膜过度增生。他们推测无内膜增生与主动脉管腔粗大、血流量高有关系。Sheeran 等报道了 9 例采用血管支架治疗主动脉中部局部狭窄的病例,技术成功率为 100%,平均随访 1.6 年后,9 例中的 8 例(89%)治疗保持临床成功。

作为一般原则,当置入一个支架时,任何时候只要可能应尽可能避免跨越主要侧支动脉的开口(如肠系膜下动脉)。然而就如同这例病人一样,病变的位置和范围可能造成上述目标不可能实现。当支架不可避免地要覆盖一条主要分支时,观察其侧支动脉的解剖情况是非常重要的。在我们的这例病人中,肠系膜上动脉和髂内动脉是宽阔通畅的。另外,斑块位于主动脉的肠系膜下动脉开口的对侧壁。在这种解剖关系下,置入血管支架导致肠系膜下动脉闭塞的可能性很小。事实上,随访时肠系膜下动脉一直保持通畅。

2.1.2 主动脉支架

病例 2.1.2:

69 岁男性,双下肢跛行,双侧股动脉搏动微弱。需行主动脉造影检查,可能的话行血管成形术治疗。

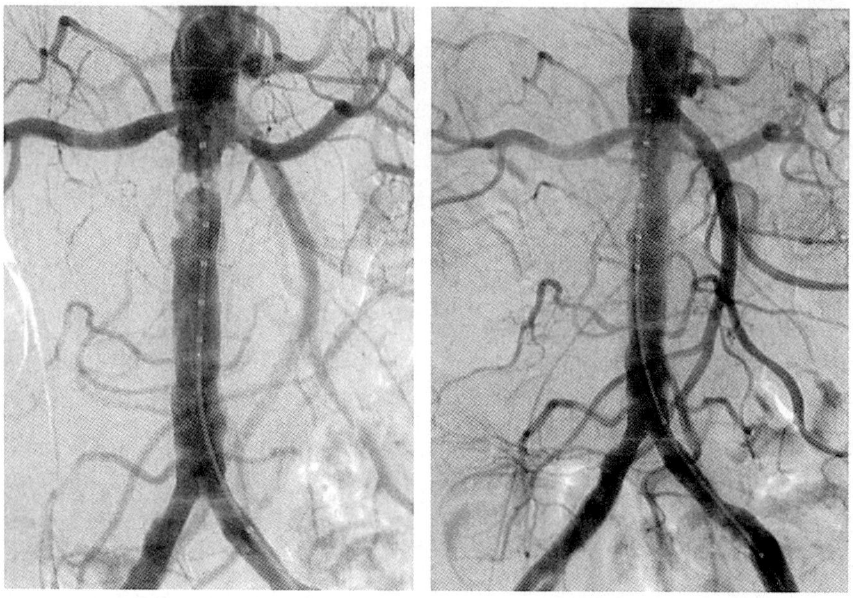

A B

图 2.1.2

A:腹主动脉造影显示肾动脉下方约 1.5cm 处的腹主动脉重度狭窄。病变呈偏心性,腹主动脉造影侧位可见病变主要位于后部(未显示)。B:采用一个直径 12mm 的球囊行球囊血管成形术,然后放置一个 14mm 的 Wallstent 支架,用两个 7mm“对吻”球囊进一步扩张。

评论: 根据文献报道,腹主动脉支架放置的成功率约为 100%。尽管球囊血管成形术对许多病例有效,但对于偏心性狭窄,特别是伴有钙化的病例,疗效不佳。腹主动脉内的残存狭窄可造成远端血流减少,也可以造成血栓和远端栓塞,从而在一些病例中导致严重的蓝趾综合征。在病例 2.1.2 中,由于粥样硬化斑块使球囊扩张治疗无效,必须使用支架。该病例使用了一个自胀式支架,然而由于斑块坚硬,一个大的球囊膨胀式支架更为合适。然而,此病人的临床结果非常好,症状得到了完全缓解。

2.1.3 主动脉支架

病例 2.1.3:

80 岁男性，双下肢跛行伴双侧股动脉搏动减弱。需行主动脉造影，可能的话行血管成形术。

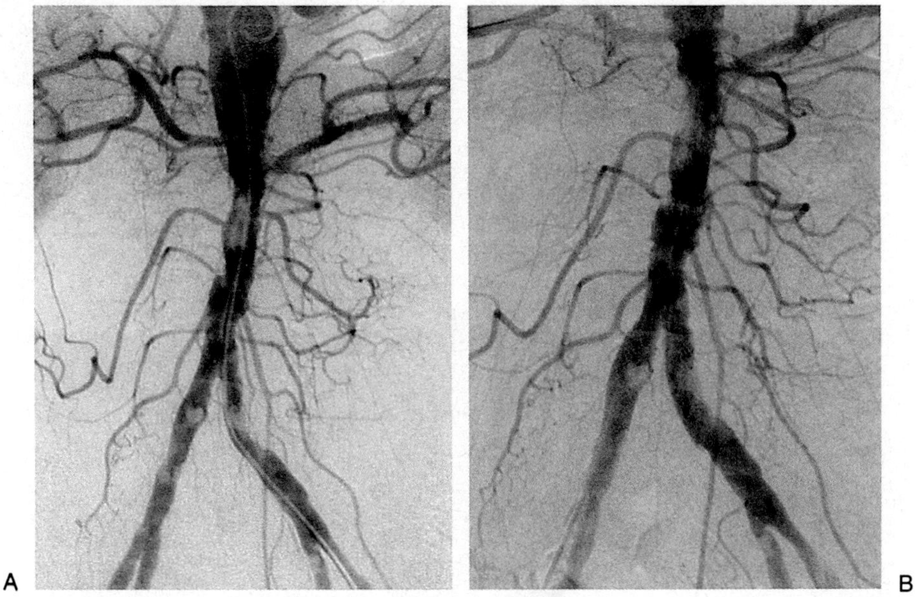

图 2.1.3

A：经左侧股动脉插管行腹主动脉造影，肾动脉下方的腹主动脉腔内可见一个大块的充盈缺损。双侧髂总动脉腔内也可见多处充盈缺损。球囊血管成形术（12mm 和 8mm 的球囊导管分别用于腹主动脉和髂动脉）治疗无效。由于呈疣状的动脉粥样硬化病变的广泛钙化，单纯血管成形术治疗效果不佳。B：在腹主动脉和髂动脉内置入了 Palmaz 支架，以克服动脉粥样硬化灶的回缩。注意髂动脉斑块周围的正常血管壁向外凸出，而斑块本身的表现并没有发生变化。腹主动脉和髂动脉恢复通畅，病人症状完全缓解。

评论：主动脉支架成形术的成功率为 100%，主要适用于球囊血管成形术治疗效果不佳的病例。偏心性严重钙化的病变，正如此病例一样，球囊血管成形术的治疗效果不佳，必须放置支架。同样的原则也适用于髂动脉。由于自胀式支架的膨胀力可能不足以克服偏心性斑块的弹性回缩，所以球囊膨胀式支架是此类病变的最佳选择。通过放置球囊膨胀式支架，此病例的临床症状得到了明显改善。

2.2.1 髂动脉和外周动脉支架

病例 2.2.1:

65 岁男性,双下肢跛行。需行诊断性血管造影,可能的话行血管内治疗。

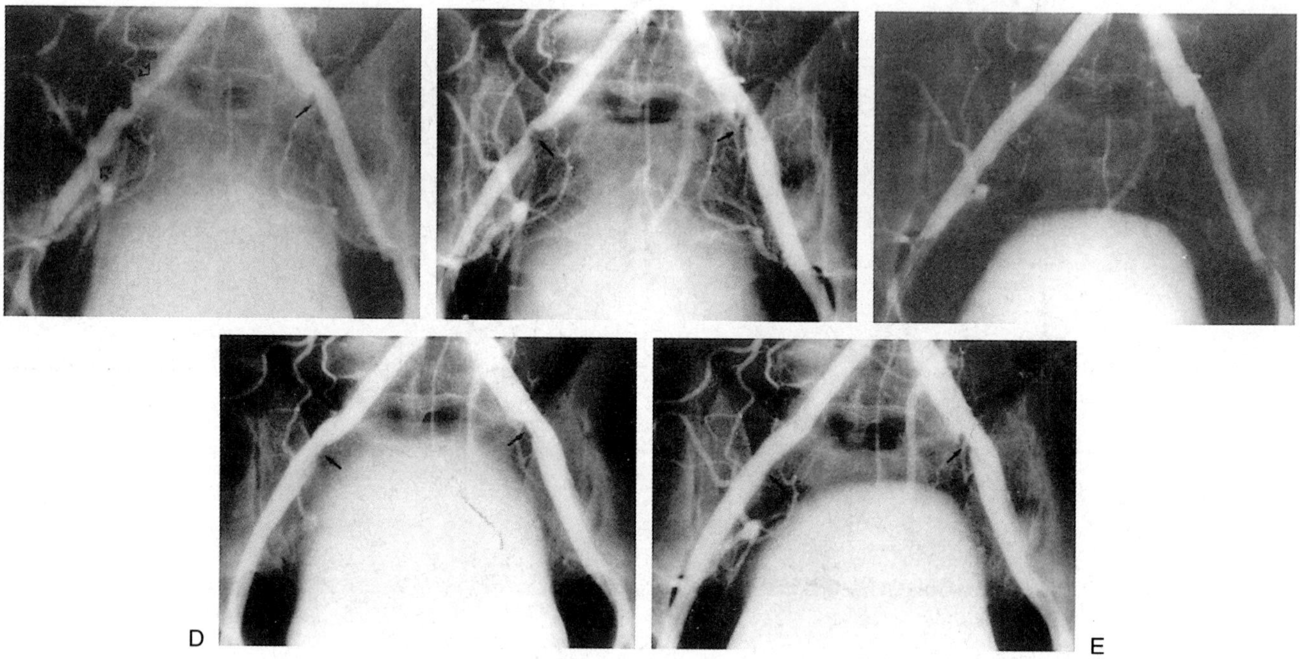

A B, C D E

图 2.2.1

A:盆腔血管造影显示双侧髂外动脉狭窄(箭头)。B:对双侧髂外动脉病变均进行球囊血管成形术,术后仍存在轻度残余狭窄。左侧髂外动脉病变两侧无压力梯度差,但右侧髂外动脉病变(箭头)两侧残存1.33kPa(10mmHg)收缩期梯度。C:在右髂外动脉放置了一个 8mm×16mm 的 Wallstent 支架后再次行血管造影,显示效果良好,已无残存的压力梯度存在,左侧髂外动脉狭窄处(箭头)也未发现残存的压力梯度存在。D:20 个月后的随访血管造影显示左髂外动脉残存狭窄变化很小(闭合箭头),但其远端可见一新的狭窄段(开放箭头)。可识别右髂外动脉内的 Wallstent 支架。支架近侧和支架的中部及远端均出现新的狭窄区(开放箭头)。E:通过前次放置的 Wallstent 支架再次置入了一个 Wallstent 支架治疗右髂外动脉病变(闭合箭头)。

评论:尽管很多研究显示髂动脉 PTA 具有较好的长期疗效(首次治疗后 5 年的通畅率约为 70%),但另外一些研究提示在髂动脉内使用支架的疗效要优于单纯的 PTA。在临床医生热衷进行血管支架的情况下,单纯 PTA 治疗还有价值吗?在病例 2.2.1 中,左髂外动脉病变仅通过 PTA 治疗,而右髂外动脉狭窄则采用了球囊血管成形术和血管支架(图 2.2.1C)。首次治疗后双侧髂外动脉病变两侧都不存在残存压力梯度,20 个月后病人再次出现右下肢跛行和蓝趾综合征,随访血管造影显示右髂外动脉支架内再狭窄,需要同轴放置另一个支架(图 2.2.1D, E)。但此时左侧髂外动脉血管成形术处仍保持通畅。

比较髂动脉支架与 PTA 治疗,采用血管支架治疗的病变的血管造影表现通常"看起来优于"单独采用球囊成形术治疗者,另外对比髂动脉支架和单独 PTA

的研究也显示髂动脉支架具有更高的初始技术成功率、更低的跨病变残存压力梯度，减轻跨病变压力梯度有更长的稳定性，随访血管造影有更高的血管通畅率和更低的再狭窄率。然而，众所周知有一些病人仅通过 PTA 治疗也取得了满意的疗效。目前尚没有对哪类病人进行支架治疗更好和哪些病人进行球囊血管成形术治疗更好的明确划分标准。在我们医院，我们通过以下的客观标准选择施行支架置入术的病人：

- PTA 治疗后，安静状态下残存收缩期峰值压力梯度 > 0.667kPa(5mmHg)
- PTA 治疗后，残存狭窄≥30%
- PTA 治疗后发现血管内膜瓣的阻塞
- PTA 治疗后 1 年内病变复发
- 经皮治疗的慢性闭塞性病变

希望依据这个标准来选择适合髂动脉支架治疗的病人，以降低病人的医疗费用，减少穿刺部位的并发症，并保持血管长期通畅。

2.2.2 髂动脉和外周动脉支架

病例 2.2.2:

53 岁男性。3 年前曾行右髂动脉血管成形术并放置了 2 个直径 8mm 的支架,现出现右下肢无脉伴皮温降低。需行血管造影和血管内介入治疗。

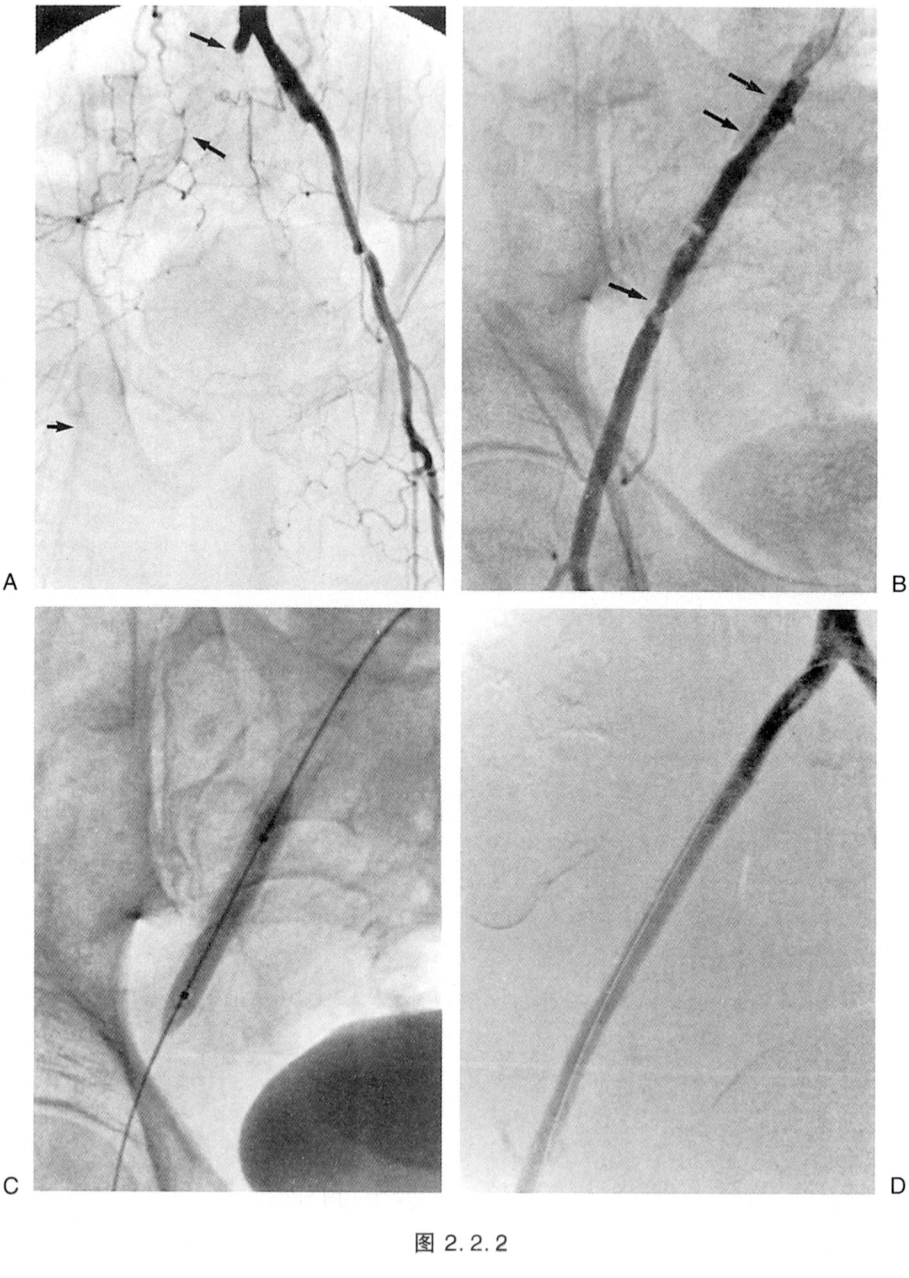

A B C D

图 2.2.2

A:盆腔血管造影显示右髂动脉支架闭塞。长箭头示支架位置。右股动脉经侧支循环维持血供（短箭头）。B:使用尿激酶(UK)以 90 000IU/h 进行了 11h 的溶栓治疗,治疗后可见支架内仍存在狭窄(箭头)。C:从左侧股动脉入路,以一个 8mm 直径的球囊对狭窄进行扩张。D:进行溶栓治疗后,右侧股深动脉残留少量血栓，右下肢动脉血流恢复良好。但在支架内仍可见薄层血管内膜增生的边缘,支架内腔轻度狭窄。

评论:右髂动脉内使用支架已经是一项常规治疗方法。放置支架特别适用于那些单独的血管成形术不能使血管充分开放的病人。在髂动脉使用 Wallstent 支架后,初步的临床管腔通畅率 1 年时为 81% ,2 年时为 71% 。迟发的支架内闭塞可与支架内的肌内膜过度增生及支架近端或远端的进行性动脉硬化导致的狭窄有关。肌内膜过度增生是血管受损伤后的一种反应。当血管局部存在异物或湍流时会使动脉壁的增生加速。也有证据显示，血管壁的变化可在血管支架近端和远端产生阻力导致血管内压力升高，从而继发内膜增生。

多数情况下，支架再狭窄可以通过球囊血管成形术、动脉粥样斑块旋切术或放置新的支架使其重新开放。球囊血管成形术通过使增生的组织重塑并进一步扩张支架来治疗支架内再狭窄。动脉粥样斑块旋切术也可以有效地去除增生部分的组织，对于支架两端的动脉硬化的进展可以像其他髂动脉病变一样进行处理。对血管成形术治疗效果不理想的病例应考虑放置新的髂动脉支架。

不论何种原因造成的支架再狭窄，支架狭窄段再通治疗的技术成功率均接近 100% 。文献报道,髂动脉 Wallstent 支架再通治疗后，管腔通畅率第 1 年时为 91% ,第 2 年时为 86% 。虽然髂动脉支架治疗的初始管腔通畅率较高，但还是会因支架再狭窄出现症状复发。幸运的是，在大多数病例中支架内再狭窄可以通过联合应用血管成形术、动脉粥样斑块旋切术及再次放置支架或溶栓治疗而得到解决。

2.2.3 髂动脉和外周动脉支架

病例 2.2.3:

76 岁男性，双下肢跛行伴左足部皮温降低。主动脉造影和双下肢动脉步进式血管造影显示双侧髂动脉和股浅动脉严重的弥漫性病变。需行血管成形术治疗。

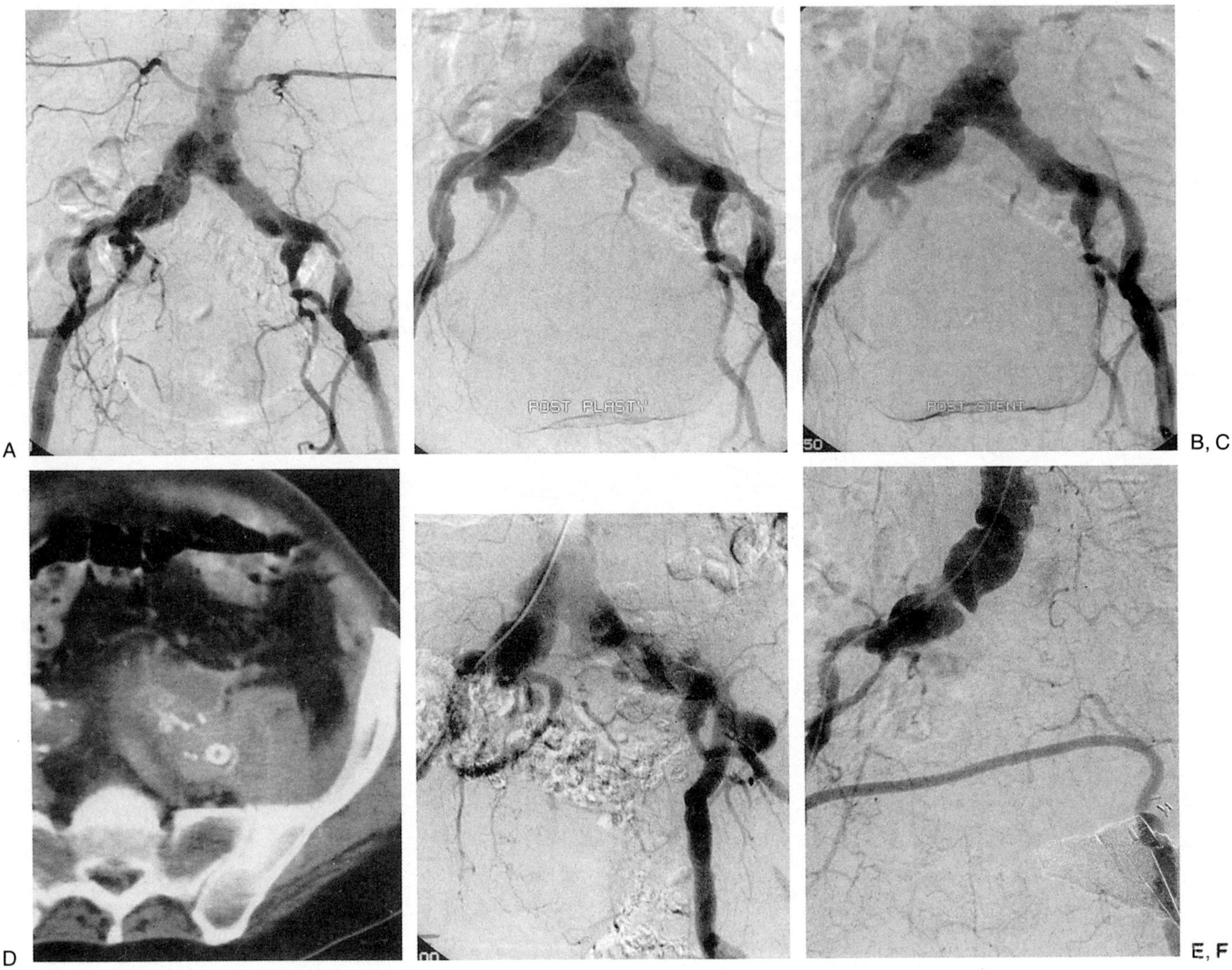

图 2.2.3

A：盆腔血管造影显示双侧髂总动脉严重的弥漫性动脉硬化改变伴动脉瘤样扩张。左髂外动脉狭窄 90% 和右髂外动脉狭窄 80%。B：球囊血管成形术治疗后的血管造影显示右髂外动脉充分通畅，左髂外动脉治疗效果不佳。C：在左髂外动脉残存狭窄段放置了一个直径 8mm 的 Wallstent 支架，成功地使管腔充分通畅。治疗后病人的临床症状明显改善。D：2 个月后，病人因盆腔疼痛、高热再次就诊。盆腔 CT 扫描显示左侧血管周围脓肿。E：再次盆腔血管造影显示左髂动脉有一个分叶状假性动脉瘤，且支架穿透了血管壁。病人被送至外科行经后腹膜入路手术结扎左髂动脉，对感染的血肿进行了引流。同时行双侧股动脉搭桥手术。

病人恢复良好，出院后接受了长期的抗生素治疗。F:5个月后，病人下肢跛行加重，需重新行步进式血管造影进行评价。盆腔血管造影显示左髂动脉闭塞，双侧股动脉间搭桥血管通畅。最终病人接受了股动脉－腘动脉搭桥治疗。

评论：随着血管支架应用的普及，最近几年经常见到血管支架引起感染的报道。可出现感染性动脉内膜炎，动脉破裂可导致急性腹膜后出血。一旦发生动脉破裂，由于其死亡率较高，必须马上进行手术处理。如果出血趋于自限或停止，在受累血管周围很可能形成一个脓肿。手术治疗应包括血肿或脓肿的充分引流，结扎受累血管并行血管搭桥。Paget 等的试验性工作支持在放置动脉支架时和放置动脉支架后的早期可能出现菌血症时应预防性使用抗生素的建议。在此研究中，抗生素治疗组的支架或动脉复合体菌培养的阳性率仅为 17%，而对照组则为 70%，然而在 Paget 的研究中，感染和急性炎症没有导致血管内血栓形成或急性闭塞。

2.2.4 髂动脉和外周动脉支架

病例 2.2.4:

83 岁女性，出现右下肢跛行和蓝趾综合征。多普勒超声提示右髂动脉狭窄。需行诊断性血管造影,可能的话行血管成形术和支架置入术。

A

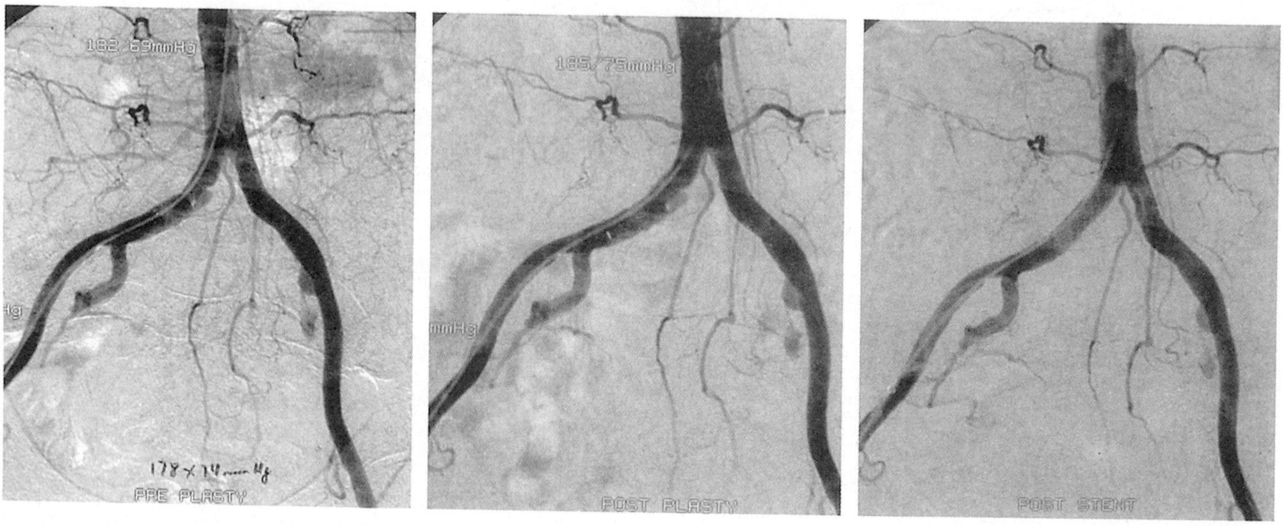

B, C

图 2.2.4

A:髂动脉造影显示右髂总动脉狭窄 60% ~70%，伴有一个较深的溃疡。跨病变压力测量显示近端为 24.3/9.20kPa(182/69mmHg),远端为 23.7/9.86kPa(178/74mmHg)。B:行球囊(直径 8mm)血管成形术后狭窄程度明显改善，收缩压梯度降低至近端 24.6/10.0kPa(185/75mmHg)，远端 24.1/10.0kPa(181/75mmHg)。C:由于存在较深的溃疡,可能诱发周围动脉栓塞，故于病变段置入了一个 Palmaz 支架，并扩张至 9mm。可见溃疡完全消失，管壁光滑，已无压力梯度。治疗后病人临床症状缓解,蓝趾综合征消失。

评论: 伴溃疡形成的复杂的髂血管病变可导致外周动脉栓塞和蓝趾综合征，故需行球囊血管成形术治疗并置入支架。文献提示，置入支架可提高髂动脉的长期通畅性。在本病例中髂动脉狭窄,局部存在溃疡,狭窄段血栓脱落引起了远端动脉的栓塞，故必须置入支架。髂动脉支架置入的首次技术成功率为 96% ~99%,临床成功率约为 89%。髂动脉粥样硬化性病变行支架血管成形术治疗后，首次治疗后 1 年和 3 年的管腔通畅率分别为 75% 与 61%,再通治疗后 1 年和 3 年的管腔通畅率分别为 83% 与 75%。坦率地讲,在本病例中尽管球囊扩张治疗后狭窄段两侧压力梯度明显改善，但髂血管存在的溃疡提示应置入支架，以覆盖狭窄和溃疡。在一些溃疡很大的病例中，还应置入一个覆膜支架。

2.2.5 髂动脉和外周动脉支架

病例 2.2.5:

78 岁女性,出现右下肢跛行,右股动脉搏动几乎不能触及。需行诊断性血管造影,并行血管成形术和支架治疗。

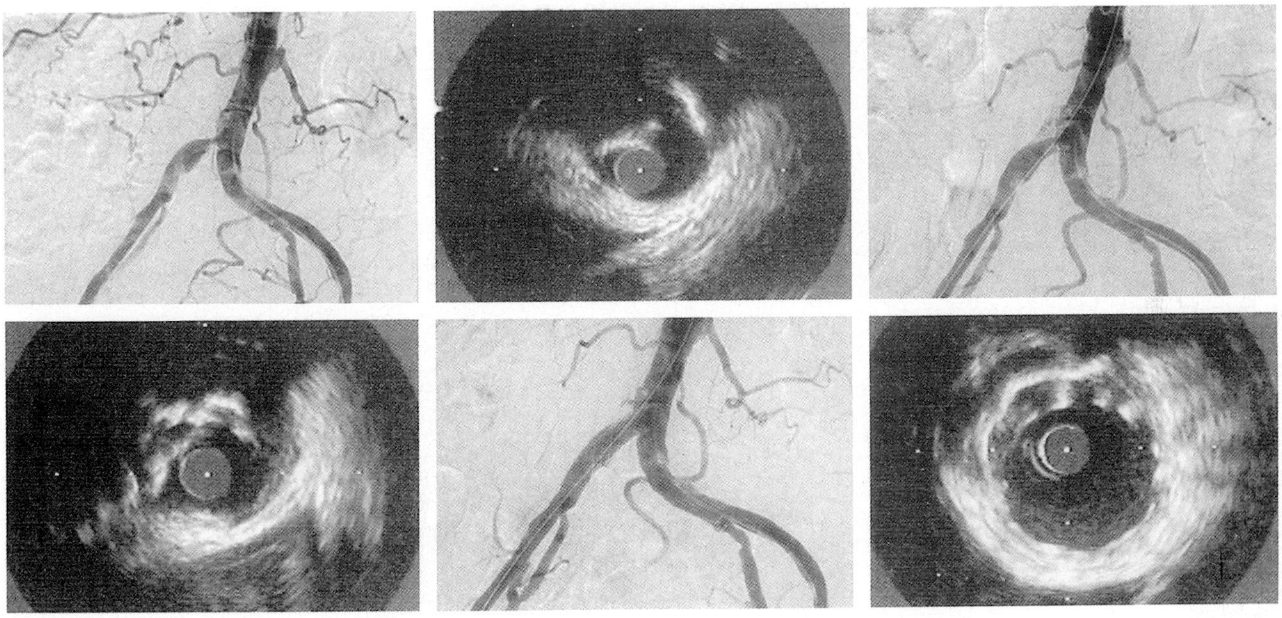

图 2.2.5

A:盆腔血管造影显示右髂总动脉靠近腹主动脉分叉段狭窄,狭窄程度约为 95% 。可见大块钙化的动脉粥样硬化斑和狭窄段后的扩张表现。B:血管内超声(IVUS)显示右髂总动脉严重狭窄,9 ~ 12 点位置可见斑块表面和斑块内大的钙化声影。C:采用直径 8mm 的球囊行球囊血管成形术,使斑块破裂并分离,右髂动脉血流有所改善。D:球囊血管成形术后的血管内超声显示管腔直径轻微改善,钙化的斑块断裂并形成漂浮的活瓣。E:于狭窄段置入了一个 Palmaz 支架,并扩张至 9mm 直径。可见管腔明显改善,斑块内可见对比剂渗入。F:支架置入后,血管内超声显示髂动脉充分通畅。由于狭窄后扩张,可见支架远端并没有与血管壁完全贴附。分离的斑块被支架推挤至管壁,当时测量管腔直径约 8mm。

评论:病例 2.2.5 中血管造影和血管内超声均可清晰地显示伴有严重钙化的偏心性斑块。由于高密度钙盐的沉积,故血管内超声于斑块后方可见大的声影。钙化在一定程度上影响对管腔真实大小和动脉真实直径的评价。然而,评价管腔大小还是可能的。由于球囊血管成形术的治疗效果不令人满意,动脉管腔未见明显增粗。放置支架是该病人最好的治疗选择。实验证明,血管内超声对血管结构的观察与组织形态学的分析具有很好的相关性,其对动脉病变的定位、形态学观察和病变程度的诊断更准确,而且更有助于支架的选择及支架置入后的观察。

2.2.6 髂动脉和外周动脉支架

病例 2.2.6:

54 岁男性,右下肢跛行伴蓝趾综合征。需行诊断性血管造影,可能的话行血管成形术和支架治疗。

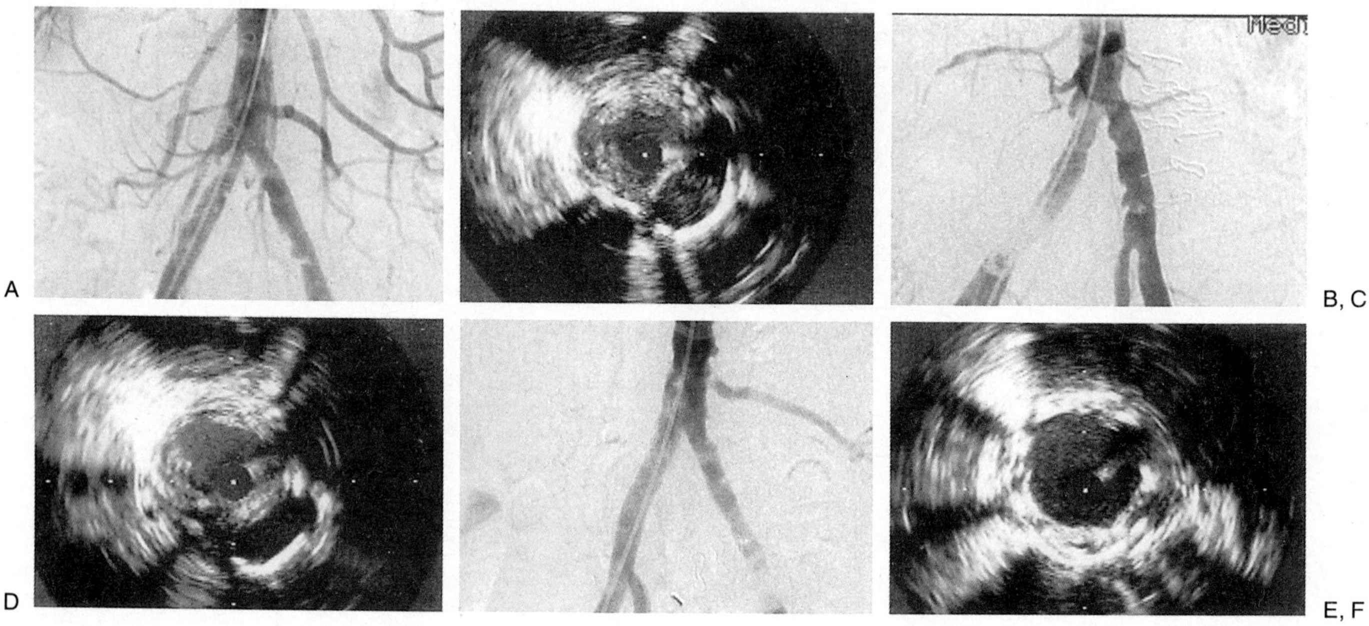

图 2.2.6

A:髂动脉造影显示右侧髂动脉弥漫性狭窄,右髂总动脉可见一个偏心性狭窄,狭窄程度约为 80%。B:血管内超声检查显示右髂动脉严重狭窄,伴有钙化斑块和表面溃疡形成。C:行球囊血管成形术治疗后,管腔直径有所改善,但溃疡仍然存在。D:血管成形术后,血管内超声显示动脉管腔直径改善轻微,仍存在溃疡。E:于狭窄段置入了一个 Palmaz 支架并扩张至 9mm 直径,血管造影显示狭窄和溃疡已完全消失。F:支架置入后,血管内超声显示髂动脉充分通畅,附壁斑块与溃疡完全消失。治疗后病人症状得到了明显的改善。

评论:病例 2.2.6 显示,在决定是否选用支架血管成形术进行治疗时,血管内超声检查具有重要意义。最初的血管造影显示右髂动脉隔膜样偏心性狭窄,在血管内超声检查中可见斑块破裂(在 3 ~ 6 点的位置可见),并覆盖少量轻度钙化斑块,造成血管明显狭窄。球囊血管成形术后,血管内超声显示管腔直径轻微改善,但溃疡几乎无变化。基于血管内超声的检查结果,该病变为支架血管成形术的适应证,如果没有血管内超声的检查,那么病人可能就仅仅采用了球囊血管成形术治疗。另外,与血管造影相比血管内超声在临床上可更好地帮助观察支架展开不充分和支架的机械问题。通过血管内超声观察治疗后管腔的通畅情况,可以更准确地对病人的预后进行预测。

2.2.7 髂动脉和外周动脉支架

病例 2.2.7:

51 岁男性，出现双下肢跛行和左足外周动脉栓塞表现。需行诊断性血管造影，可能的话行血管成形术或支架治疗。

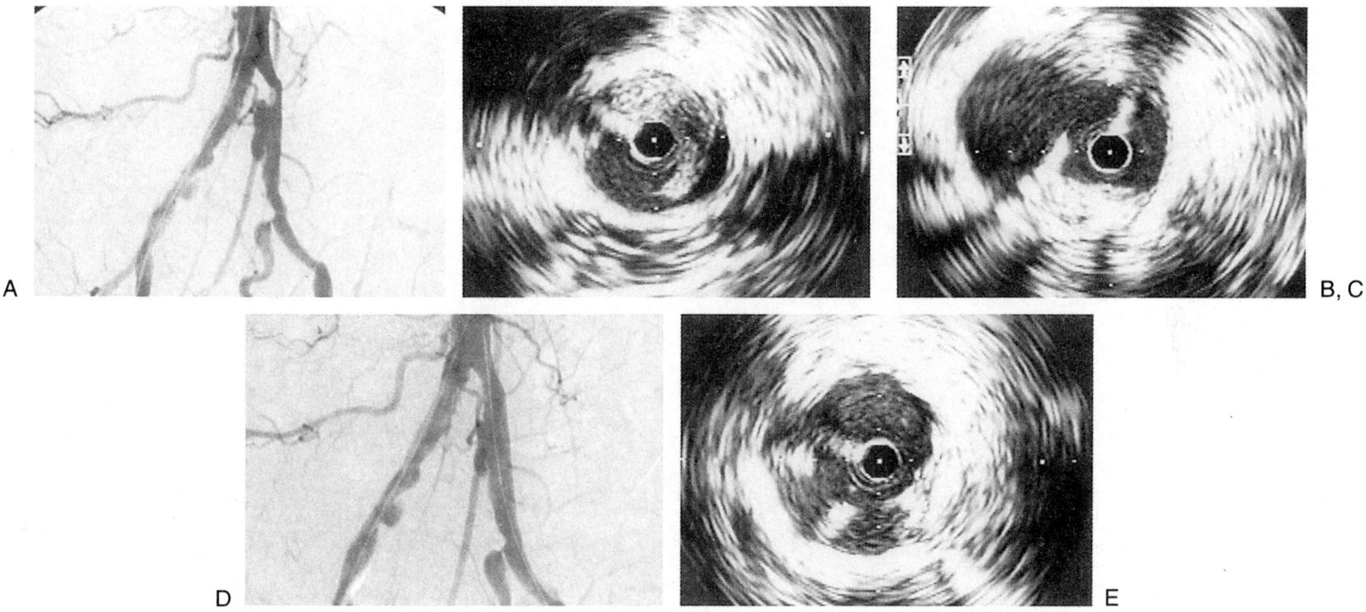

图 2.2.7

A：盆腔血管造影显示双侧髂动脉弥漫性病变，伴多发狭窄和溃疡。在左髂总动脉发现了一个大而深的溃疡。B, C：血管成形术后左髂总动脉的血管内超声显示粥样硬化斑块破裂，管腔直径未见明显改善(B)，斑块破裂后形成深的溃疡(C)。D：在左髂总动脉置入了一个 Wallstent 支架。血管造影显示狭窄得到了明显改善。E：支架放置后血管内超声显示动脉通畅，但仍残存一个小的溃疡。溃疡内可见支架的金属丝影。

评论：病理学研究显示，斑块破裂可以导致血栓形成，引起急性动脉闭塞或远端栓塞。根据 PTA 的治疗机制，球囊导管扩张时所产生的扩张作用比压迫作用更容易导致血管壁组织和粥样硬化斑的断裂和撕裂。血管造影除了显示血管壁的轮廓之外不能提供更多的关于血管壁的信息。而血管内超声则可以观察到动脉横截面组织结构和斑块内部的局部变化，但受分辨力的制约，可能会遗漏一些信息。然而，通过血管内超声所观察到的变化，可以更好地对病变进行诊断，更全面地评价 PTA 治疗的效果，更准确地预测病人的预后。当面临是否需要支架治疗的选择时，将更依赖于血管内超声做出决定。血管内超声提供的最重要的信息是局部血管壁和粥样硬化斑断裂或撕裂的范围、残余狭窄或回缩的程度、是否存在溃疡和假性动脉瘤以及提示是否需要支架治疗。除了有助于支架治疗的选择外，血管内超声还可以观察支架的膨胀情况和支架的形态，血管造影难以观察可透 X 线支架的膨胀情况，这时血管内超声检查就特别重要了。血管内超声对于支架内再狭窄的评估也很重要。支架内再狭窄主要是由于支架内和支架周边血管壁内膜的过度增生。当利用球囊血管成形术或动脉粥样斑块旋切术治疗支架内再狭窄时，血管内超声可以对治疗过程进行监视。

2.2.8 髂动脉和外周动脉支架

病例 2.2.8:

57 岁男性，出现双下肢跛行和左下肢静息痛。左下肢动脉搏动消失，右下肢动脉搏动减弱。多普勒超声显示左髂动脉可能闭塞。需行诊断性血管造影，可能的话行血管成形术和支架治疗。

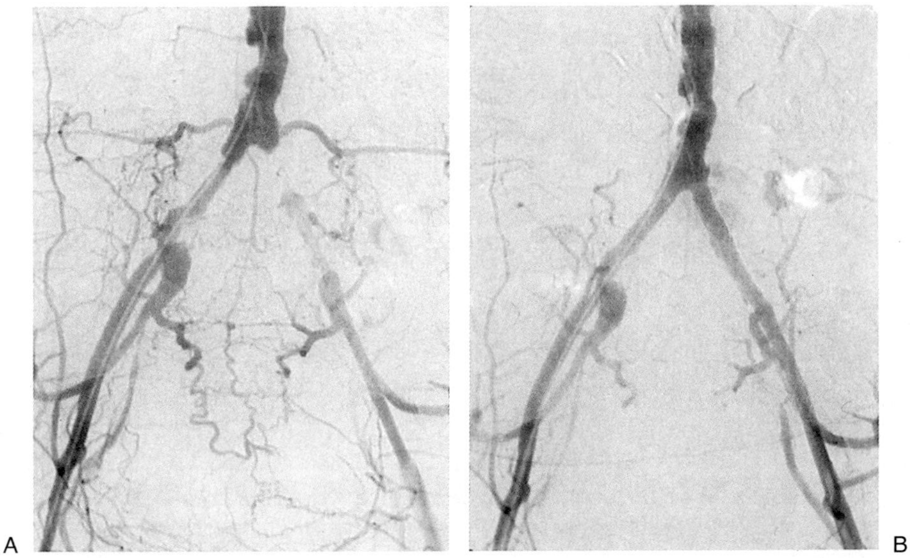

图 2.2.8

A：经右股动脉入路行盆腔血管造影，显示腹主动脉末端和右髂总动脉严重的动脉硬化性病变，左髂总动脉闭塞。采用对吻技术行球囊血管成形术（未显示），使左侧管腔大致恢复。B：在双侧髂总动脉置入了 Palmaz 支架，使动脉管腔进一步增大。治疗后病人的跛行明显减轻，静息痛消失。

评论：传统上，髂动脉完全闭塞被认为是支架血管成形术的指征，而现在更多被认为是支架治疗的原因之一。在 Uher 等的一组报道中，其技术成功率为 99%，临床有效率为 89%。首次治疗后第 1 年和第 3 年支架通畅率分别为 75% 和 61%，再次治疗后第 1 年和第 3 年支架通畅率分别为 83% 和 75%。Cox 多因素分析的结果显示，导致支架血管成形术治疗髂动脉闭塞预后不良的因素是踝臂指数（ABI）低、再次的支架治疗和病变的长度过长。在该组病例中，髂动脉支架血管成形术非致命性并发症的发生率为 7.4%，无与该治疗相关的死亡病例。治疗后 30 天病人的死亡率为 3.7%。在其他文献中，Beattie 等报道，髂动脉支架血管成形术与 PTA 治疗相比，无论是对闭塞性病变还是对狭窄性病变，除了会导致与支架相关的并发症发生率升高外，症状或血流动力学结果并没有明显改善。Powell 等在对 75 例介入治疗后出现髂动脉狭窄复发病例的研究中发现，其中 75% 病人的再狭窄发生于前次治疗部位，15% 病人是由于病情进展而出现了新的病变，10% 的病人既有原治疗部位的复发病变又有新病变出现。故认为髂动脉多节段狭窄或闭塞治疗后典型的再狭窄发生于原发病变部位。对于那些存在大范围髂外动脉病变，评分≥3 的病人，无论首次治疗还是再狭窄的治疗，其 PTA 和支架治疗的效果均较差。

2.2.9 髂动脉和外周动脉支架

病例 2.2.9:

82 岁女性,出现严重的双下肢跛行。多普勒超声提示左髂动脉闭塞。左侧股动脉搏动非常微弱。需行诊断性血管造影，可能的话行血管成形术和支架治疗。

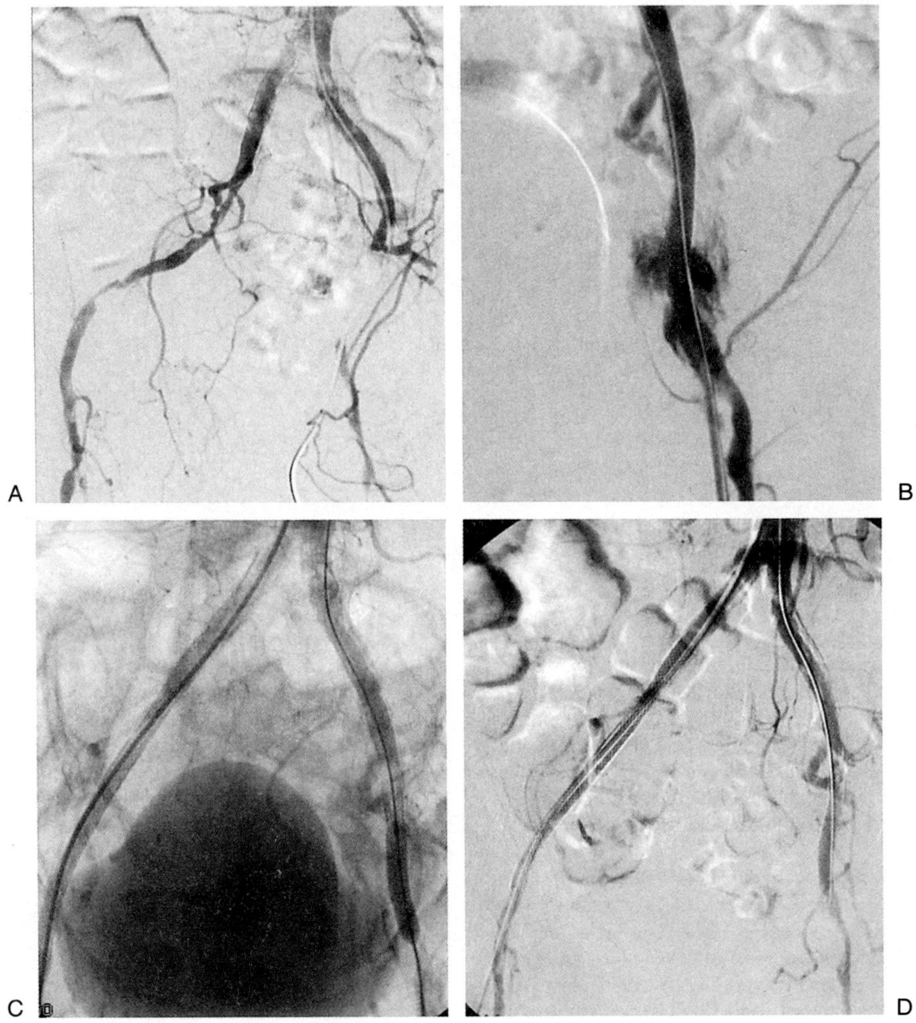

图 2.2.9

A:髂动脉造影斜位观显示右髂动脉严重的弥漫性阻塞性病变，左髂外动脉节段性闭塞。拟对双侧髂动脉病变进行球囊扩张并置入支架。B:在左髂外动脉置入了 2 个 Wallstent 支架后,在支架的远端靠近股动脉穿刺的部位发现出血，可能是由于球囊扩张导致动脉破裂造成的。C：在动脉破裂处再次置入了一个支架，并以一个直径 5mm 的球囊导管在支架内连续扩张两次,每次 30min,以阻断动脉内血流。D:在双侧髂动脉血管成形术和支架治疗动脉破裂后，血管造影显示盆腔动脉通畅，跛行得到了改善，未发生与动脉破裂相关的并发症。

评论: 在髂动脉广泛使用支架并不预示着良好的结果，而髂动脉病变范围越广泛，置入支架的数目越多,其预后越差。尽管这样,对于存在高危因素和全身广泛血管疾病的病人，血管内介入治疗仍是首选的治疗方法。此病例治疗后双侧髂动脉基本通畅，但不幸的是，由于血管成形术导致了右髂外动脉破裂，由于当时没有覆膜支架可以使用，所以使用了一个 Wallstent 裸支架“覆盖”破裂部位，而后用球囊阻断血流，希望能够使破裂口闭合。治疗获得了成功，破裂得到永久控制，即使使用一个覆膜支架（如 Wallgraft 支架），动脉对推送系统来讲也太细小。在直径 5mm 的血管内置入支架后发生支架内闭塞的危险性很高。裸支架实际上在此情况下是较好的和幸运的选择，闭塞球囊与支架联合使用取得了满意的疗效。该技术虽然已经成功地使用了很多年，但支持该技术有效性的文献很少，D'Othee 等最近报道了成功使用裸支架治疗锁骨下动脉创伤的病例。急性动脉创伤性病变存在 3 个特别的治疗问题：第一是血管腔内可能存在游离活瓣；第二是可能出现血管内血栓形成；第三是动脉直径的大小会限制治疗方法的选择。

2.2.10 髂动脉和外周动脉支架

病例 2.2.10:

54 岁男性，出现右下肢跛行。多普勒超声提示右股动脉远端或右腘动脉闭塞。需行血管造影检查，可能的话行血管成形术治疗。

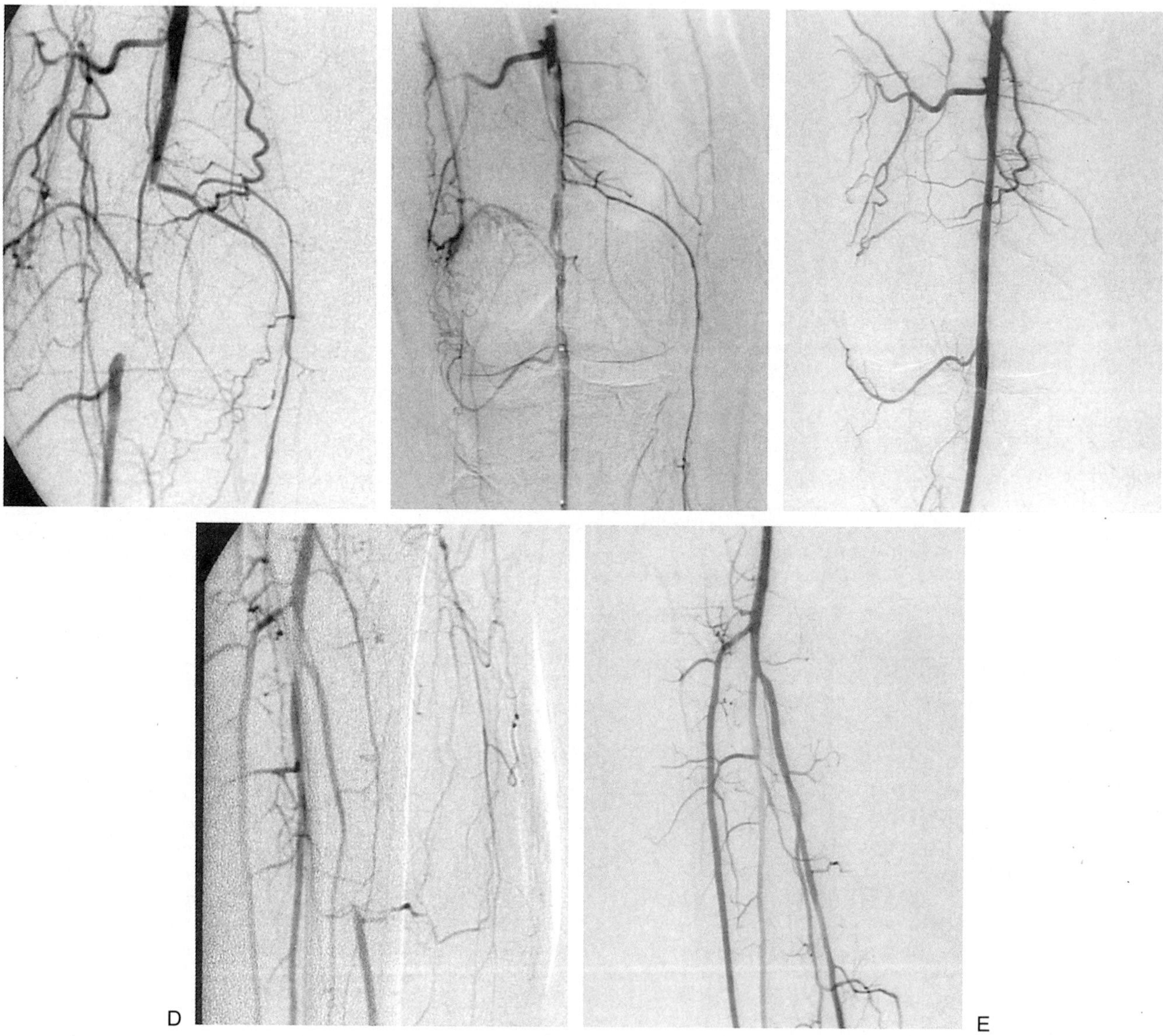

A　B, C　D　E

图 2.2.10

A：右下肢动脉造影显示右股浅动脉远端至右腘动脉有一个长 5cm 的闭塞段，右腘动脉远端仍显示通畅。B：行球囊血管成形术，治疗效果不佳，病变段血管轮廓不规则。C：于病变段血管置入了一个直径 5mm 的 Wallstent 支架后，血管造影显示管腔通畅，管壁光滑。D：支架置入后原位保留导管鞘，以 100 000 IU/h 的速度灌注尿激酶 24h，以改善远端的循环。治疗前可见胫后动脉闭塞。E：尿激酶灌注后血管造影显示胫后动脉已完全开放。

评论: 股动脉或腘动脉支架治疗的适应证是球囊血管成形术效果不佳及扩张后发生撕裂、回缩和再狭窄者。短段的血管病变行支架治疗后能比长段病变保持更长时间的通畅，可用于闭塞性跛行及严重缺血的病人。手术血管重建适用于长段病变，以及留置支架功能不良或球囊血管成形术治疗效果不佳的病人。由于腿部经常受到外部因素的影响，如外伤、压迫以及肢体的活动(例如与髂动脉和肾动脉比较)，通常较硬的和易变形的支架不适合应用于此处。此方面的文献报道结论不一，虽然 Gray 等报道了一组平均长度为 16.5cm 的股浅动脉病变经支架治疗后 12 个月，其初始和再次通畅率分别为 22% 和 46%，但其他文献报道了更好的结果。Gray 等报道的另外一组支架治疗股浅动脉长段病变(6～35cm)的病例显示，支架的再狭窄或再闭塞率相对较高，治疗后 1 个月、6 个月、1 年的初始通畅率分别为 88%、47%、22%，再次通畅率分别为 94%、59% 和 46%，首次介入治疗的并发症发生率为 24.5%。尽管进行了密切监视和再次介入治疗，1 年时的通畅率仍然较低。最近 Kessel 等报道了使用 ePTFE 覆膜镍钛合金血管支架治疗股浅动脉疾病的病例，显示 12 个月时的初始治疗、辅助初始治疗和再次治疗后管腔通畅率分别为 29%、50% 和 64%，并不优于裸支架治疗或手术治疗。

2.2.11 髂动脉和外周动脉支架

病例 2.2.11:

74 岁女性，出现严重左下肢跛行。多普勒超声检查提示左侧股浅动脉闭塞。左侧腘动脉搏动不能触及。需行诊断性血管造影检查，可能的话行血管成形术。

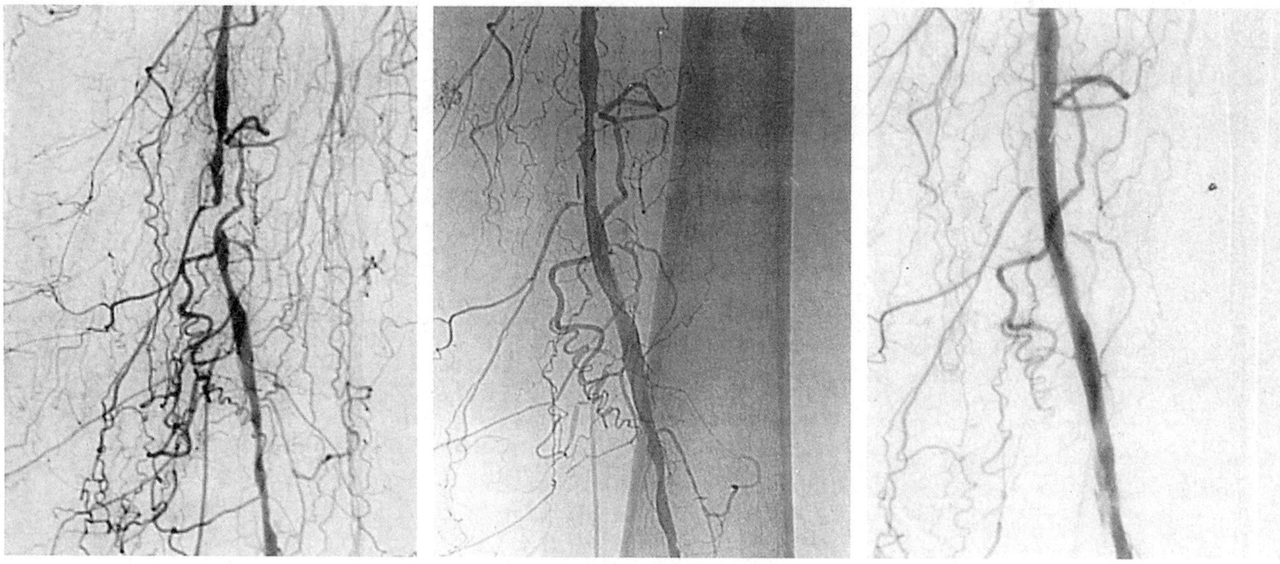

A　B, C

图 2.2.11

A：左股浅动脉造影显示于收肌管水平有一个节段性闭塞。闭塞段两侧存在粥样硬化性疾病。B：球囊血管成形术效果不佳，伴有残存狭窄和内膜撕裂。C：于狭窄段置入了一个直径 5mm 的 Wallstent 支架，管腔恢复了通畅。治疗后病人跛行明显减轻，随访 3 年病人状态保持良好。

评论：股浅动脉支架血管成形术的主要适应证是球囊扩张治疗无效和内膜撕裂的病变。病例 2.2.11 中球囊扩张治疗效果不佳，出现了螺旋状的内膜撕裂和动脉直径不足。在此病例中要改善最终的治疗效果及保持长期的通畅性，必须置入支架。然而，股动脉支架的长期疗效常不稳定，令人失望。Bergeron 等使用 Palmaz 支架在 95% 的病人中取得了临床成功，再狭窄率为 19%（闭塞性病变为 34%，狭窄性病变为 10%），2 年时的初始通畅率为 77%，再次通畅率为 89%。Henry 等报道了较好的结果，其报道的股浅动脉支架再狭窄率为 11%，而腘动脉再狭窄率为 20%，4 年时的股浅动脉管腔通畅率为 65%，腘动脉管腔通畅率为 50%，从而得出股动脉和腘动脉支架可长期保持通畅的结论。最新奥地利学者 Cejna 对一组 141 例股 – 腘动脉闭塞的病人采用 PTA 和支架治疗的多中心前瞻性随机研究显示，单纯 PTA 与支架治疗的最初技术成功率在统计学上有显著差异（分别为 84% 和 99%）。然而，随访研究结果显示两组病人的血流动力学和临床转归在治疗后 1 年（72% 与 71%）和治疗后 2 年（65% 与 65%）均无显著性差异。虽然 1 年和 2 年时再次血管造影的通畅率在 PTA 组为 86% 和 74%，在支架组为 79% 和 73%，但仅对最初参加研究的 60% 病人进行了随访血管造影。作者认为，与 PTA 相比，支架血管成形术的初始技术成功率较高，但治疗后 1 年无论是血管造影表现还是临床预后，在两种治疗方法间并无显著性差异。

2.3.1 肾动脉支架

病例 2.3.1:

49 岁女性,长期吸烟史伴 5 年高血压病史,最近出现血压快速升高。需行主动脉造影,可能的话行血管成形术。

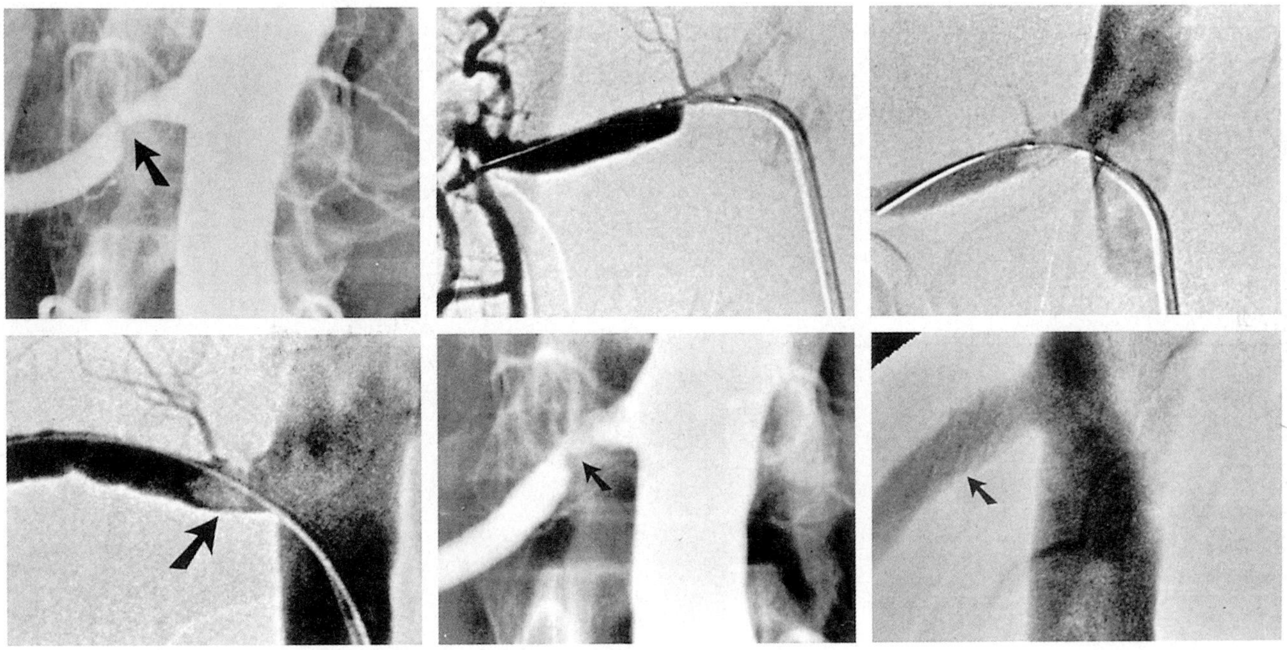

A B, C D E, F

图 2.3.1

A:诊断性主动脉造影显示右肾动脉近端 80% 的狭窄(箭头)。B:将一根直径 6mm 的球囊导管沿导丝通过狭窄段。C:PTA 治疗后,对比血管造影显示病变段血管轮廓明显不规则。D:由于球囊相对较小,在扩张时病人未感觉到丝毫疼痛,故再次选用了一根直径 7mm 的球囊导管。首先将引导导管沿 TEG 导丝送过狭窄段,然后去除 TEG 导丝,交换为直径 0.889mm(0.035 英寸)的 Rosen 导丝,并沿 Rosen 导丝送入了一根 7mm 的球囊导管进行扩张治疗。对比血管造影显示右肾动脉近端轮廓不规则(箭头),由于通过 PTA 段血管的血流较快,故此时中止了操作。E:病人于 8 个月后由于难治性高血压复发而返回,再次行诊断性血管造影,显示前次扩张部位发生再狭窄。F:由于使用直径 7mm 的球囊导管扩张后病变又于短期内复发,故通过一根 8F 引导导管系统,将一个固定于 PE-MT 球囊上的 P154 Palmaz 支架置于狭窄段。支架放置成功,病人预后良好。

评论: 肾动脉狭窄的最常见病因是动脉粥样硬化。几组大样本病例的回顾性分析显示,肾动脉 PTA 治疗的技术成功率平均为 80%。除去技术失败的病例,19 个月时的初始临床通畅率平均为 71%。多种因素对肾动脉 PTA 治疗后的长期通畅率有影响。PTA 治疗后残存狭窄超过 30% 的肾动脉开口部病变最易复发。

在病例 2.3.1 中,最初治疗时,血管支架还没有在临床广泛应用。采用支架治疗动脉硬化性肾动脉狭窄的初步结果显示技术成功率接近 100%,1 年的再狭窄率约为 20%。对于使用短支架或血管直径超过 6mm 的肾动脉支架治疗,其再狭窄的发生率较低。

2.3.2 肾动脉支架

病例 2.3.2:

68 岁男性,高血压病史 2 年。左胁腹部可闻及血管杂音,核医学检查发现两侧肾脏血流灌注不对称。需行主动脉造影和血管成形术治疗。

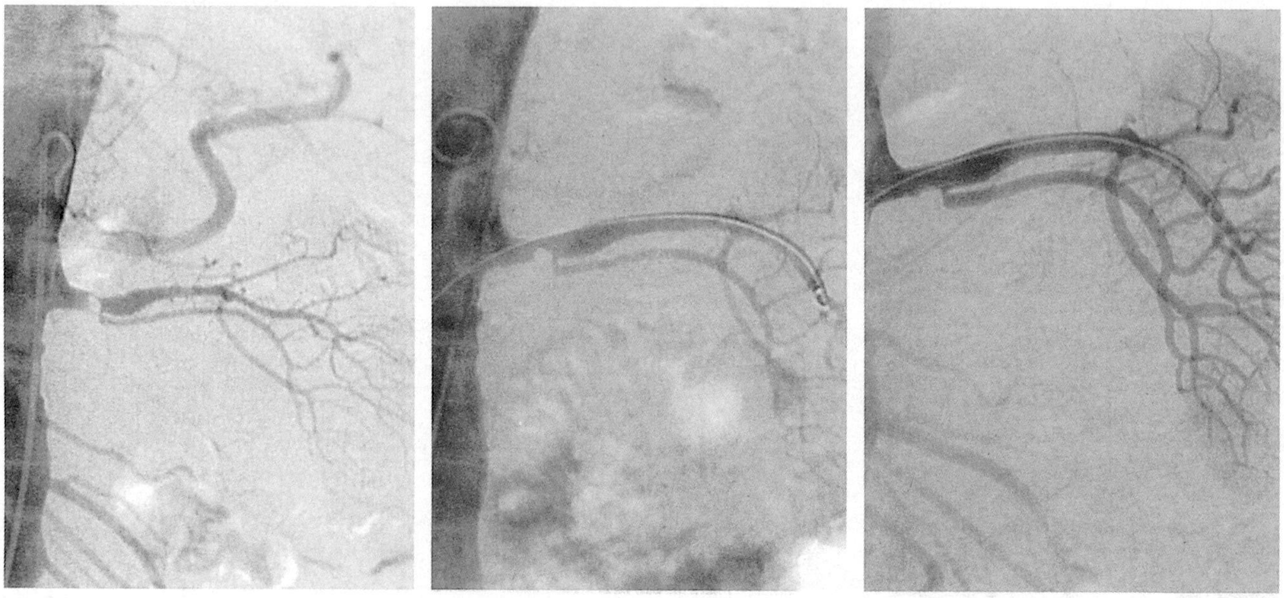

图 2.3.2

A:腹主动脉造影显示左肾动脉近端有一处重度偏心性动脉硬化性狭窄。B:行左肾动脉选择性插管后,送入 Rosen 导丝,并沿导丝送入一根直径 7mm 的球囊导管对狭窄段进行扩张治疗。保留导丝在左肾动脉内,行腹主动脉造影仍可见左肾动脉超过 70% 的残存狭窄。可见左肾下极动脉恰好由狭窄边缘发出。C:通过 8F 引导导管于狭窄段置入了一个 P154 Palmaz 支架,成功置入后狭窄完全消失。

评论: 目前对于肾动脉狭窄 PTA 治疗后残存狭窄超过多少需要放置支架的问题尚没有一致的意见,有的研究者认为超过 20% 需放置支架, 而另外一些研究者认为超过 50% 需放置支架。最近荷兰报道了对一组大样本病例的研究结果, 其中 98% 的病例成功地采用了置入 Palmaz 支架进行治疗, 并发症发生率约为 10%, 但仅 3% 具有临床意义。治疗后 2.5 ~ 18 个月的随访血管造影显示再狭窄率为 17%, 但大多数病例可通过再次扩张得到解决。由于成功率较高,且并发症发生率与普通球囊血管成形术相当,故结论倾向于使用支架治疗。对于肾动脉开口处动脉粥样硬化性病变导致的高血压或肾功能不良的病人,有两种治疗方案:对所有开口处的动脉粥样硬化病变直接置入支架; 或首先行经皮经腔肾动脉血管成形术(PTRA)治疗,对于 PTRA 后存在明显残存狭窄、内膜撕裂或发生再狭窄的病人置入支架。但现在还没有结论性的证据证明对于所有肾动脉开口的病变直接采取支架治疗是正确的。PTA 治疗失败仍是选用支架治疗的主要指征。

2.3.3 肾动脉支架

病例 2.3.3:

77 岁男性，有高血压病史，近几年来高血压病情持续恶化。需行血管造影，可能的话行血管成形术。

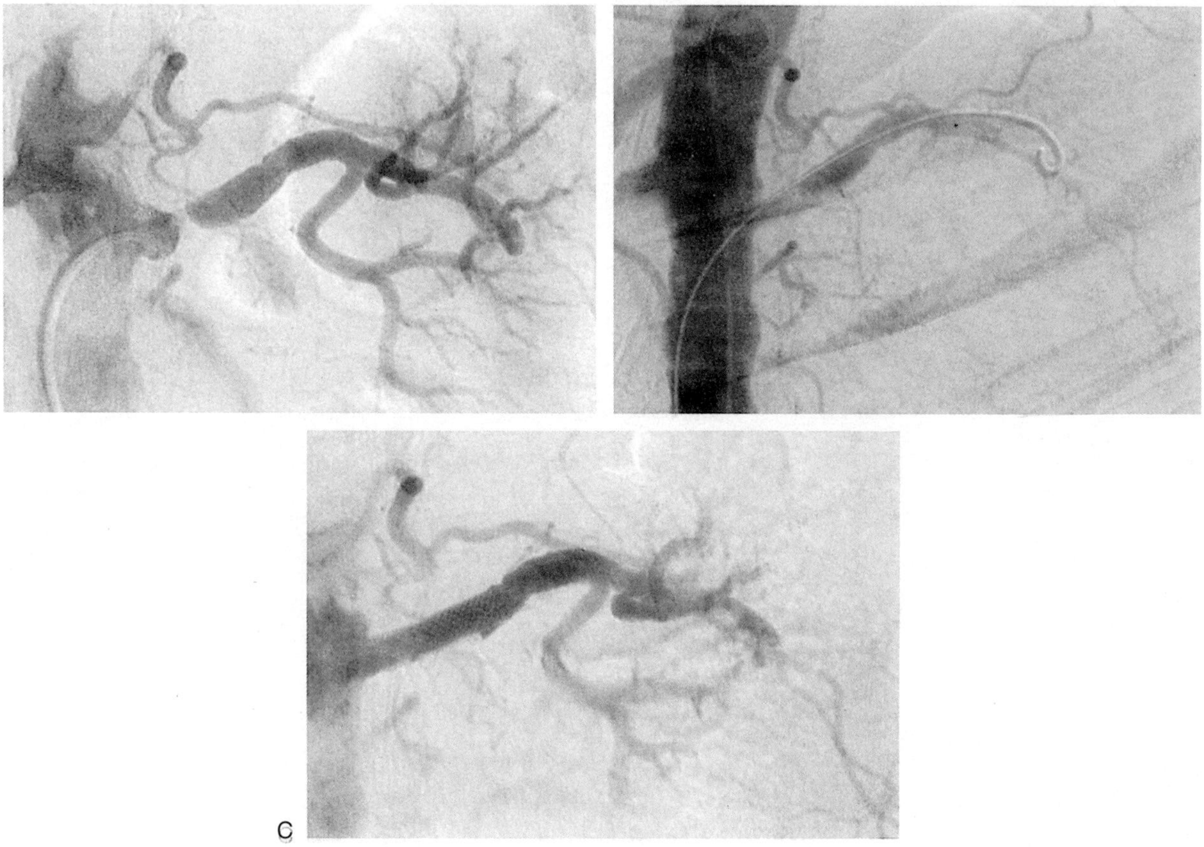

A B C

图 2.3.3

A：选择性左肾动脉造影显示左肾动脉近端严重狭窄。可见严重的弥漫性主动脉疾病。B：首先使用一个 6mm × 20mm 的球囊对狭窄段进行扩张，但扩张后的血管造影表现提示肾动脉内仍残存一个偏心性动脉粥样硬化斑，需放置支架。C：置入一个 6mm × 20mm 的 Wallstent 支架后行选择性左肾动脉造影，显示左肾动脉充分通畅，但支架末端的肾动脉有一定程度的痉挛，支架刚好探入主动脉腔内几毫米。

评论：利用 Wallstent 支架治疗肾动脉狭窄的疗效同使用 Palmaz 支架相似。在 1994 年的一组报道中，在所有 21 例病人中成功地使用 Wallstent 支架进行了治疗，20% 的病人出现了再狭窄，治疗后 7 个月、9 个月和 15 个月时的累计初始通畅率分别为 95% 、85% 和 77% 。6% 的高血压病人治愈，超过 90% 的病人高血压得到改善。另外也有关于使用 Wallstent 支架进行肾动脉血管成形术出现并发症的报道。正如病例 2.3.3 中所见，支架置入后发生了一定程度的暂时性血管痉挛，这可能是由于 Wallstent 支架在放置过程中发生回缩而造成的。

2.3.4 肾动脉支架

病例 2.3.4:

77 岁男性。长期糖尿病史,6 年高血压病史,近来出现高血压加重和肾功能恶化。需行血管造影检查,必要时行血管成形术治疗。

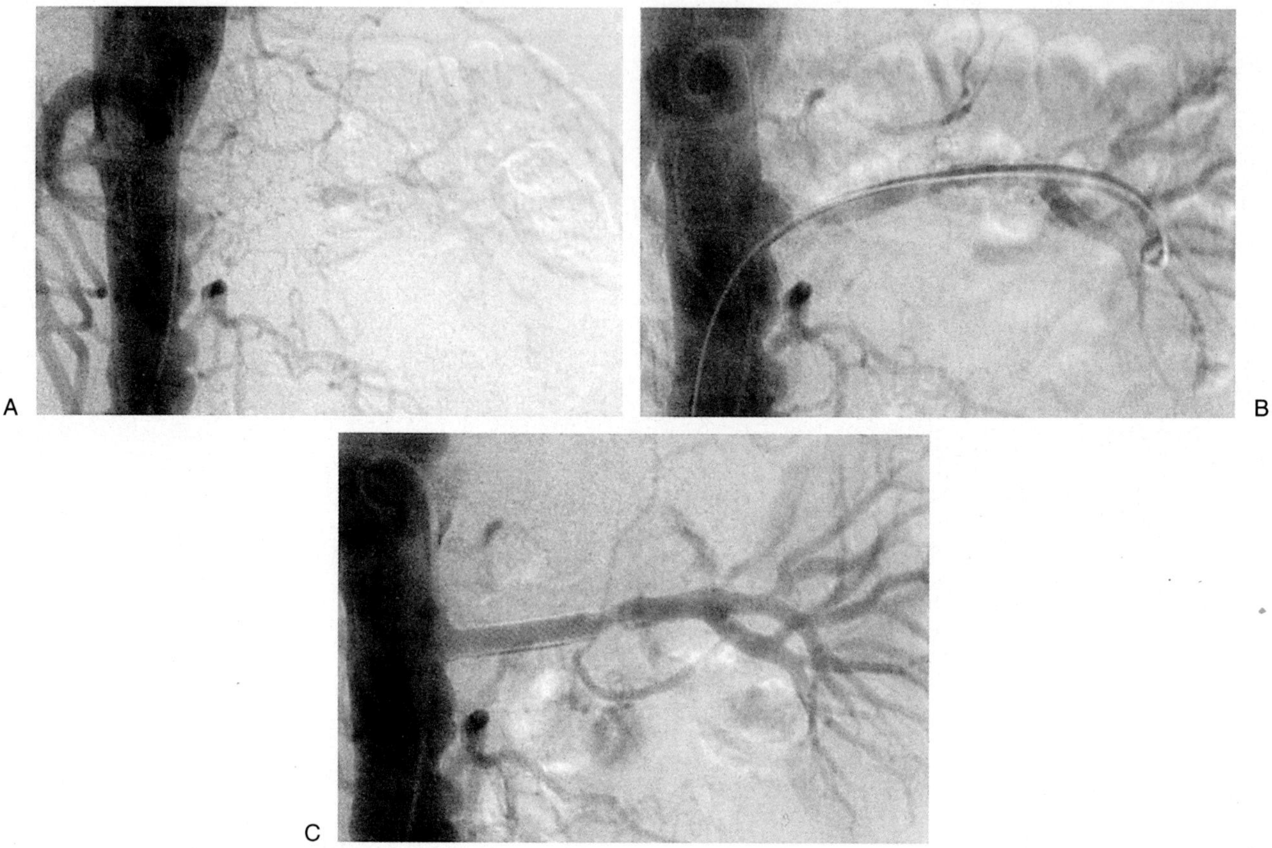

图 2.3.4

A:腹主动脉造影显示左肾动脉完全闭塞,但肾动脉远端及肾内动脉分支仍见显影。腹主动脉严重受累。B:采用保护性的 Bentson 导丝通过闭塞段后,沿导丝送入了一根 Sos Omni 导管,然后交换置入超硬导丝,并沿超硬导丝送入一个直径 6mm 的球囊行血管成形术。血管成形术后的血管造影显示(注意此时导丝仍留置于肾动脉内)有明显的残存狭窄。C:置入了一个 6mm×20mm 的 Wallstent 支架,使肾动脉开放并改善血流情况,肾内各分支灌注良好。但在支架远端可见肾动脉轻度痉挛。

评论:采用血管成形术治疗肾动脉闭塞的成功率不高,只有当导丝成功地通过闭塞段达到肾内分支时,才可以进行球囊成形术。完全闭塞的肾动脉复通是初始支架治疗的指征。在目前的技术条件下,当需要放置支架的血管长且迂曲时,应首选 Wallstent 支架。当然,新一代的具有良好柔顺性的自胀式镍钛合金支架最终将取代 Wallstent 支架。Wallstent 支架相对于老式的 Palmaz 支架的进步是投放系统的轮廓和柔顺性更利于支架的投放。但其最大的缺点是不透 X 线性较差,且投放时不能确定的回缩。

2.3.5 肾动脉支架

病例 2.3.5:

75 岁女性，单个肾脏，1 年前出现了进行性高血压，需服用 4 种药物才能控制。以前曾因其他原因行颈动脉手术。怀疑有肾动脉性高血压，需行血管造影进行诊断，可能的话进行治疗。

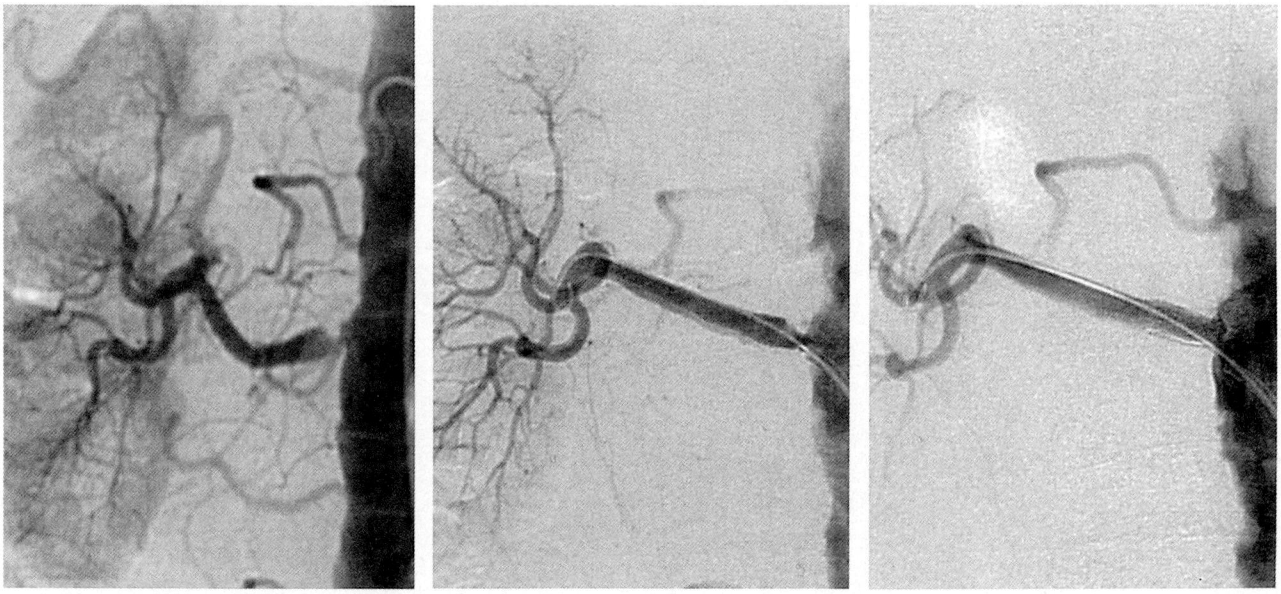

A　　　　B, C

图 2.3.5

A：诊断性腹主动脉造影显示主动脉弥漫性病变，右肾动脉开口狭窄 70% ~80%。B：使用一个直径6mm 的球囊对狭窄段进行扩张，残存狭窄仍超过 60%。C：于病变段血管置入了一个长 1.5cm 的支架。最终的血管造影显示右肾动脉通畅。治疗后病人只服用一种药物就可控制血压。

评论： 肾动脉开口部狭窄是使用肾动脉支架的指征。本病例由于病人只有一侧肾脏，若血压严重升高，必须及时进行治疗。球囊血管成形术常不能充分改善肾动脉开口部的狭窄，小心地在肾动脉开口部放置一个短的支架通常可以解决问题，1 年通畅率为 70% ~80%，超过 90% 的病人高血压得到治愈和改善。进行肾动脉球囊血管成形术或支架治疗时需应用几种技术。其中最传统的一项技术是经导丝的导管交换技术，在不更换导管鞘和重新穿刺的情况下更换造影导管与球囊。另外一项技术是使用引导导管来进行球囊扩张、置入支架或进行血管造影，就如同病例 2.3.1 一样。

2.3.6 肾动脉支架

病例 2.3.6:

50岁女性。有长期糖尿病史,出现肾功能进行性衰竭。进行了5年透析治疗后,最终接受了肾移植手术。移植肾至术后8个月一直工作良好,其后病人出现了高血压,移植肾局部可闻及血管杂音,多普勒超声显示移植肾动脉血流速度加快,提示存在肾动脉狭窄。血管造影显示于吻合口附近几毫米处的移植肾动脉重度狭窄。

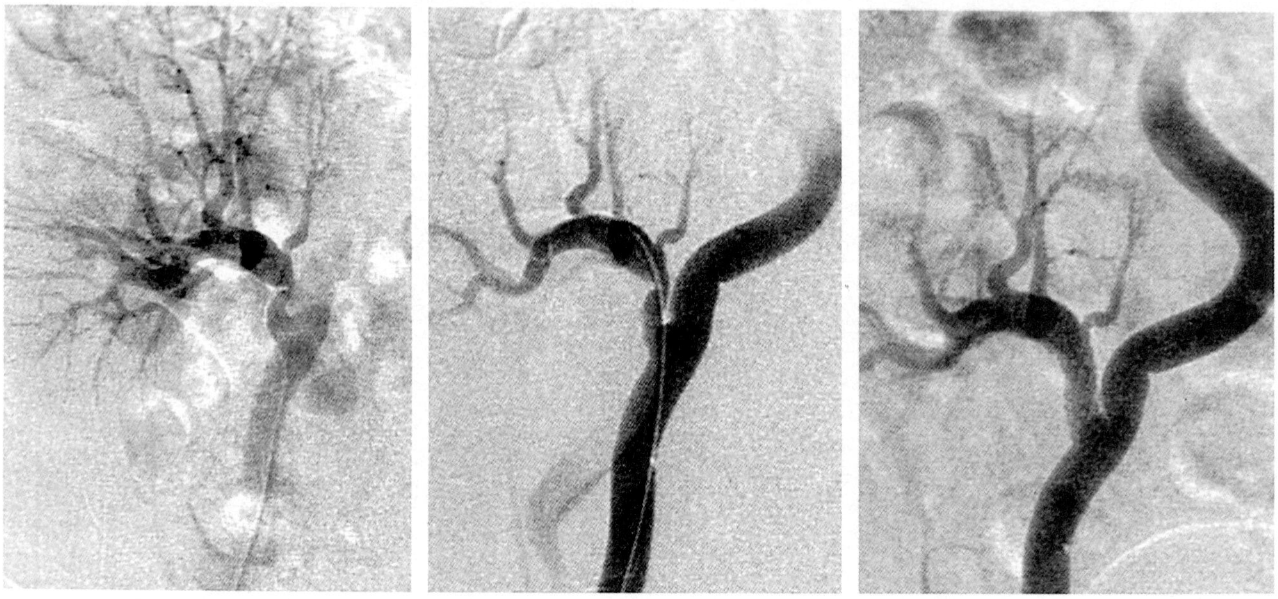

A　　B, C

图 2.3.6

A:右髂动脉造影显示,在直接与右髂外动脉与移植肾动脉端侧吻合口旁几毫米处有一处重度狭窄,狭窄后的肾动脉可见明显扩张。B:球囊(6mm)血管成形术后的血管造影显示残存狭窄约30%~40%。C:放置支架并扩张至6mm,达到了使肾动脉充分通畅的理想效果。在随访超过1年的时间内,病人的血压得到了控制。

评论: 处理移植后肾动脉狭窄非常困难,肾移植术后肾动脉狭窄的发生率约为5.5%。85%的病例首次PTA治疗可取得成功。对于多次PTA治疗无效的严重狭窄采用何种治疗手段能够达到满意的治疗效果还没有一致性的结论。再狭窄见于约30%的病人,一般可通过再次PTA进行治疗,再次治疗后的再狭窄发生率约为26%。移植后肾动脉狭窄经PTA治疗后5年时的通畅率大于85%。对复发性狭窄和严重残存狭窄的病例,推荐采用支架治疗。尽管移植肾动脉存在迂曲的血管,解剖学走行造成支架进入困难,但放置支架有很高的技术成功率,而且病人临床预后良好,平均收缩压和舒张压、血清肌酐水平和控制血压的药物数量均下降。对肾移植术后肾动脉狭窄病人的高血压也可采用药物治疗,可使多数病人的血压降低,但疾病发展到一定阶段后肾功能的损伤是不可避免的。手术修补肾动脉狭窄会导致20%的病人肾移植失败,且再狭窄的发生率较高。髂动脉狭窄造成移植肾动脉血流不足也很常见,可通过球囊扩张或置入支架得到解决。然而对于那些同时伴有排异反应和脏器保存期缺血的病人,球囊扩张和支架置入并不都能成功。

2.4.1 颈动脉和弓上血管支架

病例 2.4.1:

76 岁女性。曾有脑血管意外史,超声检查发现左颈内动脉重度狭窄。

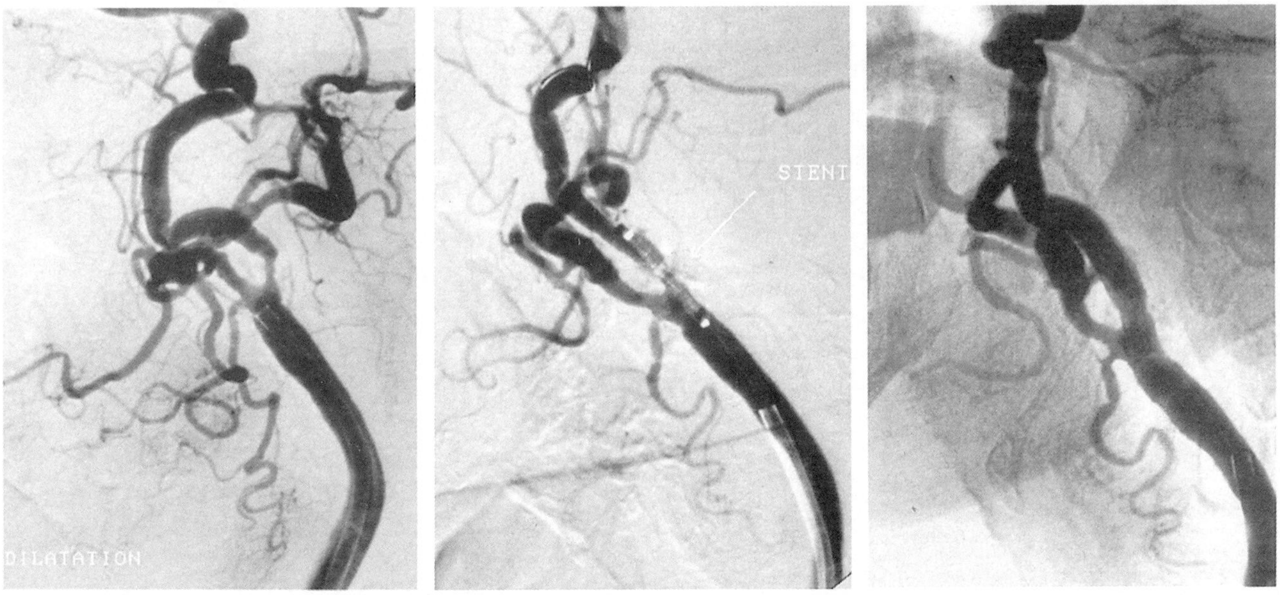

A　　　B, C

图 2.4.1

A:经 9F 引导导管行动脉造影,显示左颈内动脉近端不规则,有偏心性狭窄,狭窄程度为 80%。操作:利用引导导丝和 5F 造影导管进行颈外动脉选择性插管。然后,以超硬的交换导丝替换引导导丝,用 9F 引导导管更换造影导管,使用一个 7F 的导入器帮助引导导管沿超硬导丝进入到颈总动脉病变的尾侧大约 1cm 处。B:投放支架前经引导导管进行造影。确定引导导管位置稳定后,用一根 0.356mm(0.014 英寸)的超硬冠脉导丝替换超硬交换导丝,并穿过病变段血管进入颈内动脉。一般情况下,在进行预扩张和置入支架前,经静脉注射阿托品 0.5mg。然后以直径 4mm 的冠状动脉球囊对狭窄段进行预扩张,以便使固定在 5F 的 5mm×2cm 冠状动脉球囊上的 P154 Palmaz 支架能够顺利地通过狭窄段血管,如图所示。通过使用的 9F 引导导管,可以非常容易地注射对比剂至 5F 导管干周围以显示最佳的支架放置位置。支架的远端边缘应超越病变最远端边界几毫米放置,通过使用 1.52×10^3kPa(15atm) 的压力扩张球囊 10s,以使附着在球囊上的支架固定于病变段血管。然后将球囊小心地回撤至引导导管内,仅留下导丝跨越病变。C:注入对比剂,造影证实支架位置放置正确,没有发现活瓣形成,且病变段血管完全被支架所覆盖。

评论:对欧洲及南、北美洲和亚洲的主要介入中心进行的调查显示,总共进行了 2 001 例颈动脉狭窄的支架治疗,技术成功率为 98.6%。对支架投放过程中和放置后 30 天内发生的并发症进行了记录。总计发生了 61 例(3.05%)轻度脑卒中,25 例(1.25%)严重脑卒中。在治疗后 30 天内发生 26 例死亡,死亡率为 1.30%。治疗后 6 个月时的颈动脉支架再狭窄率为 4.81%。血管内支架治疗颈动脉粥样硬化性疾病已经成为血管外科手术治疗的替代方法,特别是对于那些由于存在高危因素不能接受标准的颈动脉内膜剥脱术的病人。在此技术发展的早期阶段,在颈动脉狭窄的支架治疗过程中存在轻、重度脑卒中和死亡的危险通常是可以接受的。最近 New 等发表了一篇多中心收集的关于颈动脉内膜剥离术后狭窄的病人采用支架治疗结果的报道。在此报道中,共有 338 例病人在 358 条动脉中放置了支架,61% 的病人无任何症状,30 天内总的脑卒中发生率为 3.7%,轻度脑卒中发生率为 1.7%,非致死性的重度脑卒中发生率为 0.8%,致死性脑卒中发生率为 0.3%,与脑卒中无关的死亡率为 0.9%。3 年期间无任何致死性或非致死性脑卒中发生的病人为 96%。

2.4.2 颈动脉和弓上血管支架

病例 2.4.2:

70 岁男性,曾有一过性脑缺血发作(TIA)病史,超声检查显示右颈内动脉重度狭窄。

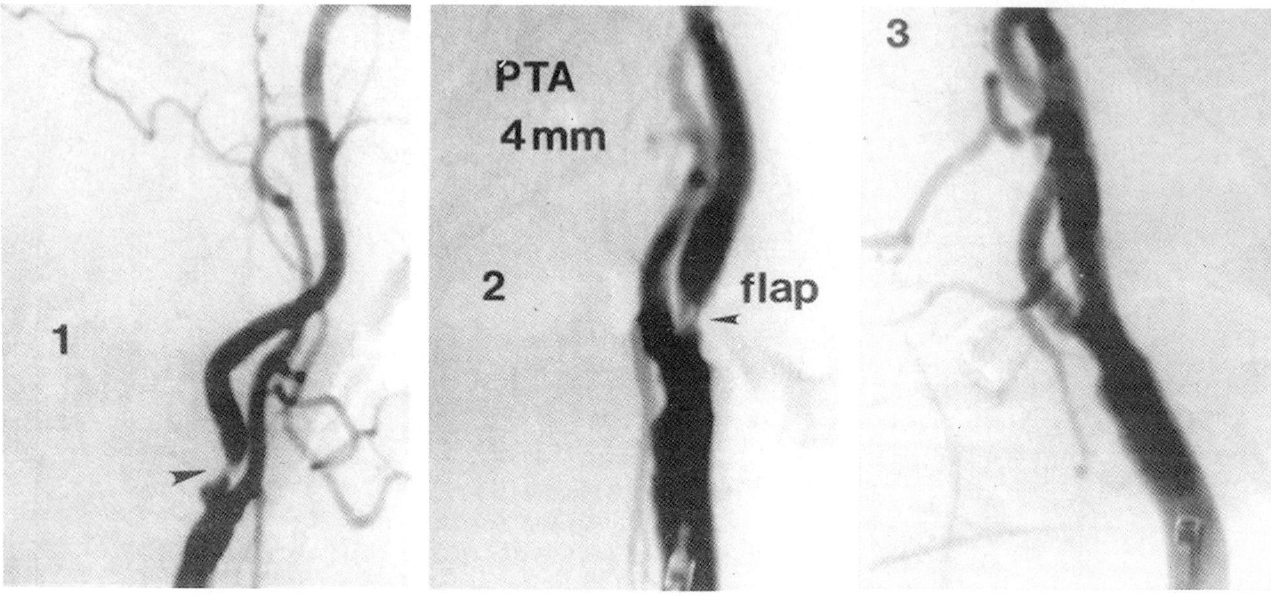

图 2.4.2

A:诊断性血管造影显示右颈内动脉近端 90% 的狭窄。B:采用一个直径 4mm 的经皮腔内冠状动脉成形术(PTCA)球囊对右颈内动脉病变进行预扩张。将一根 300cm 长的 0.356mm(0.014 英寸) 超硬导丝越过狭窄段,然后通过 9F 引导导管送入球囊。引导导管在病变下方大约 2cm 处,通常停留在颈总动脉内,从不越过病变。血管成形术后可见一个小的撕裂活瓣。C: 沿 0.356mm(0.014 英寸) 导丝将固定在 5mm × 2cm 的 PTA 球囊上的 P154 Palmaz 支架送到位并成功地投放。

评论: 在颈动脉狭窄的支架治疗中的一个主要问题,是需要在球囊扩张和支架投放时保护脑,以防止脱落栓子的栓塞。正如 Theron 等首先描述的,大多数所调查的医疗中心都不使用脑保护技术。Henry 等进行了一小组使用脑保护技术进行颈动脉狭窄支架治疗的病例研究,结果显示与传统不使用滤器或血流保护装置相比没有差别。

1989 年开始了一个在颈动脉支架投放中使用的第二代脑保护装置的个人研究,该装置由一个固定于 PTA 球囊前端的滤器构成。该滤器在动物模型中可有效地捕获脱落的栓子。滤器的直径被限制与球囊的剖面直径相同,且可通过导管近端对滤器进行完全的控制。当时,该装置被认为是浪费时间,并会增加病变段血管的损伤。在动物实验中发现,该保护装置应用费时而且体积太大,以至不能有效应用。如果改善脑保护装置的设计,不消耗过多的操作时间和消除产生脱落斑块的危险,会在未来发挥更大的作用。这对于越来越多的无症状的颈动脉狭窄病人要求进行支架治疗是十分重要的。近几年已经有几种滤器或保护装置开始逐步应用。虽然还不是全部应用,但它们正变得使用更简单,并且显示出有效性。

2.4.3 颈动脉和弓上血管支架

病例 2.4.3:

73 岁男性，出现轻度的左上肢活动不利,晕厥反复发作。晕厥发作与劳累无关。心脏检查,包括 24h 动态心电图,显示晕厥发作无心源性因素。体检时发现病人的左上肢血压比右上肢血压低 1.33 ~ 2.00kPa(10 ~ 15mmHg)。

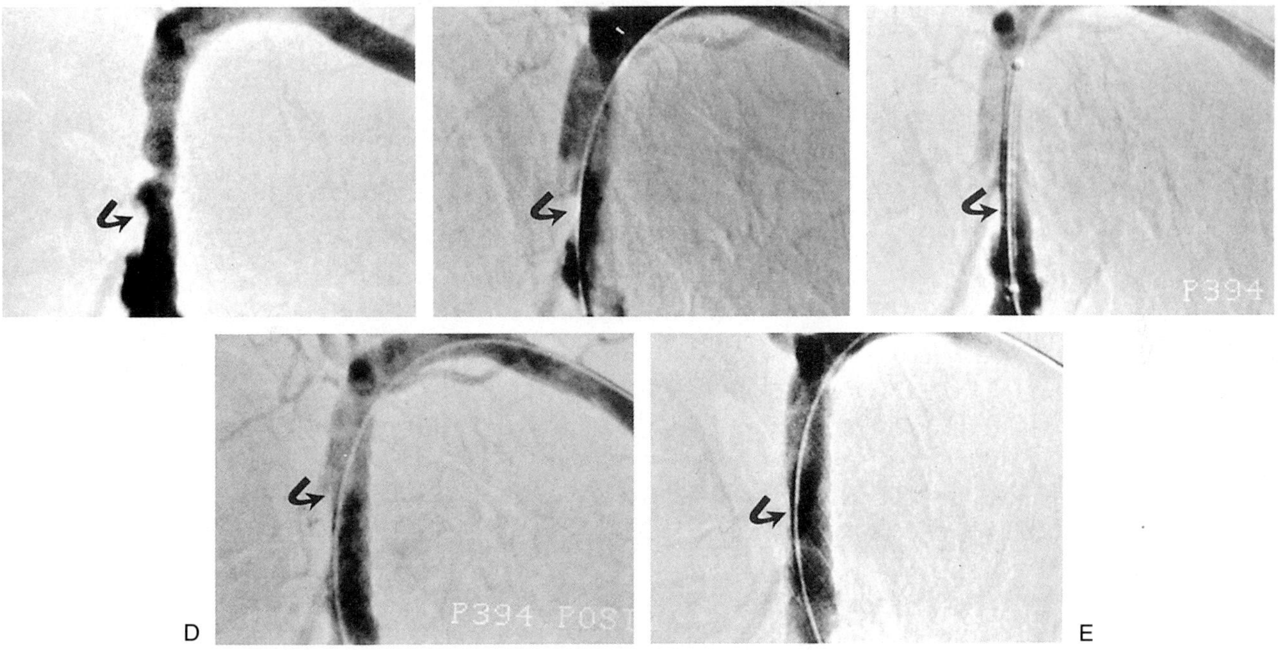

A B, C D E

图 2.4.3

A:诊断性血管造影显示左锁骨下动脉近端明显的不规则狭窄。B:用直径 7mm 的球囊行 PTA 治疗后,可见一个内膜活瓣和明显的残存狭窄(箭头)。C:将一个 P394 Palmaz 支架固定于一根 7mm × 4cm 的尼龙球囊上(Opta 5)。将一根长 80cm 的加强型导管鞘沿导丝送至病变远端，撤出扩张管后，沿导管鞘将固定在球囊上的支架送入,跨越病变处放置,在支架投放前,通过导管鞘的侧路进行血管造影显示支架放置的位置(箭头),用扩张球囊成功地投放了支架。D:血管造影显示支架的位置合适，但支架与血管壁贴附不紧密(箭头)。E:因此,使用一个直径 8mm 的球囊对支架进行扩张,扩张后的表现改善(箭头)。病人双上肢血压已相同。经 3 个月的随访，病人上肢活动不利得到了改善,未再发生晕厥。

评论:多数头臂动脉的狭窄是动脉硬化造成的。左侧锁骨下动脉是头臂动脉近端最好发血流动力学明显狭窄的部位。左锁骨下动脉近段狭窄需要进行治疗的最常见指征是上肢缺血、脑血管症状和出现经左锁骨下动脉进行搭桥治疗的相应器官的症状（如左侧乳内动脉与冠状动脉搭桥或左侧腋动脉 - 股动脉搭桥）。左锁骨下动脉 PTA 技术与其他周围动脉 PTA 技术要求相同，但其治疗后发生愈后不良的可能性要大于周围动脉的治疗。由于左锁骨下动脉破裂可能是致命的，所以应该谨慎地选择合适大小的球囊。关于球囊大小的问题，最好使用较小的球囊。为降低一旦球囊在扩张时破裂而发生脑血管气栓的危险性，在使用球囊扩张前应尽可能在体外将球囊内残存气体抽净。对一组大样本的头臂干动脉 PTA 治疗的数据(n = 396)进行分析，显示其技术成功率为 96%。在平均 2 年的随访时间内,长期的初始临床成功率达到 80%。无论何时发现有明显的残存狭窄，都可使用血管支架治疗。文献报道,头臂干动脉支架成形术术后 1 ~ 2 年的临床成功率接近 90%。

2.4.4 颈动脉和弓上血管支架

病例 2.4.4:

78 岁女性，2 年前行右颈动脉分叉部内膜剥离术后有反复的 TIA 发作。多普勒超声显示右颈动脉分叉部扩张，继发于前次手术。右颈总动脉起始部严重狭窄。除年龄大及右锁骨下动脉存在广泛病变以外，此病人还存在其他一些临床危险因素，从而排除了手术治疗。需行血管造影检查和血管内治疗。

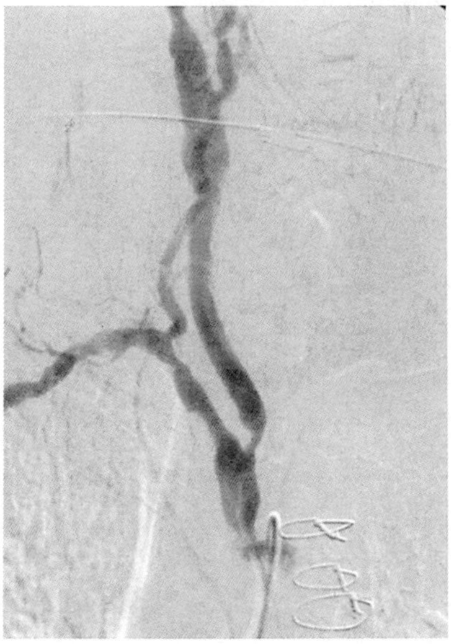

A

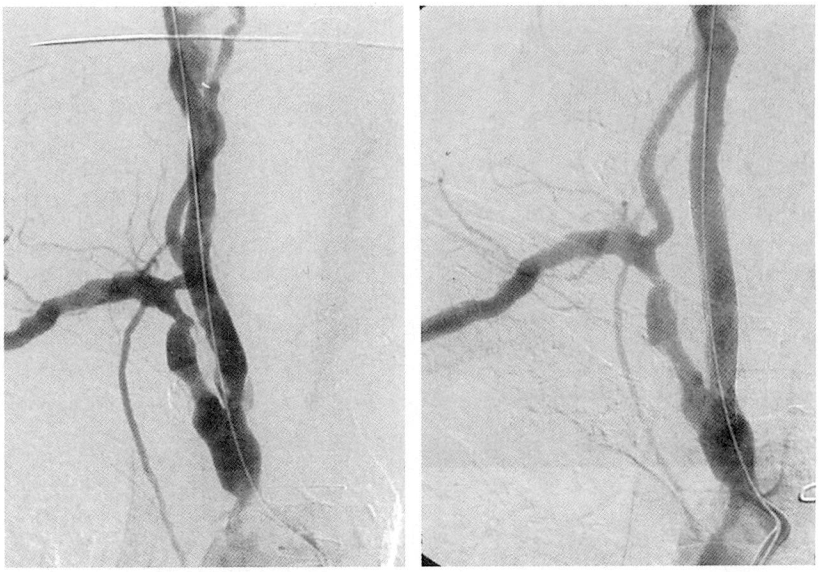

B, C

图 2.4.4

A：右头臂动脉插管后血管造影显示右颈总动脉近端 80% ~90% 的狭窄。可见继发于先前手术的颈动脉分叉部扩张和右锁骨下动脉病变。B：球囊血管成形术后血管造影显示狭窄段广泛的内膜撕裂，伴残存狭窄。C：跨越狭窄段血管放置一个直径 10mm 的 Wallstent 支架，以保证颈总动脉的通畅。随访 1 年期间临床症状改善，未发生 TIA。

评论：所有接受颈动脉血管成形术和支架治疗的病人至少应从治疗前 1 周开始连续每天服用阿司匹林（325mg）。另外，病人还需从治疗前 3 天至治疗后 4 ~ 6 周连续服用噻氯匹定（每次 250mg，2 次/天）或氯吡格雷（75mg/d）。术中一旦建立了动脉或静脉通道，就应经动脉或静脉注入肝素 50IU/kg。使用 8F 导管鞘建立静脉通路是为了便于在发生由于刺激颈动脉窦压力感受器而产生的低血压和心动过缓时，进行迅速补液或注射药物。应准备好测量导丝，但不应常规使用。插入 7F 导管鞘（90cm 长，或 9F 引导导管）和 5F 造影导管，插管至无名动脉或颈动脉开口处。导管应尽量靠近病变部位，但不能越过颈动脉分叉。从两个角度进行血管造影观察。如果病变光滑、呈同心型、无溃疡或明显迂曲，就使用一根超硬导丝〔0.356mm × 6.6m（0.014英寸 × 260 英寸）〕通过病变。如果病变相对复杂，建议选择更易操控的导丝。径路图技术有助于减少导丝与病变的接触。将导丝送至颈内动脉海绵窦段水平，然后经导丝送入直径 4mm 的冠脉血管成形球囊进行预扩张。持续扩张 20 ~ 30s。扩张时应使用一根相对较硬的导丝。预扩张完成后，在狭窄段置入一个自胀式支架（Wallstent 或 Smart 支架）。支架应约大于颈总动脉 1 ~ 2mm，长 20mm。对于分叉部病变，支架应跨越分叉部，从颈内动脉延伸至颈总动脉。当病变位于分叉部上方时，支架应避免跨越分叉部。也可使用球囊膨胀式支架，但当支架需跨越分叉部时，由于颈总动脉和颈内动脉的直径不同，需使用不同直径的球囊对不同部位的支架进行扩张。支架投放后可能会出现严重的低血压或心动过缓。这时应立即经静脉给予阿托品 0.5mg，并选用 8μg/ml 的去甲肾上腺素。在颈动脉血管成形术和支架治疗前后应进行仔细的神经学检查，应对最后一次的脑血管造影进行仔细观察，以发现相对于基线脑血管造影的任何变化。

2.4.5 颈动脉和弓上血管支架

病例 2.4.5:

54 岁女性，大量吸烟者，出现多次晕厥发作，患严重的慢性阻塞性肺病（COPD）、高血压、严重的胃食管反流和心衰。发现双上肢血压明显不对称和左上肢活动不利。某些情况下晕厥发作与劳累有关，但有时无关，提示为 TIA。心脏检查显示存在冠心病和淤血。体格检查发现病人左上肢血压低于右上肢血压。

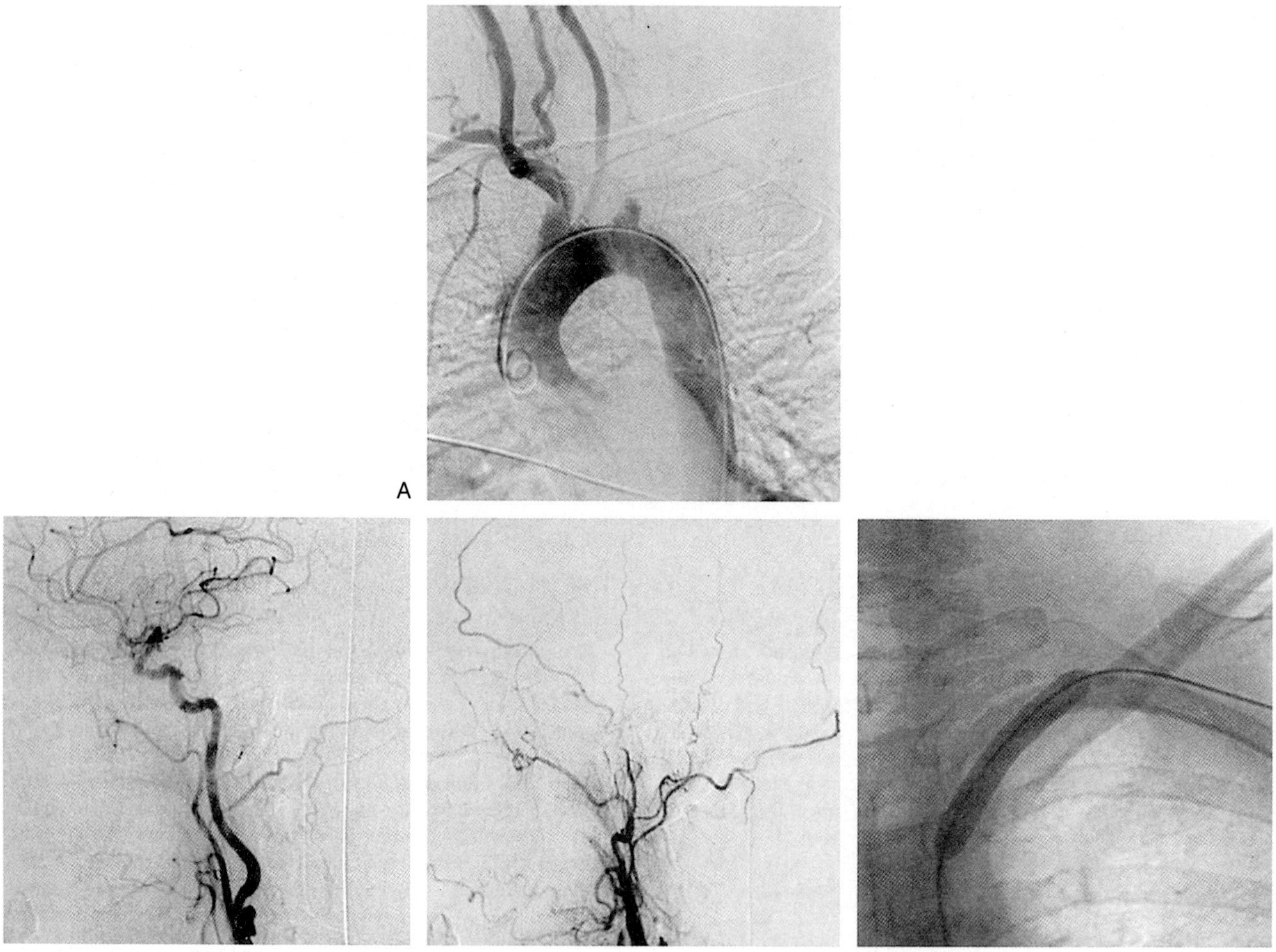

A

B

C, D

图 2.4.5

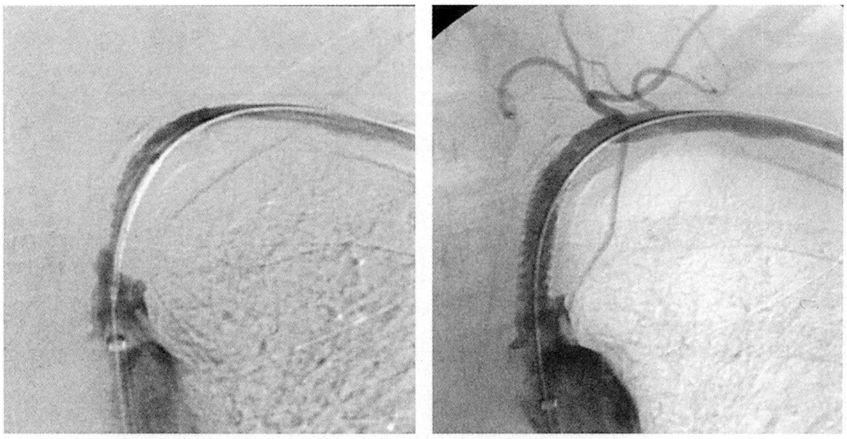

E F

图 2.4.5(接上)

A：胸主动脉造影显示左锁骨下动脉闭塞，在细小的左侧椎动脉起始部之后锁骨下动脉远端有模糊的重建。B：选择性左颈总动脉造影显示左颈内动脉起始部狭窄，伴有一个很深的溃疡。C：右颈动脉造影显示右颈内动脉完全闭塞。D：通过左锁骨下动脉闭塞段，使用直径 7mm 的球囊进行血管成形术。E：血管成形术后的血管造影显示存在 70% 残存狭窄，伴轮廓不规则。F：跨越狭窄段放置了一个 7mm × 26mm 的支架，扩张至 7mm 直径。最终的血管造影显示左锁骨下动脉近端通畅，除左椎动脉外的其他主要分支，包括乳内动脉，均充盈良好。在随后的 1 年中病人晕厥发作得到改善，但出现多种并发症，如蓝趾综合征。慢性阻塞性肺病进一步加重，多次住院治疗，而且病人始终未戒烟。

评论：在弥漫性血管疾病的病人中，左锁骨下动脉近端的动脉粥样硬化性闭塞或狭窄相对常见。然而，同时合并右颈内动脉闭塞和左颈内动脉严重狭窄还是很少见的。支架治疗后病人的神经学症状明显改善，然而，总的临床情况没有明显改善。锁骨下动脉近端闭塞放置支架的指征与其他动脉支架治疗的指征相同。虽然单独的 PTA 治疗可在超过 90% 的病例中取得成功，但当 PTA 不能使血管保持开放时必须放置支架。本病例就是由于单纯球囊扩张治疗疗效不佳而选择了支架治疗。在锁骨下动脉与腋动脉交接部应避免置入支架，这是由于该部位血管经常受到周围骨结构的持续压迫。

2.4.6 颈动脉和弓上血管支架

病例 2.4.6:

45 岁男性，出现眩晕、心绞痛。病人同时行心脏插管和脑血管造影检查。发现左椎动脉闭塞和右椎动脉远端重度狭窄。显示冠状动脉多发的狭窄，尤以右冠状动脉为著。临床心脏检查显示冠心病征象伴轻度淤血。

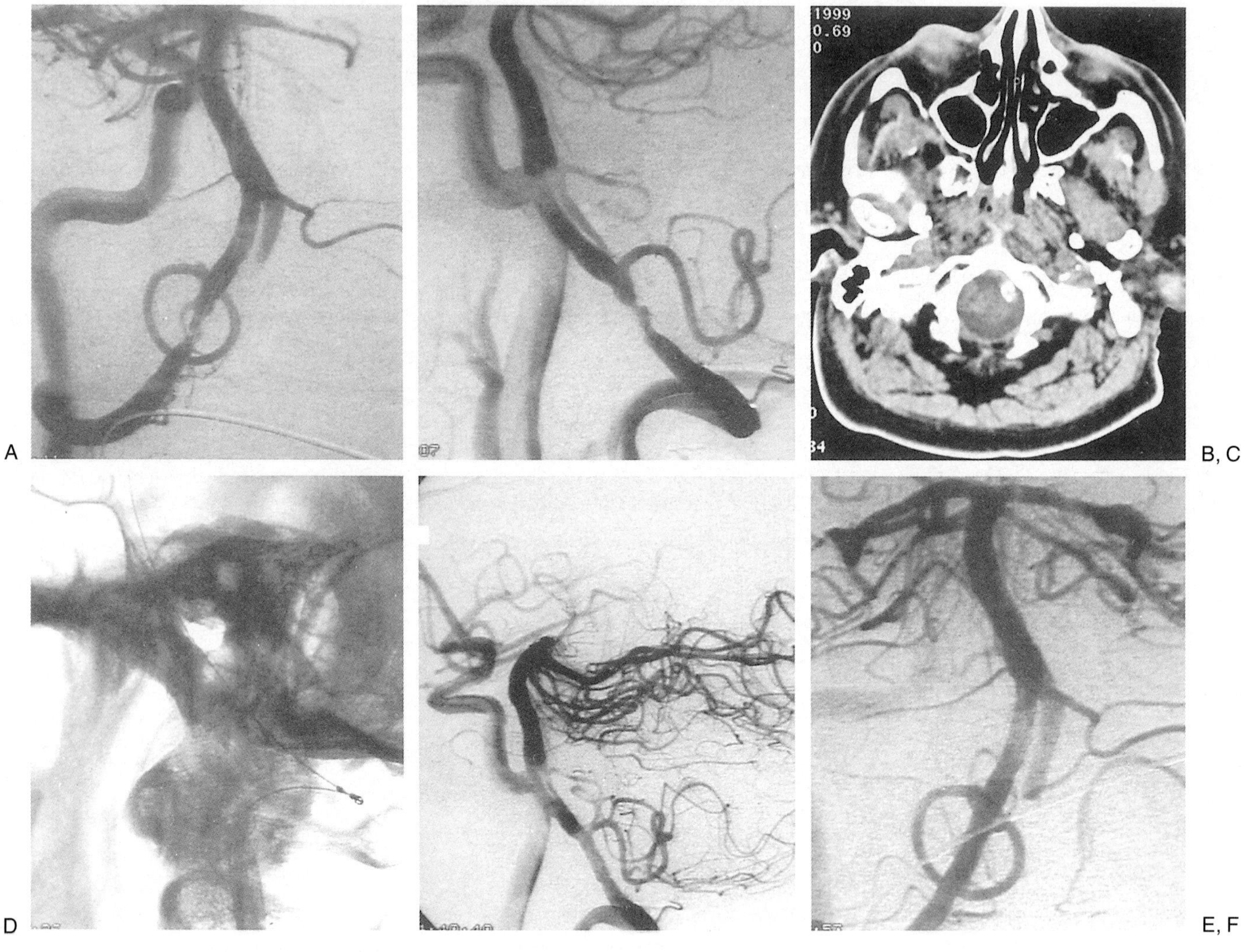

图 2.4.6

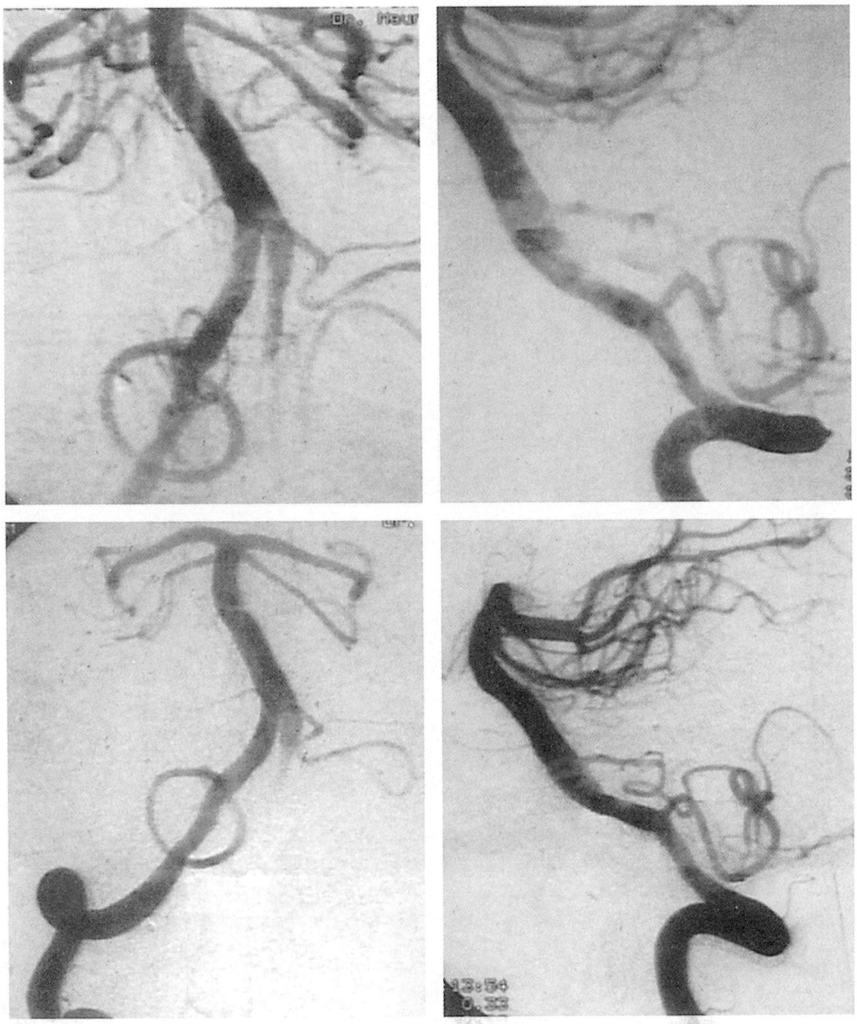

G H I J

图 2.4.6(接上)

主动脉弓和选择性左锁骨下动脉造影显示左椎动脉闭塞(未显示)。A, B:右椎动脉正、侧位血管造影显示椎动脉颅内段严重的局限性狭窄，刚好位于小脑后下动脉起始部以下的水平。C:在诊断性血管造影检查后 2 天,病人于全麻下行球囊血管成形术和支架置入治疗。可见右椎动脉内的 0. 356mm(0. 014 英寸)导丝和固定在小的冠状动脉球囊上的 Multilink 支架 (3. 5mm × 13mm)。同时,心脏专家还进行了冠状动脉血管成形术和支架治疗。D, E:治疗后的血管造影显示右椎动脉支架部位通畅。F:头 CT 检查显示支架位于枕大孔。G, H:6 个月后的随访血管造影显示支架轻度狭窄，但病人无任何临床症状。定于 1 年时随访观察。I, J:1 年时的随访血管造影显示狭窄得到了改善，可能是由于血管内膜的重塑或者是支架内表面的血栓吸收。

评论:采用经皮球囊血管成形术治疗动脉硬化性脑动脉病变是有效的。球囊血管成形术在大约 86% 的病人中可获得成功,症状复发率约为 7% 。但是,该方法造成的动脉内膜撕裂和弹性回缩可能引起急性动脉闭塞、脑中风及再狭窄的危险性增高。颅内放置支架在多种情况下是可行和有效的。然而,在脑血管内置入支架比较困难，这是由于颈动脉虹吸段和其他脑动脉，如椎动脉,走行迂曲使支架通过困难。最近,有人提出使用新的椎动脉支架置入技术来克服主动脉扩张和弓上动脉的严重迂曲,尽管采用此技术仅能放置血管很近端的支架,但还是为今后进行椎动脉狭窄的治疗展示了一个新的前景。椎动脉动脉粥样硬化性闭塞多伴有对侧椎动脉受累或颈动脉动脉粥样硬化。在最近 Malek 等进行的一组研究中,治疗后所有病人的症状均得到了改善,有1例病人由于颈动脉病变而发生脑卒中,随访 20 个月时,57% 的病人仍无任何临床症状。

2.5.1 静脉系统内支架

病例 2.5.1:

55 岁男性，慢性肾衰，有透析入路放置置入物的历史，最终于左侧大腿近端建立了一个移植物的透析通路环。由于透析通路被血块阻塞，需行机械性血栓切除治疗。

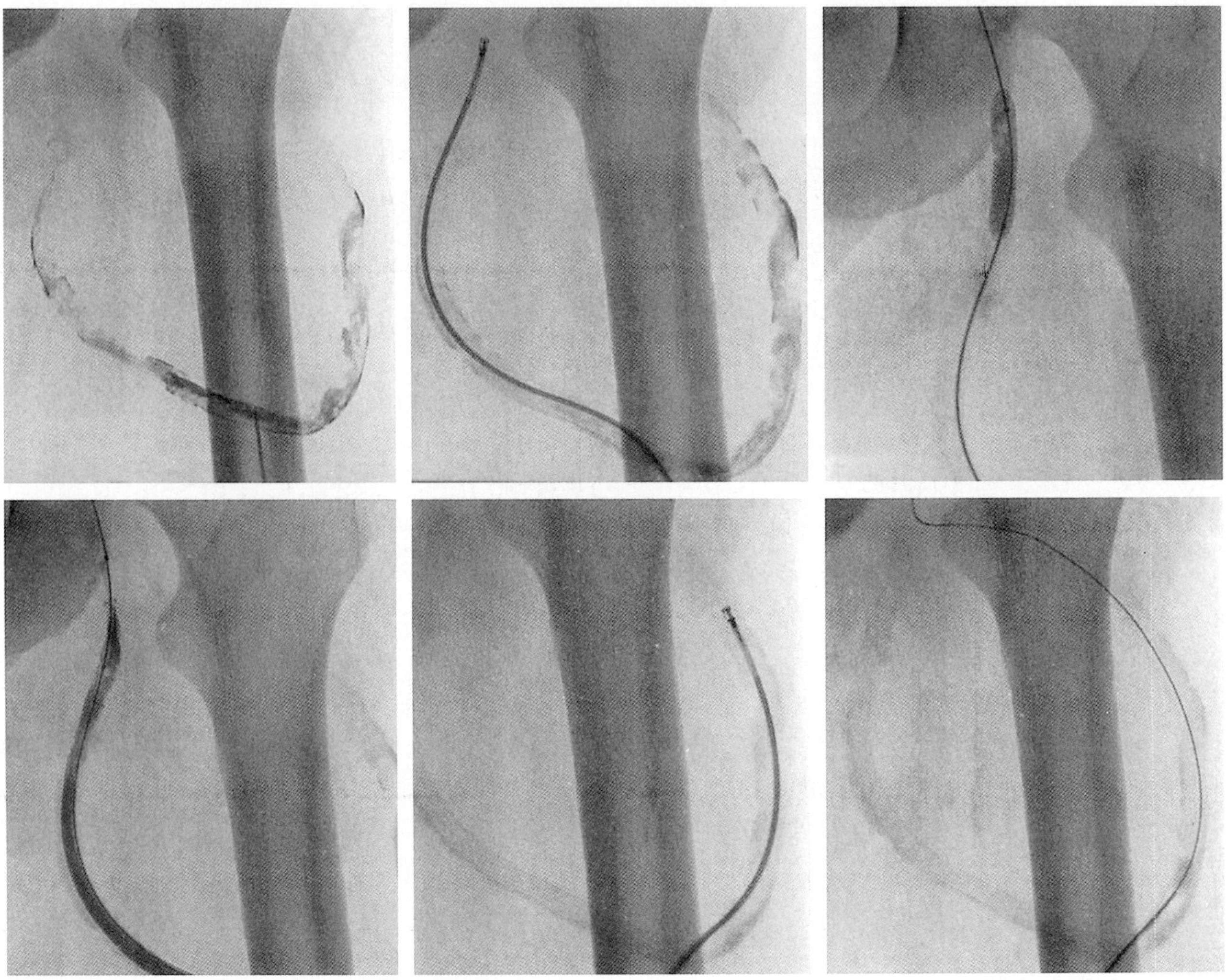

A　B, C　D　E, F

图 2.5.1

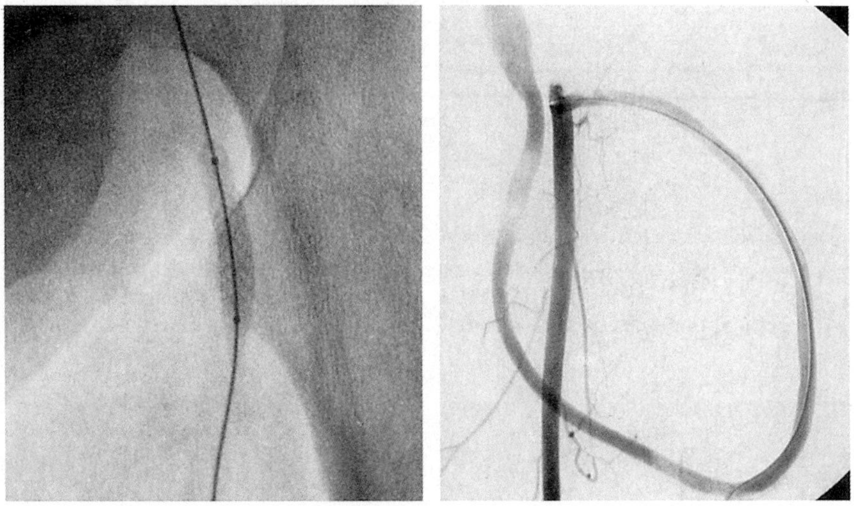

G H

图 2.5.1(接上)

A:穿刺移植物环的顶端,注入对比剂行瘘管造影,显示透析通路内血栓已经完全形成。B:经 8F 导管鞘,将 Amplatz 血栓切除装置送入移植物的静脉端进行机械性血栓切除治疗。C: 使用直径 6mm 的球囊对移植物的静脉吻合口进行球囊血管成形术。D:血栓切除术和球囊血管成形术后的瘘管造影显示狭窄明显回缩。E:采用相同的设备和技术对移植物的动脉侧进行机械性血栓切除。F:使用闭塞球囊将动脉内残余血栓拉出。G:将导管鞘再次送至静脉侧,将一个较短的自胀式支架跨越吻合口置入,并以直径 6mm 的球囊对支架进行扩张。H:最终的瘘管造影显示血栓栓塞和静脉狭窄已被纠正,移植物通路已完全通畅。

评论:在美国,超过 80% 的血液透析通路采用的是合成的移植物。移植物透析通路常常由于静脉吻合口的内膜过度增生造成管腔进行性狭窄,引起全通路的血栓形成而丧失功能。尽管也可由于透析通路动脉内栓塞引起透析通道的血栓形成,但这种情况发生较晚,且通常是由于透析通路静脉狭窄先于动脉出现问题。静脉侧狭窄治疗很困难,这是由于静脉内膜的进行性增厚并延伸至人造血管内造成的,可伴或不伴有附壁血栓。对于 70% ~80% 的病人,球囊血管成形术可有效地使狭窄开放,但另外一些病人由于狭窄范围较长或弹性回缩而造成扩张无效。在这些情况下支架置入有助于使静脉狭窄开放和挽救移植物。在邻近关节区域或易受外在压迫的表浅位置应慎用支架。自胀式支架由于具有良好的柔顺性和持续的膨胀力,应作为首选的支架。支架置入是治疗透析通路狭窄的最后选择。

2.5.2 静脉系统内支架

病例 2.5.2:

66 岁女性。因盆腔恶性肿瘤行手术治疗。术后几个月病人出现右下肢肿胀和疼痛。盆腔静脉 MRA 显示右髂总静脉重度狭窄。需行盆腔静脉造影,可能的话行血管成形术。

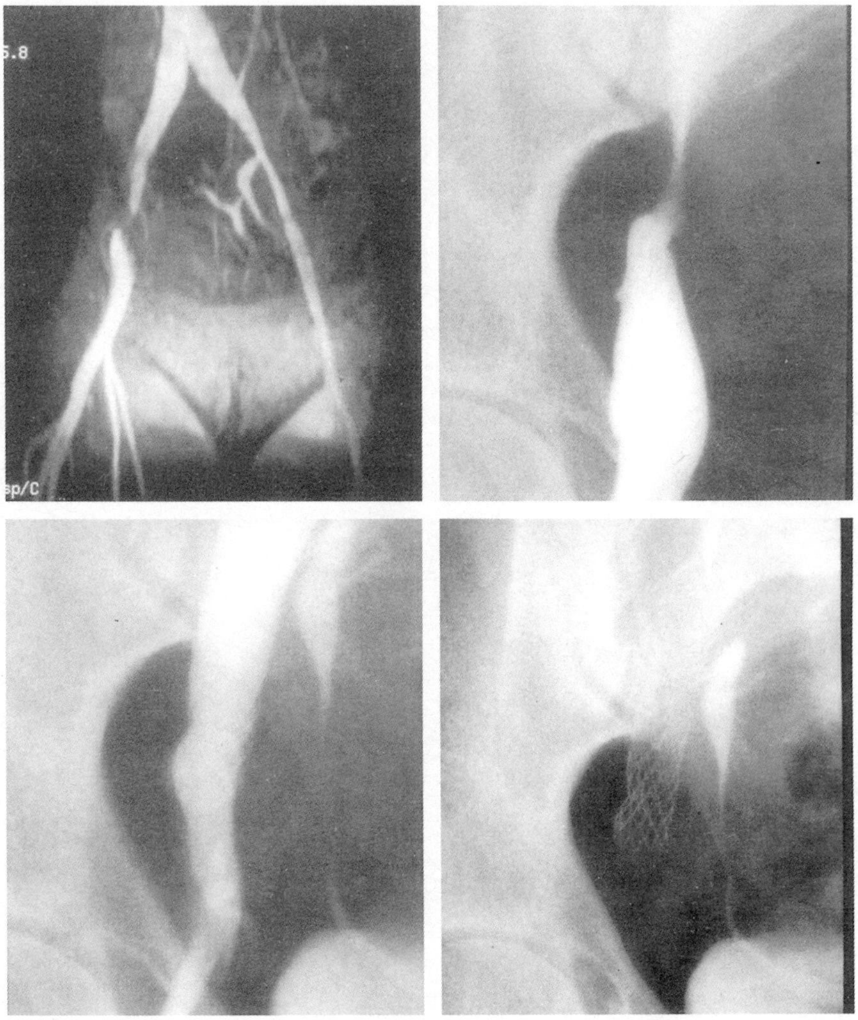

A B C D

图 2.5.2

A:盆腔 MRA 显示右髂总静脉重度狭窄。B:右股静脉直接穿刺插管后进行静脉造影,证实存在严重狭窄。虽然未发现该狭窄的原因,但实际上是纤维化造成的。C:用直径 10mm 的球囊行球囊血管成形术,但疗效不佳,可见明显回缩。跨越狭窄段置入了一个 Palmaz 支架,并扩张至 10mm。最终的静脉造影显示右髂静脉已充分通畅。D:盆腔数字 X 线摄影显示支架膨胀良好。

评论: 肿瘤或局部纤维化造成的静脉狭窄治疗较困难,多数病例行球囊血管成形术疗效不佳。放置支架通常可有效地治疗这种狭窄,但置入的支架必须充分扩张至邻近正常静脉的直径。对于良性静脉狭窄,无论是否放置支架,血管成形术治疗在大约 97% 的病例中可获得成功,约 4 年的长期随访显示通畅率为 69% 。血栓切除术后,血管镜检查结果正常的病人与血管镜显示有异常的病人之间的长期通畅率存在差异,分别为 86% 和 43% 。

2.5.3 静脉系统内支架

病例 2.5.3:

16 岁女性。因胸骨的原始神经外胚层肿瘤行手术治疗，术后几星期出现了广泛的左下肢深静脉血栓形成(DVT)。进行了溶栓治疗，而后进行了髂静脉的球囊血管成形术和支架治疗。

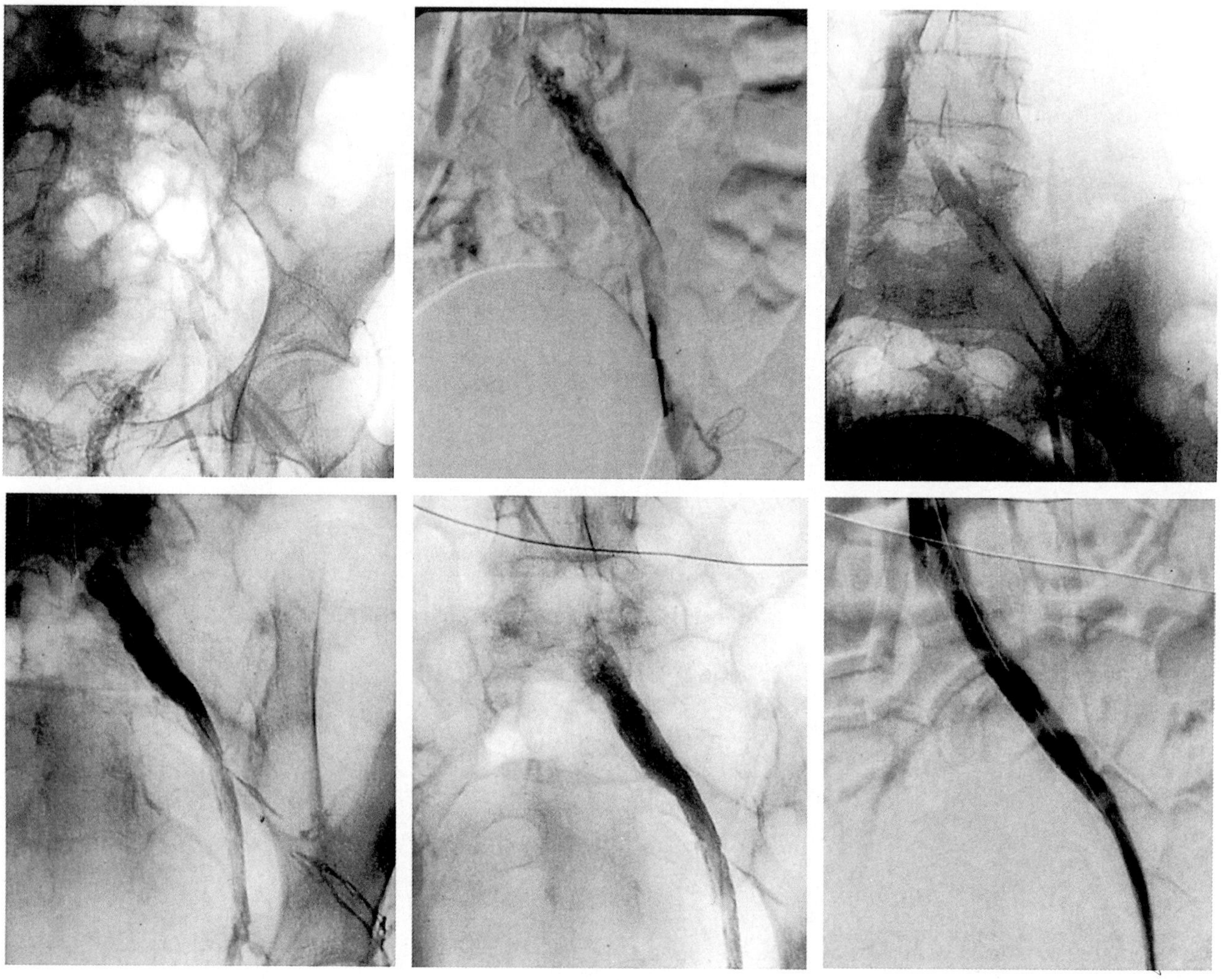

A B, C D E, F

图 2.5.3

A：最初的盆腔静脉造影显示左侧盆腔静脉血栓形成。B：使用 Amplatz 血栓切除器进行机械性血栓切除后的静脉造影影像。C：大视野图像观察显示闭塞段邻近下腔静脉会合部。D：灌注尿激酶 12h 后的静脉造影显示左髂静脉情况明显改善。E：溶栓治疗 24h 后的静脉造影显示左髂总静脉回流受阻，其原因是左下肢动脉压迫髂静脉(May-Thurner 综合征)。F：球囊血管成形术后跨越闭塞段放置一个 12mm 的 Wallstent 支架。

评论： May-Thurner 综合征常见于年轻的女性病人。急性 DVT 发作和慢性发作各占一半。所有病人都出现下肢肿胀和疼痛。对于急性发作的病人，应像本病例一样，采取经导管直接溶栓治疗、血管成形术和放置支架。对于慢性病人，应采用血管成形术和放置支架；对于一些病人，需辅助使用溶栓治疗。87% 的病人首次治疗可获得成功。1 年时总的通畅率为 79%。85% 的病人治疗后症状得到了完全或明显的改善。对于大多数病人需要置入支架。有急性症状的病人采用支架治疗的 1 年通畅率为 91.6%；而慢性发作病人的 1 年通畅率为 93.9%。主要的并发症为支架急性闭塞，通常可采用再次介入治疗。其他并发症包括血肿形成和少量出血。血管成形术对于 May-Thurner 综合征髂静脉闭塞的治疗是有效的。

2.5.4 静脉系统内支架

病例 2.5.4:

53 岁男性，肝移植术后出现双下肢水肿、顽固性腹水，考虑为下腔静脉狭窄引起的巴德－基亚里(Budd-Chiari)综合征。需行腔静脉造影，可能的话行血管成形术治疗。

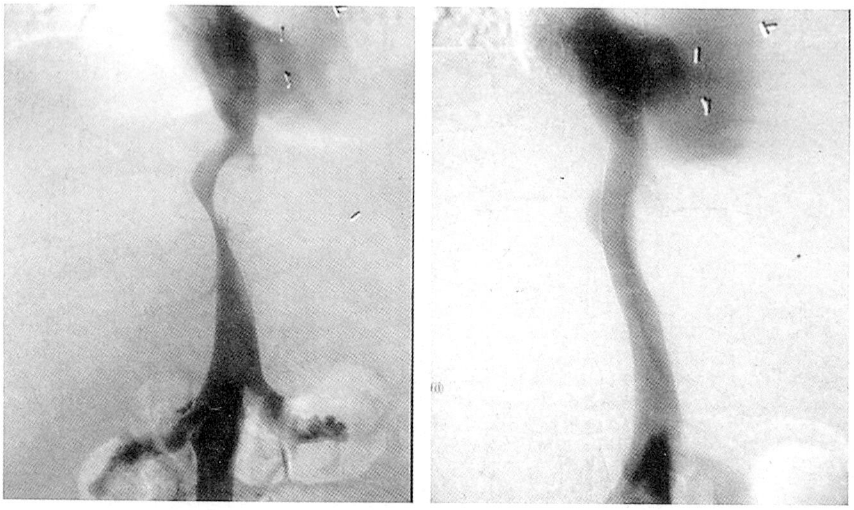

A　　B

图 2.5.4

A：下腔静脉造影显示下腔静脉肝内段严重狭窄，右心房与狭窄段下方的腔静脉间压力差为 1.60kPa (12mmHg)。B：使用直径 18mm 的球囊对狭窄段进行扩张，扩张后狭窄情况与压力梯度均未见明显改善。于狭窄段置入了一个直径 20mm 的 Wallstent 支架，复查造影显示下腔静脉完全通畅。

评论：下腔静脉闭塞是肝移植术后少见的并发症，发生率为 0.6% ~0.8%，小儿肝移植术后下腔静脉闭塞的发生率较高。肝移植术后下腔静脉狭窄的部位既可以是肝上腔静脉吻合口，也可以是肝下腔静脉吻合口。腔静脉狭窄既可发生于肝移植术后早期，也可发生于肝移植术后几个月甚至几年。腔静脉狭窄或闭塞的临床表现为反复出现的或顽固性的腹水、足部水肿，有时还会出现胸水。肝功能检查显示各项酶学指标均有不同程度的升高。有时，由于下腔静脉回流至右心房的血流减少而出现低血压。下腔静脉与右心房间压力差升高，但不会完全高于正常水平〔0.933 ~ 2.67kPa(7 ~ 20mmHg)〕，完全闭塞的病例其压力差会更大。供、受体腔静脉直径存在明显差异，吻合后腔静脉走行迂曲是造成移植术后早期出现腔静脉狭窄的原因。纤维化、慢性血栓形成、血管内膜的过度增生是造成晚期腔静脉狭窄或闭塞的原因。球囊扩张治疗通常有效，扩张时要使用一个较大的球囊，一般直径为 12 ~ 18mm。半数的病例需要进行多次扩张。由于血管走行成角或存在外在压迫而导致扩张失败的病人应采取支架治疗。多数情况下，腔静脉支架置入过程是相对简单的，一般选择股静脉入路。现在可用于腔静脉的大支架的种类很多，治疗效果均很好。柔顺性好的支架，如 Wallstent 支架，一般为首选支架。腔静脉支架治疗的并发症很少，包括急性血栓形成、脓血症、支架移位进入心脏或肺动脉。对于肝上、下腔静脉吻合口狭窄的支架治疗还存在一个问题，就是会对再次肝移植造成困难。最近，Dutta 报道了肝静脉水平的腔静脉狭窄进行支架治疗的一个潜在的严重并发症，就是由于 Wallstent 支架内新生血管内膜覆盖了肝静脉开口，造成肝静脉回流受阻，从而出现了类 Budd-Chiari 综合征的表现，可能与高凝状态有关，可导致急性肝肿大、腹水、门脉高压和败血症。

2.5.5 静脉系统内支架

病例 2.5.5:

43 岁男性，出现巴德－基亚里(Budd-Chiari)综合征，临床表现包括腹痛、肝肿大、腹水，实验室检查提示肝功能不良，由下腔静脉狭窄所致。需行肝静脉、腔静脉造影，可能的话行介入治疗。

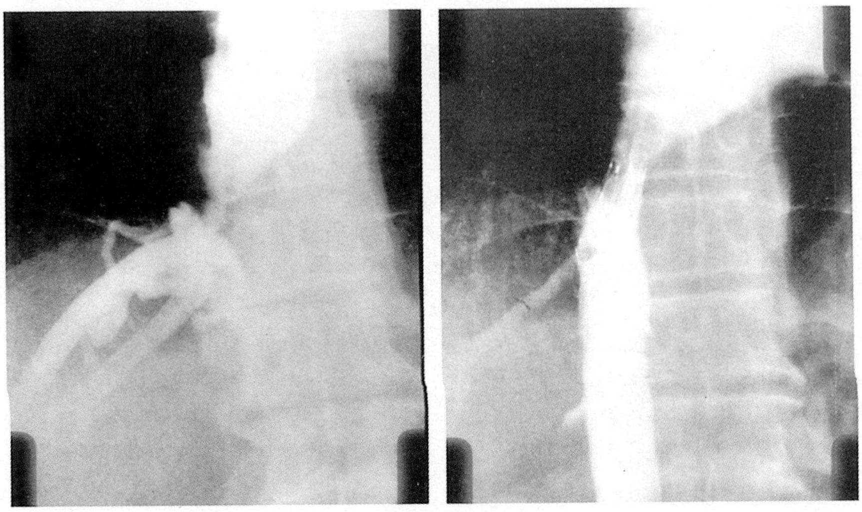

图 2.5.5

A：下腔静脉造影显示下腔静脉肝内段水平严重狭窄，右心房与狭窄段下方的下腔静脉压力差大于 2.00kPa(15mmHg)。B：使用直径 12mm 的球囊行血管成形术后，狭窄虽略有好转，但仍残存压力梯度，跨越狭窄段置入了一个 22mm 的 Gianturco Z 型支架，成功地使腔静脉完全通畅。

评论：巴德－基亚里综合征少见，但由于可造成肝静脉回流受阻，其结果往往是致命的。多数病例与肝静脉或肝上段下腔静脉闭塞有关。肝上段下腔静脉膜性闭塞也是世界范围内巴德－基亚里综合征的一个常见类型，但主要发生于亚洲。许多临床状况与肝静脉回流有关，如高凝状态、肿瘤或囊肿闭塞了肝静脉或下腔静脉、肝静脉或下腔静脉膜性闭塞、外伤、妊娠、肝静脉阻塞性疾病和自发性因素。单纯临床治疗效果较差，可选择手术和非手术性方案治疗。大多数可用的治疗方法的主要目的是处理疾病的后遗症，特别是门静脉高压。除了肝移植，许多手术方案都是通过门静脉转流至其他外流通路达到缓解肝脏淤血的目的。介入治疗可以单独或联合其他治疗共同进行。虽然经颈静脉肝内门体静脉分流（TIPS）可用来降低门静脉压力，在一些病例中可缓解静脉回流的阻塞，但是解除阻塞常并不很容易，可能需要开放肝静脉或下腔静脉。由于可能会对将来的肝移植造成困难，一般首选球囊血管成形术而不是放置支架。另一方面，下腔静脉直径明显缩小或肾动脉与腔静脉间存在高的压力梯度，降低了手术的门体静脉分流道（如肠系膜腔静脉吻合）的长期通畅性。因此，对于这类病变的主要治疗目的是扩大腔静脉直径，消除或减小明显的压力梯度。当仅用血管成形术不能充分使下腔静脉开放时，需要在下腔静脉的狭窄处放置支架，但是有限的文献报道显示，支架内再狭窄的发生率较高。

2.5.6 静脉系统内支架

病例 2.5.6:

54 岁女性，患慢性胆石性胰腺炎，出现了门脉高压症状和食管静脉曲张出血。血管造影显示，门静脉于脾静脉与肠系膜上静脉会合处至门静脉主干处闭塞。计划行经皮肝入路血管内治疗以重新开放门静脉。

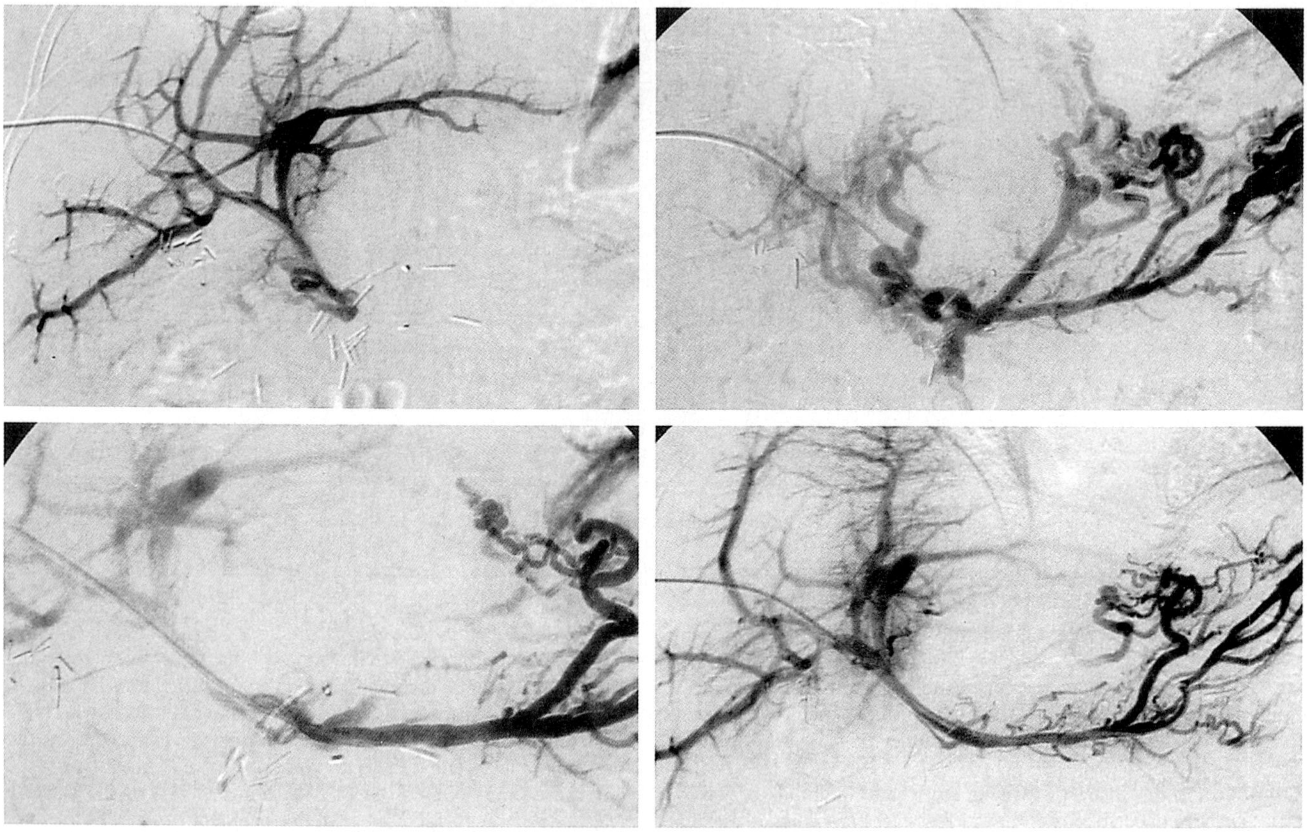

图 2.5.6

A：经皮经肝穿刺插管至门静脉肝内分支和门静脉主干，行门静脉造影。B：经反复尝试，将导管通过闭塞段送至脾静脉。造影可见大量的侧支循环，包括严重的静脉曲张。肝内门静脉压力为 1.73kPa (13mmHg)，而脾静脉压力为 4.27kPa (32mmHg)。C：使用直径6mm 的球囊行血管成形术，但效果不佳。D：跨越闭塞段置入了一个 Wallstent 支架（10mm × 40mm），以使门静脉通畅。最后肝内门静脉压力为 2.67kPa(20mmHg)，而脾静脉压力为 3.73kPa (28mmHg)。可见侧支血管的数目和大小均得到了改善，而且压力梯度得到缓解。

评论：在文献报道中，仅有很少有关使用血管成形术或支架治疗门静脉或脾静脉闭塞的信息。在胰腺炎和术后吻合口狭窄的病例中，单独使用球囊血管成形术可取得良好的治疗效果，然而对肿瘤病人往往无效，需要置入支架。门静脉支架治疗的指征有 4 项：①缓解门静脉肿瘤性侵犯或压迫；②从幼年开始的慢性门静脉阻塞；③与慢性胰腺炎或胰腺肿瘤相关的门静脉闭塞；④肝移植术后门静脉狭窄。可采用与此病例一样的经肝途径或经颈静脉穿刺到达门静脉，至少有一篇报道提出采用腹部小切口插管至肠系膜下静脉的技术。在球囊血管成形术和支架置入前常需要进行溶栓治疗，以消除门静脉内的血凝块。在部分性肝移植病人中门静脉狭窄是一个主要问题，此时球囊血管成形术可能不像在其他病例中一样成功。在这些病人中，狭窄可对球囊扩张无效（弹性回缩）或成形术后短期内复发。最近，Funaki 等报道了一组 25 例病例，在最初成功治疗的 25 例病人中，19 例病人的门静脉可以维持通畅 5～61 个月（平均 46 个月）。Yamakado 等报道了另外一组 21 例采用支架治疗肝细胞癌侵犯门静脉的病例，治疗后病人的门静脉压力梯度降低，静脉曲张和腹水得到缓解。超过 12 个月的记录均显示血管通畅。

2.5.7　静脉系统内支架

病例 2.5.7:

53 岁女性,因乳腺癌行手术切除和放射治疗。几个月后逐渐出现上腔静脉综合征,表现为头、颈、肩部肿胀。需行上肢静脉造影和上腔静脉造影,进行诊断和可能的治疗。

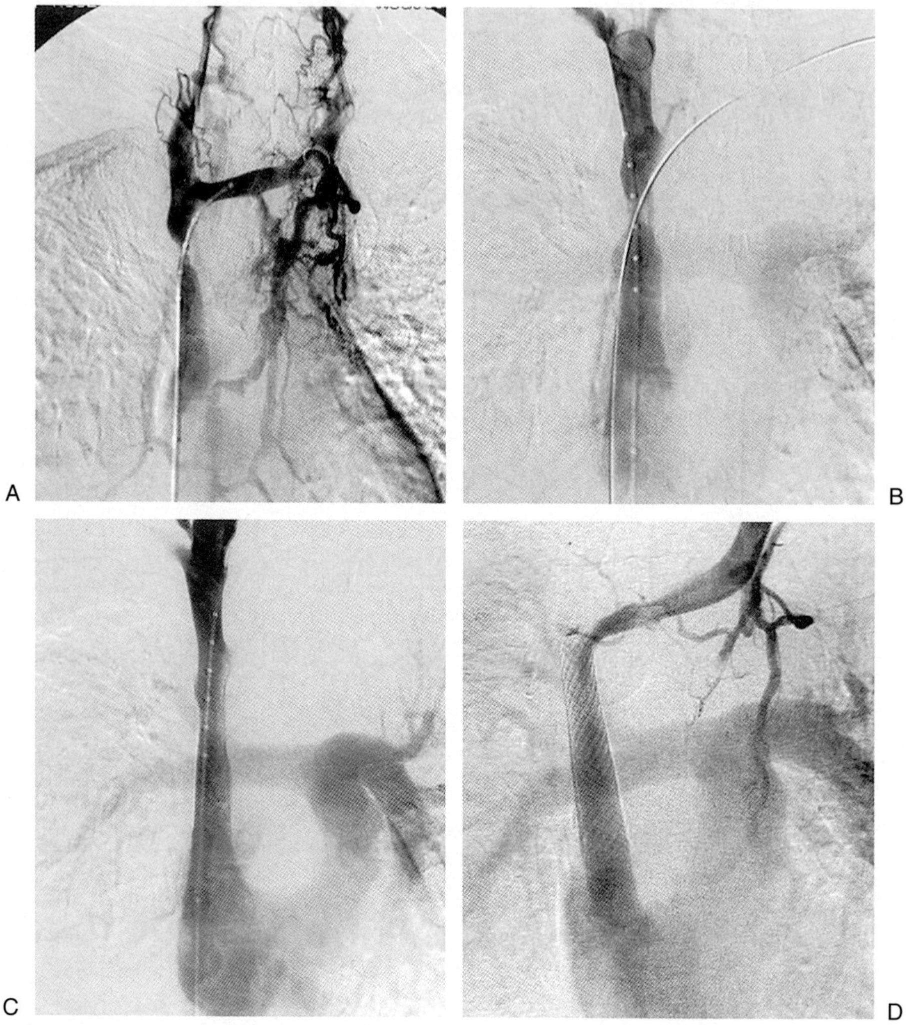

图 2.5.7

A:经股静脉入路的上腔静脉造影显示上腔静脉局限性狭窄,出现了明显的纵隔侧支循环静脉影——Stanford II 型上腔静脉闭塞。B:使用直径 12mm 的球囊行血管成形术,显示有所改善。用带标记的导管进行静脉测量。C:在狭窄部位置入了一个直径 14mm 的 Wallstent 支架,保证了上腔静脉内的充分血流。D:2 个月后随访,由周围静脉入路的静脉造影显示支架保持通畅。上腔静脉综合征已明显改善。

评论:采用金属支架治疗上腔静脉闭塞是一个有用的方法。上腔静脉综合征的症状严重,导致病人生活质量明显恶化。Kishi 等把上腔静脉综合征的临床表现分为 4 类:中枢神经系统相关症状;咽喉部水肿导致的症状;颜面部水肿相关的症状和其他静脉淤血症状。支架治疗可快速缓解症状和改善病人的生活质量。尽管支架的长期通畅性还没有最终确定,但对于患恶性疾病的病人,支架通常可在这些病人的生存时间内保持通畅。闭塞复发可通过球囊血管成形术或再次置入支架进行治疗。上腔静脉闭塞的最常见原因是恶性肿瘤压迫、留置中央静脉导管或放疗后局部纤维化。上腔静脉狭窄可按照 Stanford 分型标准进行划分。短期内此技术可在几乎所有的病例中取得成功，在 93% 的病人中可取得临床成功，上腔静脉综合征症状得到改善。在对一组 21 例病人的非对照回顾性研究中，随访 1 ~ 14 个月未发现复发。

2.5.8 静脉系统内支架

病例 2.5.8:

17 岁女孩，因胸骨原发性神经上皮肿瘤经手术切除，之后进行了放射治疗。手术期间曾放置了中央静脉导管。在放疗 2 个月后出现上腔静脉综合征。需行上肢静脉造影和上腔静脉造影进行诊断,可能的话进行治疗。

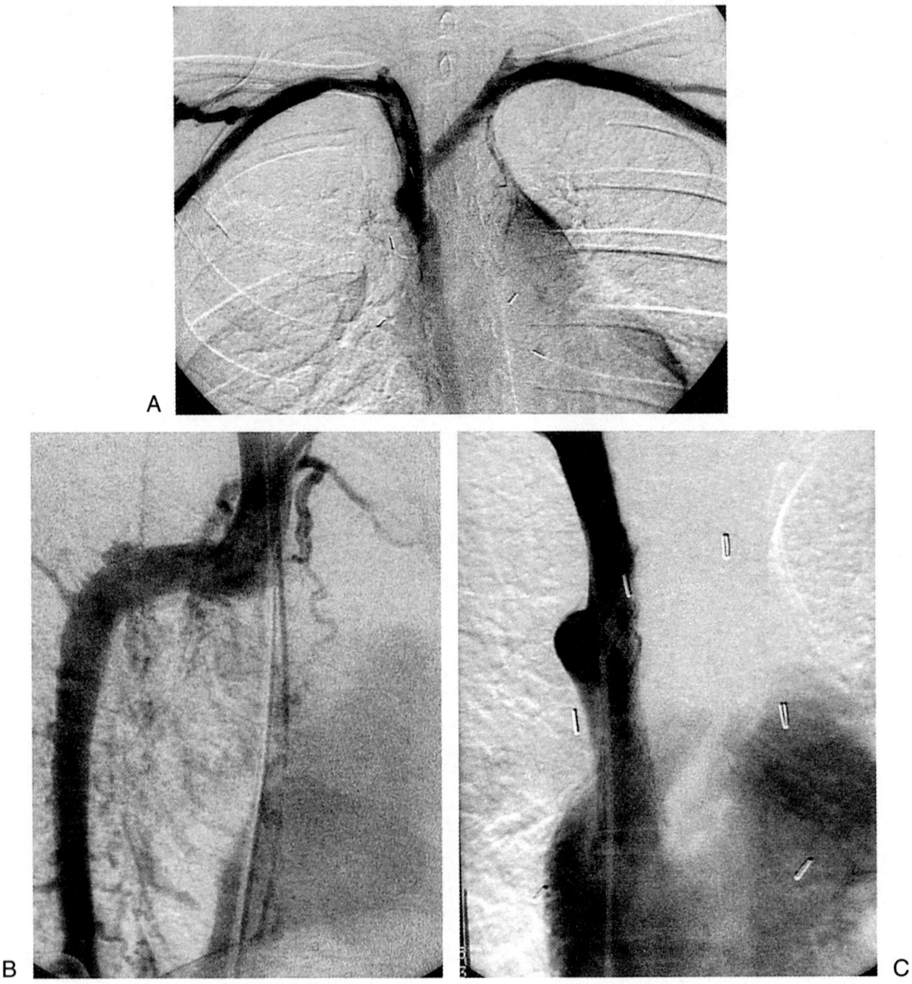

图 2.5.8

A:双侧上肢静脉造影和上腔静脉造影检查显示上腔静脉完全闭塞,伴奇静脉的逆行性充盈。为 Stanford III 型上腔静脉闭塞。B:采用股静脉入路,逆行插管至上腔静脉闭塞段。造影显示上腔静脉经奇静脉大量引流。C:用直径 18mm 的球囊行血管成形术,并放置了一个 20mm×40mm 的 Wallstent 支架。最终的腔静脉造影显示上腔静脉已完全通畅，至今已随访 3 年，未复发。

评论: 恶性病变是导致上腔静脉综合征的最常见原因,约占上腔静脉闭塞病例的 74% ~95%。上腔静脉闭塞的良性原因与纵隔纤维化（放射治疗）、血管瘤、留置中央静脉导管、留置起搏器电极线和透析瘘管或搭桥有关。在美国，留置中央静脉导管是目前导致上腔静脉阻塞的主要原因。临床观察显示恶性上腔静脉闭塞病人的平均生存时间只有 7 个月，采用支架治疗是非常恰当的。良性上腔静脉阻塞正好相反，病人有正常的生存时间。Stanford 等将上腔静脉闭塞分为 4 型：① I 型，上腔静脉狭窄程度接近 90%，奇静脉通畅；② II 型，上腔静脉几乎完全闭塞，奇静脉通畅且血流方向正常；③ III 型，上腔静脉几乎完全闭塞，奇静脉出现逆向血流；④ IV 型，上腔静脉完全闭塞，存在包括奇静脉在内的一支或多支主要的分流静脉。Oderich 等发表了一组在 40 例中央静脉闭塞的病人中采用支架和血管成形术进行治疗的研究，最初的技术成功率为 100%，临床有效率为 94%；首次治疗 3、12、24 个月时的通畅率分别为 85%、27% 和 9%；再次治疗 3、12、24 个月时的通畅率分别为 91%、71% 和 39%。对于大多数上腔静脉闭塞的病人，支架提供的是暂时性的帮助。良性病变的病人生存期较长，需要定期随访和保持警惕，以保持上腔静脉内支架的长期通畅性。根据最近的观察，支架移植物可用于治疗肿瘤突入或生长入上腔静脉腔内的恶性闭塞。

2.5.9 静脉系统内支架

病例 2.5.9:

63 岁男性，左上臂透析通路出现压力增高和透析回流受阻。经皮修补透析通路时发现左锁骨下静脉和无名静脉闭塞。进行了球囊血管成形术。

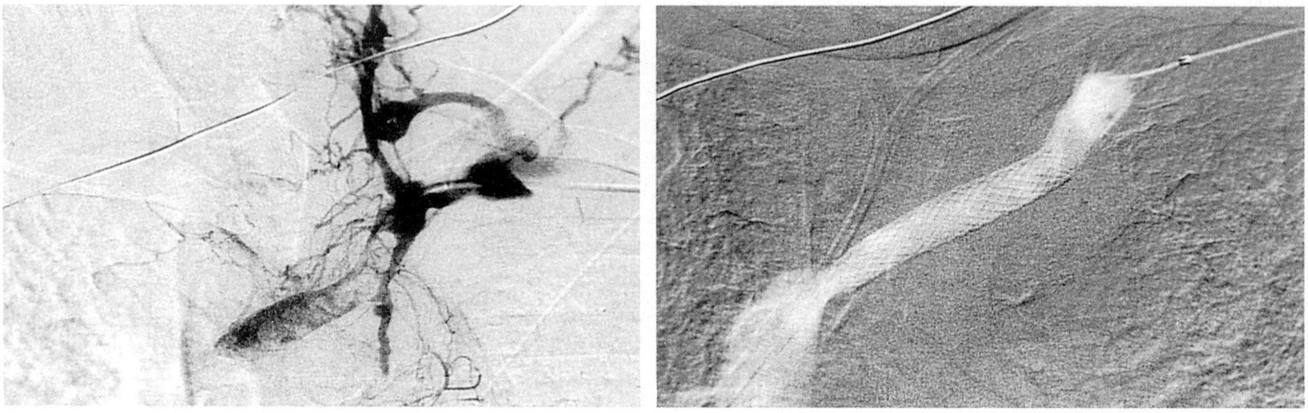

A B

图 2.5.9

A：左锁骨下静脉造影显示左无名静脉完全闭塞伴广泛的腔内血栓形成。可见侧支静脉循环。用直径 12mm 的球囊行血管成形术效果不佳，遂决定放置一个支架。B：于左锁骨下静脉和头臂干静脉内放置了一个直径 12mm 的 Wallstent 支架。静脉造影显示支架完全通畅。

评论： 大约 15% 的透析通路问题与中央静脉狭窄有关。中央静脉狭窄可沿着引流静脉扩展，可累及腋静脉、锁骨下静脉和头臂干静脉。大约 34% 的病例存在多种与透析通路相关的异常。关于利用球囊血管成形术治疗中心静脉狭窄的研究报道不多，可利用的信息很少。大多数相关报道均不能确定中心静脉狭窄是否与透析通路相关，以及是否是所治疗的多发静脉病变的一部分。使用支架作为球囊血管成形术的辅助手段已经广泛应用，从而使分析治疗的结果更为困难。然而，基于同样的原因，首次治疗 1 年内管腔通畅率约为 60% ~70%，如果考虑到辅助因素，通畅率还要高一些。对锁骨下静脉狭窄已采用支架治疗，但只可使用自胀式支架。球囊膨胀式支架不适于锁骨下静脉，因为存在支架于锁骨和第一肋之间受压变形的危险。尽管支架有助于保持锁骨下静脉的开放，但由于内膜增生最终会导致支架内腔减小，应尽可能避免使用支架。处理锁骨下静脉血栓形成相关的问题时策略应不同，通常认为治疗结果会因透析通路狭窄所致的情况不同而不同。

2.5.10 静脉系统内支架

病例 2.5.10:

77 岁男性，左臂透析通路出现阻力增加和逆循环。透析通路造影显示头静脉严重狭窄。需行球囊血管成形术。

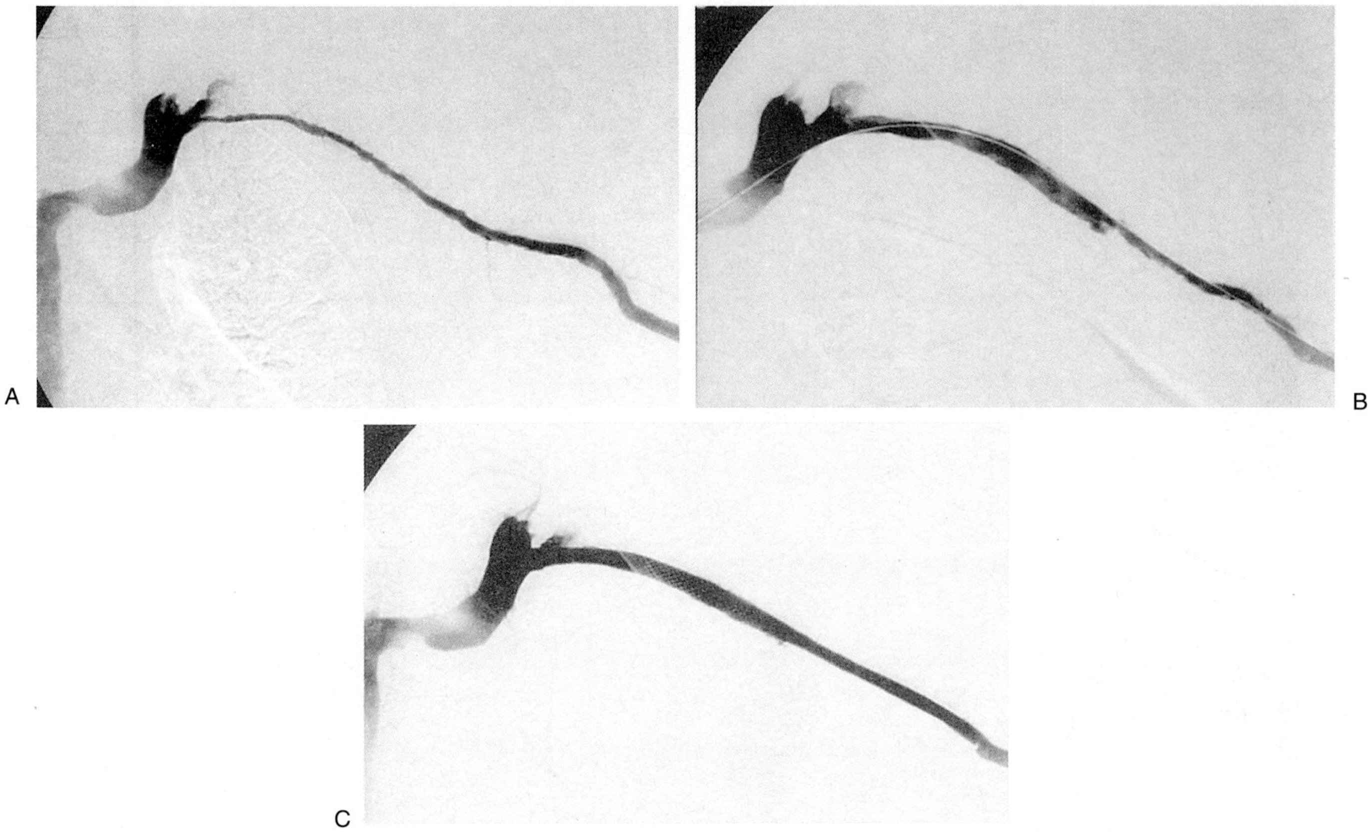

图 2.5.10

A：左侧头静脉造影显示，在头静脉远端有一长段的重度狭窄。B：使用直径 5mm 的球囊行血管成形术。静脉破裂导致对比剂外溢。C：在静脉破裂段置入了 2 个 Wallstent 支架。支架置入后静脉造影显示破口被覆盖，对比剂外溢得到了控制。在随访的 6 个多月期间透析通路功能良好。

评论：与血液透析相关的血管成形术导致的严重并发症的发生率相对较低，约为 3% ~5%。血管成形术导致的静脉吻合口或静脉流出道破裂是一个严重的并发症，可导致大出血。在大多数病例中，抢救透析通路依赖于能否纠正静脉破裂。邻近吻合口的破裂可通过外部压迫进行适当的治疗，但大的血肿则会压迫静脉，导致透析通路的废用。在远端还残存狭窄的病例中，血流会优先从破裂处外溢，可导致血栓形成。已采用支架治疗静脉破裂，并在保持透析通路的功能方面显示出了它的价值。Welber 等在最近的一篇文献中报道了 14 例采用自胀式裸支架治疗静脉破裂的结果。其中 11 例（79%）取得了技术和临床成功。在治疗后 30、60、90 和 120 天时的首次通畅率分别为 63%、54%、46% 和 46%。在 60、120 和 180 天时的再次通畅率分别为 85%、75% 和 75%。未发生操作所致的并发症。证明采用血管内支架治疗球囊血管成形术所致的静脉破裂是安全和有效的。

2.6.1 内脏动脉支架

病例 2.6.1:

57 岁女性，出现慢性肠系膜动脉缺血，表现为 3 个月来体重减轻、餐后腹痛和惧食。

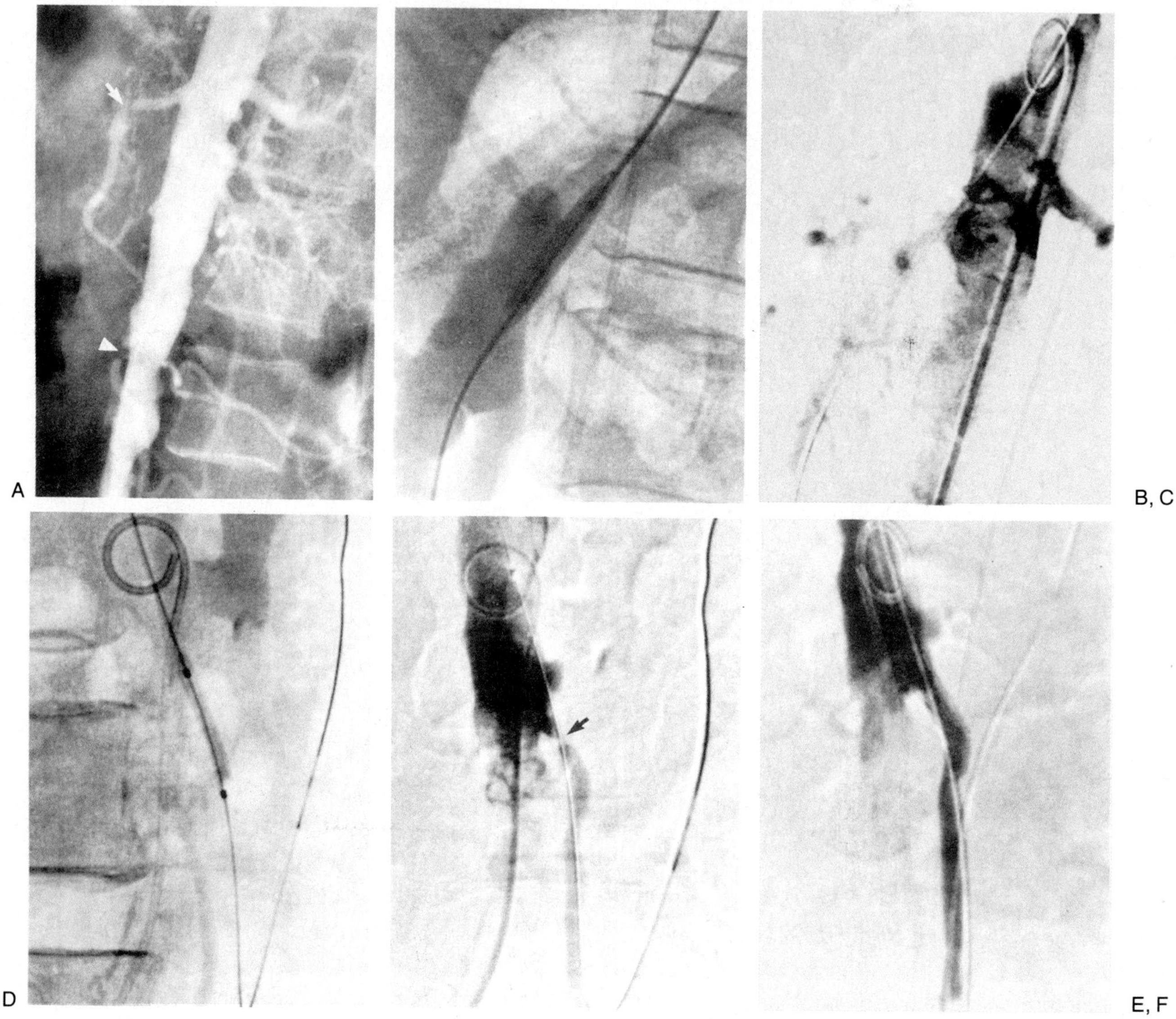

图 2.6.1

A：腹主动脉造影侧位片显示腹腔干动脉闭塞（开放箭头），肠系膜上动脉（SMA）近端 95% 的狭窄（闭合箭头），肠系膜下动脉近端部分 99% 的狭窄（箭头）。腹主动脉可见明显的动脉硬化性改变。决定对病人采取 PTA 和（或）支架治疗。由于肠系膜下动脉开口与腹主动脉成锐角，必须经上臂动脉入路进行。由于左上肢动脉搏动减弱，故选择右上肢动脉入路。在动脉内输注 5 000 IU 肝素后，用 0.889mm（0.035 英寸）的导丝通过狭窄段，并用直径 4mm 的球囊扩张病变。扩张后造影显示残存 40% 的狭窄。B：使用直径 5mm 的球囊再次进行 PTA。C：PTA 后的对比血管造影显示扩张效果良好，已无明显的残存狭窄。进入肠系膜上动脉各分支的血流良好，远端空肠和回结肠动脉分支充盈得到了改善。但是，由于仅有少量血流经肠系膜上、下动脉侧支进入肠系膜下循环，决定对肠系膜下动脉进行治疗。D：通过曲棍球杆形状的导管和 0.889mm(0.035 英寸) 导丝进行肠系膜下动脉选择性插管。再次向动脉内注入 2 000 IU 肝素，将 Wholey 导丝更换为一根 0.457mm(0.018 英寸)的交换导丝。然后采用直径3mm、4mm 的球囊行血管成形术。E：PTA 后的血管造影显示病变(箭头)的 PTA 治疗效果不佳。将 0.457mm(0.018 英寸)的导丝更换为 0.889mm(0.035 英寸)的导丝。将固定于 5mm×2cm 球囊上的一个 154 Palmaz 支架放置于肠系膜下动脉近端狭窄段。F：造影显示肠系膜下动脉通畅，外周各分支充盈良好。病人腹痛消失，手术后 4 天开始进正常饮食。病人于术后接受香豆素的抗凝治疗，并且一直状况良好。

评论：慢性肠系膜动脉缺血的病人需接受血管再通治疗。手术治疗的技术成功率为 90% ~98%。据报道，血管手术再通治疗的长期临床成功率为 61% ~100%，并发症发生率为 20% ~54%，术后 30 天内死亡率为 0% ~8%。手术是传统的治疗选择，PTA 已经被认为是一种有效的替代方法。对 11 篇使用血管内介入方法治疗慢性肠系膜动脉缺血的病例报道的分析显示，平均的初始技术成功率为 86%。如果去除初始的技术失败，报道的平均初始临床成功率（定义为病人术后无症状）为 90%。首次治疗和再次治疗后的长期临床成功率分别为 75% 和 92%。与血管内治疗相关的主要并发症发生率为 6%，术后 30 天内死亡率为 4%。这些报道证实，在有经验的术者，血管内治疗可以很好地替代手术治疗方案。在医院，对慢性肠系膜动脉缺血的处理是基于介入放射学医生与血管外科医生的紧密合作。只要可能，PTA 是首选治疗方案，对于 PTA 治疗不满意者可选择支架治疗。一旦血管内治疗失败，随后的外科干预通常无不良影响。正中弓状韧带导致阻塞症状的病人，应首选手术进行韧带松解。

2.6.2 内脏动脉支架

病例 2.6.2:

67 岁男性，双侧肾动脉、髂动脉、股动脉和肠系膜动脉出现严重的动脉硬化性病变。以前曾多次接受血管成形术和支架治疗，但再次出现肠系膜动脉缺血的症状，包括餐后腹痛和体重减轻。需行血管造影检查进行评价，必要时再次行血管成形术。

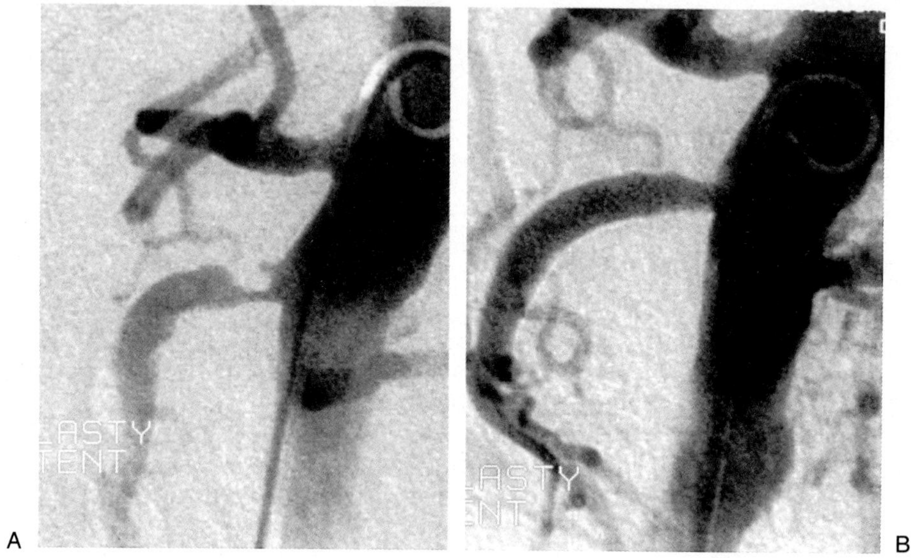

图 2.6.2

A：腹主动脉造影侧位片显示，肠系膜上动脉近端由于偏心性动脉硬化斑块凸入了血管腔造成管腔达 90% 的狭窄。行球囊血管成形术，但术后狭窄改善不明显。B：置入了一个 6mm 的自胀式支架以保持管腔的开放。随后的腹主动脉造影侧位片显示肠系膜上动脉通畅，只残留轻微的狭窄。在随访 5 年多的时间内症状消失。

评论：手术治疗对于有症状的慢性肠系膜闭塞性疾病是一种缓解病人症状和改善预后的有效手段。所有病人中，92% 出现腹痛，87% 出现体重减轻。手术方法包括逆行性旁路血管搭桥、顺行性旁路血管搭桥、经主动脉血管内膜剥离术、局部动脉血管内膜剥离术结合血管成形术治疗、血栓切除术和肠系膜上动脉移植术。手术治疗后 35 天内死亡率为 8%，5 年累积生存率为 64%，3 年内无症状生存率为 81%。在最近（Matco 等）的一组研究中见到，严重并发症的发生率为 33%。造成死亡率升高的因素有年龄偏大、心脏疾病、高血压和其他血管阻塞性疾病。此类病人多伴发主动脉移位和肾脏疾病、且病人年龄较大，导致高的并发症发生率与高死亡率。16% 的病人可见肠系膜血管闭塞性疾病复发。对外科治疗结果的回顾性研究支持对肠系膜动脉缺血病人进行内脏动脉搭桥手术的有效性和耐久性的评价。经皮血管成形术从 20 世纪 80 年代初开始应用，但其长期成功率有限，特别是对开口部病变。对于开口部病变当然可以选择支架治疗，但是支架可能仅适用于在更远端的病变复发狭窄或伴有溃疡、内膜撕裂或假性动脉瘤的复杂病变。对于偏心性动脉硬化斑块，特别是位于近端者，除行球囊血管成形术外还需要放置支架。

2.6.3 内脏动脉支架

病例 2.6.3:

63 岁女性，出现慢性肠系膜绞痛，伴体重减轻、餐后腹痛和身体不适 8 个月。多普勒超声显示肠系膜动脉严重狭窄和假性动脉瘤样影像。需行诊断性血管造影,可能的话行球囊血管成形术。

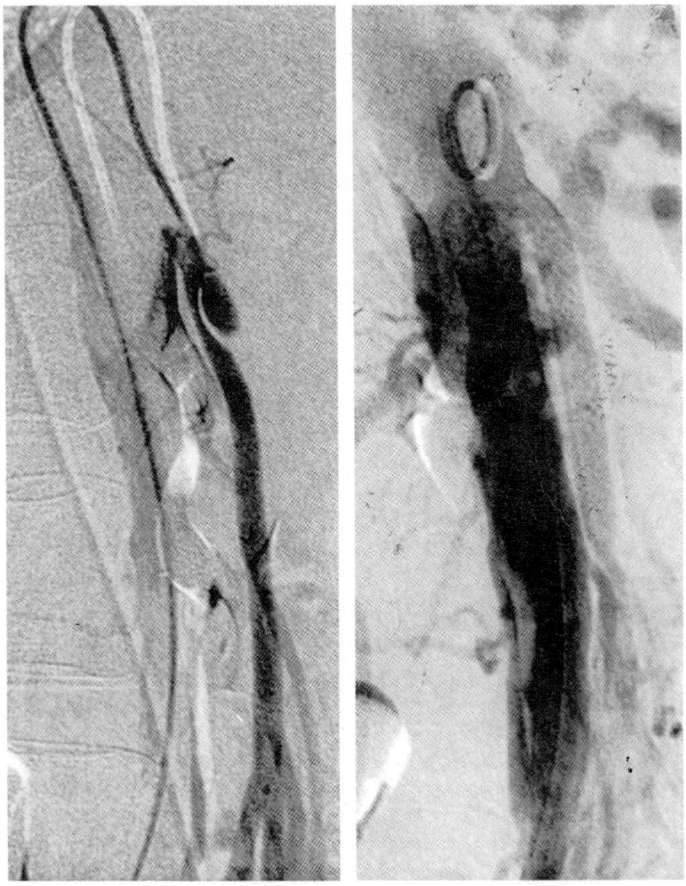

图 2.6.3

A:肠系膜上动脉侧位片显示有一个 90% 的狭窄，有一幅影像提示内膜撕裂伴假性动脉瘤（或溃疡）形成。对狭窄段进行选择性插管,并使用直径 6mm 的球囊施行血管成形术。B:置入一个自胀式 Wallstent 支架,闭塞和覆盖了撕裂的内膜。治疗后病人症状明显改善。

评论: 慢性肠系膜缺血是一种危重疾病，如果不治疗会由于小肠梗死或饥饿导致病人死亡。由于症状有时不典型,可出现诊断延误或漏诊。尽管手术血管再通是传统的治疗手段，对文献的回顾性研究显示，术后可有 6% ~9% 的死亡率和 22% ~26% 的严重并发症发病率。通过 PTA 和支架等血管内介入技术治疗肠系膜动脉闭塞的通畅率与手术治疗后的通畅率相比无明显差异，但死亡率（1.6%）和并发症发生率（5.6%）明显降低。治疗肠系膜动脉缺血的技术和临床成功率为 90% ~100% 。Sheeran 等在最近发表的一篇报道中指出，在 18个月时，初始和初始辅助通畅率为 74% 和 83%；3 年时再次通畅率为 83% 。这种治疗可在门诊进行,治疗后与肠系膜动脉狭窄相关的症状会立即得到改善。经导管的血栓切除术和放置支架可使病人免于手术修补闭塞或狭窄的动脉。肠系膜上动脉支架治疗的指征与其他区域放置支架的原则基本相同。对开口部病变以及完全闭塞、再狭窄或复杂的狭窄应首选支架治疗。

（陈　光　译）

建议阅读

主动脉支架

Hallisey MJ, Meranze SG, Parker BC, et al. Percutaneous transluminal angioplasty of the abdominal aorta. *J Vasc Interv Radiol* 1994; 5: 679 – 687.

Kumpe DA. Percutaneous dilatation of an abdominal aortic stenoses. Three-balloon-catheter technique. *Radiology* 1981; 141: 536 – 538.

Long AL, Gaux JC, Raynaud AC, et al. Infrarenal aortic stents. Initial clinical experience and angiographic follow-up. *Cardiovasc Intervent Radiol* 1993; 16: 203 – 208.

Sheeran SR, Hallisey MJ, Ferguson D. Percutaneous transluminal stent placement in the abdominal aorta. *J Vasc Interv Radiol* 1997; 8: 55 – 60.

Tegtmeyer CJ, Kellum CD, Kron IL, et al. Percutaneous transluminal angioplasty in the region of the aortic bifurcation. The two-balloon technique with results on long-term follow up study. *Radiology* 1985; 157: 661 – 665.

Vorwerk D, Guenther RW, Bohndorf K, et al. Stent placement for failed angioplasty of aortic stenosis, report of 2 cases. *Cardiovasc Intervent Radiol* 1991; 14: 316 – 319.

Yakes WF, Kumpe DA, Brown SB, et al. Percutaneous transluminal aortic angioplasty: techniques and results. *Radiology* 1989; 172: 965 – 970.

髂动脉和外周动脉支架

Beattie GC, Brittenden J, Gillespie IL, et al. Vascular surgical society of Great Britain and Ireland: outcome of iliac percutaneous transluminal angioplasty with and without the use of stents in patients with intermittent claudication. *Br J Surg* 1999; 86: 704 – 705.

Bergeron P, Pinot JJ, Poyen V, et al. Long-term results with the Palmaz stent in the superficial femoral artery. *J Endovasc Surg* 1995; 2: 161 – 167.

Bosch JL, Hunink MGM. Meta-analysis for the results of percutaneous transluminal angioplasty and stent placement for aortoiliac occlusive disease. *Radiology* 1997; 204: 87 – 96.

Cavaye DM, Tabbara MR, Kopchok GE, et al. Intraluminal ultrasound assessment of vascular stent deployment. *Ann Vasc Surg* 1991; 5: 241 – 246.

Cavaye DM, Diethrich EB, Santiago OJ, et al. Intravascular ultrasound imaging: an essential component of angioplasty assessment and vascular stent deployment. *Int Angiol* 1993; 12: 214 – 220.

Cejna M, Thurner S, Illiasch H, et al. PTA versus Palmaz stent placement in femoropopliteal artery obstruction: a multicenter prospective randomized study. *J Vasc Interv Radiol* 2001; 12: 23 – 31.

d'Othee BJ, Rousseau H, Otal P, et al. Noncovered stent placement in a blunt traumatic injury of the right subclavian artery. *Cardiovasc Intervent Radiol* 1999; 22: 424 – 427.

Gordon PC, Gibson CM, Cohen DJ. Mechanisms of restenosis and redilation with coronary stents – quantitative angiographic assessment. *Journal of the American College of Radiology* 1993; 21: 1166 – 1174.

Gray BH, Olin JW. Limitations of percutaneous transluminal angioplasty with stenting for femoropopliteal arterial occlusive disease. *Semin Vasc Surg* 1997; 10: 8 – 16.

Gray BH, Sullivan TM, Childs MB, et al. High incidence of restenosis/reocclusion of stents in the percutaneous treatment of long-segment superficial femoral artery disease after suboptimal angioplasty. *J Vasc Surg* 1997; 25: 74 – 83.

Henry M, Amor M, Ethevenot G, et al. Palmaz stent placement in iliac and femoropopliteal arteries: primary and secondary patency in 310 patients with 2 – 4-year follow-up. *Radiology* 1995; 197: 167 – 174.

Hoffman R, Mintz GS, Kent CM, et al. Serial intravascular ultrasound predictors of restenosis at the margins of Palmaz-Schatz stents. *Am J Cardiol* 1997; 79: 951 – 953.

Kearney M, Pieczek A, Haley L, et al. Histopathology of in-stent restenosis in patients with peripheral arterial disease. *Circulation* 1997 ; 95: 1998 – 2002.

Kessel DO, Wijesinghe LD, Robertson L, et al. Endovascular stent-grafts for superficial femoral artery disease: results of 1-year follow-up. *J Vasc Interv Radiol* 1999; 10: 289 – 296.

Martin EC, Katzen BT, Benenati JF, et al. Multicenter trial of the Wallstent in the iliac and femoral arteries. *J Vasc Intervent Radiol* 1995; 6: 843 – 849.

Paget DS, Bukhari RH, Zayyat EJ, et al. Infectbility of endovascular stents following antibiotic prophylaxis or after arterial wall incorporation. *Am J Surg* 1999; 178: 219 – 224.

Peacock J, Hawkins S, Jones T, et al. Flow instabilities induced by coronary artery stents: assessment with an in vitro pulse duplicators. *J Biomech* 1995; 28: 17 – 26.

Powell RJ, Fillinger M, Walsh DB, et al. Predicting outcome of angioplasty and selective stenting of multisegment iliac artery occlusive disease. *J Vasc Surg* 2000; 32: 564 – 569.

Sapoval MR, Long AL, Pagny JY, et al. Outcome of percutaneous intervention in iliac artery stents. *Radiology* 1996; 198: 481 – 486.

Schachtrupp A, Chalabi K, Fischer U, et al. Septic endarteritis and fatal iliac wall rupture after endovascular stenting of the common iliac artery. *Cardiovasc Surg* 1999; 7: 183 – 186.

Tetteroo E, van der Graaf Y, Bosch JL, et al. Randomized comparison of primary stent placement versus primary angioplasty followed by selective stent placement in patients with iliac-artery occlusive disease. *Lancet* 1998; 351: 1153 – 1159.

Uher P, Nyman U, Forsell C, et al. Percutaneous placement of stents in chronic iliac and aortic occlusive disease. *Eur J Endovasc Surg* 1999; 18: 114 – 121.

Vroegindeweij D, Vos LD, Tielbeek AV, et al. Balloon angioplasty combined with primary stenting versus balloon angioplasty alone in femoropopliteal obstructions: a comparative randomized study. *Cardiovasc Intervent Radiol* 1997; 20: 420 – 425.

Zdanoswsky Z, Albrechtsson U, Lundin A, et al. Percutaneous transluminal angioplasty with or without stenting for femoropopliteal occlusion? A randomized controlled study. *Int Angiol* 1999; 18: 251 – 255.

肾动脉支架

Bakker J, Goffette PP, Henry M, et al. The Erasme study: a multicenter study on the safety and technical results of the Palmaz stent used for the treatment of atherosclerotic ostial renal artery stenosis. *Cardiovasc Intervent Radiol* 1999; 22: 468 – 474.

Blum U, Krumme B, Flugel P, et al. Treatment of ostial renal artery stenosis with vascular endoprostheses after unsuccessful balloon angioplasty. *N Engl J Med* 1977; 336: 459 – 465.

Boisclair C, Therasse E, Oliva VL, et al. Treatment of renal angioplasty failure by percutaneous renal artery stenting with Palmaz stents: midterm technical and clinical results. *AJR* 1997; 168: 245 – 251.

Burket MW, Cooper CJ, Kennedy DJ, et al. Renal artery angioplasty and stent placement: predictors of a favorable outcome. *Am Heart J* 2000; 139: 64 – 71.

Damaraju S, Krajcer Z. Successful Wallstent implantation for extensive iatrogenic renal artery dissection in a patient with fibromuscular dysplasia. *J Endovasc Surg* 1999; 6: 297 – 300.

Dorros G, Jaff M, Jain A, et al. Follow-up of primary Palmaz-Schatz stent placement for atherosclerotic renal artery stenosis. *Am J Cardiol* 1995; 75: 1051 – 1055.

Dorros G, Jaff M, Mathiak L, et al. Four-year follow-up of Palmaz-Schatz stent revascularization as treatment for atherosclerotic renal artery stenosis. *Circulation* 1998; 98: 642 – 647.

Gross CM, Kramer J, Waigand J, et al. Ostial renal artery stent placement for atherosclerotic renal artery stenosis in patients with coronary artery disease. *Cathet Cardiovasc Diagn* 1998; 45: 1 – 8.

Hennequin LM, Joffre FG, Rousseau HP, et al. Renal artery stent placement: long-term results with the Wallstent endoprosthesis. *Radiology* 1994; 191: 713 – 719.

Henry M, Amor M, Henry I, et al. Stents in the treatment of renal artery stenosis: long-term follow-up. *J Endovasc Surg* 1999; 6: 42 – 51.

Henry M, Amor M, Henry I, et al. Stent placement in the renal artery: three year experience with the Palmaz stent. *J Vasc Interv Radiol* 1996; 7: 343 – 350.

Joffre F, Rousseau H, Bernadet P, et al. Midterm results of renal artery stenting. *Cardiovasc Intervent Radiol* 1992; 15: 313 – 318.

Kyoraku Y, Kato J, Nishi Y, et al. Autotransplantation and stent implantation for bilateral renal artery fibromuscular dysplasia. *Hypertens Res* 1999: 22; 141 – 143.

Merkus JW, Huysmans T, Hoitsma AJ, et al. Renal allograft artery stenosis: results of medical treatment and intervention. A retrospective analysis. *Transpl Int* 1993; 6: 111 – 115.

Newman-Sanders AP, Gedroyc WG, al-Kutoubi MA, et al. The use of expandable metal stents in transplant renal artery stenosis. *Clin Radiol* 1995; 50: 245 – 250.

Rees CR. Stents for atherosclerotic renovascular disease. *J Vasc Interv Radiol* 1999; 10: 689 – 705.

Rodrigues-Lopez JA, Werner A, Rady LI, et al. Renal artery stenosis treated with stent deployment: indications, technique, and outcome for 108 patients. *J Vasc Surg* 1999; 29: 617 – 624.

Tegtmeyer CJ, Matsumoto AH, Johnson AM. Renal angioplasty. In: Baum S, Pentecost M, eds. *Abrams' angiography: interventional radiology.* New York: Little Brown and Company, 1996: 294 – 325.

Van de Ven PJ, Kaatee R, Beutler JJ, et al. Arterial stenting and balloon angioplasty in ostial atherosclerotic renovascular disease: a randomized trial. *Lancet* 1999; 353: 282 – 286.

Sierre SD, Raynaud AC, Carreres T, et al. Treatment of recurrent transplant renal artery stenosis with metallic stents. *J Vasc Interv Radiol* 1998; 9: 639 – 644.
Sierre SD, Raynaud AC, Carreres T, et al. Treatment of recurrent transplant renal artery stenosis with metallic stents. *J Vasc Interv Radiol* 1998; 9: 639 – 644.
Sutherland RS, Spees EK, Jones JW, et al. Renal artery stenosis after renal transplantation: the impact of the hypogastric artery anastomosis. *J Urol* 1993; 149: 980 – 985.

Van Jaarsveld BC, Pieterman H, van Dijk LC, et al. Inter-observer variability in the angiographic assessment of renal artery stenosis. DRASTIC study group. Dutch Renal Artery Stenosis Intervention Cooperative. *J Hypertens* 1999; 17: 1731 – 1736.

White CJ, Ramee SR, Collins TJ, et al. Renal artery stent placement: utility in lesions difficult to treat with balloon angioplasty. *J Am Coll Cardiol* 1997; 30: 1445 – 1450.

Xue F, Bettman MA, Langdon DR, et al. Outcome and cost comparison of percutaneous transluminal renal angioplasty, renal arterial stent placement, and renal arterial bypass grafting. *Radiology* 1999; 212: 378 – 384.

颈动脉和弓上血管支架

Arko FR, Buckley CJ, Lee SD, et al. Combined carotid endarterectomy with transluminal angioplasty and primary stenting of the supra-aortic vessels. *J Cardiovasc Surg* (Torino). 2000; 41: 737 – 742.

Cremonesi A, Castriota F, Manetti R, et al. Endovascular treatment of carotid atherosclerotic disease: early and late outcome in a non-selected population. *Ital Heart J* 2000; 1: 801 – 809.

Friedell ML. Current status of carotid angioplasty and stenting in the treatment of carotid artery stenosis. *Curr Surg* 2000; 57: 582 – 589.

Gaines PA. Carotid angioplasty and stenting. *Br Med Bull* 2000; 56: 549 – 556.

Gomez CR. Carotid angioplasty and stenting: new horizons. *Curr Atheroscler Rep.* 2000; 2: 151 – 159.

Henry M, Amor M, Klonaris C, et al. Angioplasty and stenting of the extracranial carotid arteries. *Tex Heart Inst J* 2000; 27: 150 – 158.

Malek AM, Higashida RT, Phatouros CC, et al. Stent angioplasty for cervical carotid artery stenosis in high-risk symptomatic NASCET-ineligible patients. *Stroke* 2000; 31: 3029 – 3033.

Malek AM, Higashida RT, Phatouros CC, et al. Treatment of posterior circulation ischemia with extracranial percutaneous balloon angioplasty and stent placement. *Stroke* 1999; 30: 2073 – 2085.

Morrish W, Grahovac S, Douen A, et al. Intracranial hemorrhage after stenting and angioplasty of extracranial carotid stenosis. *AJNR* 2000; 21: 1911 – 1916.

New G, Roubin GS, Iyer SS, et al. Safety, efficacy, and durability of carotid artery stenting for restenosis following carotid endarterectomy: a multicenter study. *J Endovasc Ther* 2000; 7: 345 – 352.

Ohki T, Veith FJ. Carotid artery stenting: utility of cerebral protection devices. *J Invasive Cardiol* 2001; 13: 47 – 55.

Ohki T, Veith FJ. Carotid stenting with and without protection devices: should protection be used in all patients? *Semin Vasc Surg* 2000; 13: 144 – 152.

Parodi JC, La Mura R, Ferreira LM, et al. Initial evaluation of carotid angioplasty and stenting with three different cerebral protection devices *J Vasc Surg* 2000; 32: 1127 – 1136.

Selby JB Jr, Matsumoto AH, Angle JF, et al. Percutaneous transluminal angioplasty of brachiocephalic arteries. In: Matsumoto AH, ed. *Noncardiac thoracic interventions.* Baltimore: Williams & Wilkins, 1997: 139 – 166.

White CJ, Gomez CR, Iyer SS, et al. Carotid stent placement for extracranial carotid artery disease: current state of the art. *Catheter Cardiovasc Interv* 2000; 51: 339 – 346.

静脉系统内支架

Bilbao JI, Pueyo JC, Long JM, et al. Interventional therapeutic techniques in Budd-Chiari syndrome. *Cardiovasc Intervent Radiol* 1997; 20: 112 – 119.

Blum U, Rossle M, Haag K, et al. Budd-Chiari syndrome: technical Hemodynamic, and clinical results of treatment with transjugular intrahepatic portosystemic shunt. *Radiology* 1995; 197: 805 – 811.

Chin DH, Petersen BD, Timmermans H, et al. Stent-graft in the management of superior vena cava syndrome. *Cardiovasc Intervent Radiol* 1996; 19: 302 – 304.

Dutta U, Garg PK, Agarwal R, et al. Blocking of the hepatic vein outflow by neointima covering a Wallstent across a membranous stenosis of the inferior vena cava. *Cardiovasc Intervent Radiol* 1999; 22: 521 – 523.

Funaki B, Rosenblum JD, Leef JA, et al. Percutaneous treatment of portal venous stenosis in children and adolescents with segmental hepatic transplants: long-term results. *Radiology* 2000; 215: 147 – 151.

Hennequin LM, Fade O, Fays JG, et al. Superior vena cava stent placement: results with the Wallstent endoprosthesis. *Radiology* 1995; 196: 353 – 361.

Kishi K, Sonomura T, Mitsuzane K, et al. Self-expandable metallic stent therapy for superior vena cava syndrome: clinical observations. *Radiology* 1993; 189: 531 – 535.

Nazarian GK, Bjarnason H, Dietz CA, et al. Iliofemoral venous stenoses: effectiveness of treatment with metallic endovascular stents. *Radiology* 1996; 200: 193 – 199.

Nazarian GK, Austin WR, Wegryn SA, et al. Venous recanalization by metallic stents after failure of balloon angioplasty or surgery: four-year experience. *Cardiovasc Intervent Radiol* 1996; 19: 227 – 233.

O'Sullivan GJ, Semba CP, Bittner CA, et al. Endovascular management of iliac vein compression (May-Thurner) syndrome. *J Vasc Interv Radiol* 2000; 11: 823 – 836.

Qanadli SD, Hajjan ME, Migno F, et al. Subacute and chronic benign superior vena cava obstructions: endovascular treatment with self-expanding metallic stents. *AJR* 1999; 173: 159 – 164.

Stanford W, Jolles H, Ell S, et al. Superior vena cava obstruction: a venographic classification. *AJR* 1987; 148: 259 – 262.

Uflacker R, Alves MA, Cantisani GG, et al. Treatment of portal vein obstruction by percutaneous transhepatic angioplasty. *Gastroenterology* 1985; 88: 176 – 180.

Venbrux AC, Mitchell SE, Savader SJ, et al. Long-term results with the use of metallic stents in the inferior vena cava for treatment of Budd-Chiari syndrome. *J Vasc Interv Radiol* 1994; 5: 411 – 416.

Venbrux AC, Savader SJ, Mitchell SE, et al. Interventional management of Budd-Chiari syndrome. *Semin Interv Radiol* 1994; 11: 312 – 320.

Vogelzang RL, Reddy SG, Braun MA, et al. Extrahepatic portal venous stenosis: treatment with percutaneous transhepatic stent placement. *J Vasc Interv Radiol* 1996; 7: 269 – 271.

Welber A, Schur I, Sofocleous CT, et al. Endovascular stent placement for angioplasty-induced venous rupture related to the treatment of hemodialysis grafts. *J Vasc Interv Radiol* 1999; 10: 547 – 551.

Wohlgemuth WA, Weber H, Loeprecht H, et al. PTA and stenting of benign venous stenoses in the pelvis: long-term results. *Cardiovasc Intervent Radiol* 2000; 23: 9 – 16.

Yamakodo K, Tanaka N, Nakatsuka A, et al. Clinical efficacy of portal vein stent placement in patients with hepatocellular carcinoma invading the main portal vein. *J Hepatol* 1999; 30: 660 – 668.

Yim CD, Sane SS, Bjarnason H. Superior vena cava stenting. *Radiol Clin North Am* 2000; 38: 409 – 424.

Zaleski GX, Funaki B. Use of stents for angioplasty-induced venous rupture [Letter to the Editor]. *J Vasc Interv Radiol* 1999; 10: 1135 – 1136.

内脏动脉支架

Busquet J. Intravascular stenting in the superior mesenteric artery for chronic abdominal angina. *J Endovasc Surg* 1997; 4: 380 – 384.

Forauer AR, McLean GK. Primary stenting of the superior mesenteric artery for treatment of chronic mesenteric ischemia – a case report. *Angiology* 1999; 50: 63 – 67.

Kihara TK, Blebea J, Anderson KM, et al. Risk factors and outcomes following revascularization for chronic mesenteric ischemia. *Ann Vasc Surg* 1999; 13: 37 – 44.

Mateo RB, O'Hara PJ, Hertzer NR, et al. Elective surgical treatment of symptomatic chronic mesenteric occlusive disease: early results and late outcomes. *J Vasc Surg* 1999; 29: 821 – 831.

Nyman U, Ivancev K, Lindblad B, et al. Chronic mesenteric ischemia. Endovascular treatment is as effective as open surgery. *Lakartidningen* 1998; 95: 3785 – 3790.

Nyman U, Ivancev K, Lindh M, et al. Endovascular treatment of chronic mesenteric ischemia: report of five cases. *Cardiovasc Intervent Radiol* 1998; 21: 305 – 313.

Oderich GS, Treiman GS, Schneider P, et al. Stent placement for treatment of central and peripheral venous obstruction: a long-term multi-institutional experience. *J Vasc Surg* 2000; 32: 760 – 769.

Phipp LH, Scott DJ, Kessel D, et al. Stent implantation for mesenteric bypass graft stenosis. *J Endovasc Ther* 2000; 7: 320 – 323.

Sheeran SR, Murphy TP, Khwaja A, et al. J Stent placement for treatment of mesenteric artery stenoses or occlusions. *J Vasc Interv Radiol* 1999; 10: 861 – 867.

第3章

支架移植物

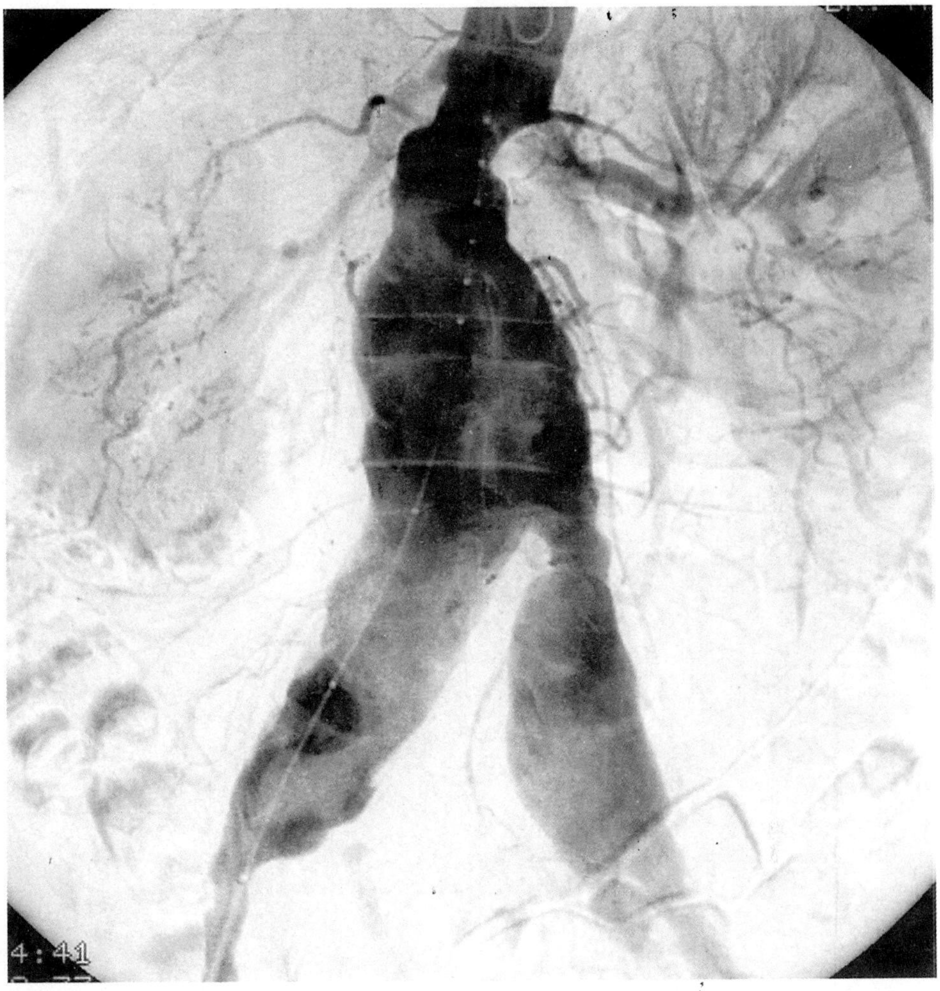

3.1.1　支架移植物在外周动脉和头臂动脉疾病治疗中的应用

病例 3.1.1:

31 岁男性，以憩室炎和腹膜炎就诊。盆腔感染已行外科引流，两三天后引流液体开始呈血性，需输血治疗，且病人出现了凝血功能异常。再次施行了手术，但未发现出血原因，拟行血管造影。

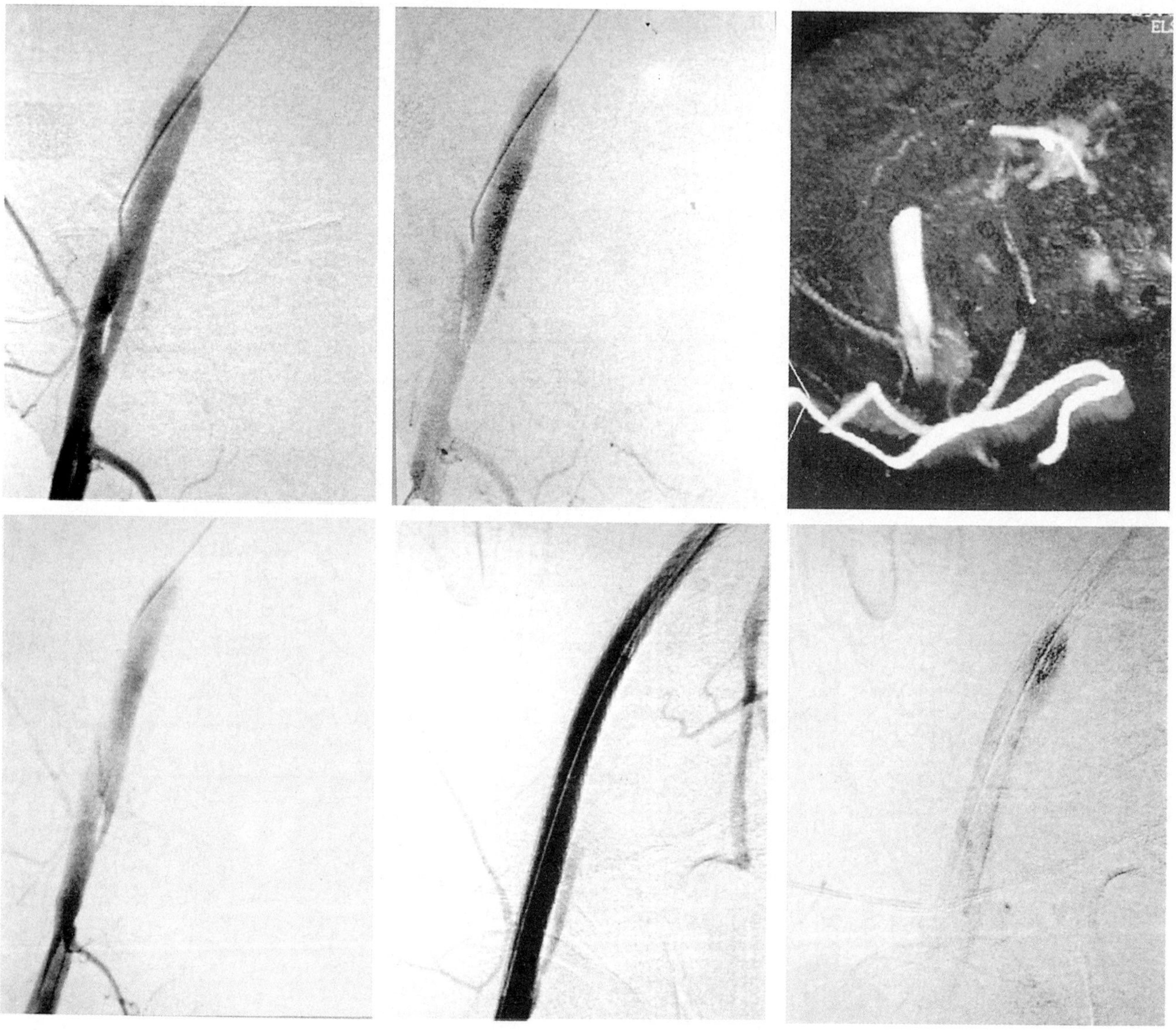

A　B, C　D　E, F

图 3.1.1

施行了盆腔血管造影。A:选择性右髂外动脉造影显示有动脉夹层,假腔充盈了对比剂,其内侧可见少量对比剂外溢。B:动脉造影晚期示该假腔仍有对比剂残留和持续性外溢区。C:螺旋CT三维重组图像显示右髂外动脉夹层及对比剂外溢区。D:置入了一个Palmaz裸支架封闭夹层,但假腔内仍有对比剂持续充盈。E:于右髂外动脉内置入了Corvita支架移植物(10mm×60mm)以覆盖与假腔的交通。置入Corvita支架移植物后,可看到假腔内仍有少量对比剂充盈。F:动脉造影晚期示假腔内仍有对比剂残留。出血已停止。虽然控制出血后病人的病情有改善,但血管内治疗两三周后,病人由于败血症和感染未得到控制而死亡。

评论: 覆膜支架为治疗动脉破裂、动脉瘤以及封闭动脉夹层的真假腔的血管内交通的理想治疗器械。Corvita支架移植物是由多孔碳化聚乌拉坦覆盖的移植物,支架展开一段时间后移植物的多孔隙可产生凝块,并被进行性封闭,如图3.1.1E和3.1.1F所示,移植物刚刚展开后,对比剂通过了移植物的纤维间隙。有凝血功能障碍的病人凝血时间延长,其封闭时间也相应延长。尽管病人的出血得到了控制,但病人因败血症存活时间很短。10mm的Corvita支架移植物需使用8F的投放系统,使用前必须装入推送器内,沿导管鞘推送到位。

3.1.2 支架移植物在外周动脉和头臂动脉疾病治疗中的应用

病例 3.1.2:

60 岁男性，30 年前于切西瓜时由利刃刺伤左大腿，伤口经缝合治愈，未伴发感染。现因下肢肿胀和外周动脉缺血就诊。几个月前病人出现左下肢跛行、水肿和疲劳的症状，才发现有动静脉瘘。临床体检示伤口瘢痕处震颤，外周动脉压减低，搏动减弱，踝部可见一个 5cm 大小的溃疡，伴肿胀和充血性心衰。左下肢血管造影显示了一个巨大的动静脉瘘(AVF)。

A 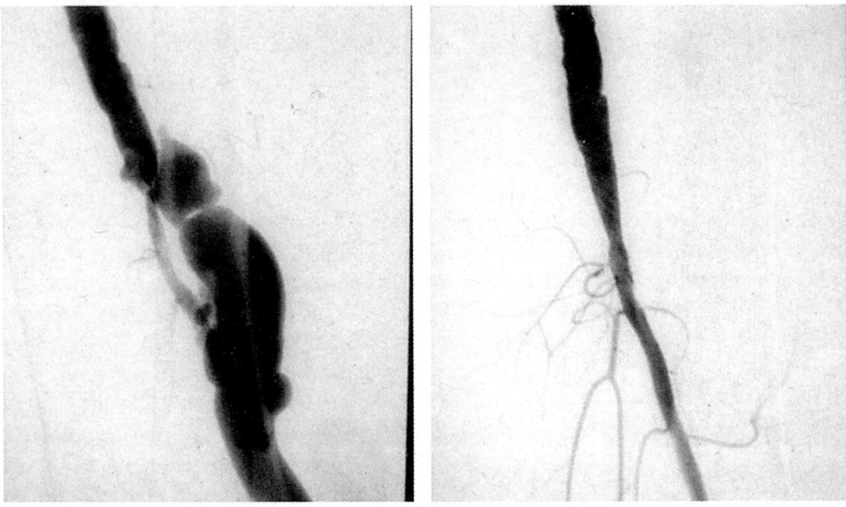 B

图 3.1.2

A:左侧股动脉造影显示股浅动脉近端增粗，瘘口远侧的血流减少。可见动脉和静脉之间交通口的位置和粗大的引流静脉。B:将一个覆盖聚四氟乙烯(PTFE)的球囊膨胀式 Palmaz 支架 (P394; 2.5mm × 39mm) 套在 8mm × 20mm 的血管成形球囊上，通过一个 11F 的血管鞘经皮插入，使用一个推送器将支架稳定，随着球囊的膨胀，回撤鞘管。术后血管造影显示动静脉瘘已闭合。拔出血管鞘，压迫穿刺点 20min。瘘闭合后，远端动脉搏动明显改善，震颤消失。6 个月时，临床及多普勒超声显示动脉通畅，瘘已永久性闭合。

评论:一些四肢的创伤性动静脉瘘可自然愈合，而伴有动脉壁广泛撕裂的穿通性损伤造成的瘘如不采取有创性治疗则很难愈合。AVF 晚期的并发症包括静脉压高、远端动脉缺血、皮肤溃疡、水肿及心衰。治疗 AVF 经典的方法是外科修复。然而由于静脉高压，可引起大出血。当瘘口持久不愈合时，并发症发生率和死亡率很高。目前，利用非手术方法治疗已成为可能。一些动静脉瘘可经多普勒超声检查到。当不需要保存供养血管或存在一个已建立很好的通道时，一些病变很容易经可分离球囊或螺圈栓塞治疗。当需保存动脉和静脉管腔时，侧侧 AVF 更难由血管内的方法治疗，放置支架移植物可立即封闭瘘。已经证实支架移植物具有可接受的管腔通畅性，与血管腔具有很好的相容性。经皮支架移植物治疗 AVF 的优势在于有创性入路最小，只需局麻，无需外科切开，感染的危险性小和住院时间短。可能的并发症包括出血、远端栓塞或血栓形成、感染和深静脉血栓形成。技术的进一步改进将减小组件和投放系统的大小，允许治疗广泛的病变。

3.1.3 支架移植物在外周动脉和头臂动脉疾病治疗中的应用

病例 3.1.3:

65 岁女性,曾行手术治疗 L_5-S_1 椎间盘疝。几个月后病人出现了右下肢跛行、盆腔部不适感及心衰。临床体检示右股动脉搏动减弱,腹部闻及杂音,提示 AVF。右下肢动脉造影显示右髂总动脉和髂总静脉之间有一巨大的 AVF,伴有远端动脉粥样硬化性病变和恰位于 AVF 远侧的动脉严重狭窄。

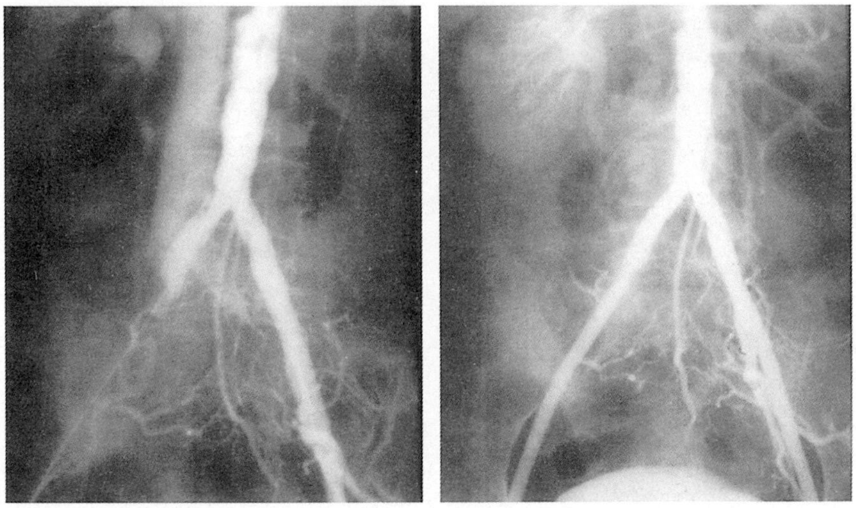

图 3.1.3

A:腹主动脉及盆腔血管造影显示腹主动脉及髂总动脉弥漫性动脉粥样硬化性疾病,右髂总动脉和髂总静脉之间的水平存在一个巨大的 AVF,腹主动脉造影动脉早期即可见下腔静脉充盈。B:使用一个直径 8mm 的球囊行狭窄处血管的成形术,使用 10mm 的 Passager 支架移植物关闭 AVF,置入支架移植物后的动脉造影显示髂动脉通畅,AVF 被闭塞。可以看到右髂内动脉闭塞。

评论: 腰椎间盘手术期间的血管损伤为手术操作中的不常见并发症。这样的损伤发生率极低,但临床表现由于损伤的范围和病变的部位不同而各异,往往容易被忽视。L_{4-5} 水平的损伤最常见。大多数病变由咬骨钳引起,但螺钉及骨修补器亦可引起血管损伤。上述情况为严重的并发症,死亡率可高达 50%。发生腹膜后出血时可做出早期诊断。然而形成假性动脉瘤和 AVF 时,诊断往往延迟数周(或几年)。AVF 发病可以呈渐进性,可呈进行性恶化,创伤的水平可以从腹主动脉到髂总动脉或髂内动脉。动、静脉之间的交通可通过下腔静脉、髂总静脉或髂内静脉。症状从非常轻微到极端严重,下肢水肿为最常见的表现,通常伴有静脉瓣功能不良、疼痛、溃疡或淤血。心脏由于超负荷可增大。心衰和肺动脉高压可能很难控制。创伤的动脉于 AVF 远端可发生狭窄,可能需要考虑进行特殊的治疗,如球囊血管成形术或置入支架。AVF 传统的治疗方式为手术,可以结扎受累的动脉,或通过缝合或修补的方式重建动脉、静脉壁。最近,较多的病例已可用螺圈或球囊栓塞瘘和受累的动脉来治疗。由于解剖关系复杂,单独手术或介入方法往往都可能失败,常常需要二者联合应用。20 世纪 90 年代中期开发的覆膜支架及支架移植物可代替上述两种技术来覆盖损伤的动脉壁。一个管状移植物足以治疗髂总动脉的病变,然而主动脉撕裂则需要用分叉状支架移植物覆盖主动脉和髂动脉。当撕裂位于髂内动脉或邻近髂内动脉开口时,需同时使用支架和栓塞来减少反流和 AVF 持续存在的机会。

3.1.4 支架移植物在外周动脉和头臂动脉疾病治疗中的应用

病例 3.1.4:

45 岁女性，几代亲属中均有腹主动脉及髂动脉动脉瘤病人，一些病人由于动脉瘤破裂而死亡。于左侧盆腔发现了一个可触及的搏动性肿块，提示为动脉瘤。施行了血管造影以明确诊断，并进行了治疗。

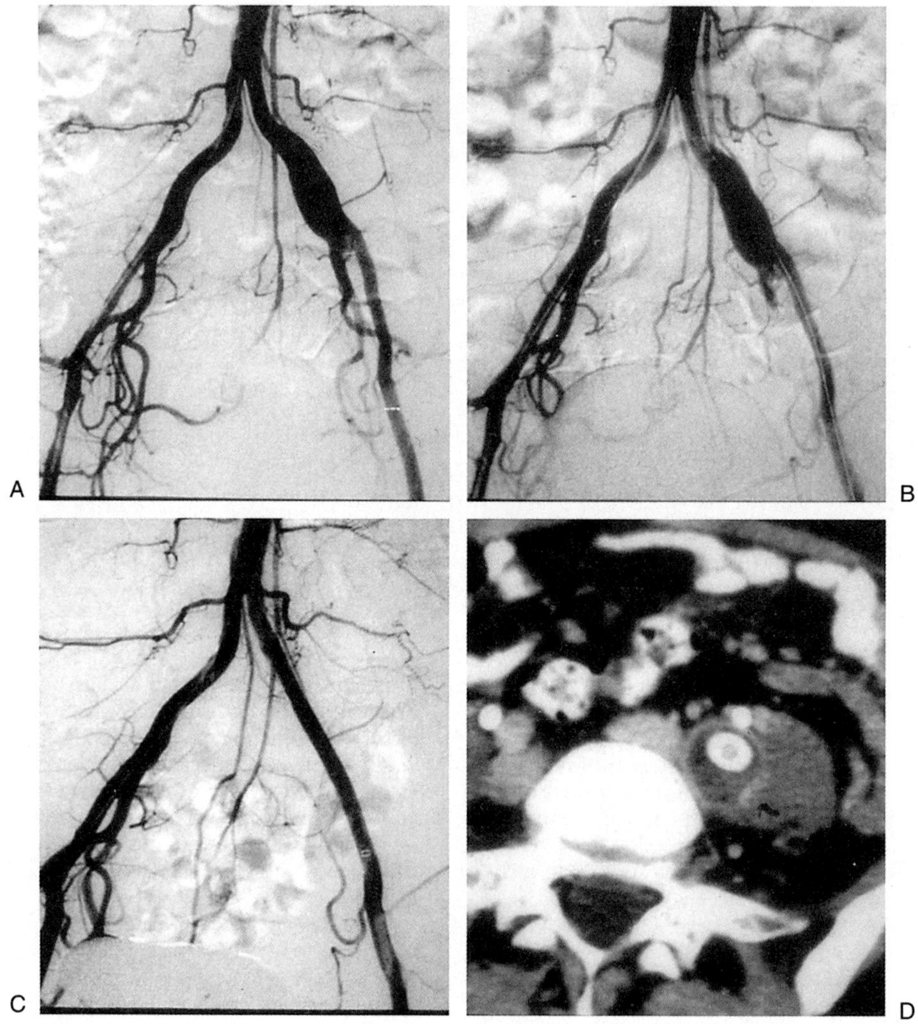

图 3.1.4

A:盆腔动脉造影显示左髂总动脉有一个梭形动脉瘤，延伸至髂外动脉，左髂内动脉起始于动脉瘤。B:施行了选择性左髂内动脉螺圈栓塞后，动脉造影显示栓塞的血管已完全闭塞。C:应用一个 12mm 的 Stentor 支架移植物来消除腹主动脉分叉水平至髂外动脉的动脉瘤。髂内动脉亦被闭塞。D:盆腔 CT 血管成像显示动脉瘤腔完全被闭塞。

评论: 此例女性病人髂动脉的动脉瘤似乎与家族性髂动脉动脉瘤史有关，病变进展较快，需立即治疗。如动脉造影所示，病变近端有一个长颈，范围超越了髂总动脉分叉。为避免血流从左髂内动脉反流入动脉瘤内，用螺圈栓塞了髂内动脉。置入支架移植物后的血管造影显示动脉瘤腔已充分闭塞，远端循环通畅。虽然血管造影显示的病变不是很大，但 CT 扫描证实动脉瘤腔内有大量的血凝块。修复此病变的常规方法是一个大的手术，需旁路吻合血管。虽然该病人较年轻，但根据长期随访的结果预测，还是置入支架移植物的风险较小。

3.1.5 支架移植物在外周动脉和头臂动脉疾病治疗中的应用

病例 3.1.5:

65 岁男性,吸烟,左下肢跛行。无创性检查提示可能有髂动脉狭窄,拟行血管造影以诊断并进行可能的治疗。

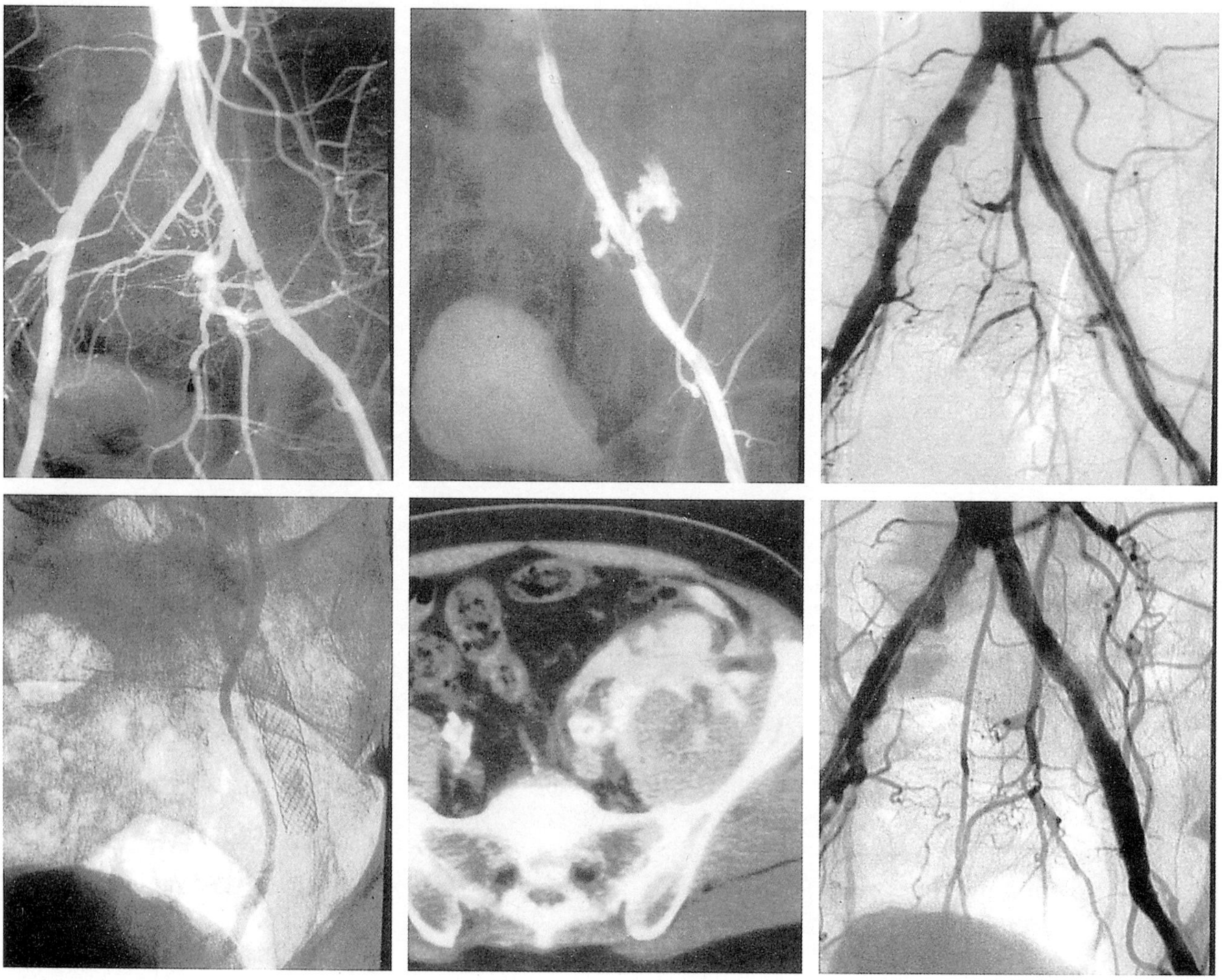

A B, C D E, F

图 3.1.5

A:盆腔动脉造影显示左髂外动脉严重偏心性狭窄,狭窄上、下端水平的直径为 8mm。B:使用一个直径 8mm 的球囊行血管成形术,术后的血管造影显示动脉破裂并有大量对比剂外溢至后腹膜腔。于动脉粥样斑块水平可看到弹性回缩。C:立即将一个 Corvita 支架移植物装入一个 9F 推送器内推送入左髂外动脉,跨过动脉撕裂的水平展开。髂动脉造影显示对比剂外溢完全消失。D:盆腔 X 线平片显示支架移植物在髂外动脉内完全展开。E:操作后立即施行的 CT 检查显示腹膜后的大血肿及对比剂外溢。F:术后大约 12 个月,因心绞痛行冠状动脉造影,显示支架移植物直径略增大,管腔通畅。

评论: 尽管球囊血管成形术引起的髂动脉破裂罕

见，但较严重。此病例显示的髂动脉破裂和对比剂外溢可能与球囊直径与动脉管径不匹配及偏心性粥样斑块有关，破裂可能位于紧靠斑块上方的正常血管段。实际上，血管破裂可无症状，仅在血管成形术后试验性注射对比剂时才发现裂口，如图中所示的大量对比剂外溢。现在可以通过放置覆膜支架或支架移植物来保存供养血管内的血流和封闭裂口，可立即进行治疗。目前，已有几种新的覆膜支架上市销售，但在美国只有 Wallgraft 一种装置被批准作为球囊血管成形术和支架置入的辅助性治疗。其他支架或者在临床试验中被遗弃，或者正在申请使用权。Corvita 支架移植物目前已不使用，其使用的是 Wallstent 技术和表面覆有碳化聚乌拉坦的专利技术。尽管需要推送系统的尺寸略大，但方便使用者操作，具有柔韧性。尽管在一个医院中有一例病人出现了早期动脉闭塞，但对使用此支架病人的随访显示结果极好。

3.1.6 支架移植物在外周动脉和头臂动脉疾病治疗中的应用

病例 3.1.6:

50 岁男性,截瘫病人,继发于脊柱、左上肢枪击伤。发生左上肢明显肿胀及缺血,伴皮肤破溃、水疱及溃疡形成。疑为 AVF,后经多普勒超声证实,拟行动脉造影以明确诊断,必要时进行治疗。

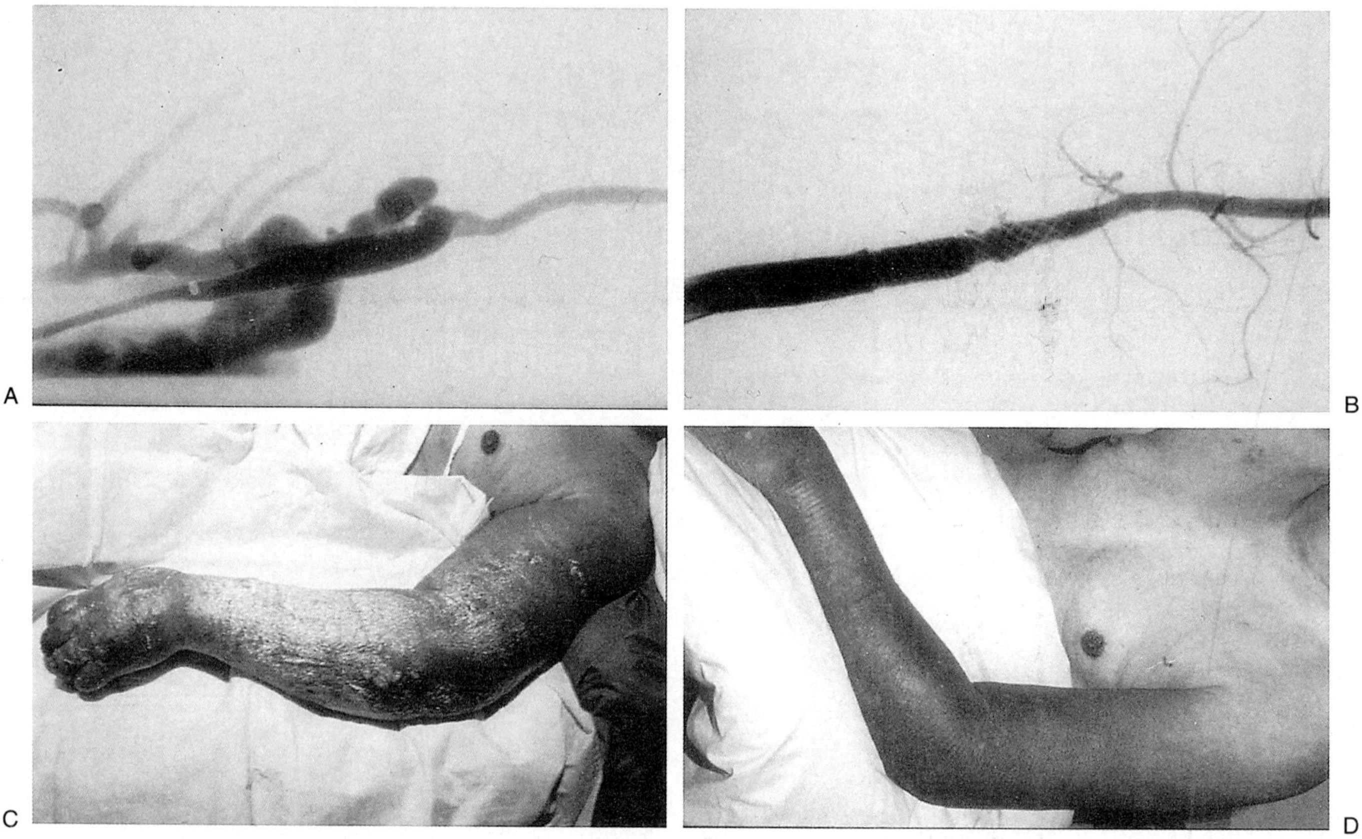

图 3.1.6

A:顺行性左锁骨下动脉造影显示了一个巨大的 AVF,可以看到增粗的引流静脉和动、静脉之间的交通。B:将一个套在 8mm × 20mm 的血管成形球囊上的覆有 PTFE 移植物的球囊膨胀式 Palmaz 支架(P394;2.5mm × 39mm),经皮由 11F 的血管鞘插入,支架由推送器稳定,随着球囊膨胀抽回血管鞘。PTFE 膜部分破裂,用螺圈栓塞进行封堵。血管造影显示 AVF 已闭塞,将鞘拔出,用多普勒超声探头压迫穿刺点 20min,观察压迫过程中有无对比剂外溢。C:病人的左上肢肿胀,伴皮肤破溃和水疱。D:置入支架移植物后,左上肢情况明显改善,最终痊愈。

评论:高速的弹片或血管介入性操作所致的血管系统穿通性损伤可引起动脉假性动脉瘤和 AVF。由于手术入路及静脉高压等问题,直接手术修补损伤血管可能很复杂,并有一定困难。最近,血管内治疗这些病变已成为可能。导管引导的血管内支架移植物置入术是有效和可行的,且所需设备少、技术要求不高。文献中有一些血管内治疗 AVF 和假性动脉瘤的病例报道和小系列报告，效果通常较理想，手术相关的并发症发生率很低。Criado 等和 Marin 等的两个已发表的系列中，血管内修复动脉瘤、假性动脉瘤及 AVF 的成功率为 80% ~ 100%，中期随访显示血管通畅性良好。所有病人于早期检测时内漏均已解决。目前已有各类支架可供选择，但对于一些病例，只有覆盖可膨胀性 PTFE 移植物的 Palmaz 支架为最佳选择（如 3.1.6 所示）。偶尔需栓塞治疗内漏，如本例报告的，额外放置一个覆膜支架更为可取，但不可能所有的病例均置入较多的器械。表浅区域，如肱动脉的病变不适宜用球囊膨胀式支架治疗，更适于使用自膨胀式支架。由于内膜增生可能会在支架与主动脉壁连接处生长，上述支架治疗外周动脉的长期效果还存在争议。虽然存在动脉闭塞的可能性，但支架移植物潜在的优点包括有创性减小到最小、失血少、可在远处部位放置装置、局麻下操作，从而减少了治疗的并发症发生率及死亡率。

3.1.7　支架移植物在外周动脉和头臂动脉疾病治疗中的应用

病例 3.1.7:

59 岁女性，反复发作一过性脑缺血。颈动脉多普勒超声示左侧颈动脉分叉处有一个严重的局限性狭窄。由于其他并发症的存在，建议病人采用血管内治疗方法治疗动脉粥样硬化，拟行球囊血管成形术和支架置入术。

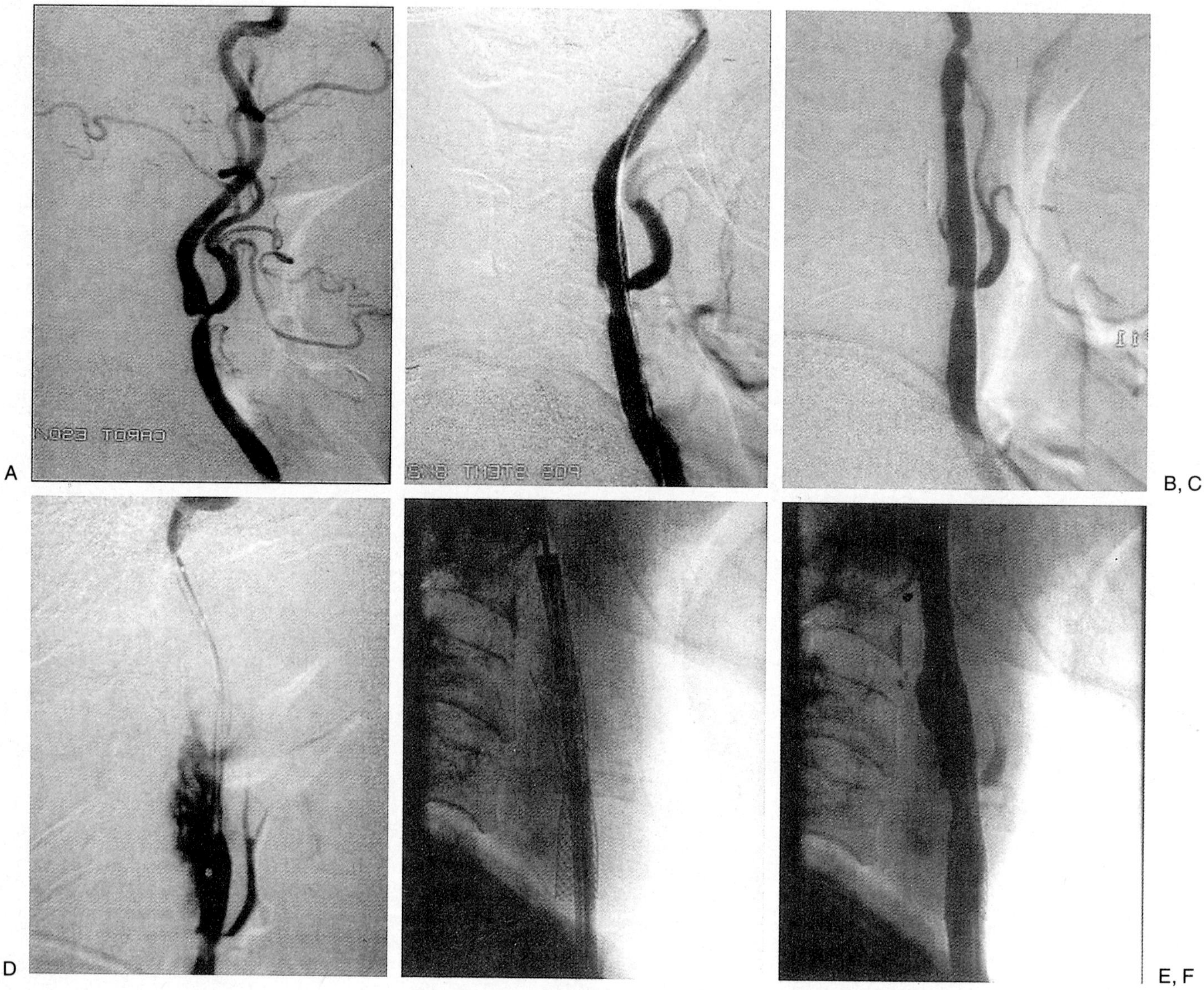

图 3.1.7

A：选择性右颈总动脉造影显示在分叉处有一个80%的局限性狭窄。B：用一个直径4mm的球囊行血管成形术，达到了理想的效果。C：将一个Wallstent支架置入狭窄处，球囊扩张到6mm。D：球囊扩张引起动脉破裂，随访血管造影显示对比剂明显外溢，远端颈内动脉严重痉挛。E：将一个Cragg Endopro支架移植物置于颈动脉破裂水平的支架内，并展开。F：置入移植物后的血管造影显示右颈总动脉通畅，破裂已消失。已随访2年，目前病人生活很好，动脉通畅，无TIA发作及其他问题。

评论：血管成形术中可伴发颈动脉破裂，但非常罕见。据我们所知，尚未见血管内治疗导致颈动脉破裂的报道。病例3.1.7所示的情况说明发生这种危险是可能的，但血管内治疗动脉撕裂具有可行性，且中期疗效很好。虽然本例病人动脉管腔内有Wallstent支架，但仍出现动脉破裂。将覆膜支架置入了破裂的动脉内。此例病人使用了Endopro支架，此支架是覆有Dacron的镍支架，治疗供应脑的较小动脉效果并不十分理想。PTFE则为更理想的材料，血栓生成的可能性较小。中期随访时这个病人的状况良好。

3.1.8 支架移植物在外周动脉和头臂动脉疾病治疗中的应用

病例 3.1.8:

19 岁女性，面部枪击伤伴下颌骨骨折，并发右颈内动脉假性动脉瘤，在颅底部有一个大的包绕性血肿，颈部肿块于几周内缓慢长大，引起了严重疼痛、吞咽困难。

A

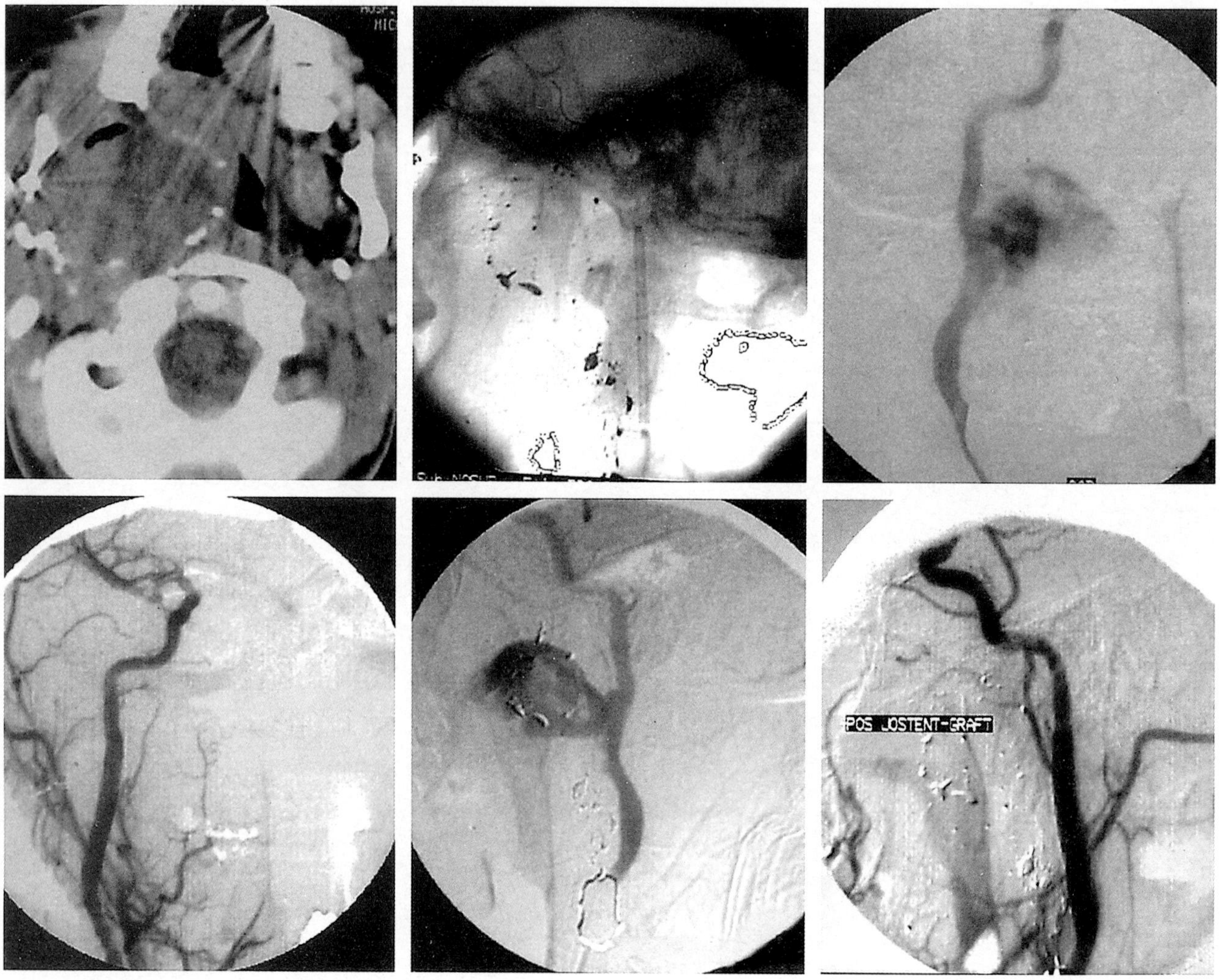

B, C

D

E, F

图 3.1.8

A：颅底 CT 扫描显示一大的血肿，周围可见多个枪弹金属碎片。B，C：右颈内动脉造影显示颈内动脉颅外段有一个大的假性动脉瘤，瘤体位于前内侧。D：将一个套在 6mm×4cm 球囊上的 Jomed 支架移植物（9mm×4cm）通过一个 9F 的导引导管置入，在右颈内动脉管腔内展开。球囊内的标记物显示了移植物的范围。此支架移植物非常僵硬，对于此血管可能并不是最适宜的，但有效地治疗了假性动脉瘤。E，F：支架移植物置入后的血管造影显示假性动脉瘤完全消失。置入后第 1 周，占位效应减轻，临床上疼痛减轻、吞咽功能改善。下颌骨重建顺利。1 个月后随访，多普勒超声显示假性动脉瘤已完全闭塞。

评论：曾有几例病人使用覆膜支架治疗假性动脉瘤的报道，经验是成功的。从某些方面讲，假性动脉瘤比 AVF 容易治疗，主要因前者供养血管腔内血流并没有明显增加，支架的纤维网未承受过多的血流和压力。更倾向于完全根治假性动脉瘤。伴有动脉壁破裂的动脉损伤可经远处动脉入路，通过放置覆膜支架来治疗。一旦展开，支架就覆盖在血管壁的孔上，重建了血管壁的完整性。硬的覆膜支架（如 Jomed）并不适合于颈部血管，因往往需要支架具有一定的柔韧性。然而由于病变位置高，较硬的支架移植物也可以放置。中期随访时病人状况良好，支架移植物仍保持开放。

3.1.9 支架移植物在外周动脉和头臂动脉疾病治疗中的应用

病例 3.1.9:

19 岁男性，双侧颈内动脉自发性动脉夹层，伴右侧颈内动脉假性动脉瘤形成和颅底一个大的包绕的血肿。

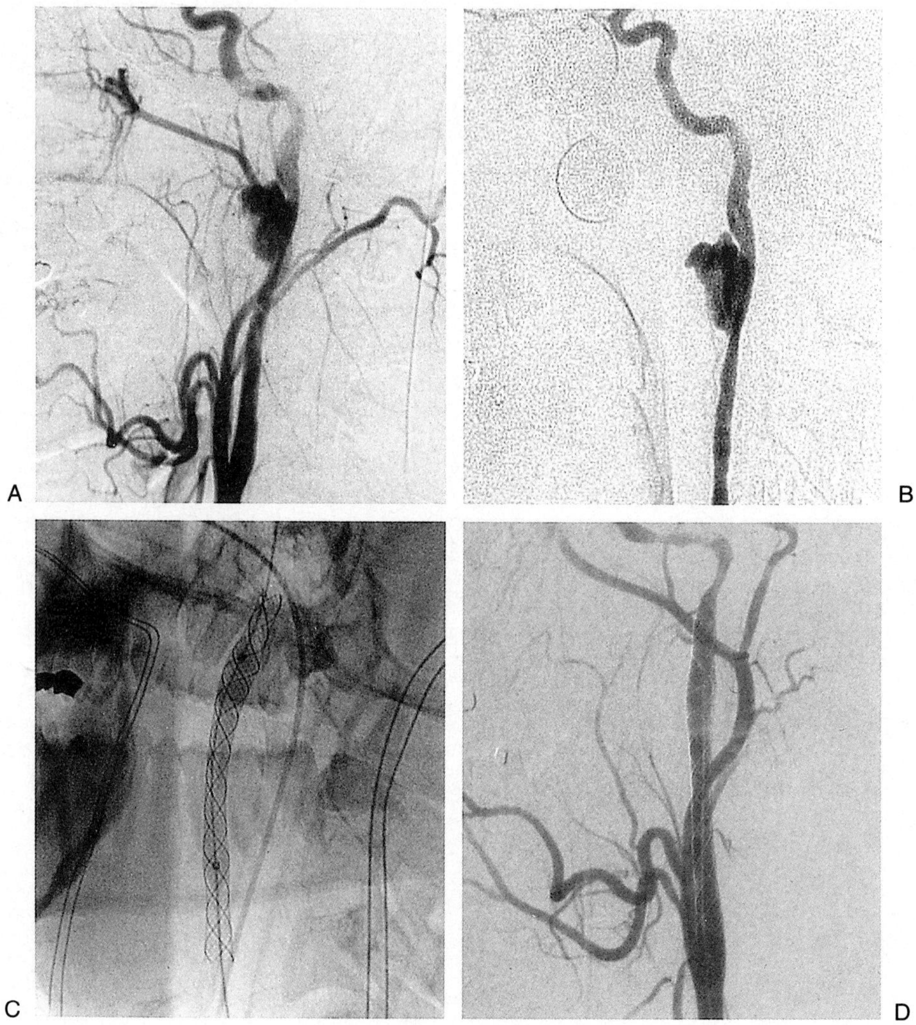

图 3.1.9

A:右颈总动脉造影显示颈动脉分叉通畅。颈内动脉夹层及远端颈内动脉颅外段有一个大的假性动脉瘤。B:选择性右颈内动脉造影显示一个广基的、多分叶的假性动脉瘤。C:将一个切掉颈部的 6mm×40mm Wallgraft 支架移植物沿导丝放置在假性动脉瘤水平，未减影影像显示金属网内的覆膜支架及不透 X 线的导丝。D:置入支架移植物后的动脉造影显示颈内动脉通畅,假性动脉瘤完全消失。但颈动脉远端仍有痉挛。

评论: 颈动脉的自发性夹层是一个相对常见的问题，但动脉壁破裂并伴有假性动脉瘤则不常发生。颈内动脉假性动脉瘤的临床症状较重，可引起疼痛及神经功能障碍。这个病例使用 Wallgraft 支架移植物解决了假性动脉瘤闭塞的问题。在外周血管使用 Wallgraft 支架移植物的经验表明，当血管直径小于 6mm 时，不宜使用此支架移植物，因为其显著增加了血栓形成的概率。覆有 PET 膜的 Wallgraft 支架移植物具有渗透性，当用于覆盖高流速病变的瘘口如 AVF 时，所需时间较长。另一方面，血管较小时，此支架比 PTFE 支架更易引起血栓形成。应用 Wallgraft 支架移植物的经验不多，在美国尚无与临床实验有关的报道。Wallgraft 支架移植物的结构与 Wallstent 支架类似，其自膨胀性能使其适于在颈部血管中应用。它的一个缺点是在膨胀过程中可能缩短，因此很难预测它的最后长度。Wallgraft 支架移植物的持续膨胀可引起一些小的、迂曲的血管痉挛，增加了相应部位血栓形成的概率。

3.2.1 支架移植物在腹主动脉瘤治疗中的应用

病例 3.2.1:

67 岁男性,有一个不断增大的腹主动脉瘤(AAA),外径已超过 65mm。由于伴存的一些危险因素,包括严重慢性阻塞性肺病(病人在家吸氧)和不可重建的冠状动脉疾病,外科择期手术修补已经推迟了很长时间。由于双侧下肢腘动脉的动脉瘤,已施行了双下肢外科胫股动脉搭桥术。

A 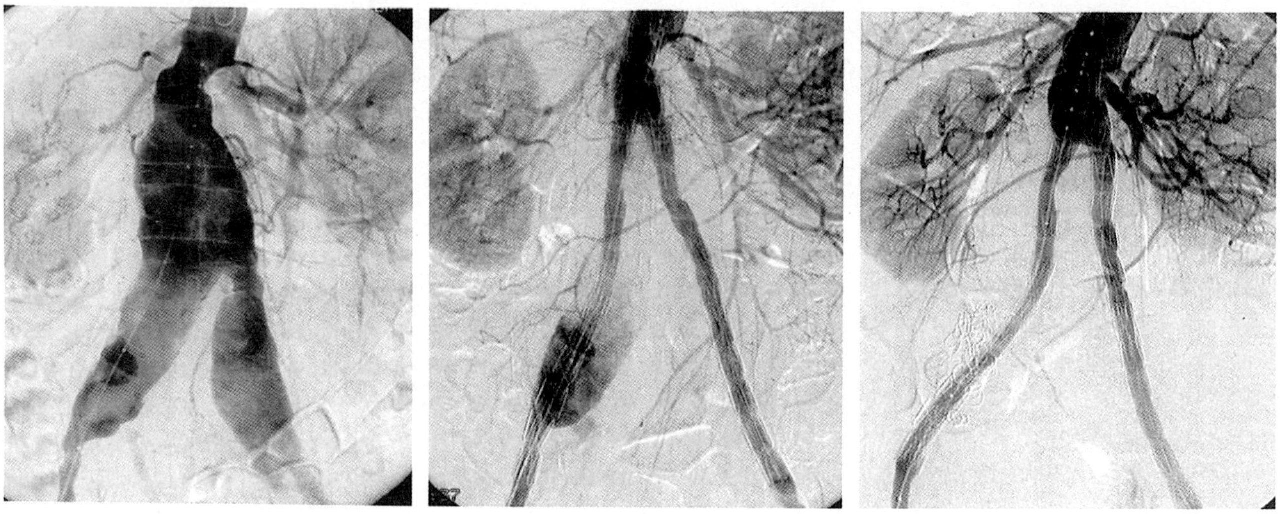 B, C

图 3.2.1

A:使用带有刻度的导管行腹主动脉造影,显示腹主动脉瘤呈梭形,起自于肾动脉水平下方,向下延伸超过了髂总动脉分叉处。B:置入分叉状支架移植物后的主动脉造影显示动脉瘤体消失,但移植物右腿远端有一个漏。支架移植物由四部分构成。置入一个月后漏仍持续存在(未显示),通过移植物右腿 PTFE 材料撕裂处施行了经皮螺圈栓塞。栓塞管腔以后,支架移植物系统似乎闭塞了动脉瘤。C:6 个月后的动脉造影显示对比剂内漏减轻,但仍持续存在。将一个 12mm 的 Corvita 覆膜支架移植物置入主支架的右腿内。之后行动脉造影,显示内漏关闭,动脉瘤消失。对该病人随访了 4 年以上,动脉瘤体积减小(未显示),但病人症状恶化。

评论:AAA 的现代治疗始于 1951 年 3 月,在巴黎,当时 Dubost 成功地切除了第一例主动脉的动脉瘤。AAA 是老龄人口中相对常见的疾病,在人群中的发病率为 36.2/10 万。80 岁以上老龄人口的发病率约 5.9%。AAA 的直径大于 5cm 时较易破裂,一旦破裂,死亡率可显著增加,达 63%。传统的外科修复是有效的治疗方法,且危险性低,并发症发生率和死亡率为 0~8%。然而,根据 SVC/ISCVS 医疗危险系数因子分类表,危险系数为 3 的人群死亡率约 8%~60%。考虑到传统外科修复 AAA 有一定的并发症发生率和死亡率,尤其是在高危人群,因此越来越需要发展微创性的及相对安全的技术,如使用血管内支架移植物。开发了血管内假体,以求避免大多数 AAA 的手术修补。1990 年 Parodi 基于大量的动物实验,施行了第一例人的支架移植物来治疗 AAA。Parodi 开发的为球囊膨胀式支架,使用一个大尺寸的 Palmaz 支架,缝到一个 Dacron 移植物管上。当时,并没有马上意识到瘤体颈部远端也需放置支架,一些病人由于在远端附着处封堵不当而存在明显的内漏，需要另外放置一个支架进一步治疗。虽然本例治疗是成功的，但 Parodi 支架在技术上是有限度的，只适合于一小部分病人。随着分叉状支架的开发，远端无颈的 AAA 病人现在则有机会治疗了。Lazarus 为第一个分叉状支架移植物，于 1988 年在美国申请了专利。此支架无支撑系统，于 1993 年在美国以管状形结构首次用于人体——即 EVT 支架。在欧洲开发了第一个自膨胀式、有支撑系统及分叉状的支架移植物——Stentor 系统，并于 1994 年第一次应用于人体。至 1993 年，其他客户订做的支架也已在使用中（如 Ivancev-Mälmo 和 Chuter）。这些主动脉 - 单侧髂动脉支架用于闭塞对侧髂动脉和进行股动脉 - 股动脉搭桥。至 1994 年，随着 AneuRx 支架的开发，已经演进到了标准支架的概念。Talent 支架可用于试验，为可订做的分叉状支架，扩大了病人的适用性。1995 ~ 1996 年间，因约 23% EVT 支架内出现金属附着系统断裂而导致暂时停产，直至其中的缺陷被纠正后才恢复生产。1997 ~ 1998 年，在欧洲第一批使用 Stentor 支架的病人中有一些出现材料老化的征象和一系列的意外失败，引起了迟发性漏和 AAA 破裂。Resch 和 Ivancev 报道了若干例发生了支架移植物向远侧移位的病例，显然是由于动脉瘤颈近端明显、连续的扩张而引起的，这些病例使用的均是第一代支架移植物。

3.2.2 支架移植物在腹主动脉瘤治疗中的应用

病例 3.2.2:

57 岁男性，有一个 8.1cm×8.9cm 的腹主动脉瘤，近端有一个长的瘤颈，大小约 72.4mm×20.4mm，伴有马蹄肾，有 2 支小动脉邻近动脉瘤。

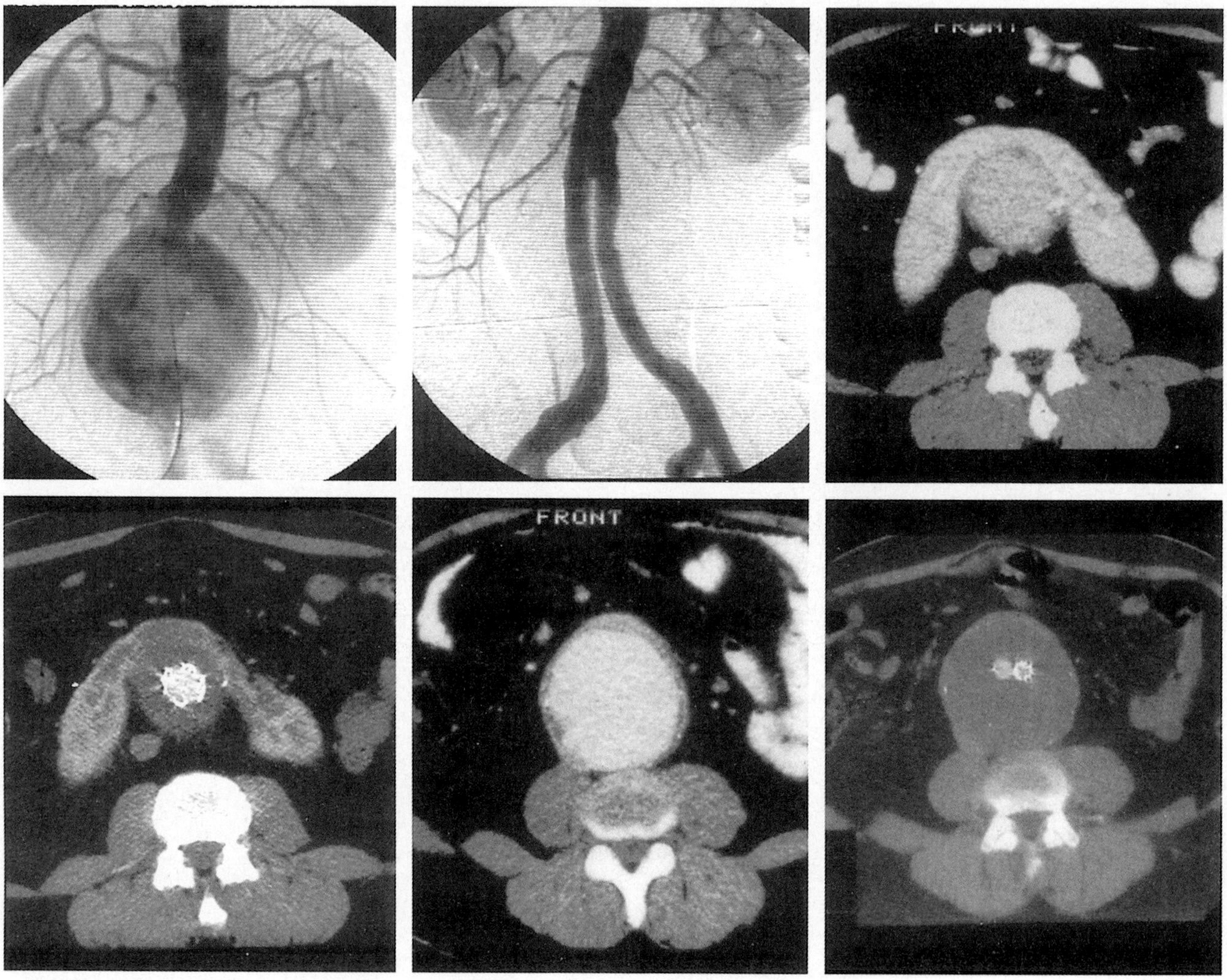

A B, C D E, F

图 3.2.2

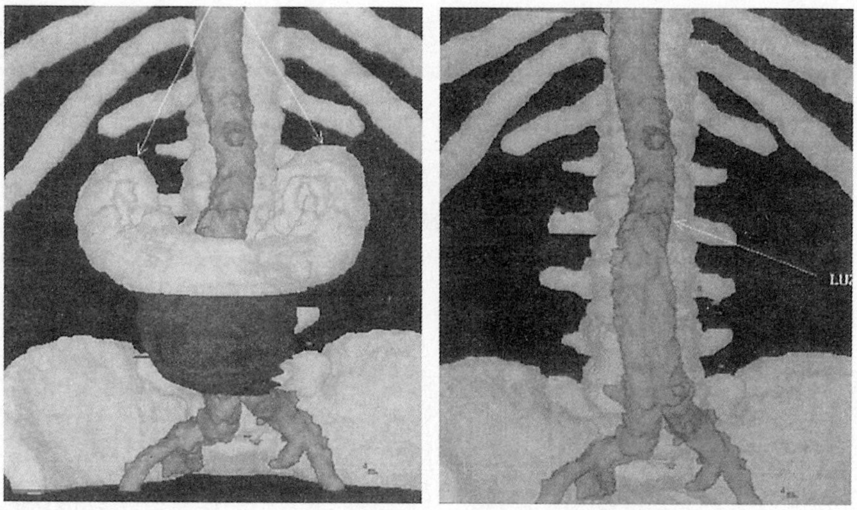

G　H

图 3.2.2(接上)

A:使用可测量导管行主动脉造影,显示了一个大的圆梭形动脉瘤。可以看到多支动脉供应的马蹄肾,包括 2 支供应双肾峡部的动脉。动脉瘤远端未见有颈部。B:置入支架移植物后,主动脉造影显示动脉瘤腔完全闭塞,在比原有分叉高很多的部位可看到新的分叉。供应双肾峡部的动脉亦闭塞。C:横断面 CT 扫描显示了由强化的马蹄肾包绕的动脉瘤近端与颈部间的移行处。D:置入支架移植物后的横断面 CT 扫描显示近端动脉瘤腔闭塞。可以看到马蹄肾峡部无对比剂充盈。E: AAA 中部水平的横断面 CT 扫描显示瘤腔大、壁薄。F:置入支架后的横断面 CT 扫描显示移植物腿部的水平动脉瘤腔闭塞。G:置入支架移植物前的 3D 重组 CT 显示马蹄肾位于动脉瘤上方(呈暗灰色)。H:置入支架移植物后的 3D 重组 CT 显示动脉瘤腔完全闭塞。马蹄肾已不可见。术后病人有轻微腰痛。

评论:病人有一个大的膨胀性腹主动脉动脉瘤,远端无瘤颈,但近端有一个长的瘤颈。可以看到一个马蹄肾,伴有 2 支起自近端瘤颈部远侧的小动脉。使用 24mm × 75mm 的分叉状支架系统,主干置于一个 22F 的推送系统内,14mm 的腿部置于 18F 推送系统内。支架呈复合型设计——主动脉部分支架框架内含有聚酯移植物材料,而髂动脉(腿部)部分则含有 PTFE 移植物材料,外辅以支架。入路技术使用了双侧皮肤切开和硬膜外麻醉,伴清醒下镇静。全部手术时间约 2. 5h。支架展开的时间为 30min。在近端瘤颈处的支架定位是精确的,大小与血管管径匹配。支架腿部处于良好的位置。支架移植物主体左侧的短的残腿从下方以逆行的方式沿推送系统插管,沿着超硬 Amplatz 0. 889mm(0. 035 英寸)导丝推送,用于左侧的扩展。对侧的 18F 推送鞘易于沿髂动脉内推送,但由于支架移植物短臂柔韧,难于推送该推进器通过短臂。最终的腹主动脉造影显示支架通畅,已无对比剂漏出。双侧切口处缝合并引流 24h 后终止了操作。硬膜外导管拔出后,除了轻微腰部不适 12h 外,病人最终恢复。术后第 3 天出院,已随访了 4 年多,动脉瘤逐渐减小。

3.2.3 支架移植物在腹主动脉瘤治疗中的应用

病例 3.2.3:

67 岁男性，患 AAA、冠状动脉疾病及慢性阻塞性肺病。考虑到常规手术危险性较大，拟行血管内支架治疗。

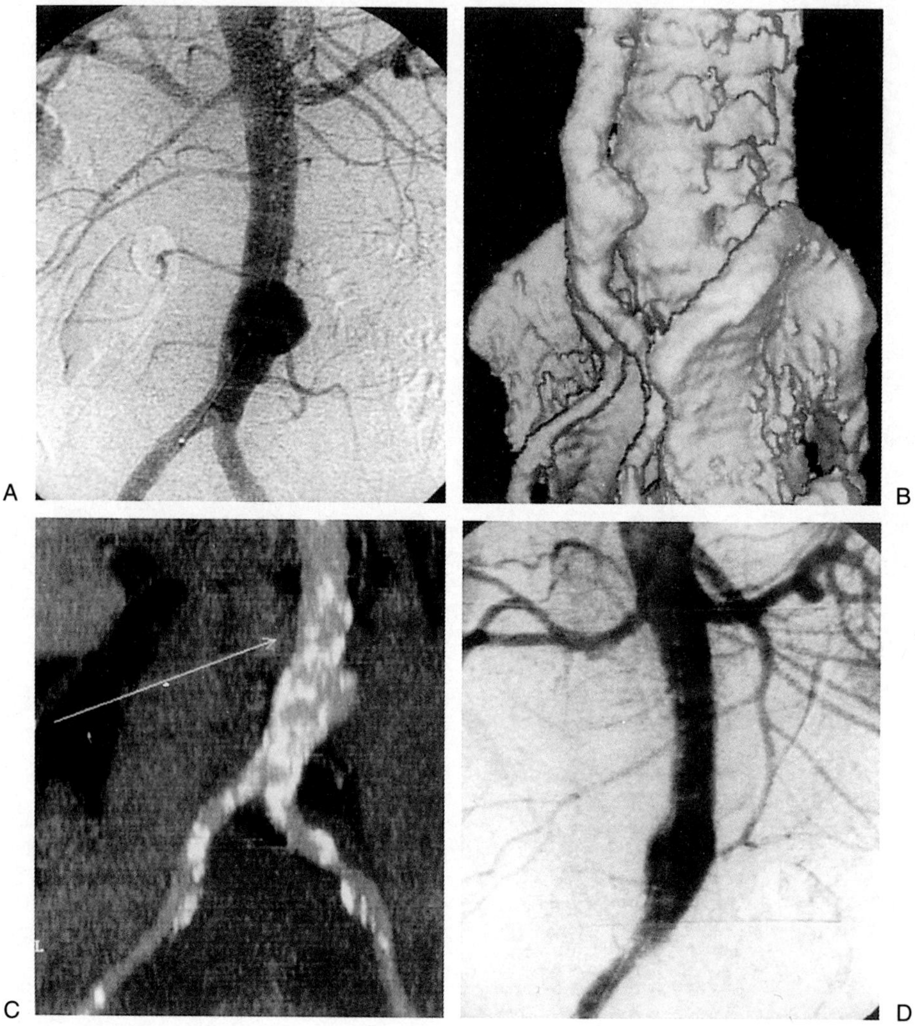

图 3.2.3

A：使用带有标尺的导管行腹主动脉造影，显示有一个局限性 A 型腹主动脉瘤，伴有一个近端长颈和一个远端短颈。可以看到肠系膜下动脉通畅。髂动脉正常但轻度迂曲。B：动脉 3D 重组 CT 斜位像显示动脉瘤位于腹主动脉后方。C：主动脉 2D 重组 CT 正位像显示动脉瘤和主动脉壁弥漫性钙化。D：Talent 支架移植物置入后的腹主动脉造影显示左侧髂动脉未显影，操作结束时重建了股动脉 - 股动脉的搭桥（未显示）。随着支架置入动脉瘤内，主动脉右侧壁略突出。右髂总动脉有些不规则，但未发现压力梯度。

评论：这是一例比较容易应用血管内支架移植物治疗的病例，不需要分叉状支架移植物。因为支架略长于所需要的长度，故偶然地闭塞了一侧髂动脉。闭塞一侧正常髂动脉并行股动脉 – 股动脉搭桥并不是最佳选择，然而对于支架移植物轻微不适配产生的情况，这是最好的解决方法。此病例证实了术前仔细测量主动脉的尺寸及近端、远端瘤颈和整个动脉瘤加上远端颈部范围的大小的必要性。整个支架的长度必须与病变的全长吻合，误差不能太大。然而，动脉瘤的迂曲可造成支架短于病变长度达 1cm。如果高估了支架的长度，如例 3.2.3 中所示，则可闭塞髂动脉，须行股动脉 – 股动脉分流。

3.2.4 支架移植物在腹主动脉瘤治疗中的应用

病例 3.2.4:

26 岁男性,AAA 伴髂动脉迂曲。

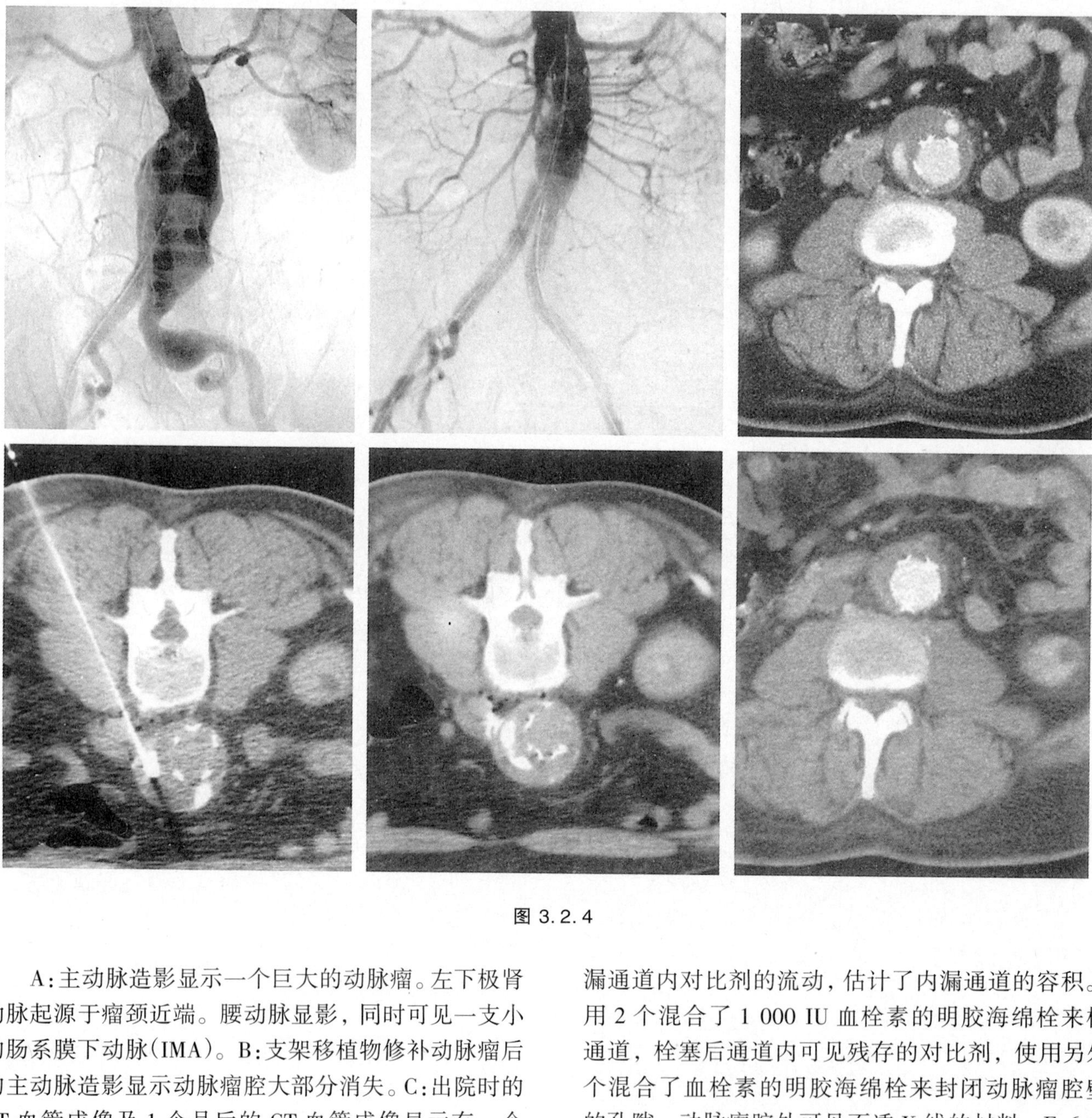

A B, C

D E, F

图 3.2.4

A:主动脉造影显示一个巨大的动脉瘤。左下极肾动脉起源于瘤颈近端。腰动脉显影,同时可见一支小的肠系膜下动脉(IMA)。B:支架移植物修补动脉瘤后的主动脉造影显示动脉瘤腔大部分消失。C:出院时的CT血管成像及1个月后的CT血管成像显示有一个巨大的Ⅱ型内漏,很明显与一支腰动脉或IMA有关。通道是迂曲的,后部成分较大。D:在CT透视导向下,经腰入路插进一根18号细针,将细针推进动脉瘤腔内和内漏通道内。CT透视导向下注入对比剂,可见内漏通道内对比剂的流动,估计了内漏通道的容积。E:用2个混合了1 000 IU 血栓素的明胶海绵栓来栓塞通道,栓塞后通道内可见残存的对比剂,使用另外一个混合了血栓素的明胶海绵栓来封闭动脉瘤腔壁上的孔隙。动脉瘤腔外可见不透X线的材料。F:6个月时的随访CT血管成像显示动脉瘤已完全闭塞,内漏闭塞,动脉瘤直径明显减小。

评论:内漏对于腔内支架移植物是一个独特的状

况，为血液持续流出腔内移植物外，但位于动脉瘤腔内或邻近的经支架治疗的血管内。内漏由以下因素引起：动脉瘤腔或血管封闭、闭塞不完全；或血流反流入动脉瘤腔内，如同一些影像学研究证实的那样。内漏为支架移植物技术的并发症。虽然尚没有完全理解漏的实际内涵，但行支架移植物修补的病人中 20% ~ 25% 发生内漏。目前认识到的有 4 种类型的内漏，主要根据是否与移植物相关来区分。

I 型内漏：由于移植物末端封堵不完全或不完全有效，瘤腔内发生了永存的血流通道。此情况通常见于治疗的早期，但也可于晚期遇到，是由于血流侵蚀了固定于主动脉壁上的支架周围的血凝块所引起。

II 型内漏：为逆行性内漏，由来自于通畅的腰动脉、IMA 或其他侧支血管的永存的逆行血流进入动脉瘤腔内所致。某些情况下，当存在 2 支或多支开放的血管时，发生了流入和流出，产生了动脉瘤腔内所形成的通道内的活动性血流。

III 型内漏：与移植物连接处或移植物各节段间重叠处封闭不完全或不完全有效有关，或与移植物纤维结构断裂有关。若由于技术原因所致，此型内漏可早期发生；若由于动脉瘤回缩或支架断裂造成支架扩展后的一部分移位所致，则可发生于治疗过程的晚期。

IV 型内漏：与移植物的多孔性和血液流过移植物的纤维结构有关。由于应用于血管内的移植物不是预凝的，在早期大多数可通过纤维网漏出。随着更薄的移植材料的出现，此型内漏变得更常见。

不明原因的内漏：为在不确定的器官，病因及位置均不明确的内漏，随着影像学技术的进展，或许最终能够给出此型内漏更确切的定义。

内压：指动脉瘤腔内维持高压但无漏或血液流出到移植物外的证据的状况。一种可能的机制是压力沿着支架附着处的血栓传导。内压高也可以表现为未经觉察的、流动非常缓慢的内漏，容许在漏起源的部位形成血凝块。也称之为“内高压”或“无漏出的动脉瘤腔内高压”。

内漏的分型为一个逐步演化的过程，可通过增加修饰词“A”或“B”进一步特征化。A 指内漏内只能看到流入通道；B 则指既存在明确的流入通道，也存在流出通道。内漏也可分为原发性（早期）和继发性（晚期）。

对于内漏的治疗还存在争议。已成功地对引起 II 型内漏的分支施行了动脉内栓塞，虽然有些 II 型内漏可能自行愈合，或不引起动脉瘤大小的变化。存在 II 型内漏证实动脉瘤可皱缩，提示并不是所有的内漏都需要治疗。经腰入路治疗永存的 II 型内漏是一个新的替代方法，已证实对某些病人，特别是对动脉入路未能解决内漏的病人有效。Baum 等回顾了最近 7 例经腰入路治疗 II 型内漏的病例，随访了 46 ~ 209 天，治疗成功率为 100%。然而，他们使用的技术与我们不同，他们使用的是在透视导向下的导管 – 细针系统，我们则使用 CT 透视导向下的硬的套针系统。

3.2.5 支架移植物在腹主动脉瘤治疗中的应用

病例 3.2.5:

72 岁女性,曾行 AAA 外科修补术,患慢性肾衰(正在透析)。在主动脉的肾动脉开口下段移植物吻合口的近端发生了一个迅速增大的假性动脉瘤，施行了腹主动脉造影并拟行血管内治疗。

A

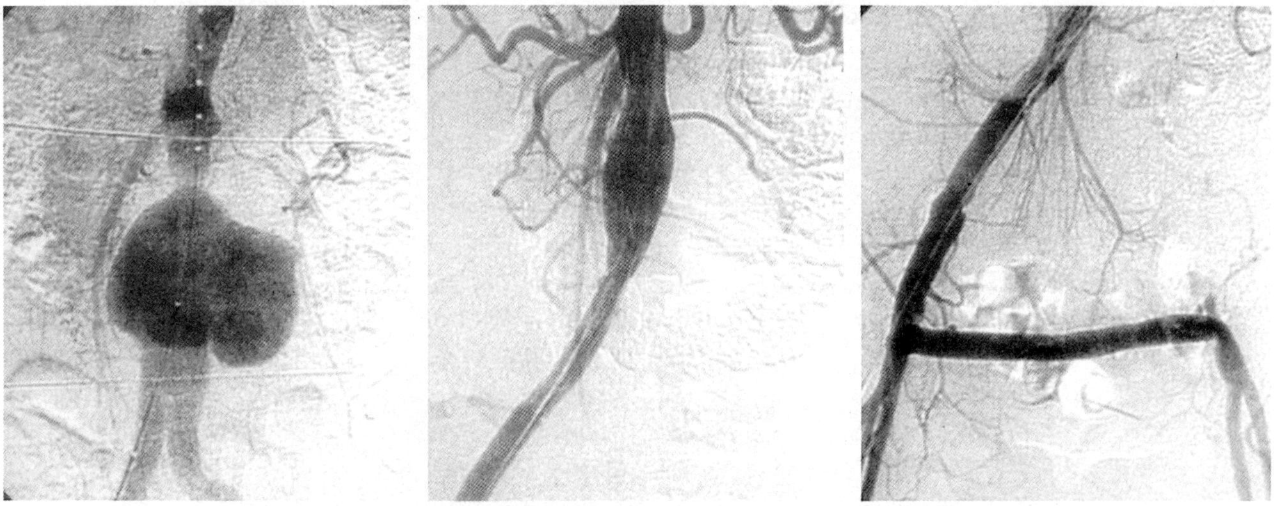

B, C

图 3.2.5

A:用可测量导管施行了腹主动脉造影,显示主动脉移植物的吻合口近端有一个巨大的假性动脉瘤。肾动脉非常小,对比剂充盈差。B:置入了一个主动脉-单侧髂动脉 Ella 支架移植物，从肾动脉上方至右侧髂动脉移植物的腿部连接主动脉。用一个 Z 型支架(枕套技术)闭塞了左侧髂总动脉。C:制作了一个股动脉-股动脉 Dacron 移植物以重建左侧股动脉的循环。

评论: Ella 支架移植物是一种自胀式的支撑设施，系一种覆有薄层 Dacron 材料的不锈钢框架,金属框架是可屈曲的，用多个金属片由独创的铰链系统连接起来,以提供支架的可屈曲性。目前,此支架只有用于主动脉-单侧髂动脉的类型有市售，用于闭塞对侧髂动脉。有一种分叉式的设计据称很快问世。由于操作时间短且容易放置，这种主动脉-单侧髂动脉内移植物特别适用于急诊病人。至今已有约 100 多个病人使用了此种支架,主要是在东欧。目前,在美国还没有进行临床试验的可能。在欧洲使用的初步结果是,34 例病人使用了分叉支架,11 例使用了主动脉-单侧髂动脉支架。初步的技术成功率为 85.7%,再次置入的技术成功率为 93.8%，只有 4.5%的病人需手术治疗，平均随访时间是 16.6 个月。

3.2.6 支架移植物在腹主动脉瘤治疗中的应用

病例 3.2.6:

52 岁男性,以 AAA 伴右髂总动脉增宽就诊。施行了血管内治疗。

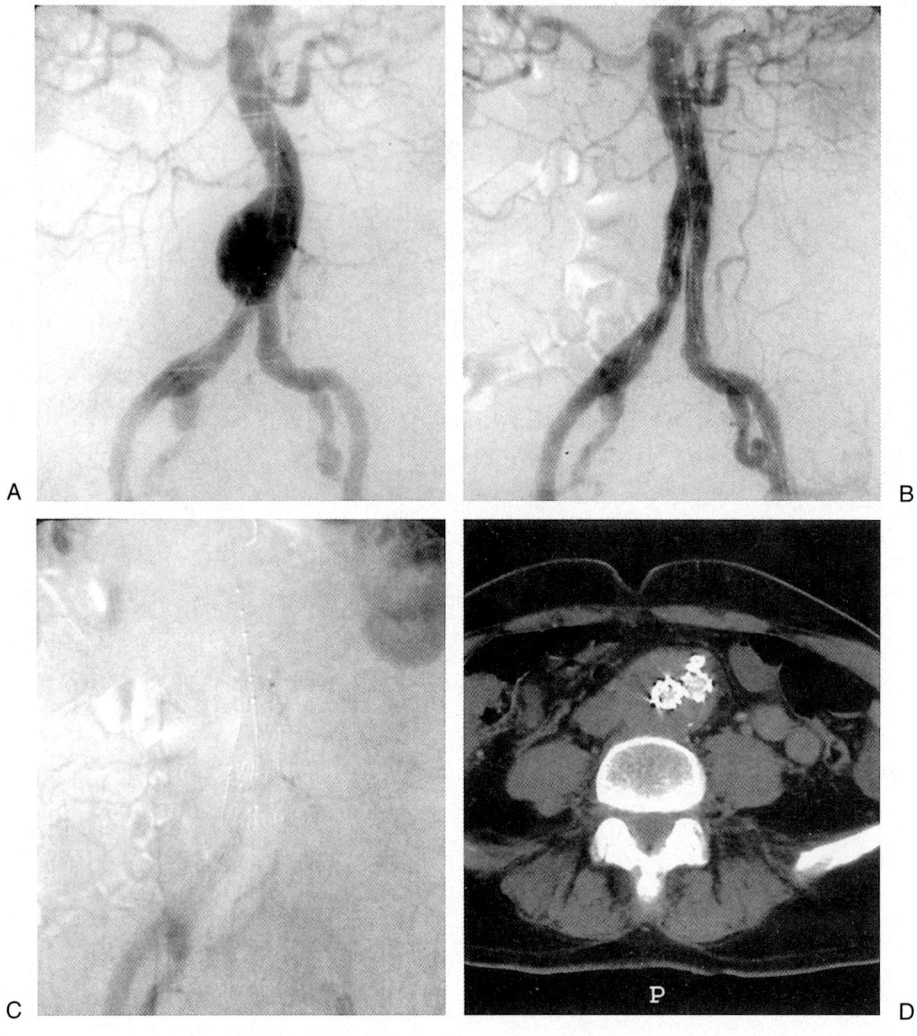

图 3.2.6

A:腹主动脉造影显示有一个梭形动脉瘤,伴有一个近端长颈,病变延伸至主动脉分叉处。髂动脉也呈动脉瘤样扩张。用螺圈栓塞了 IMA 以减少 II 型内漏的发生。B:使用 Talent 分叉状支架移植物系统施行了 AAA 的血管内修补。动脉造影早期显示动脉瘤消失,IMA 通过 SMA 的侧支循环得到了重建。C:主动脉造影晚期显示一个小的 II 型、通过左侧腰动脉的内漏。D:术后 48h 行 CTA 检查已不见内漏,现已随访了 3 年多,动脉瘤腔未见皱缩,但无可看到的内漏。

评论: Talent 支架移植物为一种订做的、具有支持系统的自胀式分叉状支架,其主体内部由多个镍支架做成金属框架,外置为延伸的腿部。最新一代市售的支架是由薄的 Dacron(Low Profile System,又称 LPS)制作的。支架移植物的体部大小为 20~48mm,置于一个 20F~27F 的推送器内,延长部分直径为 8~20mm,配以 16F~18F 的推送器。主动脉-单侧髂动脉支架移植物可配有一个对侧髂动脉的闭塞器。此支架的主要优势在于它可以依客户需要的式样订做,另外支架顶端为不覆膜设计,可跨肾动脉放置。

已经完成了第1代支架的I、II期高危险因素试验,II期低危险因素试验也已完成。LPS支架的II期低危险因素研究也已完成。美国已有400多例病人接受了治疗,全世界已有4 000多例病人接受了治疗。来自美国的初步报道显示初始的成功率为90%,只有1例高危人群组的病例于手术后1周内死亡。欧洲报道的初步技术成功率为83%,再次技术成功率为93%,只有2例需行手术,30天内死亡率为5%,试验的不同结果在于接受治疗人群的差异。I期(高危人群)试验中,移植物可在约92%的病例中成功展开,在72%的病例中消除了动脉瘤。30天的技术成功率为95%,30天的死亡率为12%。在高危人群的II期试验中,支架展开的成功率为94%,动脉瘤腔的消除率为80%。30天的技术成功率为91%,死亡率为1.5%。II期低危险组临床试验包括I代和II代支架,支架展开的成功率分别为91%和99%,30天的技术成功率分别为91%和97%。第1代支架的30天死亡率为4%,副反应事件的发生率为20%。第2代支架的30天死亡率为0,副反应事件的发生率为1.8%。

3.2.7 支架移植物在腹主动脉瘤治疗中的应用

病例 3.2.7:

74 岁男性，患 AAA、冠状动脉疾病、阻塞性肺病及髂动脉狭窄，拟用支架移植物治疗 AAA。

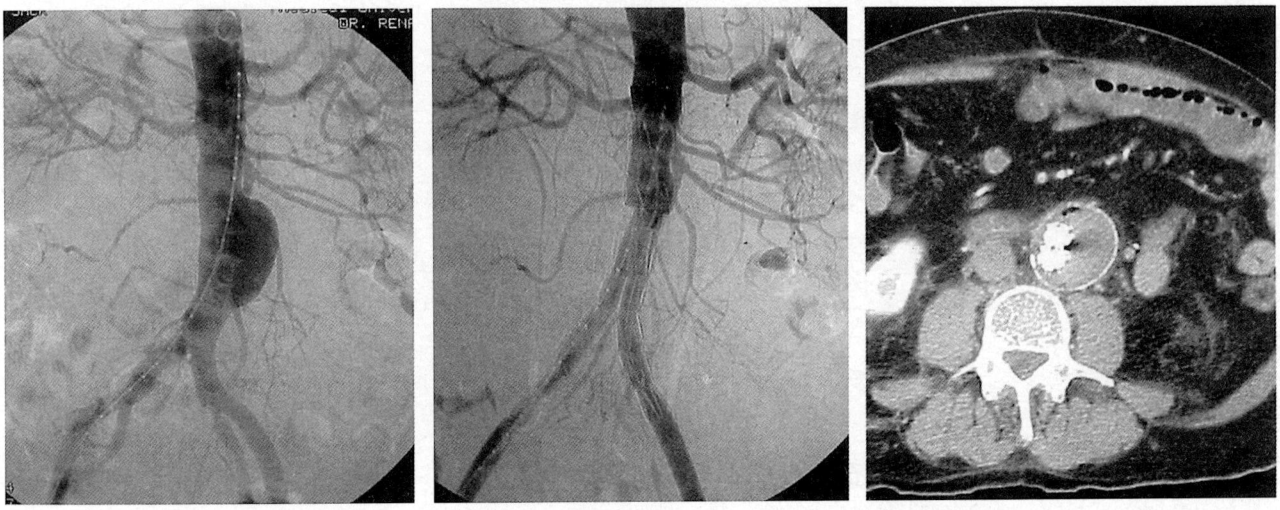

A　　B, C

图 3.2.7

A：腹主动脉造影显示主动脉左侧壁有一个明显的梭形动脉瘤，近端有一个相当长的颈，主动脉分叉部正常。B：主动脉内置入了一个 Talent 支架移植物后，达到了完全闭塞动脉瘤腔的目的，为推进推送器，必须切开右股动脉并结扎一些分支。对于此例特定的病人来说，支架略长些，移植物轮廓上可见到一个阶梯。操作结束时，移植物的右肢出现了低灌注，需要做 Fogarty 球囊血栓切除术。操作结束时双侧髂内动脉闭塞，左侧由支架移植物覆盖，右侧则与支架右肢行球囊血栓切除术后血栓再次形成有关。C：动脉瘤的 CTA 显示支架双腿部弯曲，但无内漏。动脉瘤内的血凝块内可见有少量空气。此支架已完全闭塞了动脉瘤。术后病人出现了一过性右肢无力。

评论：右下肢进行性无力被认为与坐骨神经缺血有关，系由于右股动脉分支的广泛结扎或髂内动脉意外的闭塞引起。双侧髂内动脉闭塞和来自深、浅旋股动脉的侧支循环的闭塞可能会引起坐骨神经盆内段的缺血。病人需要理疗，腹股沟切割伤愈合后，需制定进一步的康复方案，最初可借助走路器，之后可使用拐杖。除了力量稍弱外，右下肢的功能几乎完全恢复了。动脉瘤体积减小，病人状况良好。坐骨神经缺血是 AAA 的支架移植物治疗后一个常常被忽视的并发症。以前未见此类并发症的报道。髂内动脉闭塞如果发生于近端，几乎没有盆腔缺血的危险。然而，如 3.2.7 这样的病例，髂内动脉发生了广泛的血栓性闭塞，伴有股动脉分支的广泛结扎，当然会引起周围神经的问题。

3.2.8 支架移植物在腹主动脉瘤治疗中的应用

病例 3.2.8:

64 岁男性,梭形 AAA,近端颈部迂曲,施行了血管内治疗。

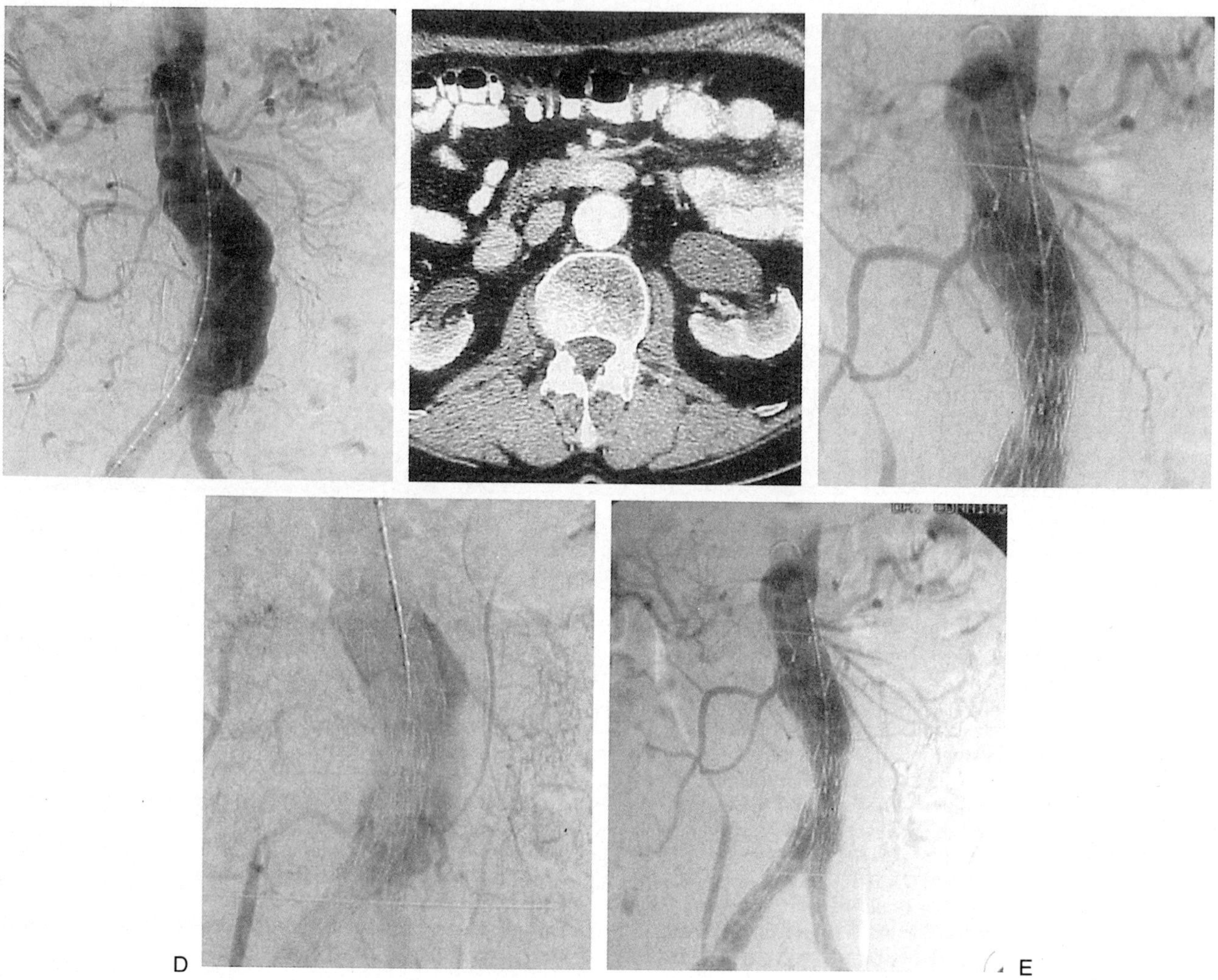

A B, C D E

图 3.2.8

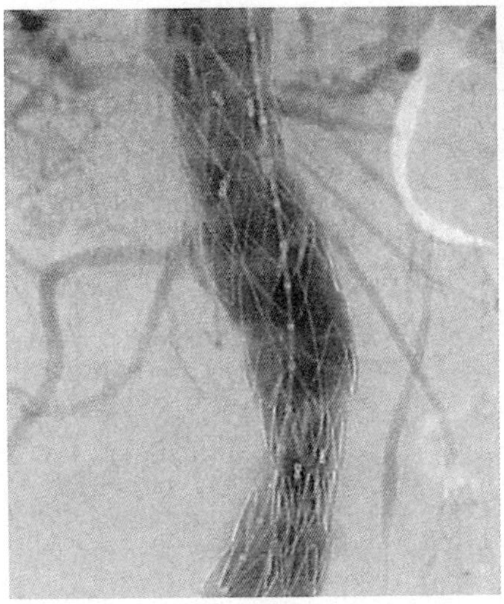
F

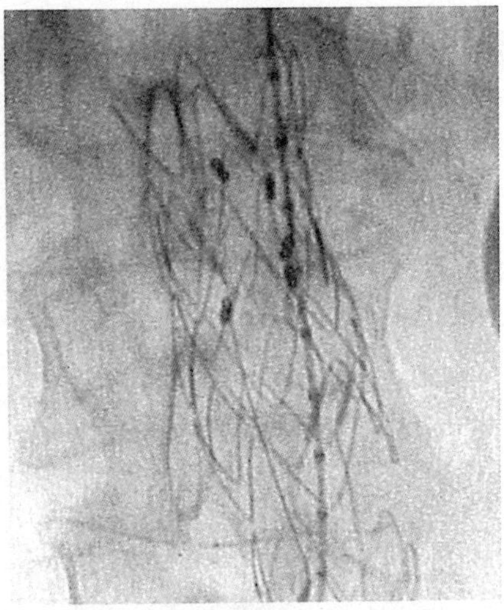
G

图 3.2.8(接上)

A:用带有刻度的辫尾导管行腹主动脉造影,显示有一个梭形 AAA,近端有一个相对长的、呈不规则四边形的颈,颈与动脉瘤之间明显成角。B:腹主动脉 CTA 显示近端颈的壁轮廓光滑。C:展开了一个 Talent 支架移植物,近端为裸露支架跨过了左肾动脉。主动脉造影显示在颈的右侧有一个明显的内漏(I 型)。斜位上可看到不透 X 线的标记物,提示移植物右侧太低。D:动脉造影晚期显示动脉瘤腔广泛充盈,IMA 未显影。E:于主动脉近端置入了一个袖套以封闭漏。主动脉造影显示右侧有一个永存的小漏。F:主动脉近端放大像显示漏减小,袖套正好跨过了双肾动脉。G:支架未充盈对比剂时显示移植物位置良好,在边缘部与不透 X 线的标记物重叠。1 年后随访时动脉瘤已完全消失。

评论: 内漏的治疗:病人在 30 天内发生早期的内漏时应观察一段时间,如果内漏持续存在,应再次行血管内介入治疗。病人发生晚期内漏时,也应以类似的方式治疗,但无需观察。

治疗 I 型内漏的方法较多,包括对内漏相关的附着部位反复地或更积极地行球囊血管成形术。支架置入前行血管成形术,有时可使近端颈部的不规则性减少到最小,然而这并不能减少内漏的发生率。在近端颈部或移植物远端附着区额外放置一个延展器,可有效地控制 I 型内漏,这是通过在移植物末端提供额外的覆盖或延展器施加的辐射力封闭了漏口实现的。某些病例行螺圈、血栓素或颗粒栓塞也是有效的,但必须选择性插管进入内漏通道内,有时这并不总是可行的。

II 型内漏的治疗更加复杂。首先,目前就是否对与动脉瘤腔相连的主动脉的主要分支(如 IMA 或腰动脉)进行预防性栓塞有较大的争议。我们偶尔在操作前对显著通畅的动脉或有多支大的腰动脉者施行栓塞治疗。其次,对支架移植物置入后血流持续性从腹主动脉分支逆行流入动脉瘤腔的治疗时机尚有争议。由于移植物壁的柔韧性增加和动脉瘤腔的容积随心动周期的持续变化而变化,无支撑的支架移植物易于发生 II 型内漏。如果需要治疗的话,栓塞治疗对于伴有逆行血流持续开放的分支是有效的方法。使用微导管超选择性插入髂腰动脉,并采用颗粒或微螺圈栓塞开放的腰动脉。IMA 也可以采用"外向内"入路,使用微导管超选择性插管,从 SMA 经过中结肠动脉、Riolan 动脉弓及边缘动脉,将螺圈投送到动脉瘤腔内和 IMA 的主要节段。某些情况下,也可以打开移植物近端或远端附着处的封闭处,达到移植物外间隙,采用"内向外"入路行腰动脉或 IMA 的选择性栓塞。如果动脉内入路失败或不可行,也可采用经腰入路,直接用血栓素或明胶海绵栓塞动脉瘤内的内漏通道。最近,一些作者建议用腹腔镜治疗 II 型内漏。

III 型内漏通常可用球囊扩张支架移植物的连接处进行治疗。可能需要在漏的水平置入另一个延展器或袖套,当支架移植物的纤维结构破裂时可能更有效(见图 3.2.1)。由于支架移位或绞锁,出现了迟发的或发生了较长时间的 III 型内漏时,则必须使用袖套。然而一个袖套不一定有效,依赖于支架之间的分离程度和角度。裸露的金属支架已成功地用于修补支架移植物间连接处的漏。当内漏是由支架移植物材料穿孔引起时,惟一的选择是在受损的节段重新置入覆膜支架移植物节段,某些病例则需外科治疗。

IV 型内漏通常不需要治疗。因为此型内漏与移植材料的多孔性有关,后者是不能预凝的,在大多数病例,由于动脉瘤腔内形成血凝块,纤维结构才会自发性封闭。此期间应避免服用抗凝和抗血小板粘着的药物。

补充性血管内介入治疗内漏是修复管腔内 AAA 的一种辅助方法,可改善病人的预后,避免切开修复。85% 的病人可成功地施行血管内介入治疗。最近一个系列报道中的存活表分析显示,此辅助性处理具有良好的远期疗效。

3.2.9 支架移植物在腹主动脉瘤治疗中的应用

病例 3.2.9:

80 岁男性，梭形 AAA 和近侧髂内动脉中度迂曲，拟行动脉瘤修补术，施行了血管内治疗。

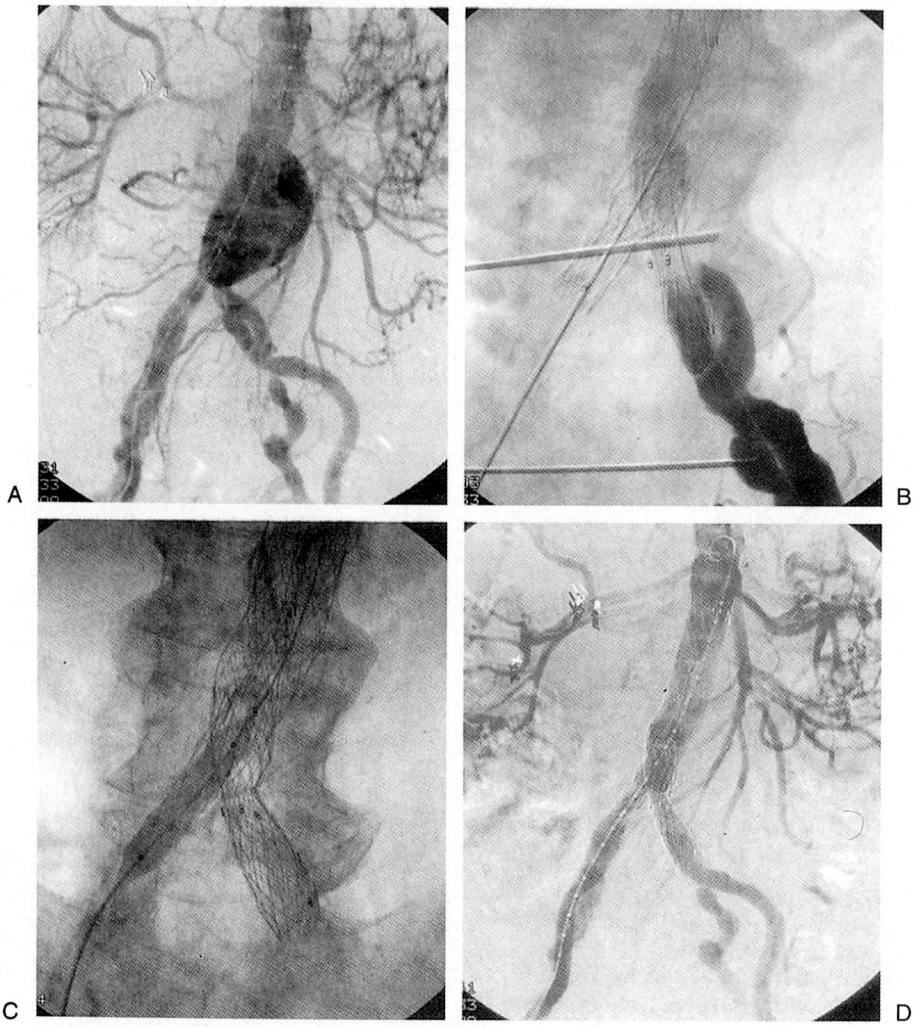

图 3.2.9

A：腹主动脉造影显示主动脉有一个大的梭形动脉瘤，伴有一个长 2cm、直径 20mm（原文为 20cm——译者注）的颈部，病变延伸至主动脉分叉部。B：左侧髂动脉直径增宽（18 mm），可见充盈缺损，提示局部溃疡伴假性动脉瘤形成，或者为一个大的分隔样斑块。置入了一个 AneuRx 支架后，尽管采取了球囊扩张，但左侧髂总动脉造影显示假性动脉瘤腔依旧开放。C：左侧髂动脉置入了一个直径 20mm 的延展器，成功地覆盖了假性动脉瘤，分别使用直径 8mm 和 10mm 的球囊对左、右髂总动脉施行了球囊成形术。D：置入了 AneuRx 支架后，主动脉造影显示动脉瘤腔已完全闭塞，无可察觉到的内漏。

评论：AneuRx 支架为一种标准化的支架，外部由镍组成框架，内部由大约 1 000 个缝隙彼此连接的 Dacron 移植物构成。该器材首先由 AneuRx 公司设计、生产，随后由 MedTronic 公司商品化。1999 年 9 月由美国 FDA 批准上市销售，当时供不应求。AneuRx 使用简单，但目前的大小使之只能局限应用于少数病例。移植物近端最大径为 28 mm。支架的主要优势在于其为标准构件。事实上，AneuRx 引进了标准组件的概念，可提供多种袖套和扩展件来治疗漏，并偶然用于纠正位置不恰当。此支架由 21F 推送器投放，用一个曲柄送出。根据 FDA 要求的不同阶段的临床试验，在美国约有 971 例病人使用了此支架。II 期试验中，放置成功率为 97. 6%。由于此支架内使用的是薄的 Dacron 材料，置入支架后比较常见 IV 型内漏，但随着观察和停止使用抗凝药物，通常可自愈。试验显示的一年内漏率为 20%。FDA 批准后，美国已有大量病人使用了此类支架。

3.3.1 支架移植物在其他病变治疗中的应用

病例 3.3.1:

17 岁女性,腹部枪击伤。剖腹手术期间施行了小肠切除术,同时发现有腹膜后血肿,但未进行探查。2 年后病人出现了由于心脏超负荷、肝大、凝血功能障碍及肺水肿引起的呼吸窘迫所致的心衰。临床体检示腹壁可触及搏动、肝大、肺充血,腹正中部可闻及响亮杂音。

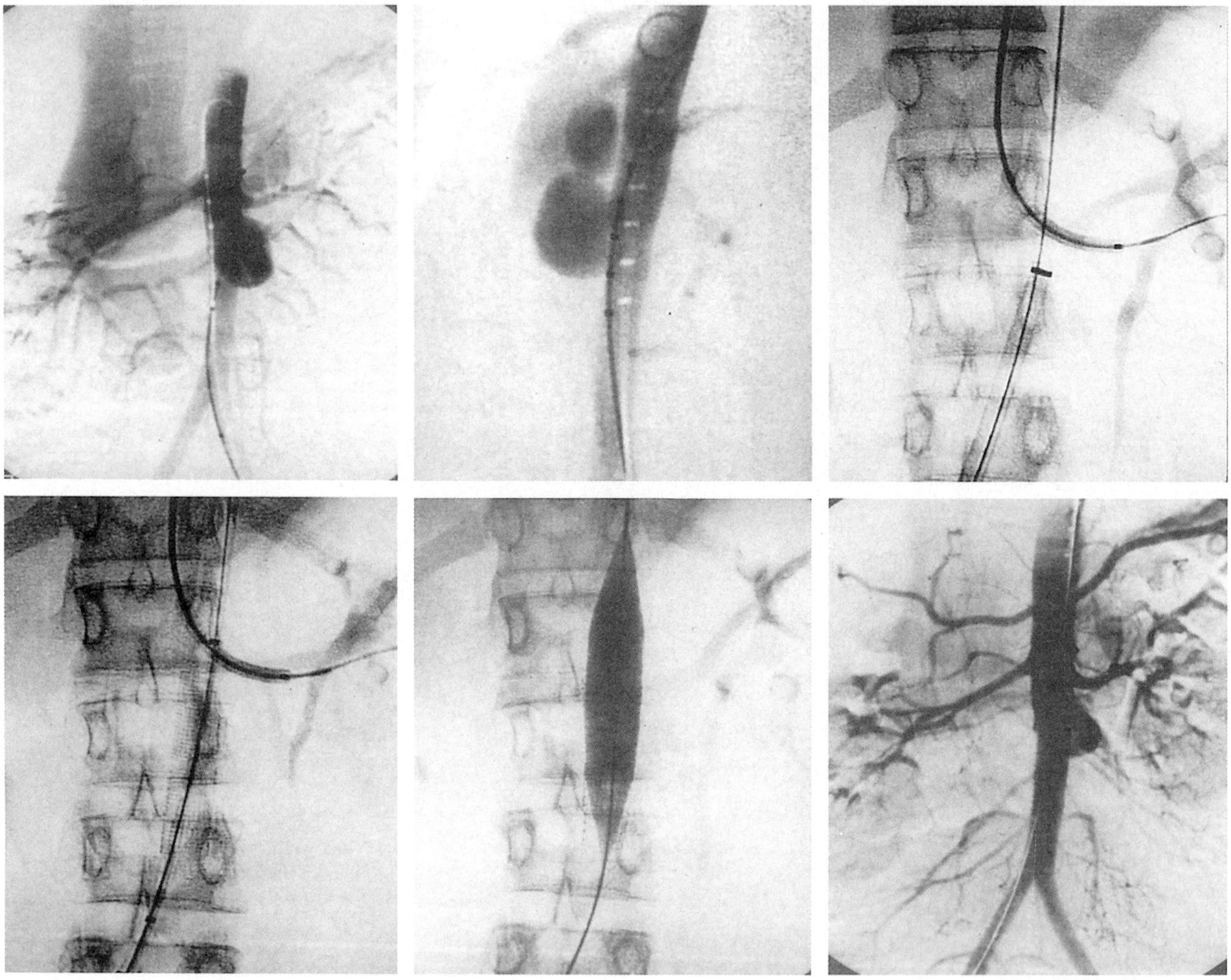

A B, C D E, F

图 3.3.1

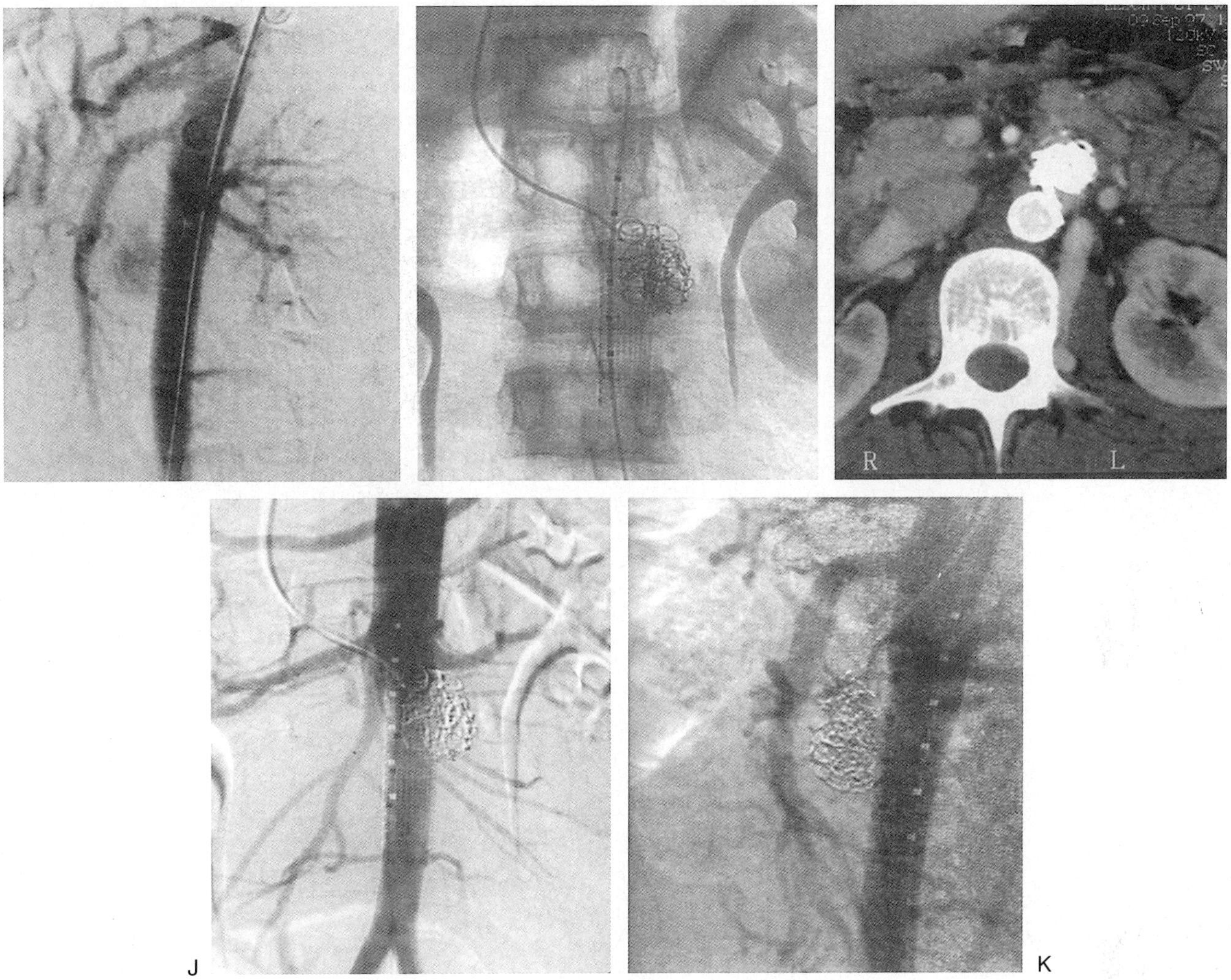

图 3.3.1(接上)

A:腹主动脉造影正位观显示肾动脉水平以下的腹主动脉与左肾静脉之间有一个巨大的 AVF,二者通过一个假性动脉瘤交通,伴有左肾静脉和 IVC 增宽。B:主动脉造影侧位观显示主动脉与动脉瘤间的直接交通,左肾静脉恰开始充盈。C:准备使用一个有平坦的镍鞘的支架移植物治疗 AVF,经左侧肱动脉入路,将一个直径 5mm 的血管成形球囊插入左肾动脉,充胀球囊以保护左肾动脉,可以看到一个 14F 的带有一个不透 X 线的环和超硬的 0.889mm(0.035 英寸)导丝的导管投放系统。D:支架移植物展开后,支架正好位于左肾动脉水平下方拟行扩张和固定的位置。E:使用一根 16mm 血管成形球囊导管将支架固定在原位。F:置入支架移植物后的腹主动脉造影显示通过 AVF 的血流明显减少,假性动脉瘤部分充盈,IVC 浅淡显影。G:主动脉造影侧位观显示假性动脉瘤部分充盈,有少量对比剂通过了支架移植物的 Dacron 纤维网。H:经右侧颈内静脉入路对假性动脉瘤进行了经静脉栓塞。I:随访 CT 扫描显示动脉瘤已闭塞。J:腹主动脉造影正位观显示假性动脉瘤闭塞,无对比剂流入 IVC。K:主动脉造影侧位观显示位于假性动脉瘤内的螺圈,AVF 完全闭塞,用于栓塞的导管仍位于左肾静脉内。

评论:巨大的 AVF,如此例所显示者,需行血管内治疗以控制从主动脉流入静脉的高流速血流。用于闭塞 AVF 的支架移植物材料各异,应首选空隙少的材料,如 PTFE。如果不使用腔内支架移植物封闭血流,栓塞假性动脉瘤是不可能的或非常困难。主动脉及髂动脉直径不很大,相对小的 14F 引导系统对于这些血管还是非常大。使用大量金属 Gianturco 螺圈栓塞了假性动脉瘤,并闭塞了残存的 AVF。

3.3.2 支架移植物在其他病变治疗中的应用

病例 3.3.2:

7岁男孩，右心房、右心室闭锁，采用 Fontan 导管将 IVC 吻合到肺动脉上进行治疗。由于并发了吻合部狭窄，将一个 Palmaz 支架置入到肺动脉吻合的狭窄处。由于左心房开窗过大，无血流流入肺动脉。拟置入一个有 Endotex 装置的支架移植物。

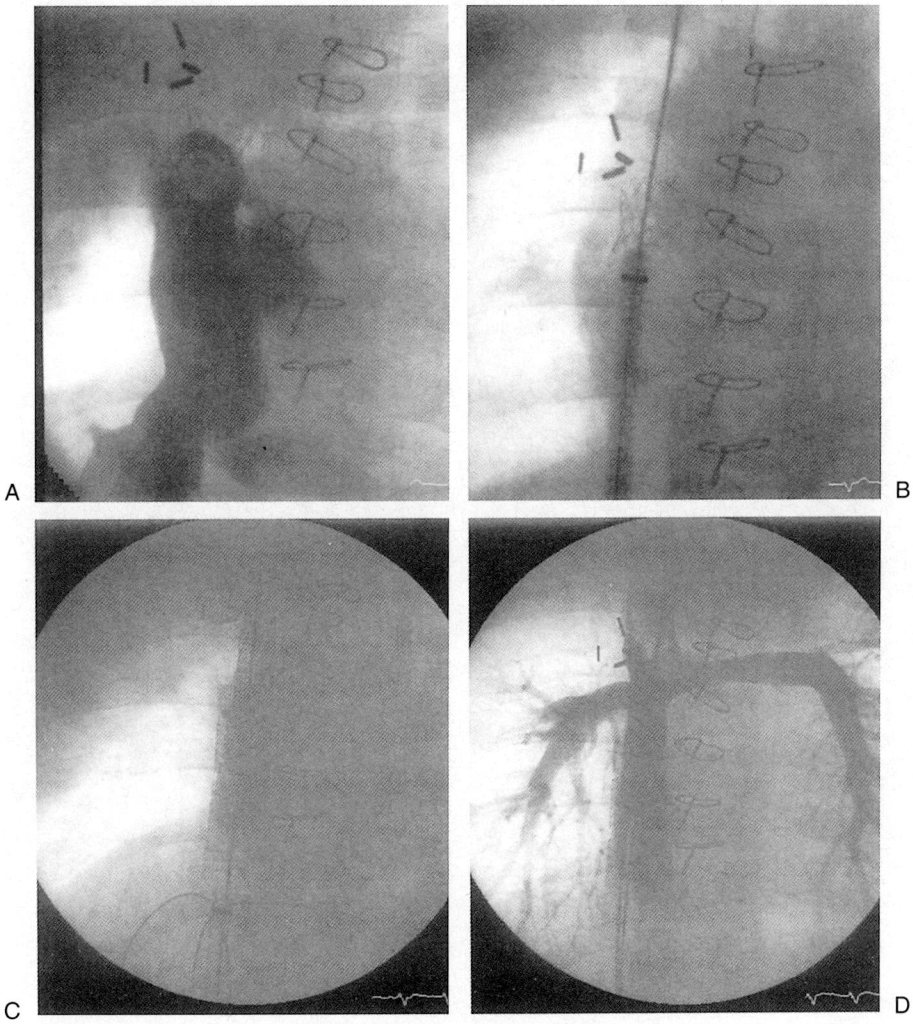

图 3.3.2

A：腔静脉造影显示吻合处闭塞，伴肺动脉与左心房交通。B：该部位可见一个用于支架移植物的 4F 投送系统沿导丝推送到位，可以看到导丝通过了 Palmaz 支架。C：在用直径 8mm 的球囊扩张期间，第二个支架展开，完全覆盖了 Palmaz 支架。D：操作结束后的下腔静脉造影显示与肺动脉的交通通畅，支架移植物最后的直径为 10mm、长度为 50mm。病人的临床症状立即改善。

评论：右心室闭锁罕见。使用一根合成导管或者一根保存的牛血管，如 Fontan 导管来替代右心房。通常在导管与左心房间开窗。本例较特殊，导管与左心房间已开窗，但与肺动脉的吻合闭塞。将一个 Palmaz 支架置入到吻合处，但支架闭塞了。使用了一个 Endotex 支架移植物来闭塞通向左心房的窗，并跨越闭塞的吻合口建立了旁路。病人的临床症状立即获得了改善，1 年后随访时状况良好。

3.4.1 支架移植物在胸主动脉瘤治疗中的应用

病例 3.4.1:

78 岁女性，患严重的冠状动脉疾病，发生胸痛，1 周来显著进行性加重。心脏检查示无急性心肌梗死的体征。胸片显示胸主动脉进行性增大，提示胸主动脉动脉瘤迅速扩张。CTA 显示主动脉弓远侧的胸主动脉有一个大动脉瘤(未显示)。由于并发症严重，拟行血管造影和支架移植物置入。

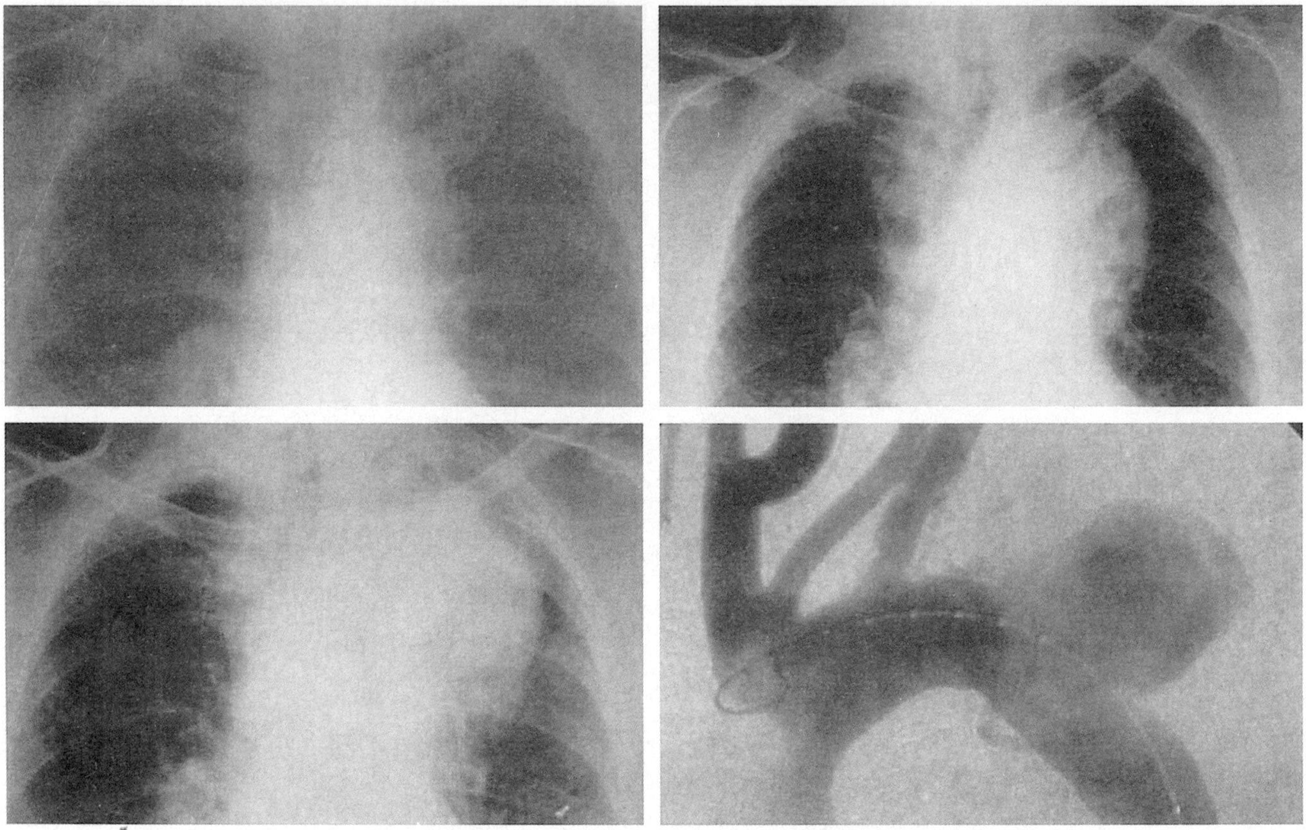

A B C D

图 3.4.1

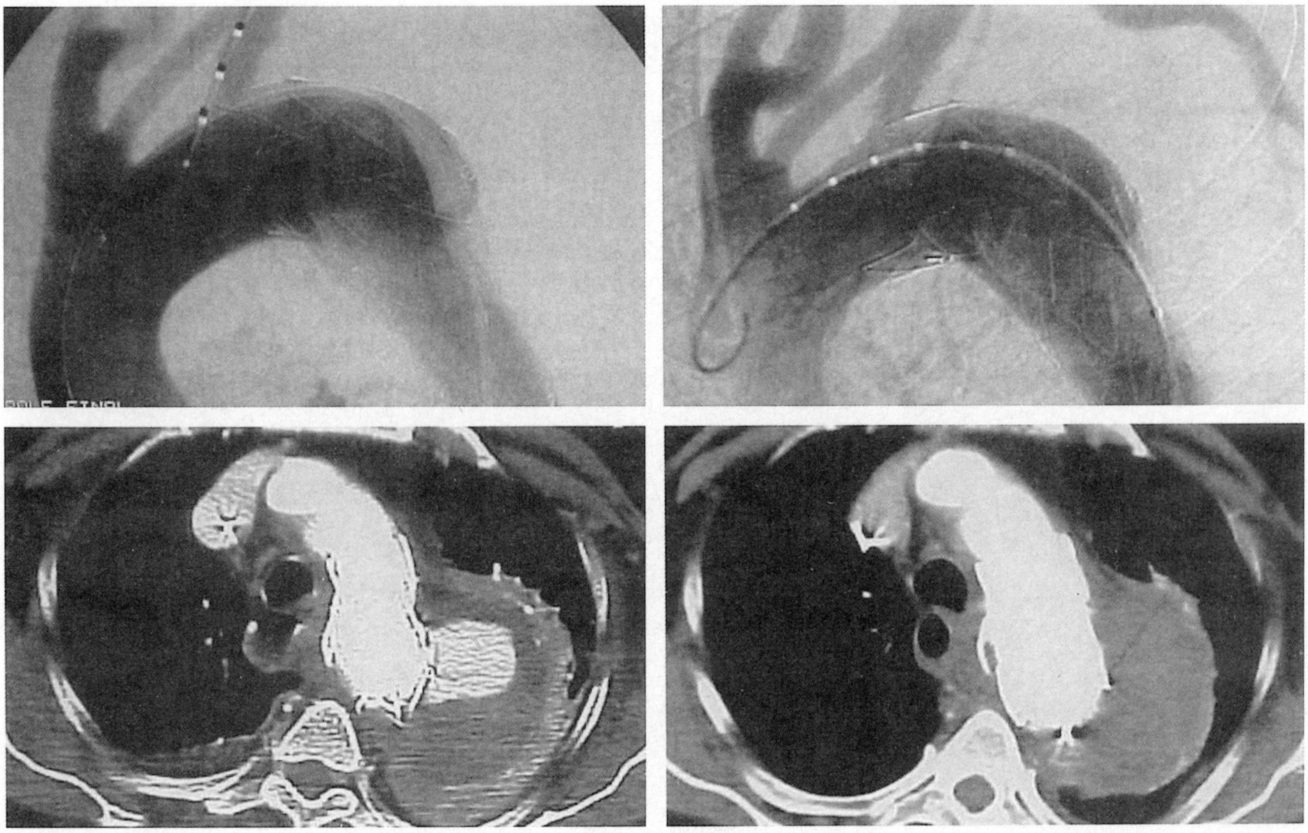

图 3.4.1(接上)

A:最初的胸部平片显示纵隔增宽,但没有确切的动脉瘤。B:随访胸片显示纵隔进一步增宽。C:症状出现 1 周后的胸片显示纵隔极度增宽，与主动脉弓的变化一致。D:急诊 CT 扫描及主动脉造影显示了一个大的囊状动脉瘤，与主动脉弓远端之间有一个 2cm 的颈。E:展开了一个 Talent 主动脉支架移植物来架桥连接动脉瘤。经左侧肱动脉插管行主动脉造影，显示动脉瘤消失，投放系统仍在原位。同时于左侧锁骨下动脉放置导管，以便在移植物展开期间进行对照性造影及标记左锁骨下动脉的开口部位。F:最后的血管造影显示动脉瘤顶部出现了一个小的内漏。G:术后 24h 的 CTA 显示为 I 型内漏,对比剂持续充盈动脉瘤腔。H:1 周后的 CTA 显示内漏已封闭,动脉瘤已皱缩。置入支架移植物 1 周后,病人无症状出院。

评论:胸主动脉瘤的病人数量持续增多,这反映了人口的预期寿命延长或诊断水平的提高。胸主动脉动脉瘤的发病率估计每年约 6 例/10 万人口，主要见于老年人,男性占多数。并发疾病较多,包括高血压、冠状动脉疾病、阻塞性肺病及充血性心衰。约 10% ~ 20% 的病人伴有腹主动脉瘤。由于动脉瘤持续扩张、破裂等原因，采取保守治疗的病人的死亡率高达 40%,且还有 32% 的病人死于其他心血管疾病。实际上,未经治疗的病人 1 年和 5 年生存率分别为 60% 和 20%。大多数胸主动脉瘤的病因为动脉粥样硬化性的或退行性的，其他原因还包括霉菌性动脉瘤、创伤后假性动脉瘤和导管憩室样动脉瘤。大的溃疡穿孔已被认为是其中一个原因。本例最可能与大的溃疡穿孔有关，伴有胸主动脉瘤进行性增大和破裂。胸主动脉瘤在 2 周内进行性扩张提示病变非常严重，宜对这种高危病人行血管内治疗。

3.4.2 支架移植物在胸主动脉瘤治疗中的应用

病例 3.4.2:

59 岁女性，降主动脉近端动脉瘤若干年，又发现了一个胸降主动脉的动脉瘤,病变于 12 个月内逐渐长大。CTA 及主动脉造影显示了病变的存在。拟行支架移植物治疗。

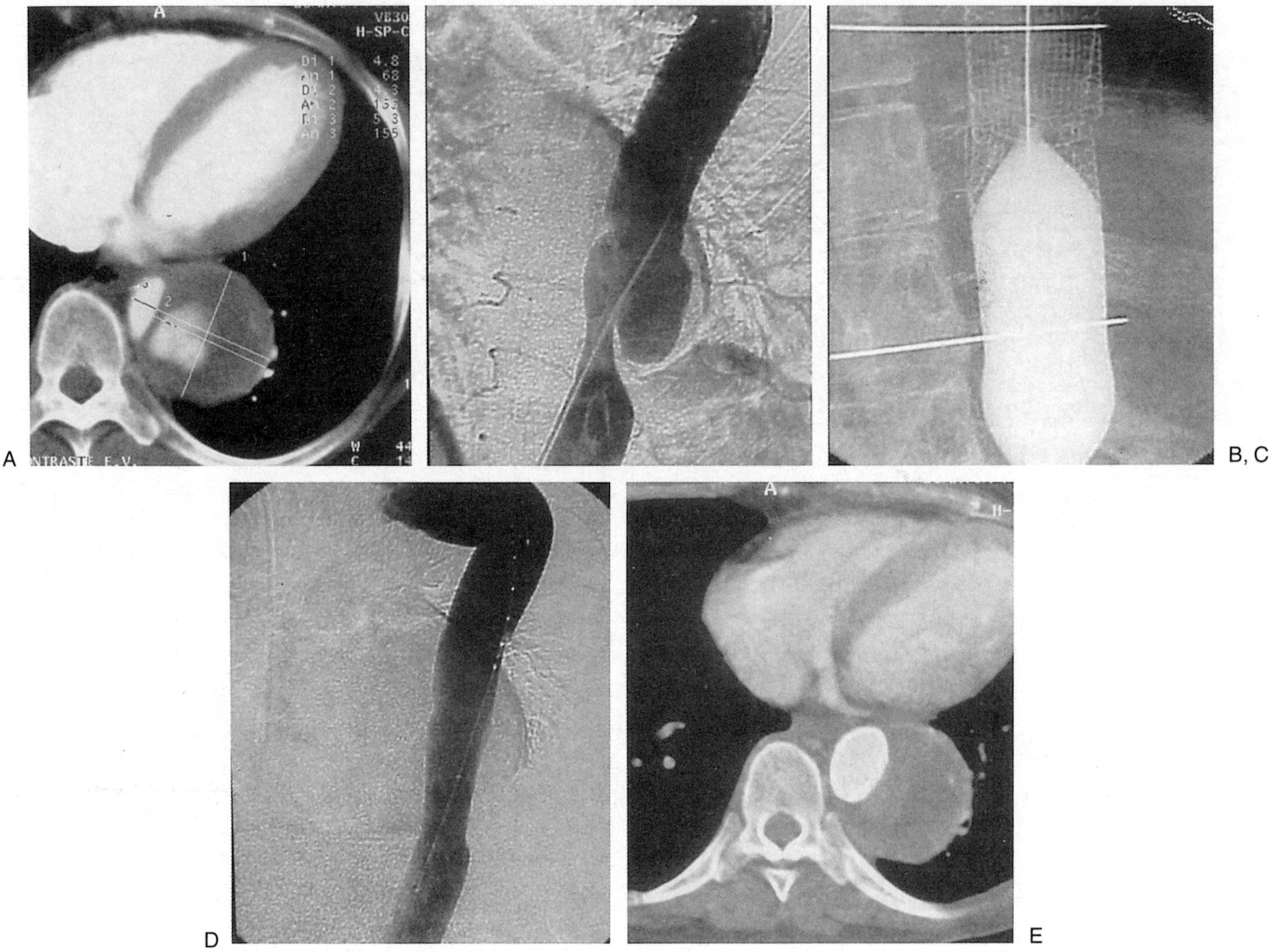

图 3.4.2

A:胸主动脉 CT 扫描显示于 $T_{7\sim8}$ 水平有一个胸降主动脉瘤，宽约 7cm 的瘤体恰位于手术移植物的末端，可以看到小的椭圆形的血管腔与动脉瘤之间由"膜"分隔。考虑病变为迟发性假性动脉瘤或并发的动脉瘤夹层。B:主动脉造影显示了一个大的动脉瘤,伴有一处狭窄,与 CT 上见到的"膜"一致。C:将一个Endotex 螺圈鞘支架移植物置入了主动脉管腔内，用一个 22mm 的血管成形球囊扩张。Endotex 支架移植物已将动脉瘤孤立,球囊扩张了主动脉腔内的狭窄处。D:最终的主动脉造影显示动脉瘤完全消失，降主动脉管腔轮廓光滑。E:术后 1 周,CTA 显示主动脉的卵圆形的新的腔，动脉瘤完全消失。此时动脉瘤的大小变化不明显。

评论：不能确定此病变是真性动脉瘤还是手术移植物与"正常"段胸主动脉之间吻合处的假性动脉瘤，可能上述两种状况均需大约 7 年左右的时间发生动脉瘤。外科修复曾经经历手术的病变区域均为有创性的。这种情况下，血管内治疗则为一个微创性方法。这里使用的被覆镍的螺圈支架适用于治疗较直的主动脉节段。用于 Endotex 支架的推送系统相对较小，像此例这样需要较大的支架时亦然。有关使用此类支架的经验不多，然而使用其他类型支架的假性动脉瘤或动脉瘤破裂的血管内治疗经验是积极的，在近期报道中没有有意义的并发症发生。虽然因为临床上的问题病人死亡率较高，但与支架无关。外科治疗急性动脉瘤破裂的死亡率约 50%，血管内治疗的死亡率较低（选择性病例的死亡率约 12%）。与手术相比，血管内治疗并发的神经学障碍罕见，发生率约为 4%，而手术者至少为它的 1 倍。创伤性胸主动脉撕裂为支架移植物治疗的另一个适应证。发生急性动脉破裂时，即时死亡率高达 50%。幸存者中，大多数由于多发损伤，病情太重而不能行心脏旁路移植手术重建胸主动脉。在主动脉内置入支架移植物来消除创伤性假性动脉瘤是一个微创性的解决方法，与操作相关的死亡率和并发症发生率均较低。Rousseau 等最初报道了 9 例病人，迄今一共报道了 25 例病人，所有病人均使用支架移植物治疗创伤性胸主动脉破裂，其中 13 例在急性期施行治疗，其他病人为择期治疗。使用了 Talent 和 Gore Excluder 两种支架。2/3 病例使用的是近端裸露的 Talent 支架，经左锁骨下动脉开口置入，无任何并发症。其中 1 例，左锁骨下动脉开口处被支架的 Dacron 纤维网覆盖。经肱动脉入路打开了纤维网，置入了一个 Palmaz 支架，穿过新的开口重建了左锁骨下动脉的血流。至少有 1 例定做了材料上有一个窗口的支架，置于左锁骨下动脉开口的前方。结果是有效的，所有假性动脉瘤完全消失，但 3 例伴有早期内漏，随后自愈；2 例伴有左肺肺不张，经肱动脉暂时置入了硅支架后消失。

3.4.3 支架移植物在胸主动脉瘤治疗中的应用

病例 3.4.3:

54 岁男性,曾因胃食管反流施行 Nissen 手术。病人出现了上胃肠道出血,又对 Nissen 手术进行了修补。二次术后 1 周，病人又出现上胃肠道大出血，CTA 显示 2 个脐样凹陷与一个假性动脉瘤相连，转入我院行急诊支架移植物治疗。

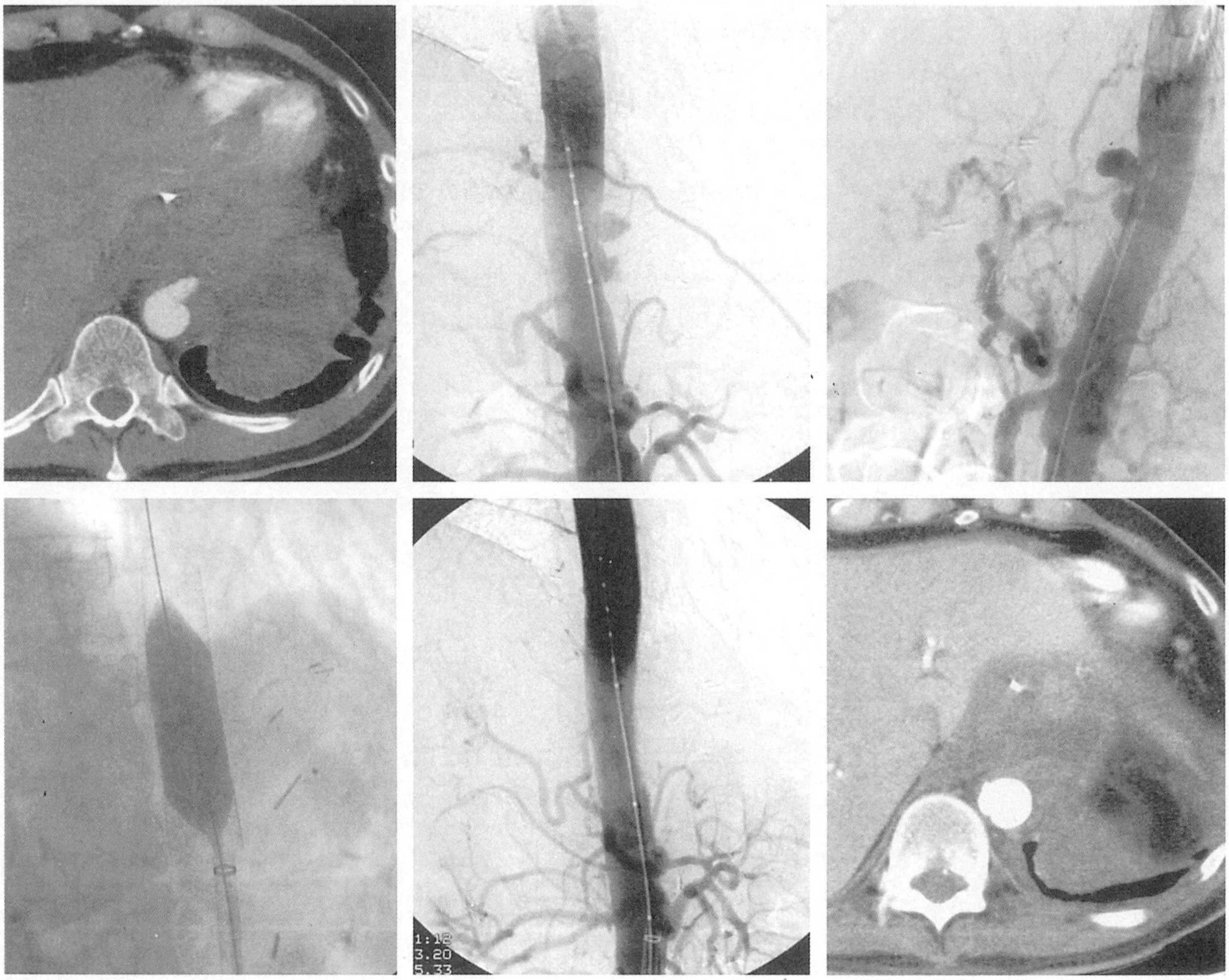

A B, C D E, F

图 3.4.3

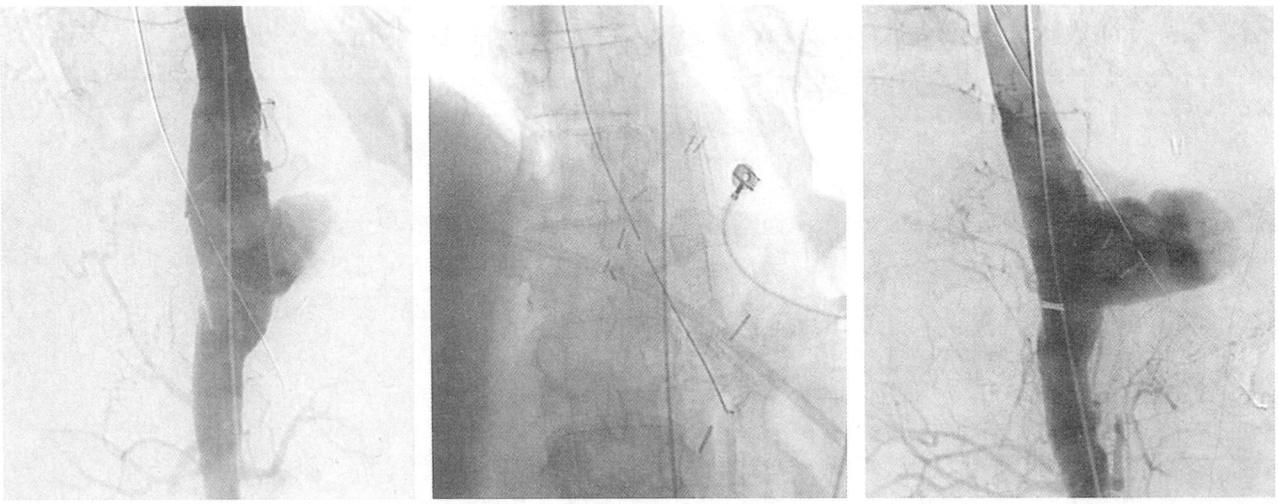

图 3.4.3(接上)

A:胸主动脉远端的 CTA 显示腹腔内多发的含液囊腔,有一个假性动脉瘤从主动脉突出。B:左斜位血管造影显示腹腔干上方 7~8cm 处 2 个脐样凹陷与假性动脉瘤相连。C:主动脉造影侧位片显示病变处管腔轻度狭窄。D:通过右股动脉的一个小切口,将 Endotex 螺圈鞘支架移植物由 18F 投放系统置入主动脉内。E:置入支架后的动脉造影显示假性动脉瘤完全消失,安排病人进行长期的抗生素治疗。F:6 个月时随访,CTA 显示动脉瘤已消失,支架轮廓轻微不规则。G:置入支架 12 个月时随访,病人状况良好,之后病人突然发生了上胃肠道大出血。急诊主动脉造影显示胸段降主动脉远端有一个大的囊状假性动脉瘤伴有主动脉梭形扩张。H,I:未减影的影像显示支架移植物构架断裂,其远端突入主动脉瘤囊腔内。尽管进行了积极的输血,但病人于置入新支架移植物或试图行传统手术治疗前死亡。

评论:Semba 等报道,在全部胸主动脉瘤病人中一小部分胸主动脉霉菌性假性动脉瘤病人可出现全部血栓形成。对这部分病人有限的治疗经验显示,即使将支架移植物置于原有的感染部位,病人也无持续的菌血症、迟发性支架破裂、截瘫、远端栓子形成等并发症,也不会出现需要再次手术的情况。标准的外科治疗方法包括:手术切除和清除受累组织、主动脉结扎、建立一个非解剖学旁路或原位放置异体或假体移植物,然后长期施行静脉抗生素治疗。手术的危险性通常极大,某些病人可行血管内治疗。本例病人在 1 年内病情改善,症状缓解。不幸的是,感染源直接接触胸主动脉,于局部发生了霉菌性动脉瘤。虽然长期施行了适当的抗生素治疗,但出现了复发,随访动脉造影显示主动脉瘤增大。该病变超越了支架移植物的范围,最终破裂造成上胃肠道大出血而致病人死亡。

3.4.4 支架移植物在胸主动脉瘤治疗中的应用

病例 3.4.4:

74 岁女性，患冠状动脉疾病、轻度肾衰、房颤、二尖瓣狭窄和主动脉瓣功能不全。以胸部降主动脉瘤伴有疼痛就诊，提示动脉瘤破裂。CT 证实有一个大的纵隔血肿，大小为 8.2cm×4.6cm，根据病人的临床状况，更适合行支架治疗。病人转入我院立即行支架移植物治疗，并口服抗凝药物以防止外周栓塞。

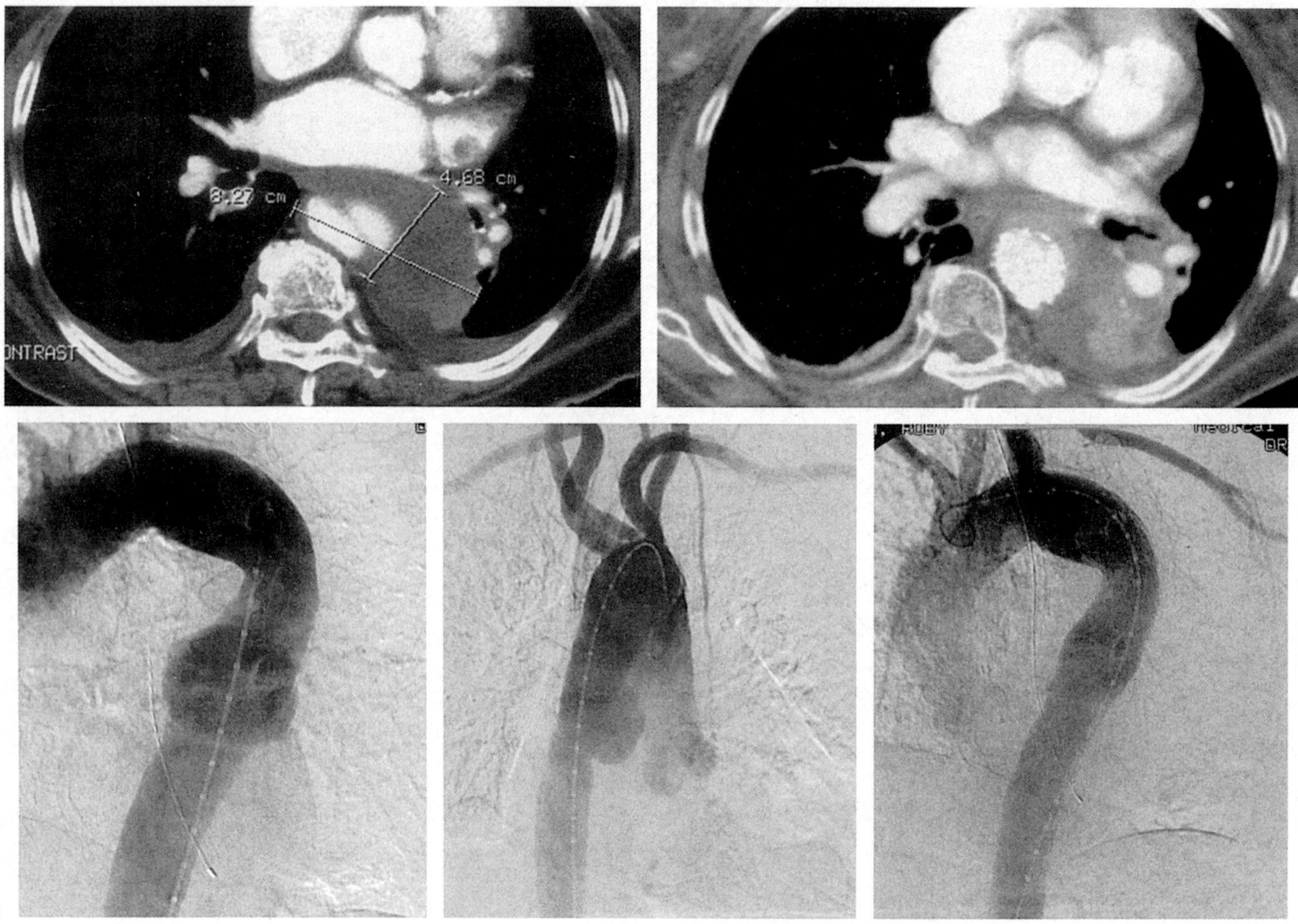

A B C D, E

图 3.4.4

F 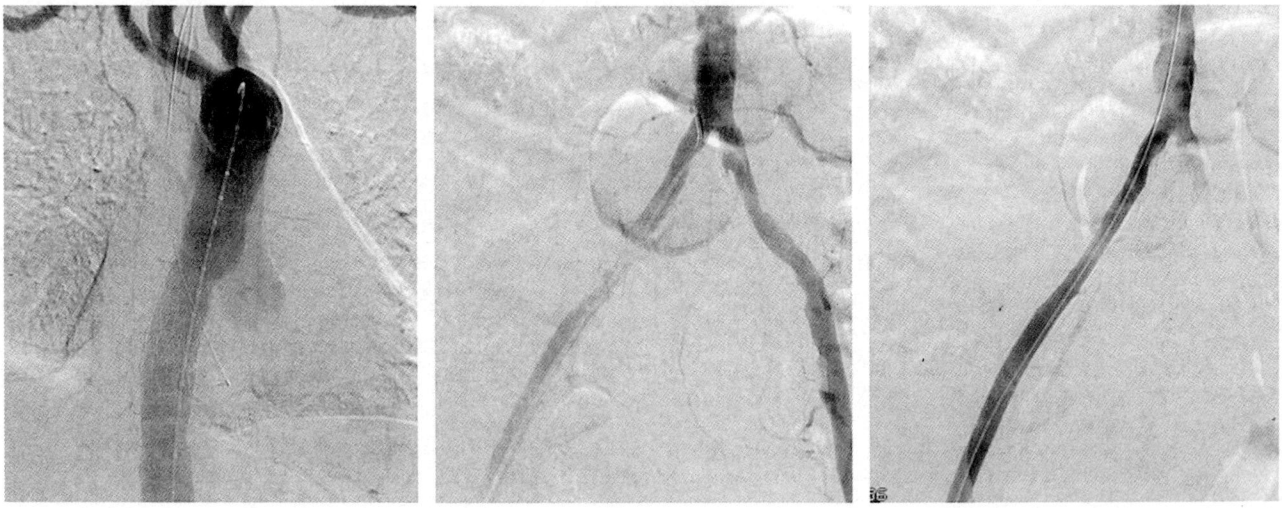 G, H

图 3.4.4(接上)

A:胸段降主动脉 CT 扫描显示有一个大的动脉瘤伴纵隔血肿，提示动脉瘤破裂。动脉瘤腔的影像提示为一个假性动脉瘤或溃疡性破裂。B:支架移植物置入后的胸段降主动脉 CT 扫描显示动脉瘤消失，未见明显的内漏。可以看到动脉瘤周围肺实质的强化。C:用有刻度的导管施行胸主动脉造影，左斜位观显示了降主动脉的局限性动脉瘤节段，伴近端相对长的颈。D:胸主动脉造影正位片显示动脉左侧壁有一个局灶性囊状动脉瘤，长度约 4cm，但周围的血肿要大得多，如 CT 所示。E，F:Gore 提供的 Excluder 支架移植物展开，消除了动脉瘤。支架大小为 28mm × 12. 5cm。动脉瘤近端和远端颈部直径为 24mm。送入一个 18F 引导器有困难，需行髂动脉球囊血管成形术。置入支架移植物后的胸主动脉造影左斜位与正位观显示动脉瘤完全消失，经随访 CT 证实。由于支架尺寸较大，可以看到动脉瘤腔内的支架轻度膨胀。G:拔出 18F 引导器鞘，关闭动脉切开处。右侧股动脉重建后动脉搏动减弱，动脉造影显示右髂总动脉腔内充盈缺损，提示内膜和斑块夹层引起了管腔梗阻。动脉内置入了一个 10mm 的 Wallstent 支架以重建管腔。H:置入支架后的血管造影显示右髂总动脉通畅。另外又施行了股总动脉分叉处的血管成形以治疗钳夹损伤。

评论: 1994 年，斯坦福小组首次报道了在胸主动脉使用支架移植物，他们于 1992 年治疗了第一例病人。此小组使用自胀式不锈钢 Z 型支架，表面覆以多聚纤维，自己生产支架。操作要在透视下和经食管超声心动图导向下完成。操作中最大的问题是引导器的尺寸和硬度。Shammari 等最近报道，使用贯通导丝来投送较大和较硬的支架可有效地覆盖近端的颈。胸主动脉使用的支架移植物就是一个简单的管，但需具有足够的可屈曲性以适应主动脉弓的弯曲和降主动脉的迂曲。据一篇最近的报道，同时行心肺血管旁路手术治疗病人的死亡率为 28%，而未行心肺血管旁路手术治疗病人的死亡率为 25%。创伤性主动脉损伤的病人中，无论是否做心肺旁路手术治疗，死亡率均为 28. 6%。支架移植物由于其创伤小，对血流动力学的影响极小以及产生脊髓和内脏缺血的危险性较小，可作为手术的替代治疗方法。手术并发截瘫或偏瘫的发生率为 4% ~ 16%。Dake、Webb 和 Mitchell(斯坦福)最近分别报道的血管内治疗胸主动脉瘤的早期死亡率为 0、8% 和 9%，截瘫或偏瘫的发生率分别为 0、3% 和 4. 5%，其中 1 例死亡者伴发了截瘫。他们的文章包含了不同代产品、不同经验水平的信息，报道的病例分别为 13、44 和 103 例。来自维也纳的另一组研究报道，手术组的死亡率为 31%，支架移植物置入组的死亡率为 10%，手术组并发脊髓损伤者为 12%，血管内治疗组为 0。B 型动脉夹层的病人也可以行血管内支架移植物治疗，并发症发生率极低，死亡率为 0，而手术的死亡率为 33%，并发症发生率为 42%。

(夏　爽　译)

建议阅读

支架移植物在外周血管病变治疗中的应用

Allgayer B, Theiss W, Naundorf M. Percutaneous closure of an arteriovenous iliac fistula with a Cragg endoluminal graft. *AJR* 1996; 166: 673 – 674.

Babatasi G, Massetti M, Bhoyroo S, et al. Non-penetrating subclavian artery trauma: management by selective transluminally placed stent device. *Thorac Cardiovasc Surg* 1999; 47: 190 – 193.

Boudghene F, Anidjar S, Allaire E, et al. Endovascular grafting in elastase-induced experimental aortic aneurysms in dogs: feasibility and preliminary results. *J Vasc Interv Radiol* 1993; 4: 497 – 504.

Brunkwall J, Lindblad B, Invance K, et al. Iatrogenic AV-fistula treated by a graft-covered self-expandable stent. *Eur J Vasc Endovasc Surg* 1996; 12: 243 – 245.

Chuter T, Wendt G, Hopkinson B, et al. European experience with a system for bifurcated stent-graft insertion. *J Endovasc Surg* 1997; 4: 13 – 22.

Cragg AH, Dake MD. Treatment of peripheral vascular disease with stent-grafts. *Radiology* 1997; 205: 307 – 331.

Cragg AH, Dake MD. Percutaneous femoropopliteal graft placement. *J Vasc Interv Radiol* 1993; 4: 455 – 463.

Criado E, Marston W, Ligush J, et al. Endovascular repair of peripheral aneurysms, pseudoaneurysms, and arteriovenous fistulas. *Ann Vasc Surg* 1997; 11: 256 – 263.

D'Othee BJ, Rousseau H, Otal P, et al. Noncovered stent placement in a blunt traumatic injury of the right subclavian artery. *Cardiovasc Interv Radiol* 1999; 22: 424 – 429.

Golzarian J, Struyven J, Abada HT, et al. Endovascular aortic stent-grafts: transcatheter embolization of persistent perigraft leaks. *Radiology* 1997; 202: 731 – 734.

Henry M, Amor M, Cragg A, et al. Occlusive and aneurysmal peripheral arterial disease: assessment of a stent-graft system. *Radiology* 1996; 201: 717 – 724.

Lee KH, Park JH, Chung JW, et al. Vascular complications in lumbar spinal surgery: percutaneous endovascular treatment. *Cardiovasc Interv Radiol* 2000; 23: 65: 69.

McCarter DH, Johnstone RD, McInnes GC, et al. Iliac arteriovenous fistula following lumbar disc surgery treated by percutaneous endoluminal stent grafting. *Br J Surg* 1996; 83: 796 – 797.

Pernes JM, Auguste M, Hovasse D, et al. Long iliac stenosis: initial clinical experience with the Cragg endoluminal graft. *Radiology* 1995; 196: 67 – 71.

Rousseau H, Gieskes L, Joffre F, et al. Percutaneous treatment of peripheral aneurysms with Cragg Endopro system. *J Vasc Interv Radiol* 1996; 7: 35 – 39.

Sagdic K, Ozer ZG, Senkaya I, et al. Vascular injury during lumbar disc surgery. Report of two cases; a review of the literature. *Vasa* 1996; 25: 378 – 381.

Schneider M, Schellong S, Hanig V, et al. Endovascular stent in spontaneous arteriovenous fistula of the common iliac artery. *Vasa* 1997; 26: 228 – 231.

Uflacker R, Elliott BM. Percutaneous endoluminal stent-graft repair of an old traumatic femoral arteriovenous fistula. *Cardiovasc Intervent Radiol* 1996; 19: 120 – 122.

支架移植物在腹主动脉瘤治疗中的应用

Aadahl P, Lundbom J, Hatlinghus S, et al. Regional anesthesia for endovascular treatment of abdominal aortic aneurysms. *J Endovasc Surg* 1997; 4: 56 – 61.

Ahn S, Rutheford R, Johnston W, et al. Reporting standards for infrarenal endovascular abdominal aortic aneurysm repair. *J Vasc Surg* 1997; 25: 405 – 410.

Armon MP, Yusuf SW, Latief K, et al. Anatomical suitability of abdominal aortic aneurysms for endovascular repair. *Br J Surg* 1997; 84: 178 – 180.

Balko A, Piasecki G, Shah D, et al. Transfemoral placement of intraluminal polyurethane prosthesis for abdominal aortic aneurysm. *J Surg Res* 1986; 40: 305 – 309.

Baum RA, Cope C, Fairman RM, et al. Translumbar embolization of type 2 endoleaks after endovascular repair of abdominal aortic aneurysms. *J Vasc Interv Radiol* 2001; 12: 111 – 116.

Blum U, Langer M, Spillner G, et al. Abdominal aortic aneurysms: preliminary technical clinical results with transfemoral placement of endovascular self-expanding stent-grafts. *Radiology* 1996; 198: 25 – 31.

Blum U, Voshage G, Lammer J, et al. Endoluminal stent-grafts for infrarenal abdominal aortic aneurysms. *N Engl J Med* 1997; 336: 13 – 20.

Broeders IAMJ, Blankensteijn JD, Olree M, et al. Preoperative sizing of grafts for transfemoral endovascular aneurysm management: a prospective comparative study of spiral CT angiography, arteriography, and conventional CT imaging. *J Endosvasc Surg* 1997; 4: 252 – 261.

Chuter T, Risberg B, Hopkinson B. Clinical experience with a bifurcated endovascular graft for abdominal aortic aneurysm repair. *J Vasc Surg* 1996; 24: 655 – 666.

Chuter T, Green R, Ouriel K, et al. Transfemoral endovascular aortic graft placement. *J Vasc Surg* 1993; 18: 185 – 197.

Chuter T, Green R, Ouriel K, et al. Infrarenal aortic aneurysm structure: implications for transfemoral repair. *J Vasc Surg* 1994; 20: 44 – 50.

Colburn MD, Moore WS. Endovascular repair of abdominal aortic aneurysms using the EGS tube and bifurcated graft systems. *World J Surg* 1996; 20: 664 – 672.

Coppi G, Moratto R, Silingardi R, et al. The Italian trial of endovascular AAA exclusion using the Parodi endograft. *J Endovasc Surg* 1997; 4: 299 – 306.

Dake M, Miller DC, Semba C, et al. Transluminal placement of endovascular stent-grafts for the treatment of descending thoracic aortic aneurysms. *N Engl J Med* 1994; 331: 1729 – 1734.

Dorffner R, Thurnher S, Polterauer P, et al. Treatment of abdominal aortic aneurysms with transfemoral placement of stent-grafts: complications and secondary radiologic intervention. *Radiology* 1997; 204: 79 – 86.

Ernst C. Abdominal aortic aneurysm. *N Engl J Med* 1993; 328: 1167 – 1172.

Eton D, Warner D, Owens C, et al. Results of endoluminal grafting in an experimental aortic aneurysm model. *J Vasc Surg* 1996; 23: 819 – 831.

Ferko A, Krajina A, Jon B, et al. Juxta renal aortic aneurysm associated with a horseshoe kidney. Transfemoral endoluminal repair. *Arch Surg* 1997; 132: 316 – 317.

Gorin DR, Arbid EF, D'Agostino R, et al. A new generation endovascular graft for repair of abdominal aortic aneurysms. *Am J Surg* 1997; 173: 159 – 164.

Harris PL, Buth J, Mialhe C, et al. The need for clinical trials of endovascular abdominal aortic aneurysm stent-graft repair: the EUROSTAR project. *J Endovasc Surg* 1997; 4: 72 – 77.

Ivancev K, Malina M, Lindblad B, et al. Abdominal aortic aneurysms: experience with the Ivancev-Malmo endovascular system for aorto-monoiliac stent-grafts. *J Endovasc Surg* 1997; 4: 242 – 251.

Kato N, Semba CP, Dake MD. Embolization of perigraft leaks after endovascular stent-graft treatment of aortic aneurysms. *J Vasc Interv Radiol* 1996; 7: 805 – 811.

Khilnani NM, Sos TA, Trost DW, et al. Embolization of back bleeding lumbar arteries filling an aortic aneurysm sac after endovascular stent-graft placement. *J Vasc Interv Radiol* 1996; 7: 813 – 817.

Laborde JC, Parodi J, Clem M, et al. Intraluminal Bypass of abdominal aortic aneurysm: feasibility study. *Radiology* 1992; 184: 185 – 190.

Matsumura J, Pearce W, McCarthy W, et al. Reduction in aortic aneurysm size: early results after endovascular graft placement. *J Vasc Surg* 1997; 25: 113 – 123.

Mialhe C, Amicabile C, Becquemin JP. Endovascular treatment of infrarenal abdominal aneurysms by the stentor system: preliminary results of 79 cases. *J Vasc Surg* 1997; 26: 199 – 209.

Mirich D, Wright K, Wallace S, et al. Percutaneous placed endovascular grafts for aortic aneurysms: feasibility study. *Radiology* 1989; 170: 1033 – 1037.

Mitchell RS, Dake MD, Sembra CP, et al. Endovascular stent-graft repair of thoracic aortic aneurysms. *J Thorac Cardiovasc Surg* 1996; 111: 1054 – 1062.

Moon M, Mitchell S, Dake M, et al. Simultaneous abdominal aortic replacement and thoracic stent-graft placement for multilevel aortic disease. *J Vasc Surg* 1997; 25: 332 – 340.

Moore W, Rutheford R. Tranfemoral endovascular repair of abdominal aortic aneurysms: results of the North American EVT phase 1 trial. *J Vasc Surg* 1996; 23: 543 – 553.

Moritz J, Rotermund S, Keating D, et al. Infrarenal abdominal aortic aneurysms: implications of CT evaluation of size and configuration for placement of endovascular aortic grafts. *Radiology* 1996; 198: 463 – 466.

Murphy K, Richter G, Henry M, et al. Aortoiliac aneurysms: management with endovascular stent-graft placement. *Radiology* 1996; 198: 473 – 480.

Parodi JC, Palmaz JC, Barone HD, et al. Transfemoral intraluminal graft implantation for abdominal aortic aneurysms. *Ann Vasc Surg* 1991; 5: 491 – 499.

Parodi JC. Endoluminal treatment of arterial diseases using a stent-graft combination: reflections 20 years after initial concept. *J Endovasc Surg* 1997; 4: 3 – 4.

Robinson J, Beckett C, Mills J, et al. Aortic reconstruction in high-risk pulmonary patients. *Ann Surg* 1989; 210: 112 – 117.

Semba CP, Kato N, Kee ST, et al. Acute rupture of the descending thoracic aorta: repair with use of endovascular stent-grafts. *J Vasc Interv Radiol* 1997; 8: 337 – 342.

Stelter W, Umscheid T, Ziegler P. Three-year experience with modular stent-graft devices for endovascular AAA treatment. *J Endovasc Surg* 1997; 4: 362 – 369.

Thompson M, Smith J, Naylor R. Microembolization during endovascular and conventional aneurysm repair. Rapid low-dose intraembolic therapy. *J Vasc Surg* 1997; 25: 179 – 186.

Uflacker R, Robison JG, Brothers TE, et al. Abdominal aortic aneurysm treatment: Preliminary results with the Talent stent-graft system. *J Vasc Interv Radiol* 1998; 9: 51 – 60.

Veith F, Marin ML. Endovascular technology and its impact on the relationships among vascular surgeons, interventional radiologists and other specialists. *World J Surg* 1996; 20: 687 – 691.

Veith F. Presidential address. Transluminally placed endovascular stented grafts and their impact on vascular surgery. *J Vasc Surg* 1994; 20: 855 – 860.

White RA, Donayre CE, Walot I, et al. Regression of an abdominal aortic aneurysm after endograft exclusion. *J Vasc Surg* 1997; 26: 133 – 137.

White G, May J, McGahan T, et al. Historic control comparison of outcome for matched groups of patients undergoing endoluminal versus open repair of abdominal aortic aneurysms. *J Vasc Surg* 1996; 23: 201 – 212.

Yuan JB, Marin ML, Veith FJ, et al. Endovascular grafts for noninfected aortoiliac anastomotic aneurysms. *J Vasc Surg* 1997; 26: 210 – 221.

Yusuf S, Whitaker S, Chuter T. Early results of endovascular aortic aneurysms surgery with aortouniiliac graft, contralateral iliac occlusion and femorofemoral bypass. *J Vasc Surg* 1997; 25: 165 – 172.

Zarins CK, Harris EJ. Operative repair for aortic aneurysms: The gold standard. *J Endovasc Surg* 1997; 4: 232 – 241.

支架移植物在其他病变治疗中的应用

Biasi GM. Aortocaval fistula: a challenge for endovascular management. *J Endovasc Surg* 1999; 6: 378 – 380.

Sultan S, Madhavan P, Colgan MP, et al. Aorto-left renal vein fistula: is there a place for endovascular management? *J Endovasc Surg* 1999; 6: 375 – 377.

Umscheid T, Stelter WJ. Endovascular treatment of an aortic aneurysm ruptured into the inferior vena cava. *J Endovasc Ther* 2000; 7: 31 – 35.

支架移植物在胸主动脉瘤治疗中的应用

Bruninx G, Wery D, Dubois E, et al. Emergency endovascular treatment of an acute traumatic rupture of the thoracic aorta complicated by a distal low-flow syndrome. *Cardiovasc Intervent Radiol* 1999; 22: 515 – 518.

Dake MD, Miller C, Semba C, et al. Transluminal placement of endovascular stent-grafts for the treatment of descending thoracic aortic aneurysms. *N Engl J Med* 1994; 331: 1729 – 1734.

Mitchell RS, Dake MD, Semba CP, et al. Endovascular stent-graft repair of thoracic aortic aneurysms. *J Thorac Cardiovasc Surg* 1996; 111: 1054 – 1062.

Moon MR, Mitchell S, Dake MD, et al. Simultaneous abdominal aortic replacement and thoracic stent-graft placement for multilevel aortic disease. *J Vasc Surg* 1997; 25: 332 – 40.

Pate JW, Gavant ML, Weiman DS, et al. Traumatic rupture of the aortic isthmus: program of selective management. *World J Surg* 1999; 23: 59 – 63.

Reidy JF, Taylor P. The use of stent-grafts in thoracic aortic disease. *Cardiovasc Intervent Radiol* 2000; 23: 249 – 251.

Rousseau H, Soula P, Perreault P, et al. Delayed treatment of traumatic rupture of the thoracic aorta with endoluminal covered stent. *Circulation* 1999; 99: 498 – 504.

Semba CP, Sakai T, Slonim SM, et al. Mycotic aneurysms of the thoracic aorta: repair with use of endovascular stent-grafts. *J Vasc Interv Radiol* 1998; 9: 33 – 40.

Semba CP, Kato N, Kee ST, et al. Acute rupture of the descending thoracic aorta: repair with use of endovascular stent-grafts. *J Vasc Interv Radiol* 1997; 8: 337 – 342.

Shammari MA, Taylor P, Reidy JF. Use of through-and-through guidewire for delivering large stent-grafts into the distal aortic arch. *Cardiovasc Intervent Radiol* 2000; 23: 237 – 238.

Webb TH, Williams GM. Thoracoabdominal aneurysm repair. *Cardiovasc Surg* 1999; 7: 573 – 585.

第 4 章

机械性血栓切除术

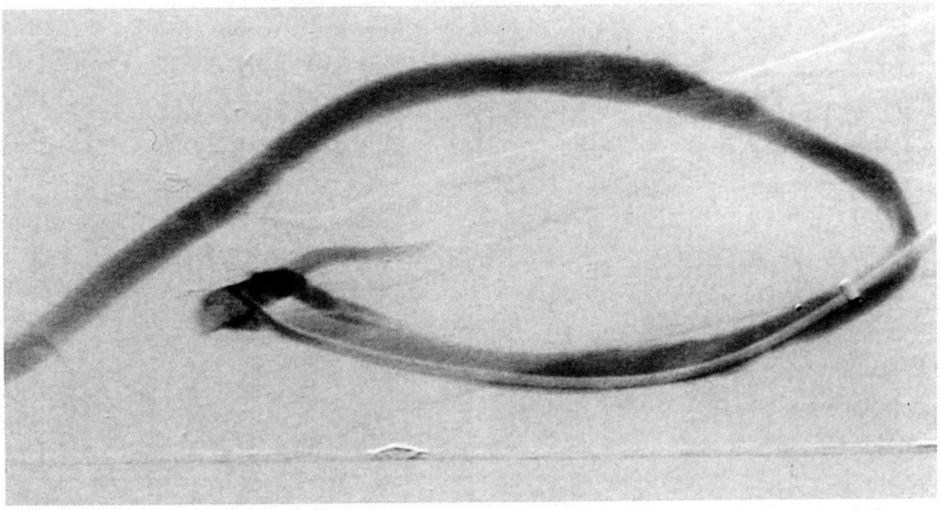

4.1.1 周围动脉和移植血管的机械性血栓切除术

病例 4.1.1:

72 岁男性,2 个月前行肺癌切除术,出现了右髂动脉血栓形成,伴右股动脉搏动减弱,右足部呈缺血改变。由于手术的危险性,拟行血管内治疗。

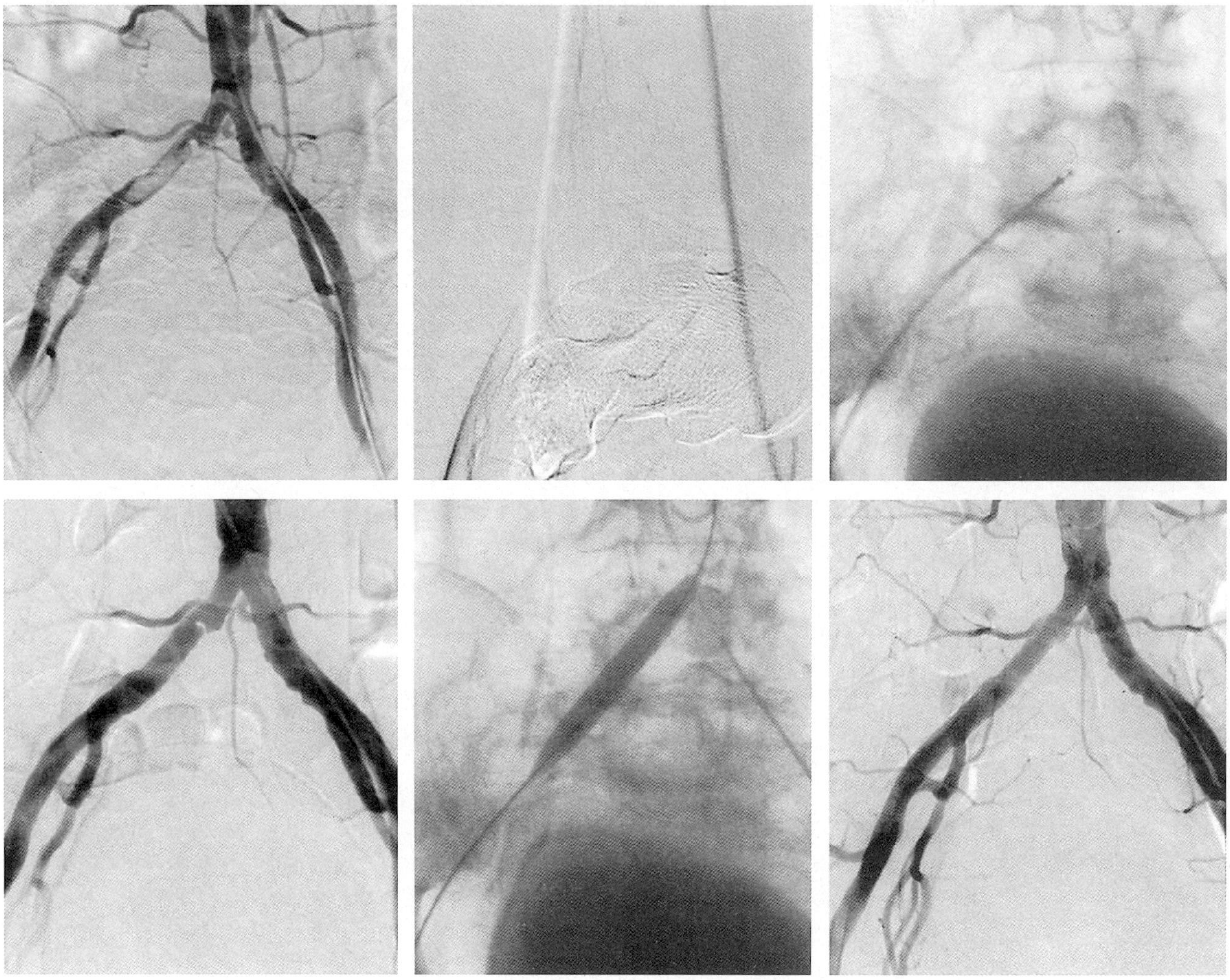

A B, C D E, F

图 4.1.1

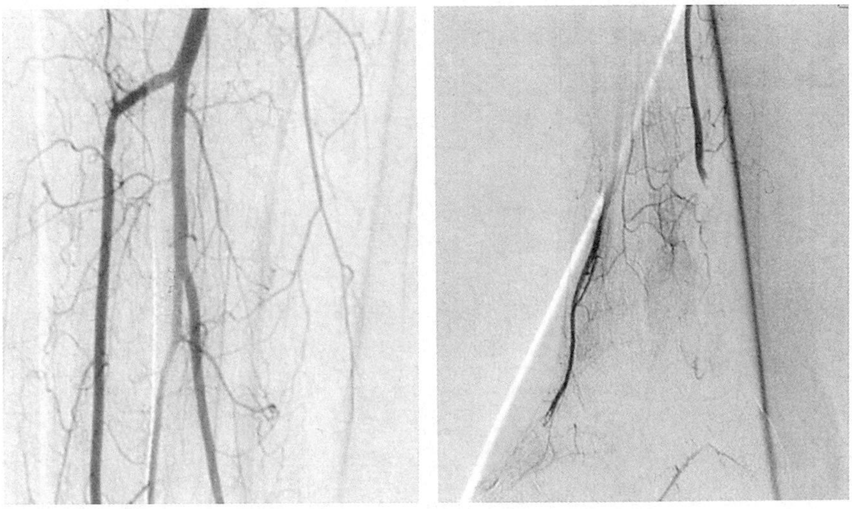

图 4.1.1(接上)

A:髂动脉造影显示右髂总动脉重度偏心性狭窄,狭窄远端的管腔内可见一长段漂浮血栓。B:右足部血管造影显示右足部血流灌注量明显减少。C:经右股总动脉入路,通过一个 8F 导管鞘送入了一个 Amplatz 血栓切除器(ATD)用于清除右髂动脉内血栓。D:血栓切除术后的动脉造影显示右髂动脉内血栓完全清除,但仍然存在偏心性狭窄。E:用一个直径 8mm 的球囊对狭窄段行球囊血管成形术。F:于狭窄段置入一个 Wallstent 支架后再次造影,显示髂动脉已完全通畅。G, H:经留置导管鞘进行尿激酶溶栓治疗,持续 12h。造影复查显示胫、腓动脉基本通畅,但足背动脉仍闭塞。治疗后缺血得到了明显的改善,病人恢复良好。(未提供最终的血管造影影像。)

评论:存在慢性血管疾病或其他高危因素的病人,常常容易发生大血管的急性或亚急性血栓形成。肢体动脉血栓形成引起肢体缺血可导致患肢功能丧失甚至截肢。尽管手术治疗和溶栓治疗的疗效是满意的,但这两种方法治疗时间长、费用昂贵,并且可以发生某些并发症甚至死亡。利用机械性血栓切除器械快速清除血栓,现已成为快速恢复缺血肢体动脉血流的替代疗法之一。已经有很多种机械性或流体动力性血栓切除器械可供使用,已经证实 ATD 对于治疗血栓形成的透析假体、自身的动脉及搭桥的移植血管血栓形成是有用的。ATD 治疗周围动脉血栓形成的技术成功率约为 85%,但是一些病人还需联合使用两种或多种介入治疗技术以达到血管复通的目的。对于一些病人,特别是病变累及小动脉的病人,联合进行溶栓治疗十分必要。伴有其他血栓性病变时有必要放置内支架,以维持血管开放。对于本病例,单独进行溶栓治疗是不恰当的,因为会导致漂浮血栓脱落引起远端动脉栓塞。因此,先使用 ATD 将大块血栓清除干净,再采用溶栓方法治疗远端动脉的栓塞。

4.1.2 周围动脉和移植血管的机械性血栓切除术

病例 4.1.2:

50 岁男性，左下肢股－腘动脉间的聚四氟乙烯（ePTEF）移植搭桥血管急性闭塞，左足部皮温降低且无脉。在移植血管再通术前，进行了左髂动脉及左股动脉血管造影。采用左股动脉顺行穿刺。

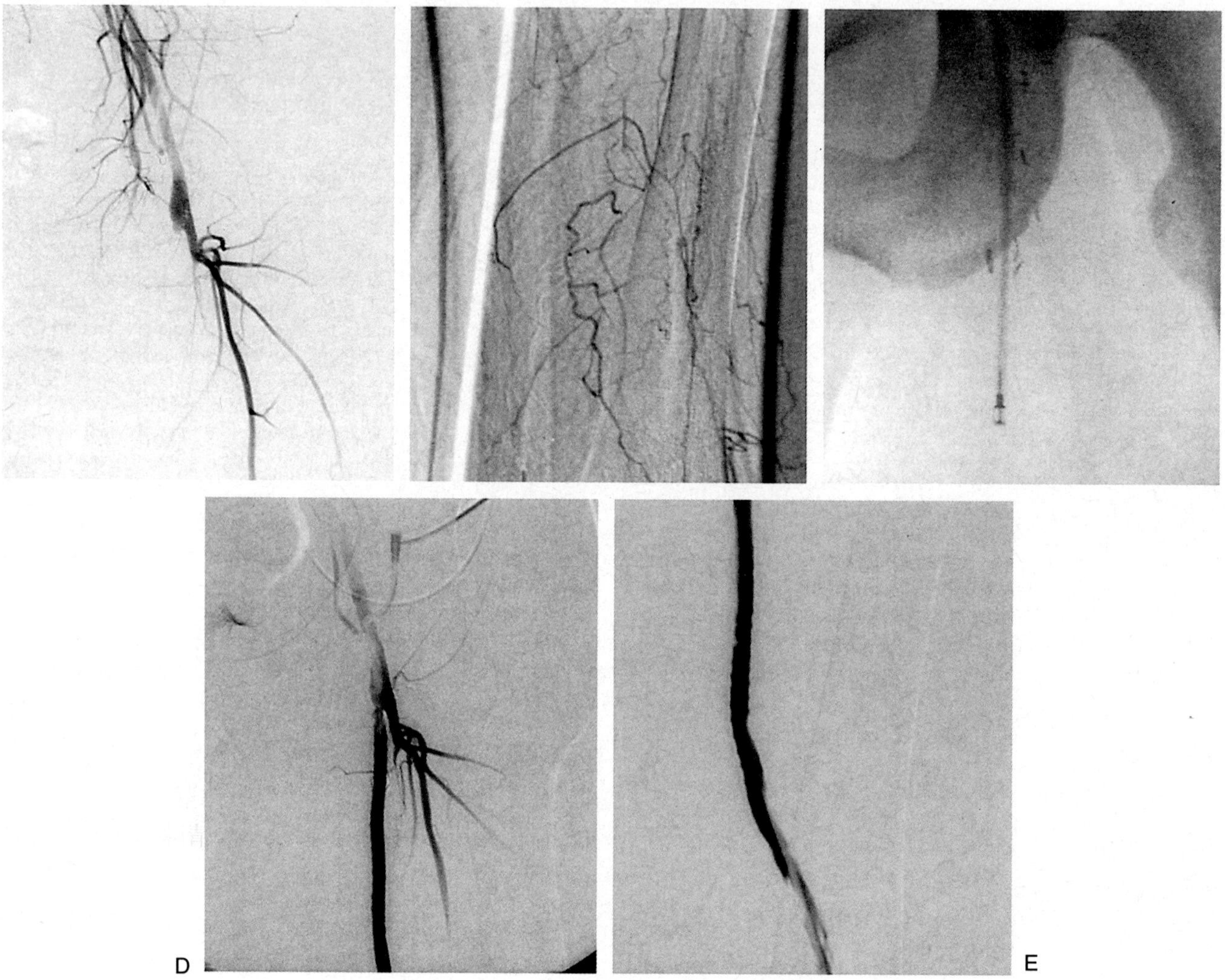

A B, C D E

图 4.1.2

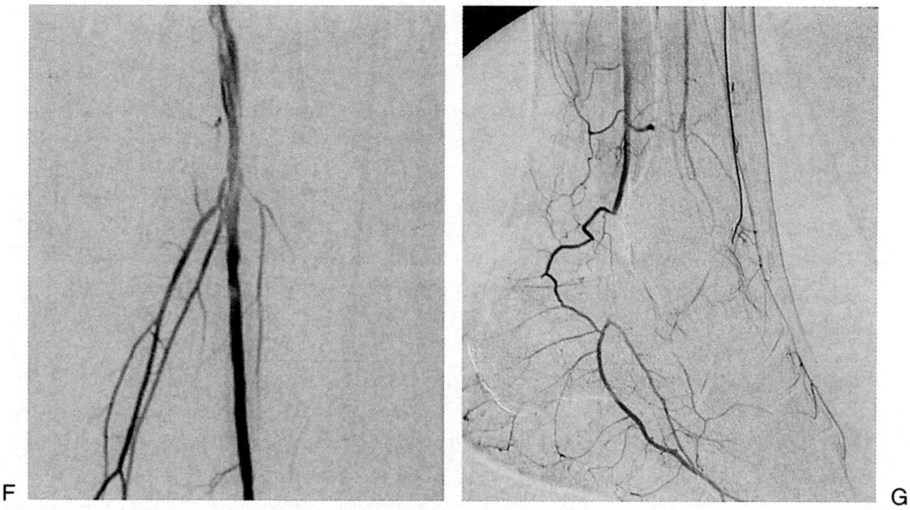

图 4.1.2（接上）

A：左股动脉造影显示左股深动脉通畅，移植血管完全闭塞，吻合口近端股动脉轻度扩张。B：左下肢远端动脉造影仅可见少量侧支循环血管影，移植血管远端吻合口也未显影。C：送入一个 8F 的导管鞘，并将 ATD 送入栓塞的移植血管内，在血管内反复推拉，进行血栓切除治疗 10min。同时将止血带结扎于膝关节下方，以减少栓子向动脉远端迁移的可能。D, E：血栓切除后的血管造影显示股－腘移植血管通畅，但注意到远端吻合口的形态不规则，需用一根 5mm 的球囊导管行血管成形术。F, G：肢体远端血管造影显示腘动脉通畅，足部灌注良好。注意，虽然胫后动脉部分闭塞，但远端足底循环尚可，血管造影未显示足背动脉。

评论：新型的机械性血栓切除器管径非常细，特别是符合流体力学的导管设计，可用于周边更细小的动脉。由于该装置可以利用导丝操纵，故可以将该装置通过导丝的“钻顶”技术插入血栓之中。ATD 设备的有效性仅在小系列动脉闭塞的病人中得到了证实，有证据表明该装置对于清除较大的凝块是有效的，但对于治疗小血管内血栓还缺乏证据。另外，采用流体力学原理的血栓切除导管，已经在一个较大的中心试验系列中尝试用于周围动脉或搭桥移植血管。不论是机械性血栓切除器还是流体力学原理的血栓切除导管，均未发现可导致明显的血管内膜损伤。急性血栓形成的病人在使用 ATD 治疗时有可能出现溶血或血红蛋白尿，但一般没有临床意义。流体力学原理的血栓切除导管同样也可引起轻度的溶血，但也没有任何临床意义。使用流体力学原理的血栓切除导管时发生远端动脉栓塞相对常见，以往由 AngioJet 报道的发生率为 2% ~9%，而 Hydrolyser 报道的发生率高达 13% ~18%。没有使用 ATD 治疗下肢动脉闭塞时发生远端动脉栓塞的报道，但通常在使用 ATD 进行治疗时，用一个血压袖带在膝下水平进行结扎，以防止动脉内的血栓碎块脱落导致远端动脉栓塞。

4.1.3 周围动脉和移植血管的机械性血栓切除术

病例 4.1.3:

54 岁男性,左下肢股－胫移植血管急性闭塞。移植血管由近端的 ePTFE 移植血管和远端的一段自家静脉组成。现病人左足部无脉,皮温降低。行左侧髂动脉和股动脉造影检查及血管再通治疗。采用了左股动脉顺行穿刺。

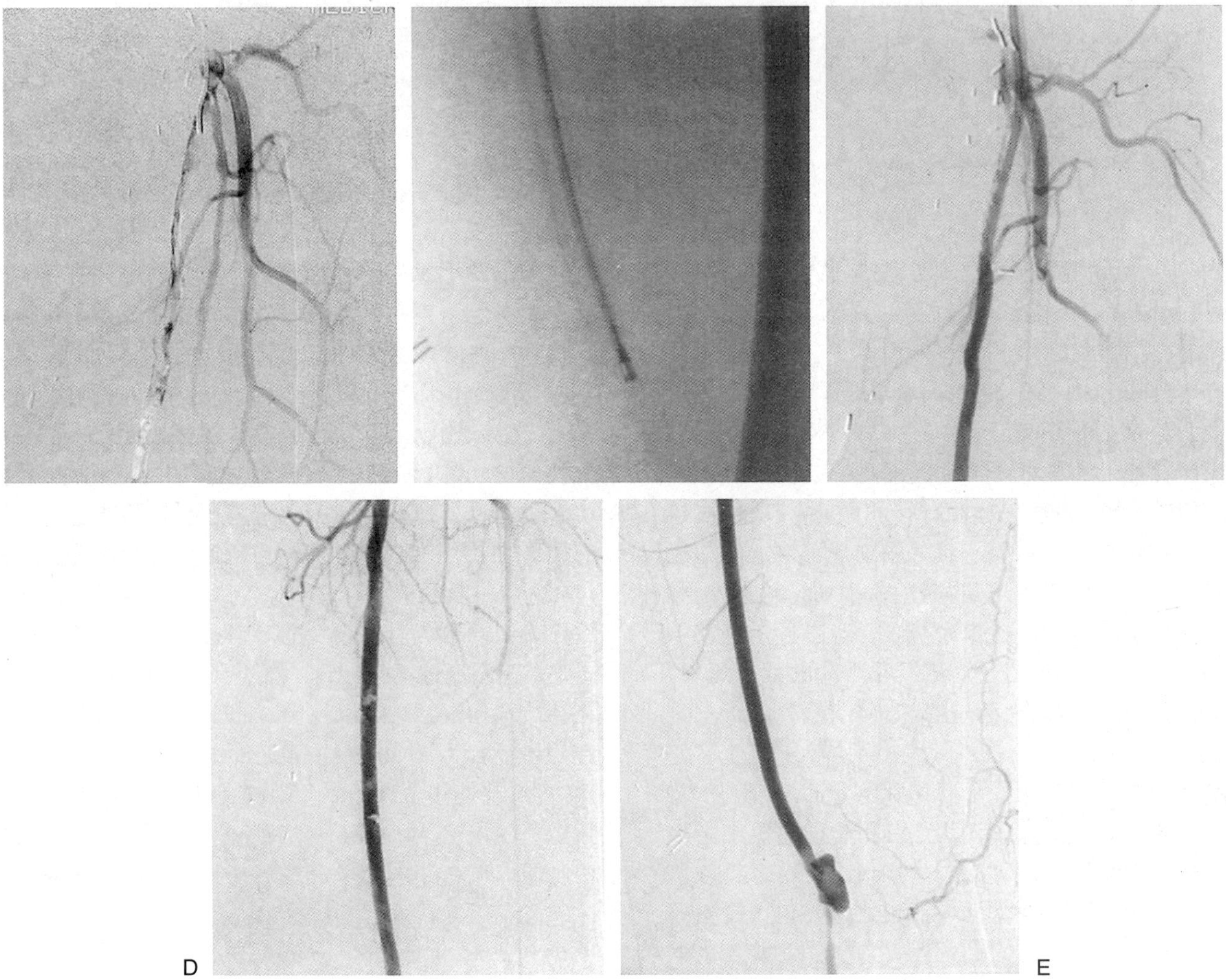

A B, C D E

图 4.1.3

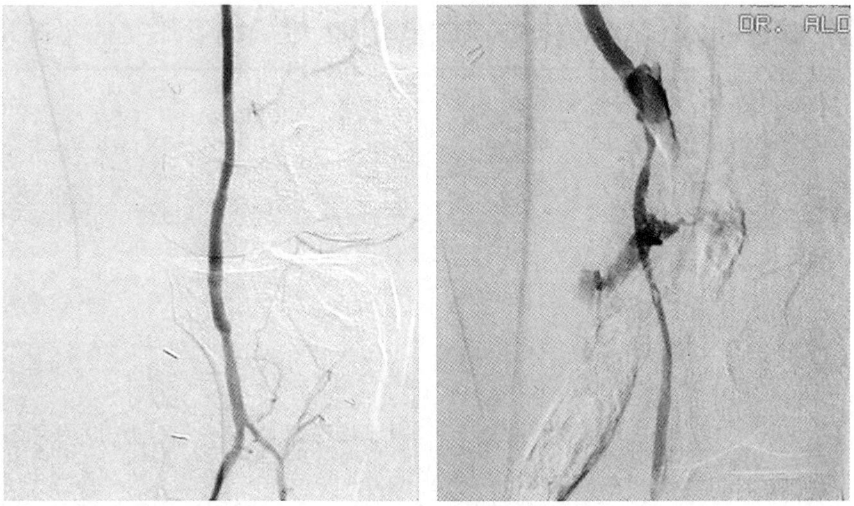

F G

图 4.1.3(接上)

A:左股动脉顺行血管造影显示股深动脉通畅,移植血管的 PTFE 段完全闭塞,可见对比剂滞留。B:通过一根 8F 导管鞘送入 ATD,对搭桥血管进行血栓切除治疗计 10min。C,D:机械性血栓切除术后的血管造影显示移植血管基本通畅,但仍有一些附壁血栓存在。E, F:再次使用 ATD 进行血栓切除治疗 5min 后的造影检查显示移植血管管腔清除干净。可以看到移植血管 PTFE 段与移植血管静脉段的吻合口重度狭窄,伴局部假性动脉瘤形成。G:移植血管静脉段与胫动脉吻合口通畅。使用一根 3mm 的球囊导管对狭窄段进行扩张治疗。最后的血管造影检查显示静脉段近端破裂,有对比剂外溢。故病人接受了手术治疗,进行了移植静脉血管的更换。

评论:病例 4. 1. 3 证明机械性血栓切除器对于复合移植血管,不论是移植血管还是自家静脉的急性血栓形成同样具有很好的疗效,有效的血液循环得到了恢复,清楚地显示了引起血栓形成的吻合口狭窄。但不幸的是,由于对狭窄段进行球囊扩张治疗发生了意外,导致病人需要进行手术修补。问题是对于这类病人进行球囊扩张治疗是否恰当呢?回答可能是否定的。病人可以直接采取手术进行修补,并结合溶栓治疗达到维持管腔通畅的目的。无论是机械性还是流体动力性血栓切除器,对于大多数移植血管都可以成功迅速地使其开放,成功率大于 80%。但对于导致血栓形成的原因——血管狭窄的治疗,不一定要采取经皮经腔血管成形术。另外,溶栓治疗对于恢复远端血栓切除装置难以达到的小动脉循环很重要。在一些情况下,当其他的临床手段和抗凝治疗奏效时还应联合应用溶栓治疗以维持管腔的通畅。

4.2.1 透析血管通路的机械性血栓切除术

病例 4.2.1:

71 岁女性，慢性肾衰及左臂移植血管透析通路血栓形成，拟行机械性血栓切除术。

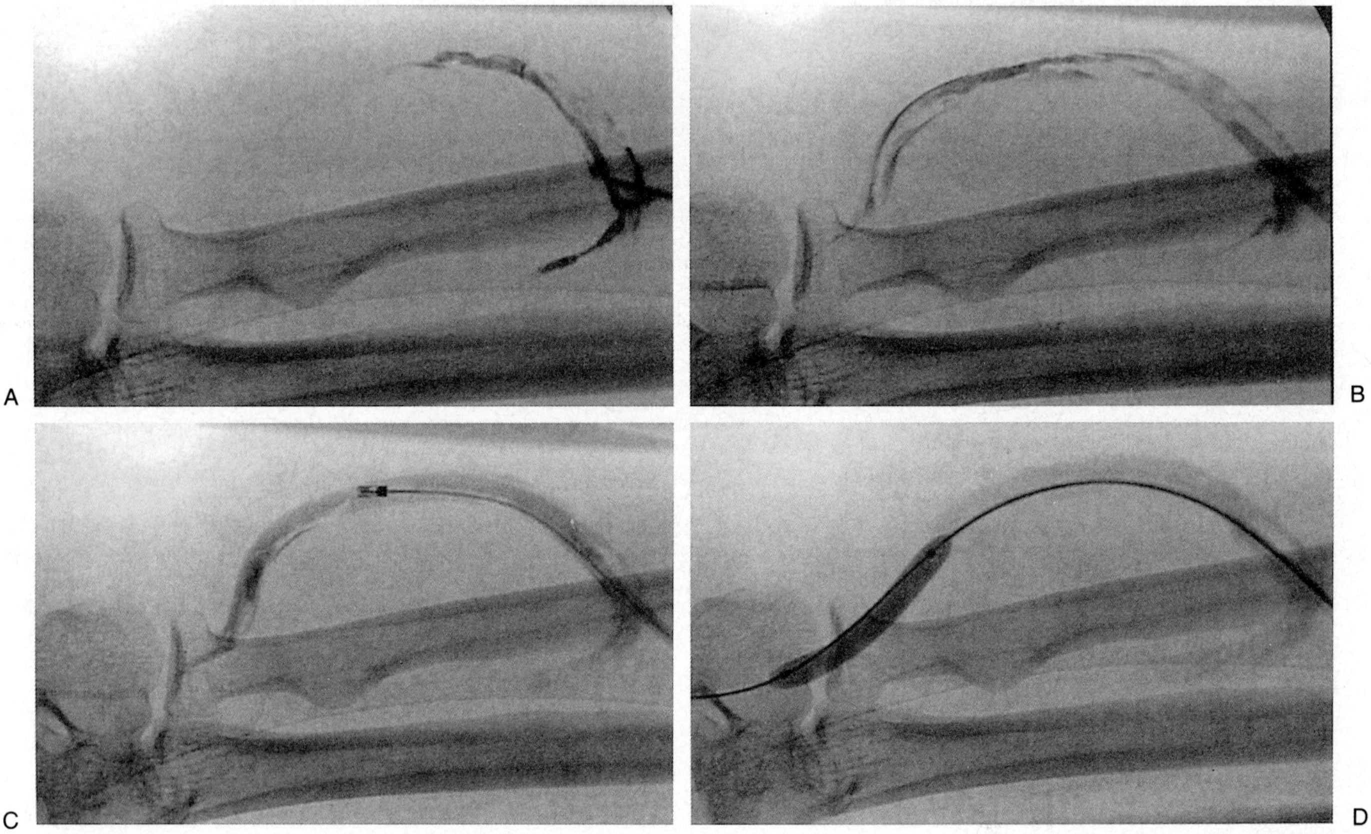

图 4.2.1

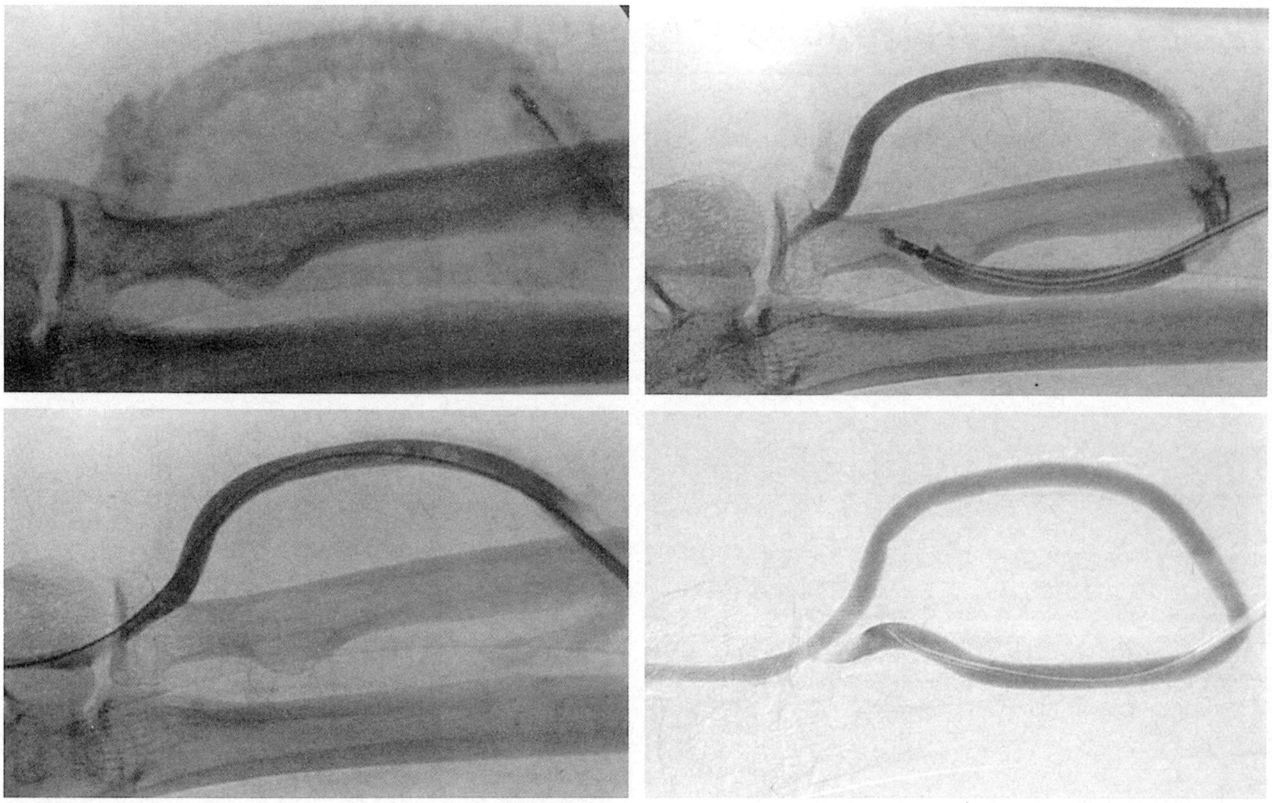

图 4.2.1(接上)

A:以 18 号穿刺针穿刺透析血管袢的顶端行造影检查，显示对比剂主要向静脉侧流动，其腔内可见由于大量血栓造成的充盈缺损影像。B:将一根 8F 的导管鞘直接送入透析通路静脉侧，可以看到静脉吻合口闭塞。C:使用 ATD 进行血栓切除术，可以看到腔内血栓大部分被清除，仅可见少量充盈缺损影像。D:使用一根 6mm×4cm 球囊导管对静脉侧吻合口狭窄进行了扩张治疗。E:静脉吻合口发生部分撕裂，移植血管周围有少量对比剂外溢。F:把注意力直接转向了动脉侧并进行机械性血栓切除治疗。可以看到动脉内栓子及透析血管袢的顶端周围残留的充盈缺损影像，静脉侧吻合口仍见狭窄。G:对静脉侧吻合口再次行扩张治疗，动脉造影显示狭窄明显改善。H:使用阻塞球囊导管将动脉内栓子拉出，透析通路基本通畅，可以看到血流恢复后，静脉吻合口形态进一步得到改善。透析通路开放且血流正常。撤除导管鞘，并用 4-0 尼龙线缝合穿刺部位。病人继续接受透析治疗。

评论:很多慢性肾衰的病人住院治疗的首要原因就是透析通路的闭塞。文献报道，在美国，超过 80% 的肾衰病人使用 PTFE 移植血管透析通路，这种移植血管的透析通路放置后维持通畅的平均时间为 20 个月。移植血管的寿命相对较短，易反复发生狭窄和血栓形成，需采取多种挽救措施以维持其通畅。保持血液透析通路的通畅对于肾衰病人是非常重要的，而且可以挽救病人的生命。根据 Miller 等的最新报道，透析通路建立后需要进行再通治疗的比例，3 个月时为 29%，6 个月时为 52%，12 个月时为 77%，24 个月时为 96%。也就是说在透析通路建立后 1 年不需治疗的只占 23%，而 2 年后仅剩 4%。而再通治疗后 1 年透析通路能够维持正常功能的占 65%，2 年后占 51%。平均每年病人需接受 1.22 次介入治疗以维持透析通路的通畅，其中包括 0.51 次的血栓清除治疗，0.54 次的血管成形术治疗和 0.17 次的手术修补治疗。低蛋白血症是提示透析通路失效的重要指标。手术血栓清除术和(或)血管吻合口的修补术是传统的治疗方法。在过去 10 年中，经皮血栓清除术已经逐步取代了手术治疗。最初使用的是经皮介入溶栓治疗，近来开始结合药物机械性血栓清除术和球囊导管血管成形术进行治疗。由于单纯溶栓治疗过程烦琐，伴有出血、过敏等并发症且最近尿激酶短缺，因此出现了其他一些介入治疗手段，包括机械性的和利用 AngioJet 系统的血流动力性的血栓切除术。机械性血栓切除术治疗透析通路血栓形成的成功率为 56%～96%。首次治疗后 30 天通畅率为 47%～74%，3 个月通畅率为 37%～52%，6 个月通畅率为 18%～39%。再次治疗后 30 天的通畅率为 61%～73%。

4.2.2 透析血管通路的机械性血栓切除术

病例 4.2.2:

58 岁男性，慢性肾功能不良，左臂移植透析血管袢血栓栓塞。拟行机械性血栓切除术。

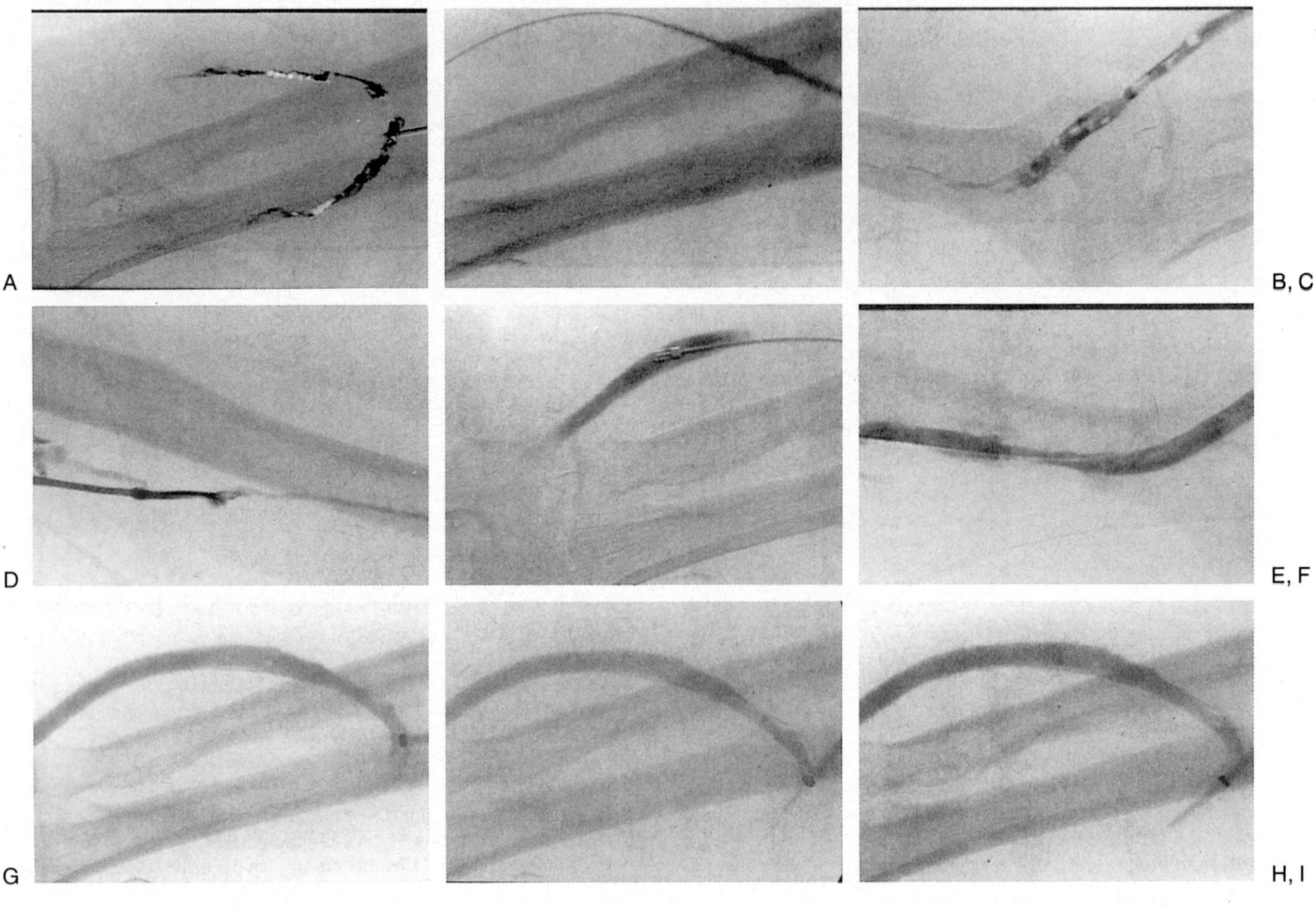

图 4.2.2

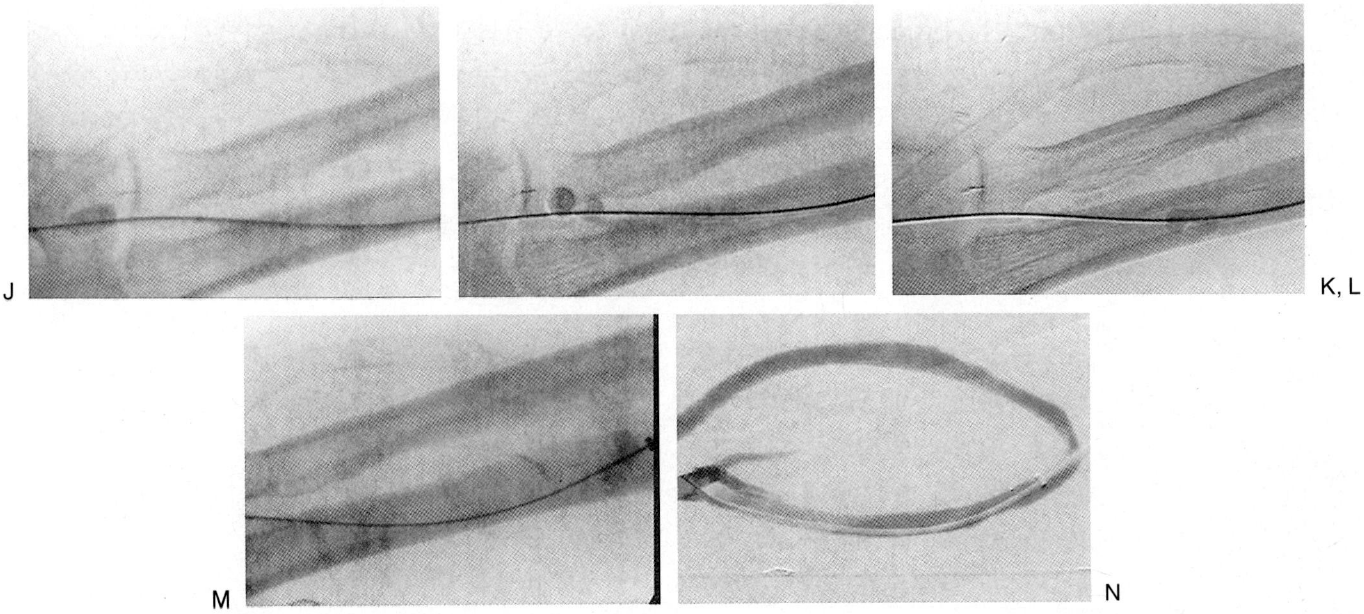

图 4.2.2(接上)

A：经移植血管袢顶端施行的瘘管造影显示透析通路闭塞。B：将一根 8F 的导管鞘送入至透析通路静脉吻合口侧。C：将 Kumpe 导管送入至静脉吻合口，造影显示吻合口闭塞。D：静脉造影显示与移植血管相连的静脉存在长段的狭窄。E，F：利用 ATD 对移植血管静脉侧行机械性血栓切除术，然后对狭窄的静脉段进行球囊导管血管成形术治疗。G，H，I：回撤导管鞘及其内的导管至移植血管的边缘，然后调整方向送入透析通路动脉侧。J：将导丝通过闭塞的动脉吻合口送入动脉，然后沿导丝送入阻塞球囊导管，在动脉内反复拉动做除栓治疗。K：球囊导管通过吻合口时可见球囊明显变形。L：用阻塞球囊导管对透析通路动脉侧反复拉动做除栓治疗。M：球囊被拉至透析血管袢顶稍偏向静脉侧的位置，然后将血栓推入至透析通路静脉侧，这时导管鞘的尖端恰位于移植血管壁的边缘，继续推送球囊导管至静脉侧，直到血栓完全被清除。N：最后的造影显示透析通路完全通畅，血流正常。血栓清除几小时后就进行了透析治疗。

评论：最近有几种新的机械性血栓切除装置可以用于治疗透析通路的血栓形成。ATD 系统是最先在美国被批准使用的装置。该装置将血栓粉碎成小的颗粒状，一般认为这些小颗粒进入肺循环是安全的。已经有多篇文献报道了成功地应用该装置进行了治疗。ATD 系统可引起溶血，导致游离血色素增加，但无任何临床意义。还有一些装置利用流体力学原理（如 Hydrolyser）将血栓分割成碎块并抽吸出来。目前，还有一些其他的应用于血栓切除的治疗设备（如 Trerotola 旋磨设备、Oasis 设备和 AngioJet 设备）。所有这些装置都会导致一些血栓进入肺循环，尽管有一些病人术后出现了肺动脉栓塞甚至死亡，但血栓切除术对于大多数病人是安全的。尽管以上装置可有效地清除血栓，但疗效还不令人满意，需结合其他一些辅助治疗（如静脉狭窄的扩张治疗，以及用阻塞球囊导管或 Fogarty 导管拉出动脉内的血栓）。

在我们的工作中，ATD 系统的使用已成为标准方法，经透析移植血管袢顶端入路已确定是最佳的方法。开通一个 1cm 的皮下通路送入导管鞘，先对透析通路静脉侧进行血栓清除，并利用球囊导管对静脉狭窄段进行扩张；然后对动脉侧进行血栓清除，并结合使用闭塞球囊在动脉内拉动除栓。血栓被拉至静脉侧，最后进入肺循环。造影复查后撤出导管鞘，缝合穿刺口。这种入路便于止血，而且对透析通路血流不会产生影响。

4.2.3 透析血管通路的机械性血栓切除术

病例 4.2.3:

60 岁男性,慢性肾功能不良,右臂透析移植血管袢血栓形成。拟行机械性血栓切除术。

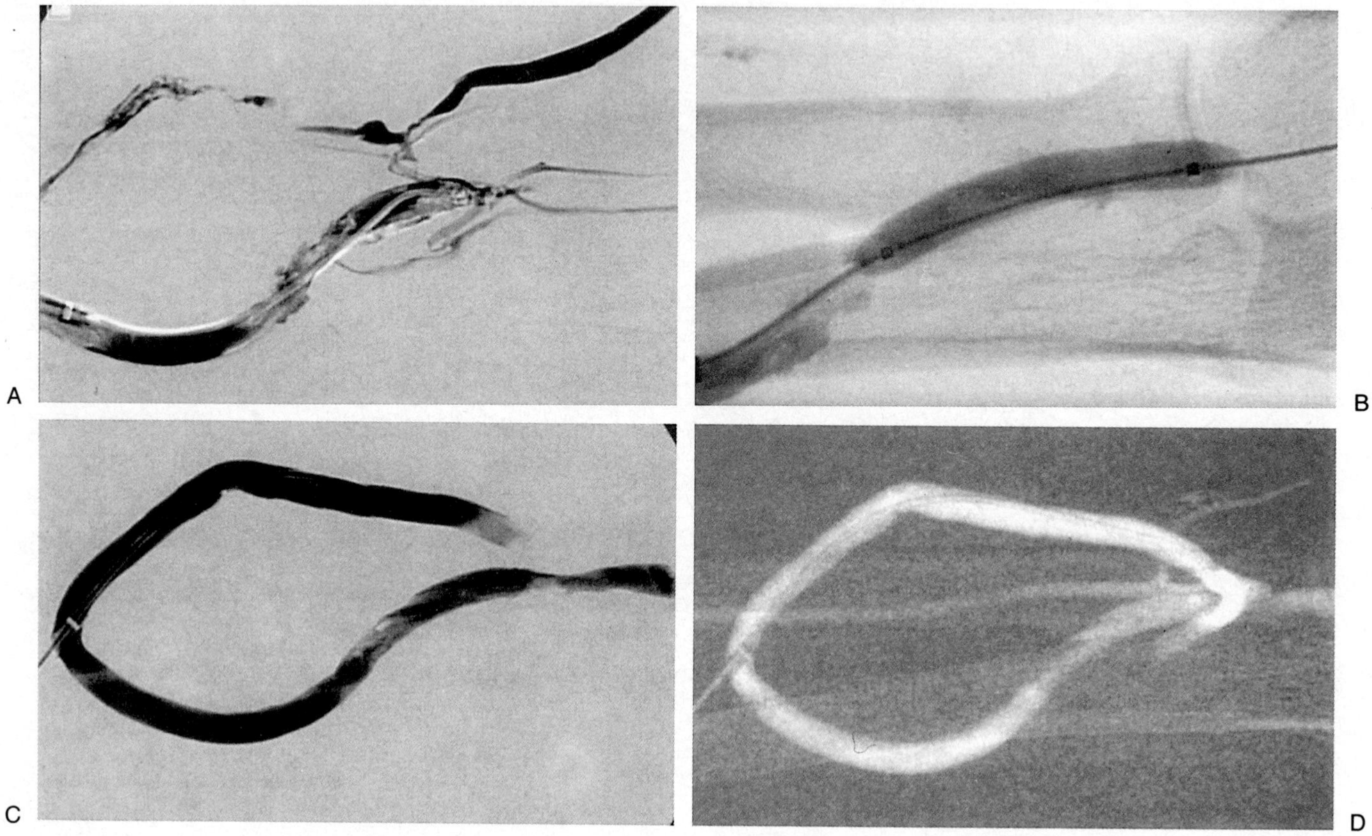

图 4.2.3

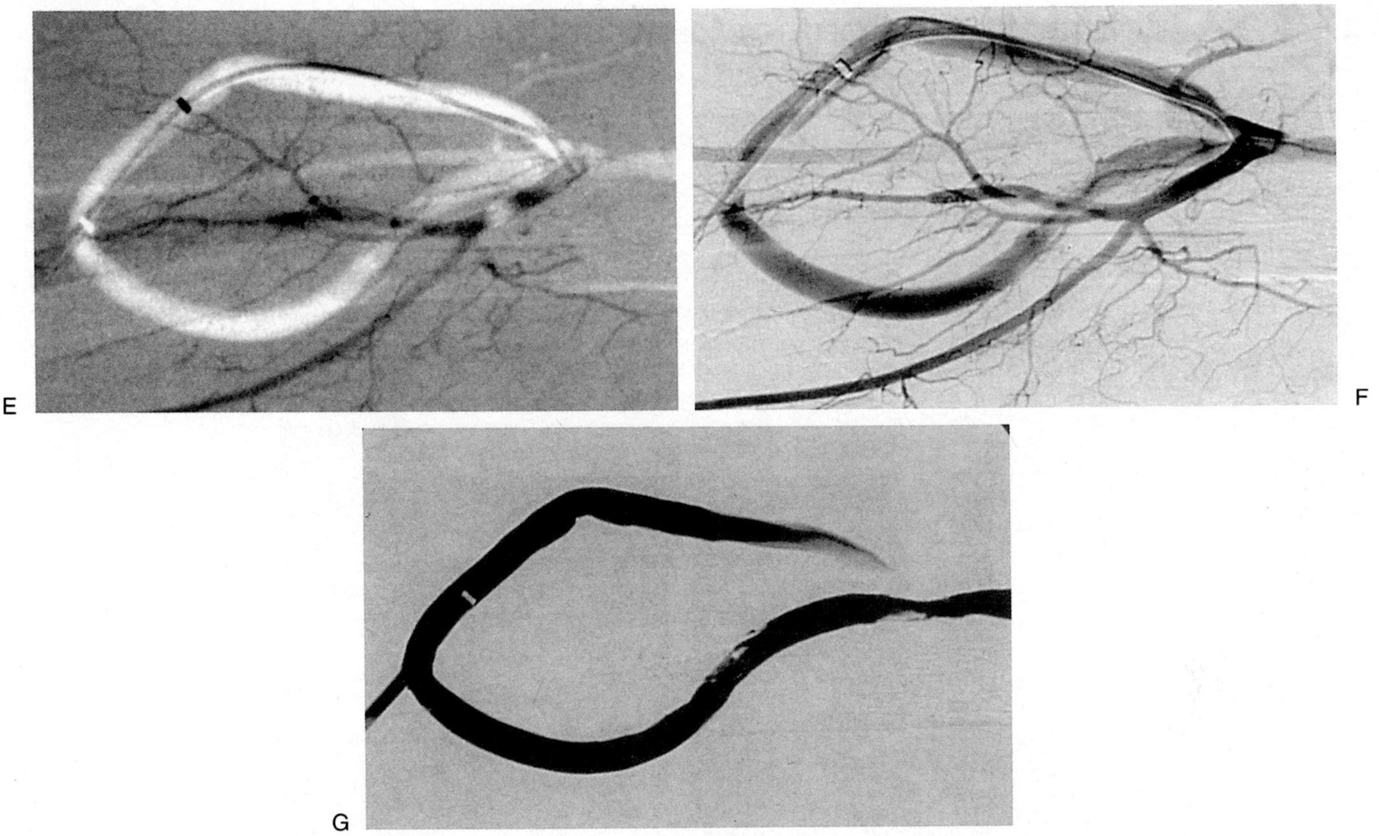

图 4.2.3(接上)

A:闭塞的透析移植血管造影显示血栓造成的充盈缺损，静脉吻合口重度狭窄。B：利用一根 6mm×4cm 的球囊导管对透析通路进行血管成形治疗。C:球囊血管成形术后造影复查发现吻合口被动脉内的一个大的栓子阻塞。D, E:将栓子送入至动脉吻合口远端的动脉内，可以看到肱动脉于分叉处闭塞。然后将一根阻塞球囊导管送至栓子远端，将其拉回至移植血管内。F: 再次造影显示透析通路动脉侧已通畅，血栓嵌顿在导管鞘内，回撤导管鞘，利用闭塞球囊导管将栓子推送至透析血管静脉侧进入静脉循环。G:最终的造影显示透析通路完全通畅，血流正常。但在静脉侧还可见到小的充盈缺损。

评论:对透析通路血栓形成进行治疗时，无论是造影还是对动脉吻合口进行处理时都要保证动脉循环通路通畅，避免由于透析通路内的血凝块或动脉侧的血栓造成动脉通路的栓塞。如果在治疗静脉吻合口狭窄前进行高压注射，则透析通路的动脉段发生逆行性栓塞的概率很高。一旦出现了栓塞，需行周围动脉选择性插管，并利用阻塞球囊导管将栓子拉回透析通路内。该治疗方法通常可以取得成功，除非有血块碎片，否则球囊血栓切除术是惟一的治疗方法。静脉狭窄应首选球囊血管成形术，只有球囊血管成形术失败、短期内发生再狭窄和静脉穿孔者才需采用支架治疗。支架置入的成功率接近 100%，3 个月和 6 个月通畅率分别为 34% 和 27%。再通治疗后 3 个月、6 个月和 12 个月的支架通畅率分别为 77%、72% 和 50%。

4.3.1 周围静脉和中央静脉的机械性血栓切除术

病例 4.3.1:

51岁女性,患临床难以控制的糖尿病,慢性肾衰,双下肢截肢及左腹股沟区感染,发生上腔静脉血栓形成,插入透析导管的右颈内静脉闭塞。由于病人存在感染同时又要求保留透析导管以便继续进行透析治疗,因此不适于进行溶栓治疗。拟行机械性血栓切除治疗。

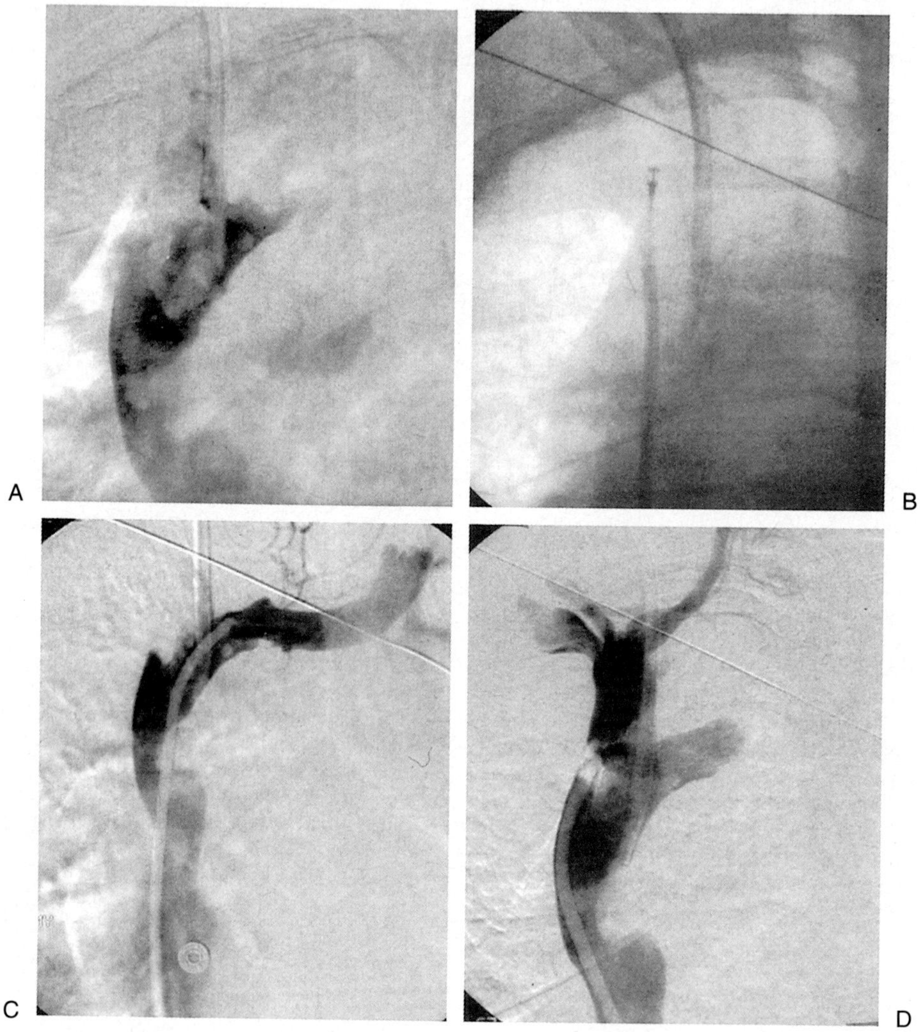

图 4.3.1

A:经右颈内静脉透析导管行上腔静脉造影,显示上腔静脉和头臂静脉内有血栓形成,从而导致上腔静脉综合征及透析导管失效。B:经右股静脉入路,使用ATD对上腔静脉及双侧头臂静脉行血栓清除治疗。C:机械性血栓切除术后利用引导导管进行腔静脉造影,显示右头臂静脉通畅,仅导管尖端还可见残存的小血栓。上腔静脉内还可见到一块完全机化的附壁血栓。D:血栓切除术后选择性左锁骨下静脉造影显示管腔通畅。治疗后2周,病人由于脓血症和多器官衰竭而死亡。

评论:存在慢性血管病变或其他高危因素的人群

发生静脉血栓形成是比较常见的。留置中央静脉导管是导致静脉阻塞、狭窄和血栓形成的主要原因。当病人合并低血压、脱水或注射一些刺激血管内膜的药物时，会加重中央静脉留置导管的异物作用。上腔静脉和头臂静脉血栓形成可导致严重的水肿，引发上腔静脉综合征，从而导致病人感觉不适、疼痛及肢体功能障碍。静脉阻塞最严重的后果是使对于需要透析或肠道外营养的病人尤为重要的留置导管失去作用。对ATD的初步研究显示，即使在大静脉和肺动脉内使用，其对于新鲜血栓也具有很好的清除效果。大多数血栓切除设备不能用于治疗大静脉的血栓形成，通常是在血栓中打通一条通路，但ATD是通过叶轮产生强大的涡流，如同搅拌器一样搅动血管内血栓并将其粉碎成碎片。尽管一些病例在行机械性血栓切除治疗的同时还需进行溶栓治疗以增强疗效，但机械性血栓切除治疗对于禁忌溶栓治疗的病人是非常有用的治疗方法。

4.3.2 周围静脉和中央静脉的机械性血栓切除术

病例 4.3.2:

51 岁女性，慢性肾衰，右侧锁骨下静脉留置透析导管，发现透析导管失去作用。经导管造影显示上腔静脉闭塞。

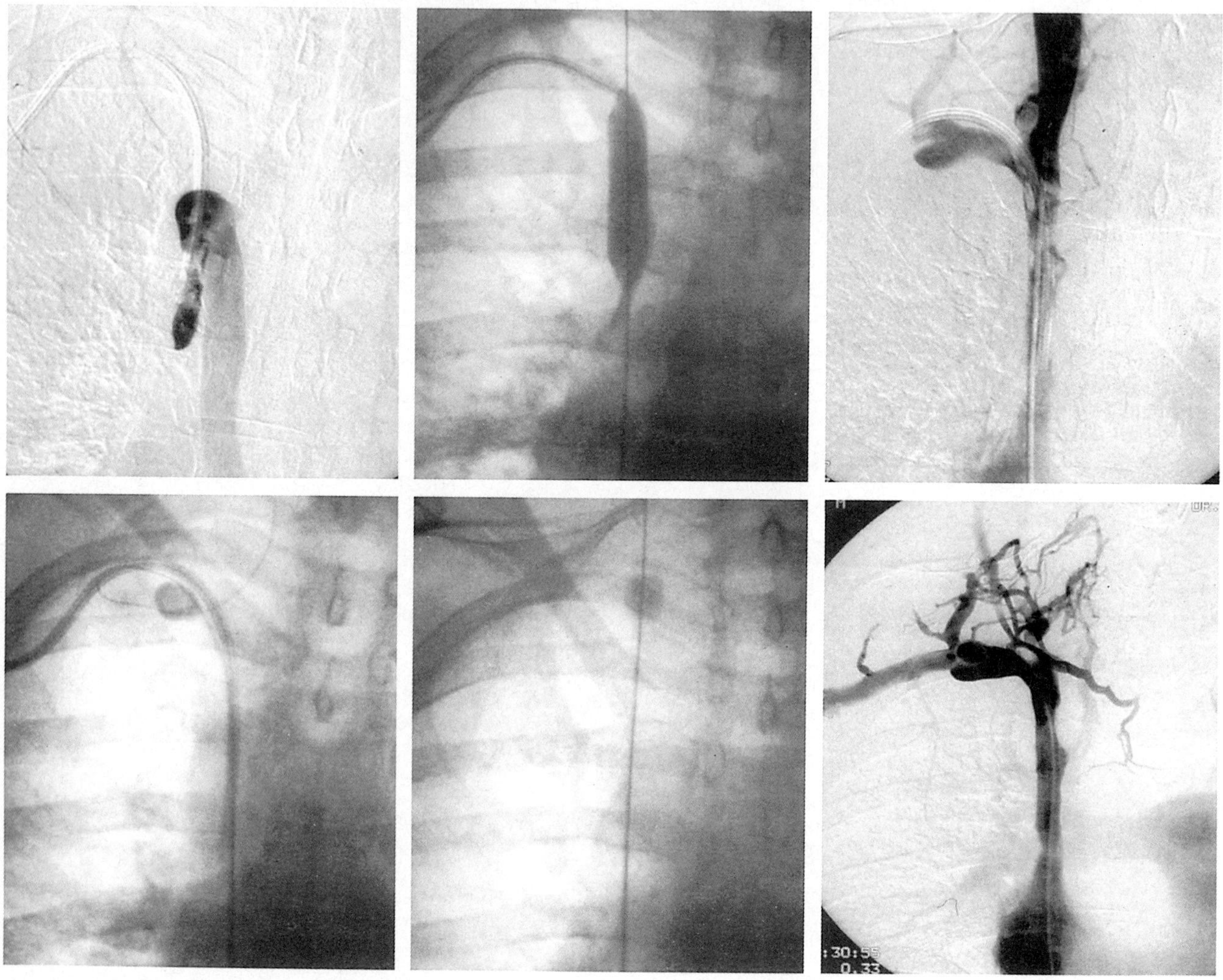

A　B, C　D　E, F

图 4.3.2

A：上腔静脉造影显示上腔静脉完全闭塞，对比剂反流至奇静脉。B：经股静脉逆行插管，通过上腔静脉闭塞段，用直径 12mm 的球囊导管对狭窄段进行扩张治疗。C：球囊血管成形术后造影显示上腔静脉内多发的充盈缺损影像。遂进行球囊导管血栓切除治疗。D，E：使用闭塞球囊导管反复拉动进行右锁骨下静脉、颈内静脉、上腔静脉血栓清除治疗。F：最终的上腔静脉造影显示锁骨下静脉、头臂静脉、上腔静脉已通畅，颈内静脉也基本通畅（未显示）。撤除透析导管以利于恢复上腔静脉的通畅，后来重新置入了一个新的 IJ 通道静脉透析导管。经右臂置入透析导管后，中央静脉一直保持通畅。

评论：中央静脉导管可引起静脉狭窄和继发血栓形成。球囊导管成形术通过粉碎机化的纤维和血栓成为治疗此类病变的主要手段。很明显，越大的血管要求使用的球囊导管直径越大，但球囊导管的直径需与正常血管的直径相匹配，以避免过度扩张发生出血的危险。血管狭窄扩张治疗后，血管腔内可见到大量血栓团块。如果血栓形成或闭塞是最近发生的，可采用机械性血栓切除治疗。如果时间较长，血栓已机化，除使用大管径导管进行抽吸和一些血栓抓取设备外，还可以使用 Fogarty 样导管将血栓拉至肺循环。实际上，对于这类病变的治疗往往需要联合使用多种治疗手段：机械性血栓切除术、球囊导管血管成形术和球囊导管血栓清除术。尽管通过机械性血栓切除治疗可以将血栓团块粉碎，但多数病例还需应用一些辅助的治疗方法。为了维持静脉开放，可以使用支架。将血栓拉入肺循环一般不会引起具有临床意义的肺栓塞，除非血栓团块比较大，引起呼吸困难和肺动脉压增高，但这种情况很少见。通过联合应用多种手段清除血栓可以使肺栓塞的发生率降至最低。

4.3.3 周围静脉和中央静脉的机械性血栓切除术

病例 4.3.3:

40 岁女性,出现左下肢深静脉血栓形成(DVT),伴左下肢严重肿胀。拟行溶栓治疗及机械性血栓切除术。

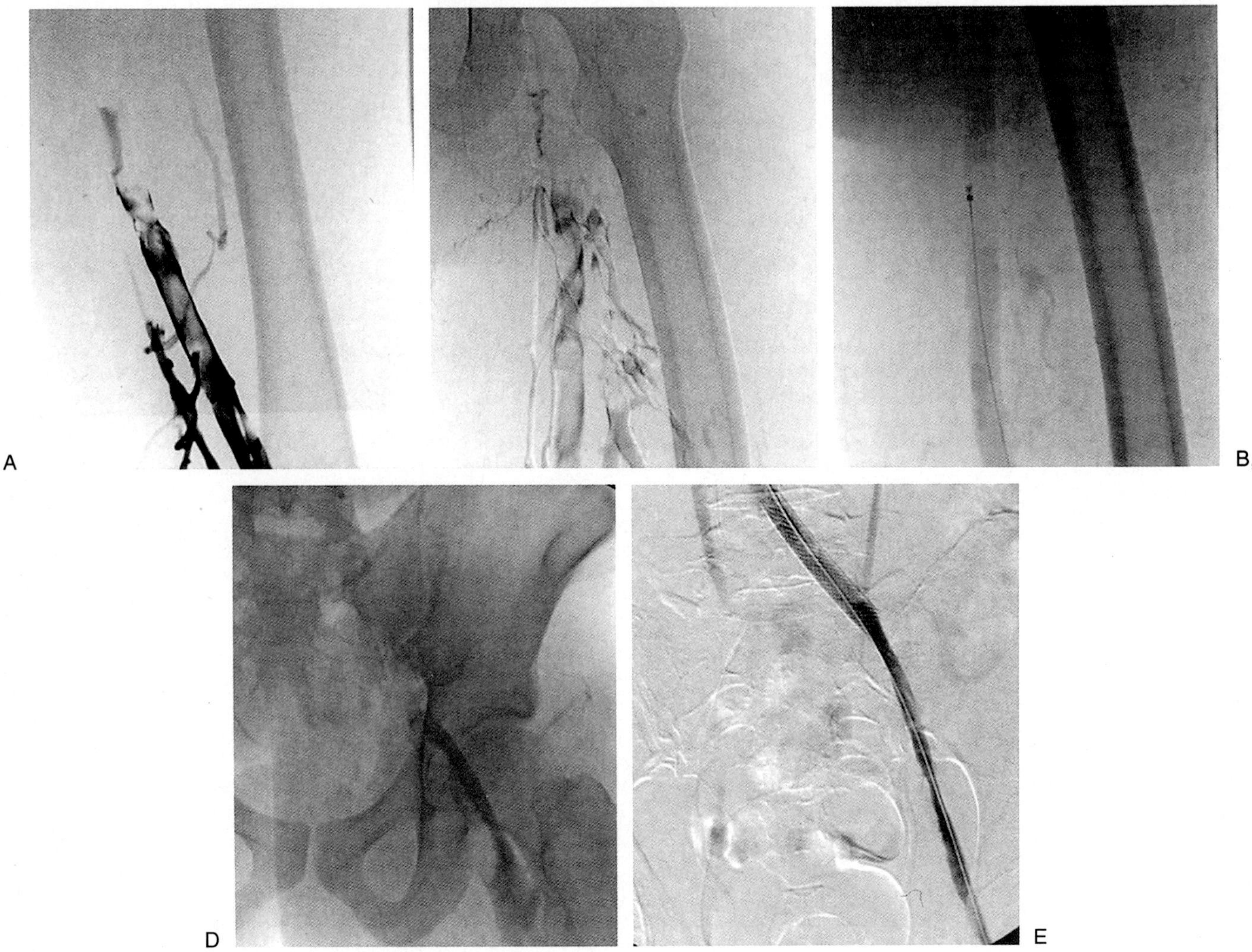

图 4.3.3

A:超声引导下行左腘静脉穿刺。静脉造影显示股浅静脉内有大量血栓形成。B:血栓延伸至左股静脉。C:机械性血栓切除治疗将血栓立即粉碎。D:采用组织型纤溶酶原激活剂(rt-PA)持续灌注 12h,对左髂静脉持续性闭塞进行溶栓治疗。E:最终的静脉造影显示左髂静脉通畅,为了进一步改善其通畅情况,于闭塞段置入一个 Wallstent 支架。左腿肿胀即刻得到了缓解。

评论:具有高危因素的病人发生髂 - 股深静脉血栓形成常见。尽管多普勒超声可以对大部分髂股深静脉血栓做出诊断,但顺行性深静脉造影是最好的诊断方法。对于髂 - 股深静脉血栓联合应用机械性血栓切除治疗和溶栓治疗时,多使用超声引导下的腘静脉入路。在最近的一篇报道中,Patel 等提出溶栓治疗可使约 90% 病人的血栓溶解。对于 May-Thurner 综合征病人,大部分还需在髂总静脉闭塞段置入支架。机械性血栓切除治疗可以用于那些需迅速使血栓崩解的病人，以减轻栓子的影响以及保存静脉解剖结构和静脉瓣膜功能。可以使用血栓切除术、经导管直接灌注溶栓和经皮机械性血栓切除治疗来清除栓子。由于栓塞后综合征的出现与反复发作的静脉阻塞和静脉瓣膜反流引起的静脉功能不良有关，故机械性血栓切除装置对静脉瓣膜功能的影响十分令人关注。McLennan 等最近发表的一篇文章指出，通过对动物模型顺行使用 Arrow-Trerotola 经皮溶栓装置发现，该装置可通过正常的静脉瓣，而且不会引起直径≥7mm 静脉的静脉瓣的有生理学意义的损伤。其他血栓切除装置（如 ATD）也被证明不会对静脉瓣产生损伤。

4.3.4 周围静脉和中央静脉的机械性血栓切除术

病例 4.3.4:

51 岁男性，左下肢急性深静脉血栓形成，伴左下肢水肿、疼痛。48h 持续溶栓治疗失败后，拟行机械性血栓切除治疗。

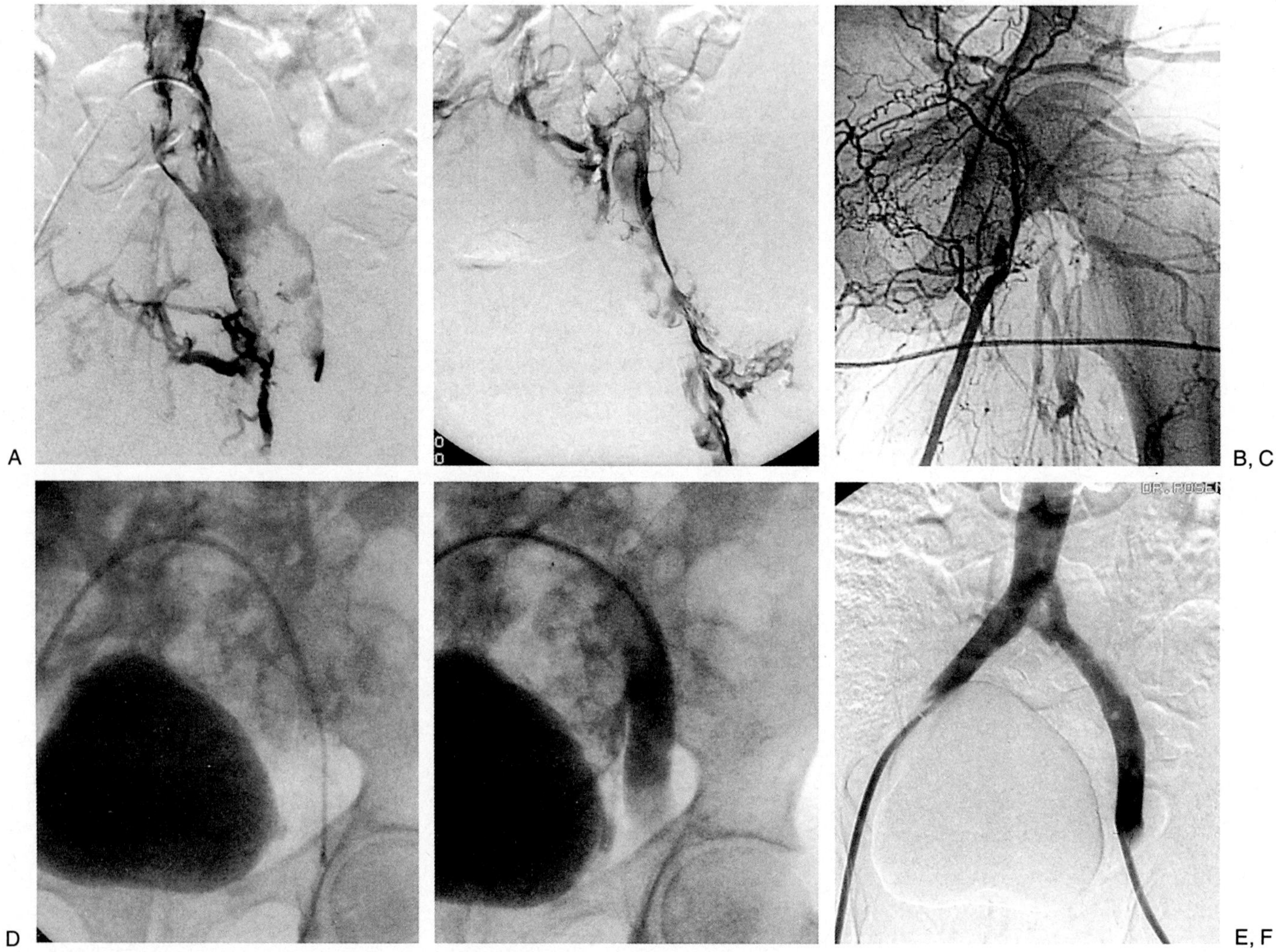

图 4.3.4

A：经对侧入路后左髂静脉造影显示完全栓塞的左髂静脉增宽，血栓延伸至下腔静脉。B：进一步造影显示血栓的范围直到左髂静脉。C：左下肢顺行性静脉造影显示深静脉血栓形成（DVT），股浅静脉至髂静脉闭塞，行 48h 溶栓治疗后有大量侧支循环形成。可以看到大隐静脉通畅。D：经对侧引导鞘管送入 ATD 进行血栓切除治疗。E：血栓切除术后造影显示髂静脉已通畅。F：最后的盆腔静脉造影显示髂静脉、下腔静脉通畅。病人左腿肿胀得到了明显缓解。

评论：髂静脉 - 下腔静脉血栓形成已经成为临床常见的一种情况。通常合并股 - 腘静脉的血栓形成，髂静脉内血栓的量可以很大。这种情况也常见于左侧的 May-Thurner 综合征。导管引导下的溶栓治疗和机械性血栓切除术已经成为髂静脉－下腔静脉血栓形成的传统抗凝治疗的替代治疗方法。经导管治疗已经显示出很好的效果，但该方法非常耗时，平均溶栓时间为 53.4h，要使用几百万单位的溶栓药物。机械性血栓切除治疗可成为化学溶栓治疗的替代和辅助方法，从而缩短治疗时间，减少药物使用剂量。有几种设备可供用于髂静脉和腔静脉，ATD 对于大部分髂静脉内新鲜的血栓或近期形成的血栓具有很好的治疗作用，但通常需联合使用溶栓治疗以提高静脉瓣的功能并清除静脉内残存血栓，特别是在股静脉水平。理论上，机械性血栓切除设备比流体力学原理的血栓切除装置更容易导致静脉瓣的损伤。但是 Sharafuddin 等和 Trerotola 等的研究显示，机械性血栓切除装置不会破坏静脉瓣的完整性。无论是机械性还是流体动力性血栓切除装置的优点都是可将血栓粉碎，但通常要求同时进行溶栓治疗。

4.3.5 周围静脉和中央静脉的机械性血栓切除术

病例 4.3.5:

62 岁男性，神经外科手术后第 4 天出现胸痛、呼吸困难、低血压和焦虑。诊断为肺动脉栓塞(PE)。通气/灌注(V/Q)扫描阳性，拟行肺动脉造影并进行可能的治疗。

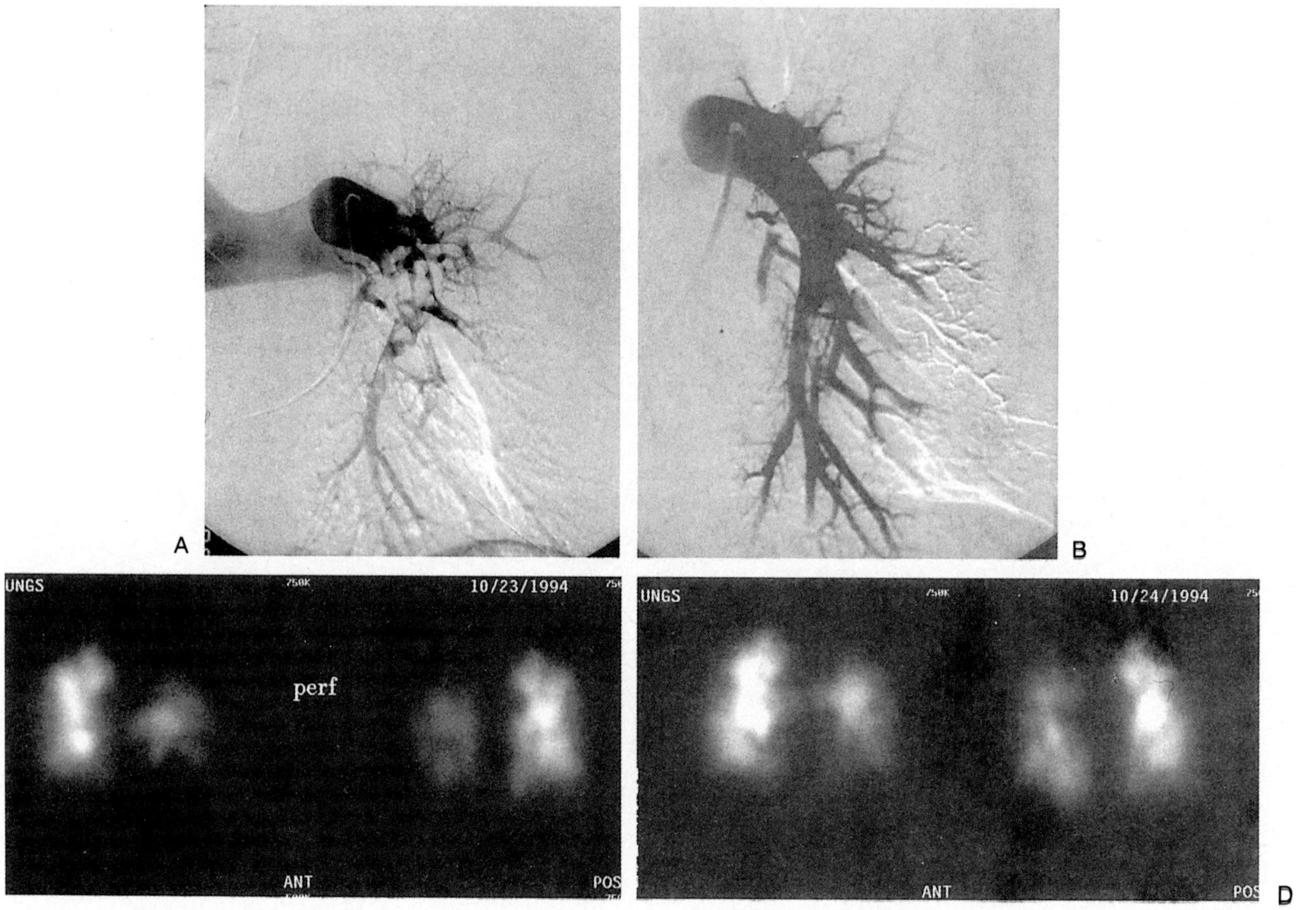

图 4.3.5

A：肺动脉造影显示左肺动脉主干栓塞。由于病人刚刚接受了手术，所以禁忌使用溶栓治疗。故而使用引导导管来交换造影导管，并送入 ATD 进行机械性血栓切除治疗。治疗时间控制在 20s 内。B：治疗前阳性的核素灌注扫描显示双肺动脉栓塞以左侧为重。C：血栓切除术治疗后的肺动脉造影显示主肺动脉通畅情况改善，肺灌注明显改善。D：随访核素灌注扫描显示左肺灌注明显改善。

评论：肺动脉栓塞是居第三位的常见心血管疾病，美国每年多达 50 000 人死于肺梗死。大面积的肺梗死由于会引起急性肺动脉高压和心血管萎陷，致死率很高。除肝素治疗之外，全身和局部的溶栓治疗可以成功地用于治疗大面积的肺动脉栓塞。最近有几种不同的血栓切除装置开始用于机械性溶栓治疗和机械性血栓粉碎治疗。其治疗肺动脉栓塞的优点是快速复通，迅速恢复肺循环血流，从而减轻右室负荷并增加心排血量。而且粉碎血栓会增加血栓的表面积，从而间接地提高了活体药理学溶栓治疗的疗效。和发生于其他血管的血栓一样，该方法对于新鲜血栓的治疗效果较好，而对于陈旧的机化性血栓的疗效欠佳。ATD对于大多数新发的肺动脉栓塞病人具有很好的疗效，同时还要结合一些其他治疗方法（如球囊血管成形术、Fogarty 球囊导管血栓切除术和溶栓治疗）。

（陈　光　译）

建议阅读

周围动脉和移植血管的机械性血栓切除术

Bildsoe MC, Moradian GP, Hunter DW, et al. Mechanical clot dissolution: new concept. *Radiology* 1989; 171: 231 – 233.

Coleman CC, Krenzel C, Dietz CA, et al. Mechanical thrombectomy: results of early experience. *Radiology* 1993; 189: 803 – 805.

Kasirajan K, Ouriel K. Management of acute lower extremity ischemia: treatment strategies and outcome. *Current Interventional Cardiology Reports* 2000; 2: 119 – 129.

Muller-Hulsbeck S, Kalinowski M, Heller M, et al. Rheolytic hydrodynamic thrombectomy for percutaneous treatment of acutely occluded infra-aortic native arteries and bypass grafts. Midterm follow-up results. *Invest Radiol* 2000; 35: 131 – 140.

Nazarian GK, Qian Z, Coleman CC, et al. Hemolytic effect of the Amplatz thrombectomy device. *J Vasc Interv Radiol* 1994: 5: 155 – 160.

Silva JA, Ramee SR, Collins TJ, et al. Rheolytic thrombectomy in the treatment of acute limb-threatening ischemia: immediate results and six-month follow-up of the multicenter AngioJet registry. *Catheter Cardiovasc Diagn* 1998; 45: 386 – 393.

Uflacker R. Mechanical thrombectomy in acute and subacute thrombosis with use of the Amplatz device: arterial and venous applications. *J Vasc Interv Radiol* 1997; 8: 923 – 932.

Wagner H-J, Muller-Hulsbeck S, Pitton MB, et al. Rapid thrombectomy with a hydrodynamic catheter: results from a prospective multicenter trial. *Radiology* 1997; 205: 675 – 681.

Yasui K, Qian Z, Nazarian GK, et al. Recirculation-type Amplatz clot macerator: determination of particle size and distribution. *J Vasc Interv Radiol* 1993; 4: 275 – 278.

透析血管通路的机械性血栓切除术

Barth KH, Gosnell MR, Palestrant AM, et al. Hydrodynamic thrombectomy system versus pulse spray thrombolysis for thrombosed hemodialysis grafts: a multicenter prospective randomized comparison. *Radiology* 2000; 217: 678 – 684.

Cohen MA, Kumpe DA, Durhan JD, et al. Improved treatment of thrombosed hemodialysis access sites with thrombolysis and angioplasty. *Kidney Int* 1994; 46: 1375 – 1380.

Fujiwar H, Narimatsu Y, Hashimoto S, et al. Long-term results of percutaneous transluminal angioplasty for hemodialysis shunt insufficiency. *Cardiovasc Intervent Radiol* 2000; 23: 83 – 86.

Haage P, Vorwek D, Wildberger JE, et al. Percutaneous treatment of thrombosed primary arteriovenous hemodialysis access fistulae. *Kidney Int* 2000; 57: 1169 – 1175.

Hoffer EK, Sultan S, Herskowitz MM, et al. Prospective randomized trial of a metallic intravascular stent in hemodialysis graft maintenance. *J Vasc Interv Radiol* 1997; 8: 965 – 973.

Marston WA, Criado E, Jaques PF, et al. Prospective randomized comparison of surgical versus endovascular management of thrombosed dialysis access grafts. *J Vasc Surg* 1997; 26: 373 – 381.

Miller PE, Carlton D, Deierhoi MH, et al. Natural history of arteriovenous grafts in hemodialysis patients. *Am J Kidney Dis* 2000; 36: 68 – 74.

Murray SP, Kinney TB, Valji K, et al. Early rethrombosis of clotted hemodialysis grafts: graft salvage achieved with an aggressive approach. *AJR* 2000; 175: 529 – 532.

Patel RI, Peck SH, Cooper SG, et al. Patency of Wallstents placed across the venous anastomosis of hemodialysis after percutaneous recanalization. *Radiology* 1998; 209: 365 – 370.

Safa AA, Valji K, Roberts AC, et al. Detection and treatment of dysfunction hemodialysis access grafts: effect of a surveillance program on graft patency and the incidence of thrombosis. *Radiology* 1996; 199: 653 – 657.

Uflacker R, Rajagopalan PR, Vujic I, et al. Treatment of thrombosed dialysis access grafts: randomized trial of surgical thrombectomy versus mechanical thrombectomy with the Amplatz device. *J Vasc Interv Radiol* 1996; 7: 185 – 192.

周围静脉和中央静脉的机械性血栓切除术

Banks BF. Diagnosis and treatment of acute pulmonary thromboembolic disease. *Appl Radiol* 1998; (Suppl)37 – 43.

Fontaine R, Tuchmann L. The role of thrombectomy in deep venous thrombosis. *J Cardiovasc Surg* 1962; 22: 298 – 312.

Gu X, Sharafuddin MJA, Titus JL et al. Acute and delayed outcomes of mechanical thrombectomy with use of the steerable Amplatz thrombectomy device in a model of subacute inferior vena cava thrombosis. *J Vasc Interv Radiol* 1997; 8: 947 – 956.

McLennan G, Trerotola SO, Davidson D, et al. The effects of a mechanical thrombolytic device on normal canine vein valves. *J Vasc Interv Radiol* 2001; 12: 89 – 94.

Moughabghab A, Socolovsky C, Lemaitre RM, et al. Treatment of an iliocaval thrombosis by mechanical thrombolysis. *Intensive Care Med* 1995; 21: 440 – 442.

Opatowsky MJ, Morris PP, Regan JD, et al. Rapid thrombectomy of superior sagittal sinus and transverse sinus thrombosis with a rheolytic catheter device. *AJNR* 1999; 20: 414 – 417.

Sharafuddin MJA, Gu X, Han Y, et al. Injury potential to venous valves from the Amplatz thrombectomy device. *J Vasc Interv Radiol* 1999: 10: 64 – 69.

Sharafuddin MJA, Hicks ME. Current status of percutaneous mechanical thrombectomy. I: General principles. *J Vasc Interv Radiol* 1997; 8: 911 – 921.

Uflacker R, Strange C, Vujic I. Massive pulmonary embolism: preliminary results of treatment with the Amplatz thrombectomy device. *J Vasc Interv Radiol* 1996; 7: 519 – 528.

Uflacker R. Mechanical thrombectomy in acute and subacute thrombosis with use of the Amplatz device: arterial and venous applications. *J Vasc Interv Radiol* 1997; 8: 923 – 932.

Vicol C, Dalichau H. Recanalization of aged venous thrombotic occlusions with the aid of a rheolytic system: an experimental study. *Cardiovasc Intervent Radiol* 1966; 19: 255 – 259.

Voigtlander T, Rupprecht H – J, Nowak B, et al. Clinical application of a new rheolytic thrombectomy catheter system for massive pulmonary embolism. *Cathet Cardiovasc Interv* 1999; 47: 91 – 96.

Vorwerk D, Guenther RW, Wendt G, et al. Iliocaval stenosis and iliac venous thrombosis in retroperitoneal fibrosis: percutaneous treatment by use of hydrodynamic thrombectomy and stenting. *Cardiovasc Intervent Radiol* 1996; 19: 40 – 42.

Wildeberger JE, Schmitz-Rode T, Reffelmann T, et al. Percutaneous transjugular thrombectomy in iliocaval thrombosis – initial experience with a newly developed 12 F balloon sheath. *Rofo* 2000; 172: 651 – 655.

第 5 章

机械性动脉粥样斑块旋切术

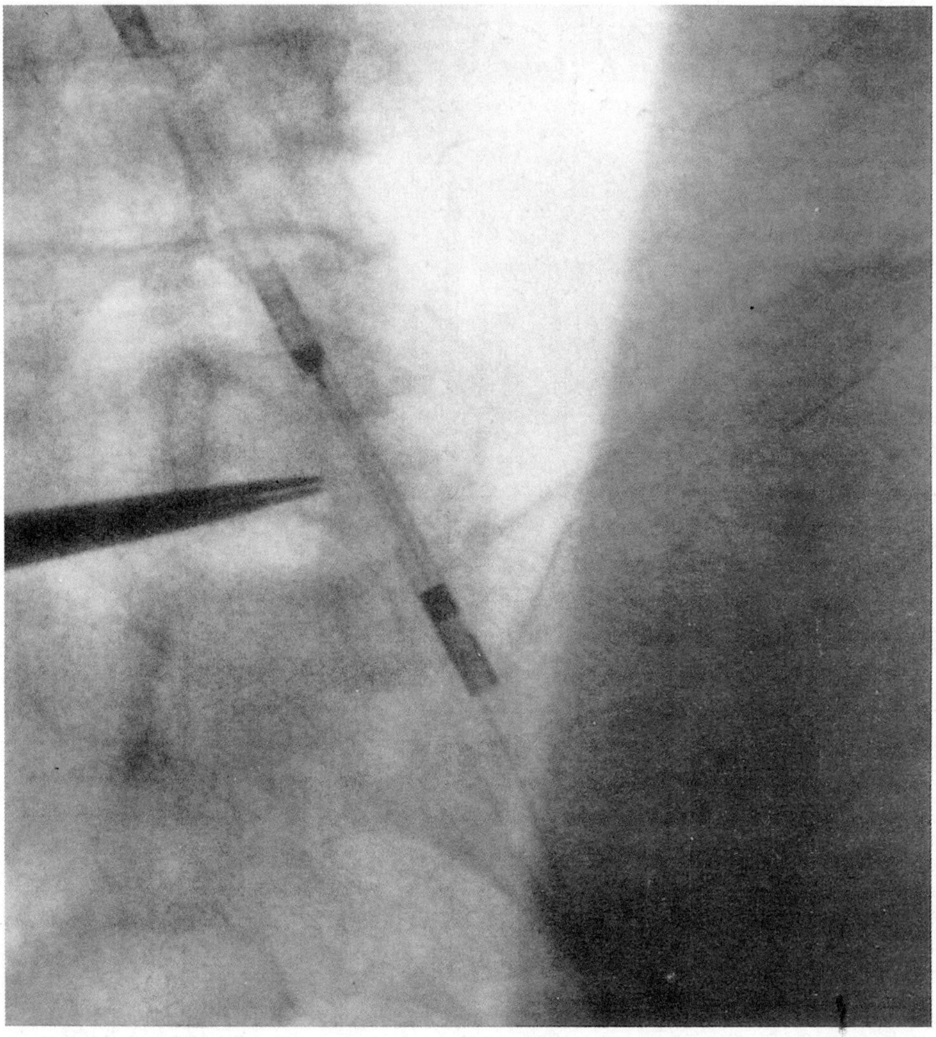

5.1.1 周围血管的机械性动脉粥样斑块旋切术

病例 5.1.1:

70 岁女性，慢性肾衰，左足有若干不愈合性溃疡。需行动脉造影，可能的话行血管成形术。

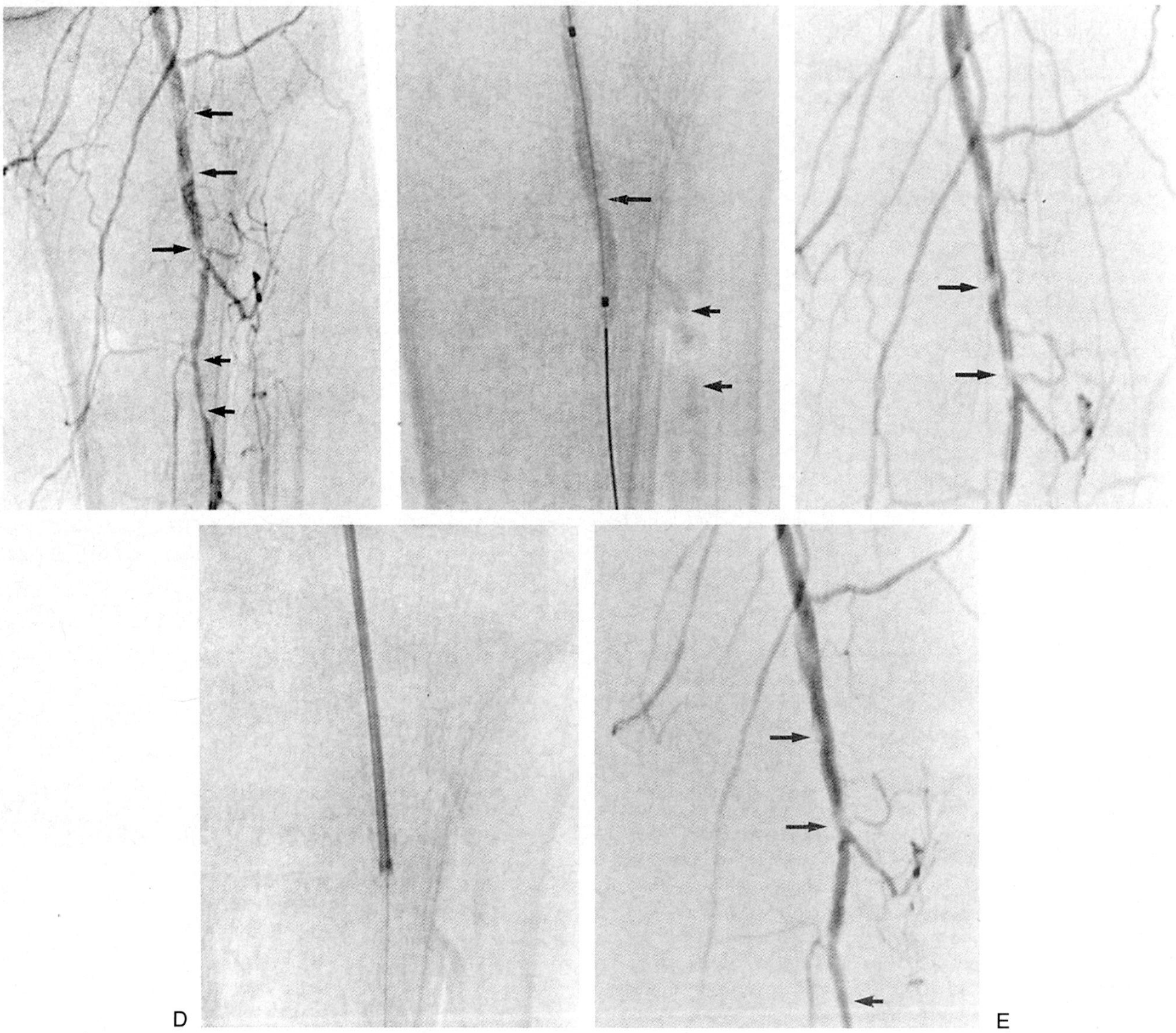

图 5.1.1

A：为了评价腿部慢性溃疡而行顺行流动（非高压注射）动脉造影，显示腘动脉（长箭头）、胫－腓干及腓动脉近端（短箭头）严重狭窄。胫前和胫后动脉闭塞。B：使用了一个 3mm×4cm 的对称性球囊行血管成形术。尽管使用了 1.52×10^{3}kPa（15 atm）的充胀压力，球囊始终有一处凹陷（箭头）。可见闭塞的胫前动脉的钙化（短箭头）。C：球囊扩张术后造影显示腘动脉（箭头）和腓动脉（短箭头）有明显的残存狭窄。D：将一个 2mm 经腔抽吸导管（TEC）动脉粥样斑块旋切器以 700r/min 的速度推进穿过了病变。E：腘动脉（长箭头）和腓动脉（短箭头）现已宽阔通畅。另外，血液的顺行流动未受影响。再次脉冲容量记录显示病人的小腿及足部的波形改善。由于有严重钙化,不能检测踝肱指数。

评论:下肢的诊断性动脉造影证实了左股浅动脉严重的、致密的钙化性狭窄。钙化性狭窄还见于腘动脉、胫腓干及腓动脉近端。腓动脉是惟一通畅的有血液顺行流动的血管。病人不适于行搭桥手术。与血管外科医生讨论后,施行了经皮治疗。

建立了一个顺行的左股动脉入路,放置了一个 5F 导入鞘。穿过了股浅及腘动脉病变并施行了球囊扩张术,获得了很好的效果。用一根 0. 457mm(0. 018 英寸)导丝穿过胫腓干及腓动脉病变,并用一个 3mm × 4cm 球囊扩张。尽管达到了 1. 52 × 10^3kPa(15 atm)的压力,球囊仍不能完全膨胀。随访血管造影显示病变仍存在。球囊大小是适合这些血管的。

接着,把 5F 导入鞘加大为 7F。然后,使用一个2mm 的 TEC 治疗胫腓干及腓动脉病变。现在,胫腓干及腓动脉近端病变已宽阔通畅。另外,血液的顺行流动无改变。

膝关节以下的动脉病变常常是弥漫的,膝关节以下动脉的成形术比股 - 腘动脉成形术的并发症发生率稍高,而远期效果略差。腘下动脉成形术的技术成功率大约是 85%,但 1 年通畅率仅大致为 50%。因此,腘下动脉成形术的指征更为严格。另外,股动脉 - 隐静脉远端搭桥血管的通畅率约为 68%。总之,这个区域的血管成形术主要保留应用于危及肢体的缺血病例。

在病例 5. 1. 1 中,除球囊血管成形术以外还辅以动脉粥样斑块旋切术以使腓动脉开放。动脉粥样斑块旋切术一般不考虑作为股 - 腘动脉疾病的一线治疗方法。动脉粥样斑块旋切术的通畅率略低于球囊血管成形术,且器械要比血管成形球囊贵。但是动脉粥样斑块旋切术适用于治疗血管成形术疗效不佳的腹股沟下的病变。有各种不同的动脉粥样斑块旋切术器械市售。TEC 是一个以 750r/min 速度旋转的切割器械,沿着 0. 356mm(0. 014 英寸)导丝推进。它有一个抽吸系统,用于清除旋转的刀片切除血管壁上的粥样斑块时产生的碎屑。因为该器械仅能产生一个与切割器直径相同的腔,所以不适用于大血管。这个设计很适于开通长段的小血管狭窄。但是常需要辅以球囊血管成形术。报道的这种器械的技术成功率为 86% ~92%,但长期通畅率随时间推移迅速下降,在 6 个月后约为 67%,12 个月时为 51%。因此 TEC 动脉粥样斑块旋切器更适合作为球囊血管成形术的辅助手段治疗小血管的顽固性病变。

5.1.2 周围血管的机械性动脉粥样斑块旋切术

病例 5.1.2:

50 岁男性，肾血管性高血压，右腿严重跛行、活动受限和血管源性阳痿。由于是大动脉和双肾动脉的复合病变，增加了并发症发生率，所以需要行非手术的介入治疗。

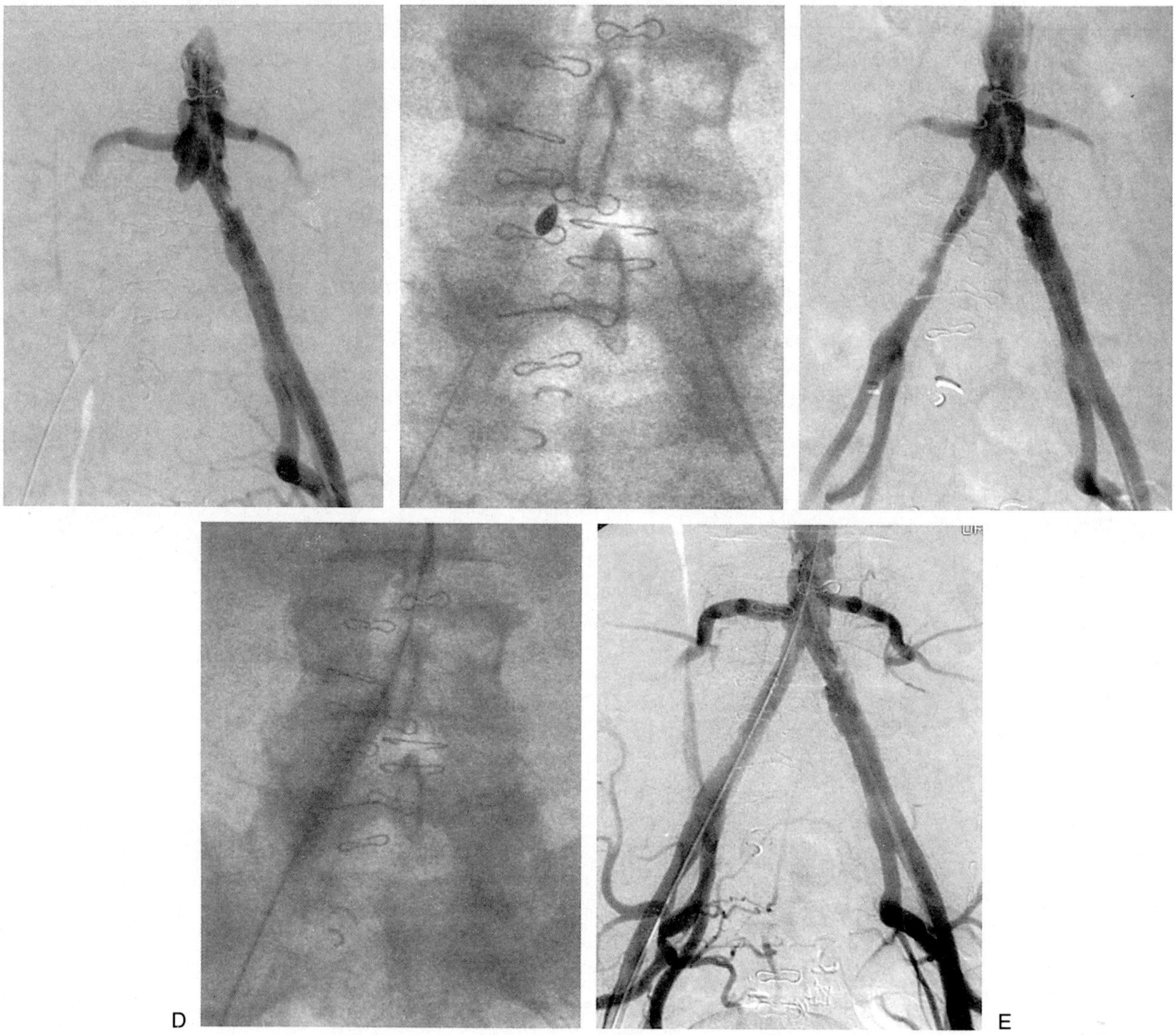

A　B, C　D　E

图 5.1.2

A：腹主动脉造影显示右髂总动脉完全闭塞，远端重建。左髂总动脉也可见约 50% 的狭窄。B：将一根导丝推进穿过右髂动脉闭塞段，使用了一个 Rotablator 器械来开放动脉腔。C：Rotablator 动脉粥样斑块旋切术后血管造影显示动脉开放但管腔小。D：Rotablator 处理后，用一根 9mm 的血管成形球囊导管进一步扩张髂总动脉。E：最终的血管造影显示髂动脉已适当开放。左侧髂动脉也被扩张。在操作结束时股动脉搏动极好。随访显示跛行得到了很大改善。但是，尽管已进行了肾动脉血管成形术（未显示），病人仍有持续性高血压。

评论：Rotablator 动脉粥样斑块旋切术的指征包括偏心性病变、不规则的病变、完全闭塞和坚硬的动脉粥样斑块。动脉粥样斑块旋切术的缺点是操作时间长、费用贵及动脉切口较大。该器械通过鞘管沿着一根细导丝置入。示踪图对于确定器械在血管内的位置有一定帮助。报道的动脉粥样斑块旋切术后的开放率约 72% ~94%，并发症主要与穿刺部位、动脉痉挛、栓塞、血红蛋白尿及远端血栓形成有关。该器械已发展用于冠状动脉，并非常适用于周围动脉的粥样斑块旋切，但与经皮经腔血管成形术（PTA）相比并未表现出明显的优势。在一些病例中，据报道其不能降低 PTA 的再狭窄及再闭塞率。大动脉的一年通畅率约为 90%。有报道 1 年和 2 年通畅率分别为 31% ~61% 和 12% ~18%。大多数病例还需行球囊血管成形术，尽管较小的动脉可单独用这个器械治疗，但它不能取代血管成形术。

5.1.3 周围血管的机械性动脉粥样斑块旋切术

病例 5.1.3:

57 岁男性，重度嗜烟，左下肢跛行，选择行诊断性血管造影，可能的话行血管内治疗。由于有严重的肺疾病，病人手术的风险较大。

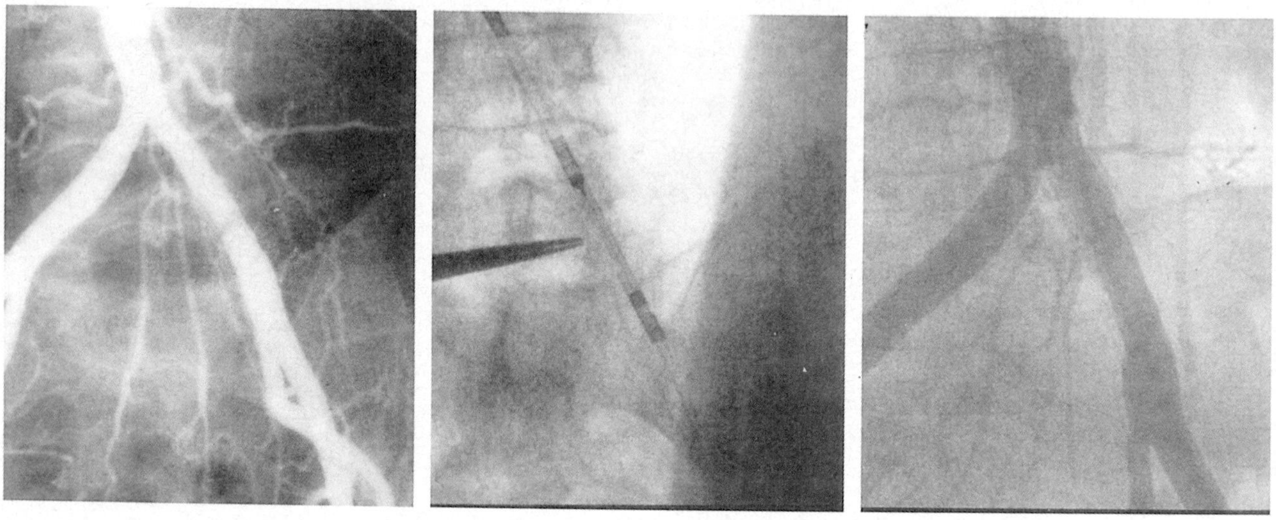

A B, C

图 5.1.3

A：骨盆髂动脉造影显示左髂总动脉蹼样狭窄。B：经左侧股动脉入路使用 Simpson 动脉粥样斑块旋切器械(Atherocath)清除动脉粥样斑块，使髂总动脉再通。C：动脉粥样斑块旋切术后髂动脉造影显示了足够的通畅性，没有残存的狭窄。立即解决了跛行，5 年多的随访期间病人没有出现进一步的症状。

评论：目前市场上销售的至少有五种动脉粥样斑块旋切器械。第一种是 Kensey Dynamic 导管(Trac-Wright)，曾很快被应用于动脉，但临床使用中由于器械末端暴露的旋转凸轮常导致动脉穿孔、内膜剥离及远端血栓形成而造成麻烦。斑块确实被粉碎了，但大小比当初预计的要大。Simpson 动脉粥样斑块旋切器械被开发用于冠状动脉，使用的是定向动脉粥样斑块旋切技术。该器械在导管顶端的金属管部有一个侧窗，可以在推进时将斑块暴露于管内旋转的金属刀片上。远端有一个舱收集斑块碎片。器械沿着导丝推进，相对较安全。在窗口对侧有一个可充胀的球囊，用于将切削刀片压向斑块，剔除动脉粥样硬化物质。球囊是低压的，不能用于血管成形术。该设施每次顺时针方向旋转 1/4 圈，动脉粥样斑块旋切是定向的。尽管比设备可用于几乎任何大小的动脉，但动脉越大需要的器械越大，进入的部位也越大。切割刀片由一个手柄控制的电动马达驱动，以相对低速旋转，但切割器是手动推进的。对大多数偏心性狭窄的病例，在以 Atherocath 做定向动脉粥样斑块旋切术后，进行旋转式数字血管造影来评估残存狭窄有一定优势。在较弯曲的动脉中，残存狭窄通常为 20% ~30%。最小的狭窄常残留于动脉壁的大弯侧，这是因为器械的硬直的金属管不能完全贴紧弯曲的管壁，这是该器械的一个重要的局限性。在外周循环中 Simpson 设备的初始成功率为 80% ~100%，6 个月时再狭窄率为 11% ~55%。Atherocath 系统还可用于治疗移植动脉搭桥节段的吻合口内膜增生。利用这个技术治疗内膜增生成功率很高，但没有长期调查的材料。Simpson 动脉粥样斑块旋切器械还可用于治疗血液透析通路中的问题，主要是移植物 - 静脉吻合水平的内膜增生。根据治疗位置的不同，5 个月时开放率为 21% ~38%，使用同一判断标准时与球囊血管成形术的结果近似。

（李姗姗　译）

建议阅读

Ahn SS, Concepcion B. Current status of atherectomy for peripheral artery occlusive disease. *World J Surg* 1996; 20: 635 – 643.

Bakal CW, Cynamon J, Sprayregen S. Infrapopliteal percutaneous transluminal angioplasty: what we know. *Radiology* 1996; 200: 36 – 43.

Dorros G, Iyer S, Lewin R, et al. Angiographic follow-up and clinical outcome of 126 patients after percutaneous directional atherectomy (Simpson AtheroCath) for occlusive peripheral vascular disease. *Cathet Cardiovasc Diagn* 1991; 2: 79 – 84.

Gray RJ, Dolmatch BL, Buick MK. Directional atherectomy treatment for hemodialysis access: early results. *J Vasc Interv Radiol* 1992; 3: 497 – 503.

Kawamata H, Kumazaki T, Tajima H, et al. Peripheral directional atherectomy evaluated with a rotational digital angiography system. *J Nippon Med Sch* 2000; 67: 335 – 341.

Ninnicombe SJ, Heenan SD, Belli AM, et al. Directional atherectomy in the treatment of anastomotic neointimal hyperplasia associated with prosthetic arterial grafts: technique and preliminary results. *Clin Radiol* 1994; 11: 773 – 778.

Shah DM, Paty PS, Leather RP, et al. Optimal outcome after tibial arterial bypass. *Surg Gyn Ob* 1993; 177: 283 – 287.

Spies JB, Bakal CW, Burke DR, et al. Guidelines for percutaneous transluminal angioplasty. *Radiology* 1990; 177: 619 – 626.

Tielbeek AV, Vroegindeweij D, Gussenhoven EJ, et al. Evaluation of directional atherectomy studied by intravascular ultrasound in femoropopliteal artery stenosis. *Cardiovasc Intervent Radiol* 1997; 20: 413 – 419.

Uflacker R, Wholey MH. Technical note. A new low-speed, rotational atherolytic device for ureteral recanalization. *AJR* 1988; 151: 1157 – 1158.

Wholey MH. Advances in balloon technology and reperfusion devices for peripheral circulation. *Am J Cardiol* 1988; 61: 87G – 95G.

Wholey MH, Jarmolowski CR. New reperfusion devices: The Kensey catheter; the atherolytic reperfusion wire device; and the transluminal extraction catheter. *Radiology* 1989: 172: 947 – 952.

Wholey MH, Smith JAM, Godlewski P, et al. Recanalization of total arterial occlusions with the Kensey Dynamic Angioplasty catheter. *Radiology* 1989: 172: 95 – 98.

第 6 章

纤维蛋白溶解治疗和血管扩张剂灌注

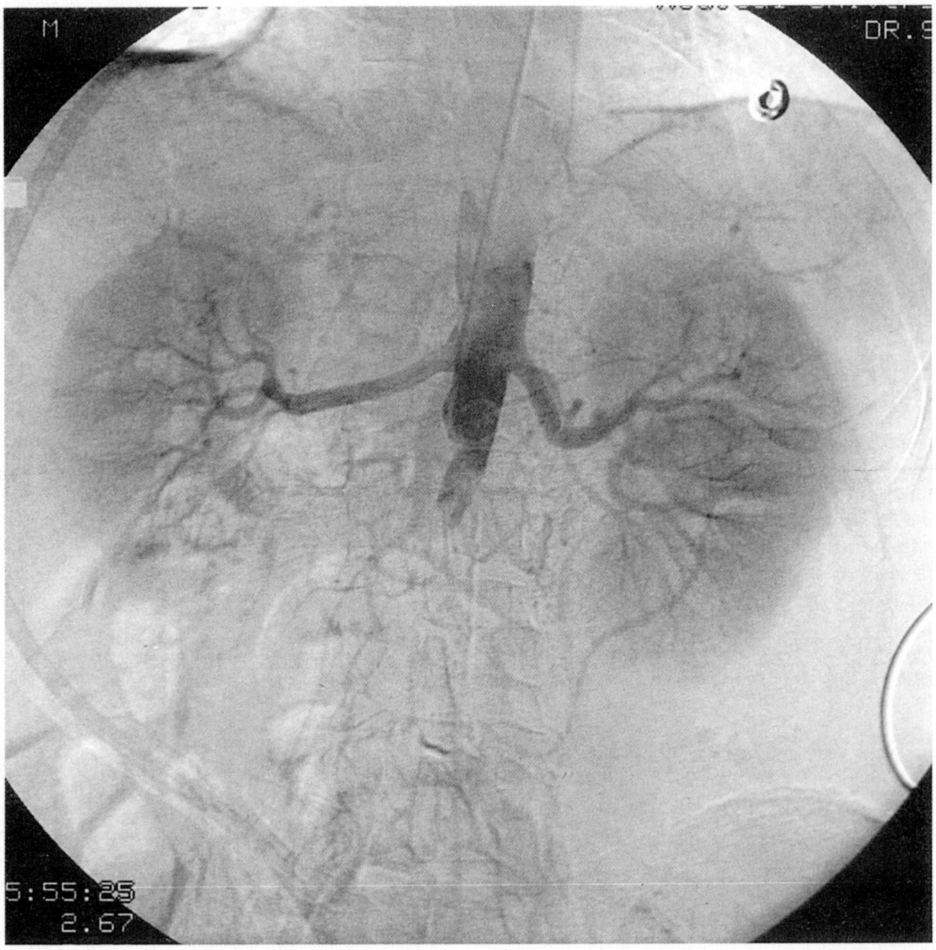

6.1.1 急性主动脉闭塞的纤维蛋白溶解治疗

病例 6.1.1:

66岁男性，有冠状动脉疾病病史，出现进行性的左腿剧烈的静息痛和严重的腰痛8天。入院后检查发现病人有高血压,4年前放置的一个左侧主－股动脉的移植物闭塞。病人还有一个无功能的股－股动脉移植物。双下肢无脉。由于手术的危险性大,因此选择了诊断性血管造影和溶栓治疗。

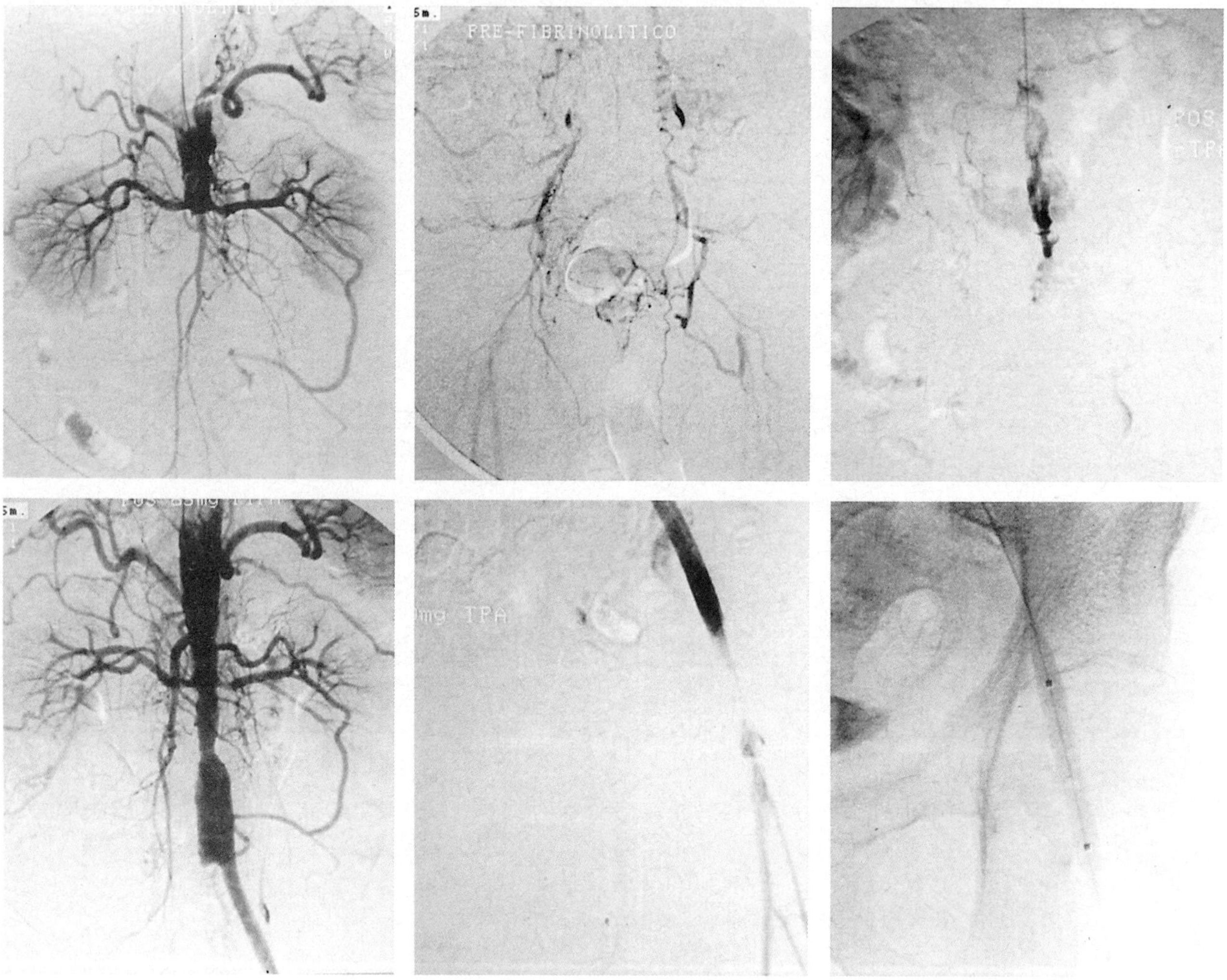

A B, C D E, F

图 6.1.1

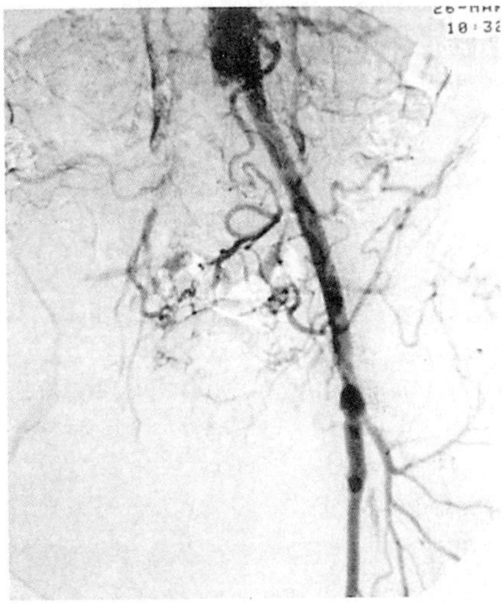

图 6.1.1(接上)

A:利用一根 4F 导管,由左腋部入路,主动脉造影显示肾动脉水平以下的主动脉完全闭塞并延伸至左股动脉。B:盆腔动脉造影显示了双侧髂内动脉微弱的充盈以及重建的股总动脉。C:将这根 4F 导管插入血块中,在试验性注射过程中显示为完全闭塞。D:开始以 5mg/h 的速度灌注重组组织型纤溶酶原激活剂(rt-PA)17h,共 85mg,同时不断向前推进导管。灌注开始前应先团注肝素 5 000IU,维持剂量为 200ml/h。主动脉造影显示肾动脉水平以下的主动脉和移植物恢复通畅。E:可以看到移植物和左股总动脉之间的吻合口狭窄。F:使用一根 7mm×3cm 的球囊导管进行股动脉的血管成形术。G:血管成形术后的血管造影显示左腿的血流正常。皮下应用肝素 5 天,并开始口服抗凝剂和阿司匹林。至今已随访 30 个月,病人无不良症状出现。

评论:尽管近来外科和血管内治疗技术不断发展,但是急性下肢缺血一直都是棘手的临床问题。治疗栓塞后血栓形成最常用的手术方法就是球囊栓子清除术和血栓切除术。急诊球囊清除血块最适用于被急性栓子闭塞的但相对正常的血管,栓子继发于远处的血栓。对于动脉粥样硬化的血管,盲目地手术去栓会引起许多并发症,包括血管穿孔、血管中断、动脉破裂、斑块撕裂、内膜损伤以及导管折断滞留。可以看到治疗粥样硬化的血管内的血栓性病变的趋势是使用外科重建法。然而,外科治疗的并发症发生率和死亡率都非常高,且随着年龄的增高而进一步增加,还与冠状动脉疾病和肺功能不良等高危因素有关。溶栓治疗的成功率可达 85% ~90%,血管受损和死亡率低。链激酶、尿激酶(UK)和 rt-PA 是常用的溶栓剂。据认为 UK 和 rt-PA 是更为有效的药物,且并发症少。发生于大的移植物内的大血凝块通常不使用溶栓疗法,例如病例 6.1.1。为增加血流量,加大剂量至关重要,而且常需一些辅助治疗措施,比如血管成形术。UK 已经不再使用了,现在使用的药物是 rt-PA。

6.1.2 急性主动脉闭塞的纤维蛋白溶解治疗

病例 6.1.2:

58 岁男性，弥漫性血管性病变伴勒里施（Leriche ）综合征的病史，并于几年前行主动脉 - 双侧髂动脉分流术，由于主动脉和髂动脉移植物急性闭塞，出现了剧烈的双下肢静息痛。由于手术的风险大，因此病人倾向于诊断性血管造影和溶栓治疗。

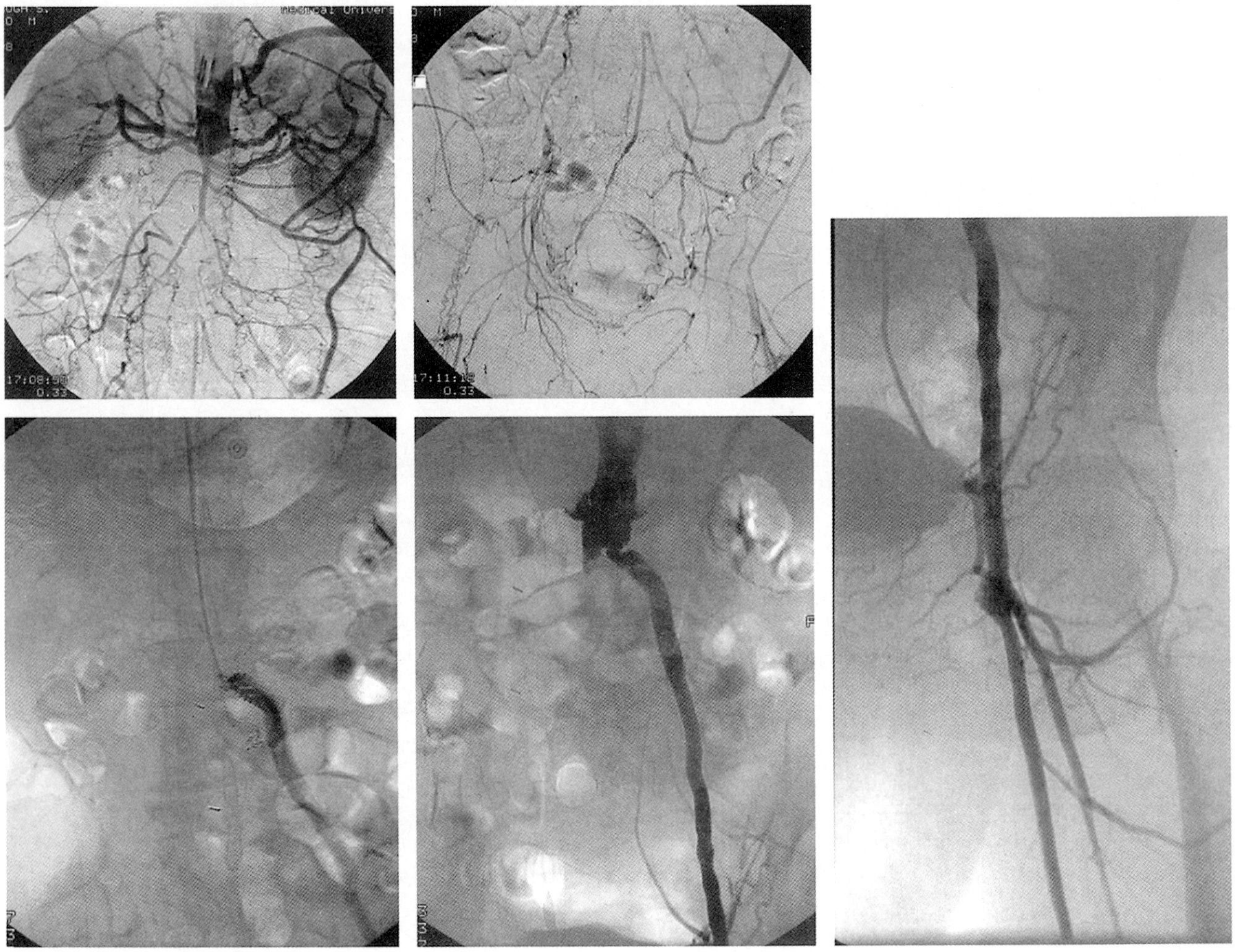

A, B

C, D

E

图 6.1.2

A：由左侧肱动脉入路行主动脉造影，显示肾动脉水平以下的主动脉完全闭塞。可以看到包括肠系膜下动脉分支在内，形成了大量的侧支血管。B：盆腔血管造影显示重建的双侧髂内动脉、左股总动脉和右股深动脉。C：将一根多侧孔导管送入闭塞的主动脉以及完全闭塞的左下肢移植物内。向血块内脉冲式团注 UK250 000 IU，然后每 4h 灌注一次，剂量为 250 000IU/h，再减为每 12h 灌注 125 000IU/h。D：开始灌注大约 16h 以后，血管造影显示主动脉、左下肢移植物和髂动脉通畅。可以看到左下肢移植物的起始部扭曲，需要行血管成形术（未显示）。E：远端的血管造影显示髂总动脉和股浅动脉（SFA）通畅。手术放置了一个股 - 股分流旁路。

评论：肾动脉水平以下的主动脉或主－髂动脉的移植物闭塞通常是由于严重的远端狭窄或移植物吻合口的技术问题造成的。由于双下肢的广泛缺血使其预后很差。球囊血栓清除术和吻合口重建术都是已经沿用了很长时间的传统的手术治疗方法。因为主动脉内的血块比较大，UK 治疗主动脉闭塞的成功率较周围动脉低。治疗近期形成的血栓成功的机会大。慢性的、机化的血栓一般不适宜溶栓治疗。但是，移植物不会像自身的血管那样发生机化，而且对治疗的反应比较迅速。事实上，溶栓治疗后置入 Wallstent 支架已成功地用于治疗主－髂动脉的移植物和分叉的支架移植物。要溶解大的血块，需用大剂量的溶栓剂。当血管再通以后，应考虑引起血栓形成的潜在原因。球囊血管成形术就足够了，但是放置支架和手术切除也是必要的。

6.1.3 急性主动脉闭塞的纤维蛋白溶解治疗

病例 6.1.3:

60 岁男性，有周围血管病变的病史，发生腹主动脉急性闭塞伴双下肢严重缺血。入院检查发现病人无脉，需要急诊治疗。由于手术的风险大，因此选择了诊断性血管造影，可能的话进行溶栓治疗。

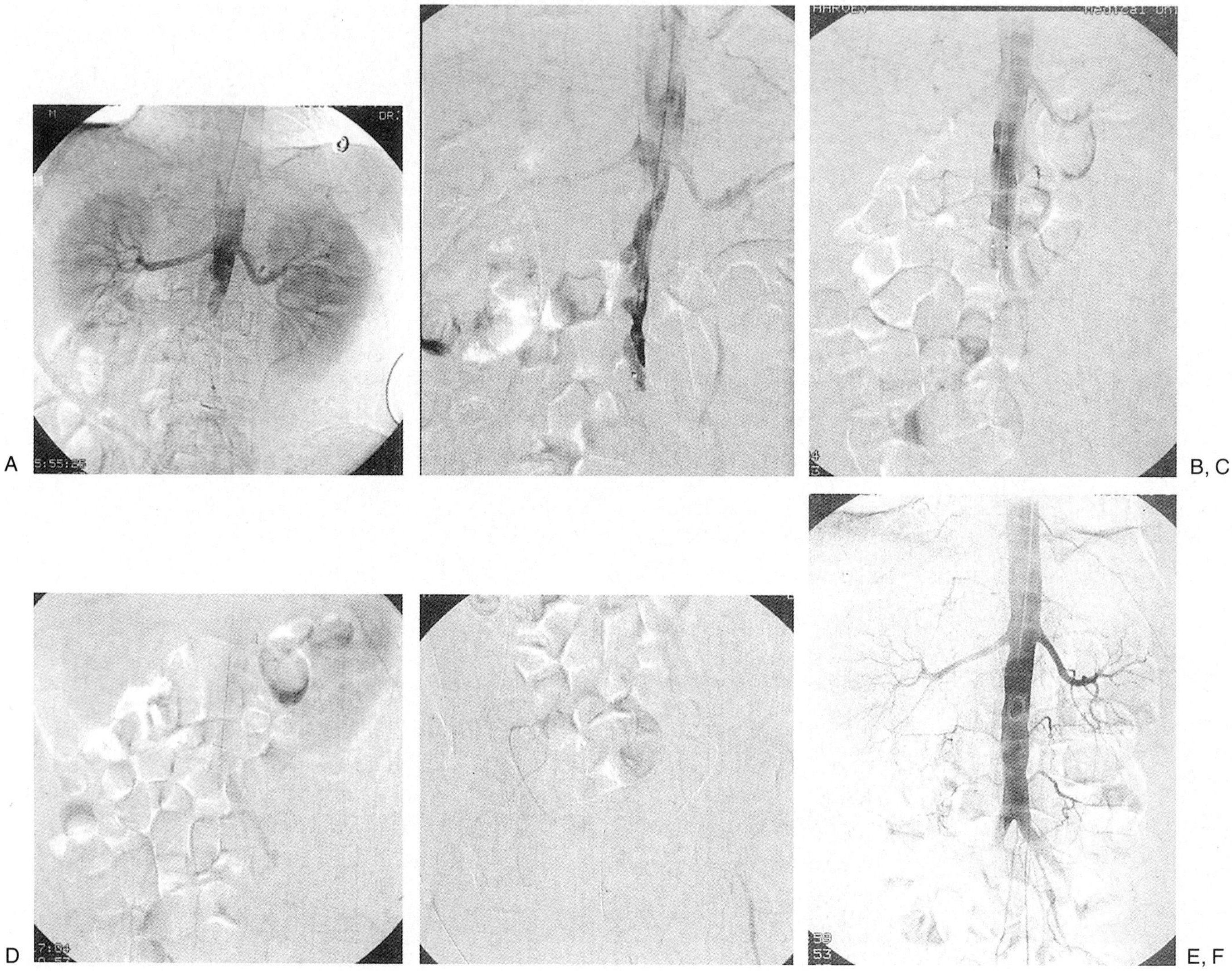

图 6.1.3

A：从左侧肱动脉入路行腹主动脉造影，显示肾动脉水平以下的腹主动脉完全闭塞。B：将一根多侧孔脉冲注射导管引入闭塞部位注射 UK250 000IU，然后在 1h 内再注射等量的 UK。对比剂注射后显示了一定程度的再通。C：注射 UK(250 000IU/h) 16h 后，对比剂造影显示主动脉远端再通，髂动脉无充盈。D：晚期血管造影显示左髂动脉部分充盈。E：后期以骨盆为中心的血管造影显示左股深动脉内对比剂充盈。F：选择性地向左髂动脉灌注 10h 后，随访血管造影显示主动脉再通。G：可见左髂动脉进一步通畅。H：左髂动脉远段及股总动脉仍有部分闭塞。施行球囊血管成形术并继续灌注。I：晚期血管造影显示左髂内动脉通畅。J，K：另外再以相同速度灌注 UK 16h，主动脉和髂动脉达到完全通畅。左侧股浅动脉内有一些残留的血栓但

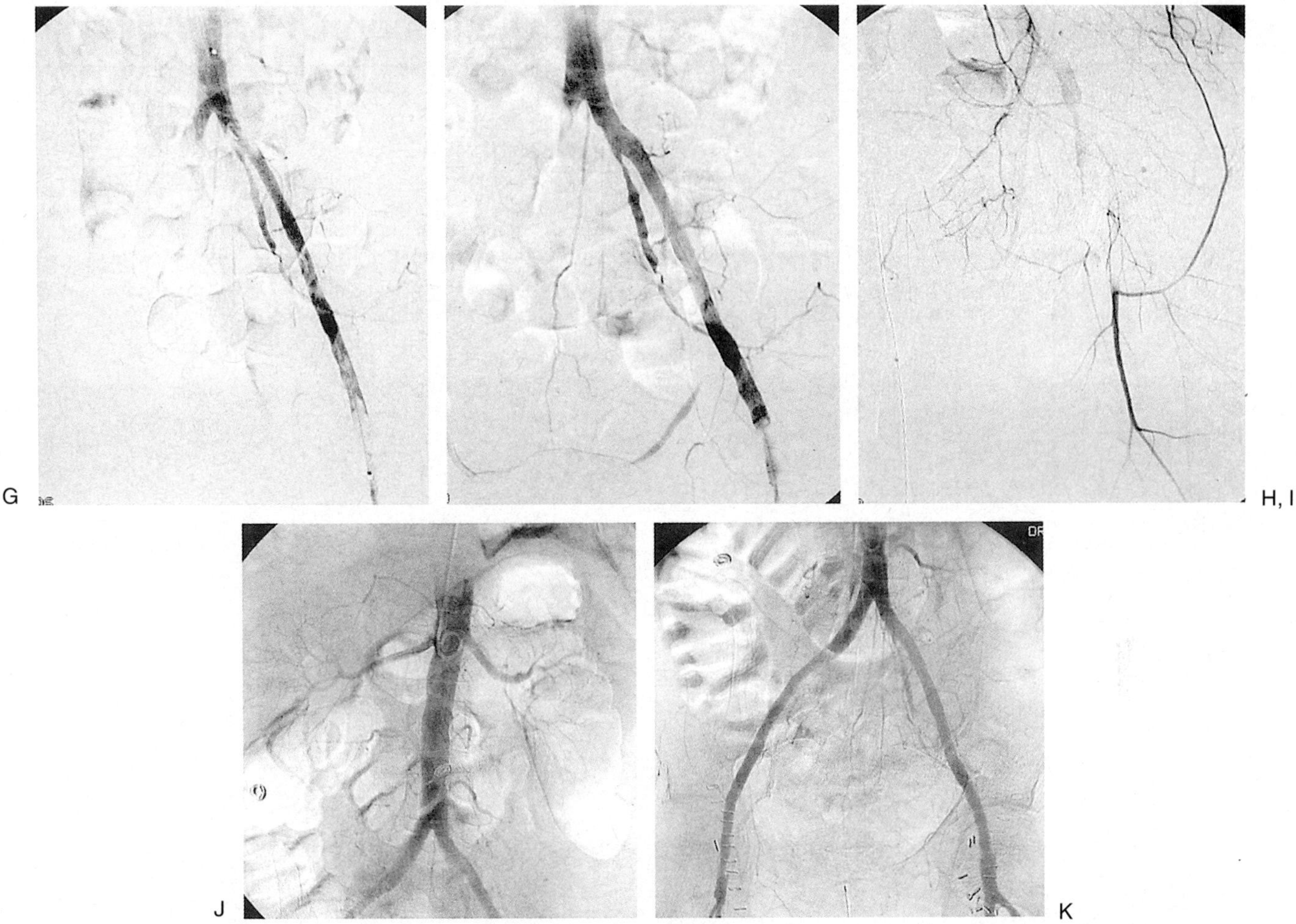

图 6.1.3(接上)

不影响血流。整个灌注治疗过程持续了 43h，共使用 UK 10 750 000IU，病人除腋部出现了一个小血肿之外没有其他明显的并发症。

评论：血块是由难以溶解的纤维蛋白聚合物组成的，纤维蛋白溶解就是分解这些聚合物。所有内源性和外源性激活剂都可以引起纤溶酶的前体——无活性的纤溶酶原生成纤溶酶。一些因素可以影响这一过程。第一，闭塞发生的时间非常重要，一旦出现症状马上进行治疗会达到最好的效果。第二，同移植物相比自身血管治疗的成功率低。第三，闭塞的原因也很重要，相比起来，栓子造成的闭塞更易于溶解，血栓清除要困难一些。第四，闭塞的部位和类型。短期发生的闭塞对溶解治疗的反应好。狭窄性病变引起的血栓形成适于用血管成形术治疗，溶栓治疗也可以达到最好的疗效。溶栓治疗的并发症包括：穿刺部位出血（腹股沟或腋部），颅内、胃肠道和腹膜后出血，出血的程度可以很轻微，也可以很严重甚至威胁生命；身体远端的栓子（有或没有症状）；导管周围血栓形成（轻微或严重）。严重的并发症很少发生，可以是颅内出血、大范围的血栓或栓子形成以致截肢。溶栓过程中总是会发生有症状或无症状的周围性栓塞，这仅是一个不利因素而不是真正的并发症，因为持续的治疗也会对远端的栓子发挥作用，大部分能恢复通畅。据我们所知，仅有一个大样本的病例曾报道主动脉分叉及其分支髂动脉的慢性闭塞的治疗。使用了 SK、UK 和 rt-PA 对 25 例病人进行了溶栓和血管成形术治疗。主动脉分叉的完全再通率达到 28%。32% 的病人主动脉和一侧髂动脉再通，40% 的病人因治疗失败而做了移植物分流。三种药物治疗的成功率和失败率是相同的。38% ~42% 的病人用三种药治疗均失败，但 UK 的治疗时间稍长。无重要的并发症。用 SK 治疗的病人半数出现发热，68% 的病人出现小的静脉出血。随访该组病人 6 ~ 36 个月，除了 1 例于治疗 24 个月后死亡外，其他成功地进行了溶栓治疗的病人都没有再发生闭塞。

6.1.4 急性主动脉闭塞的纤维蛋白溶解治疗

病例 6.1.4:

48 岁男性，患冠状动脉病变，发生腹主动脉急性进行性闭塞伴双下肢严重缺血。入院检查发现病人无脉，需要急诊治疗。由于手术治疗的危险性大，因此拟行诊断性血管造影，可能的话行溶栓治疗。

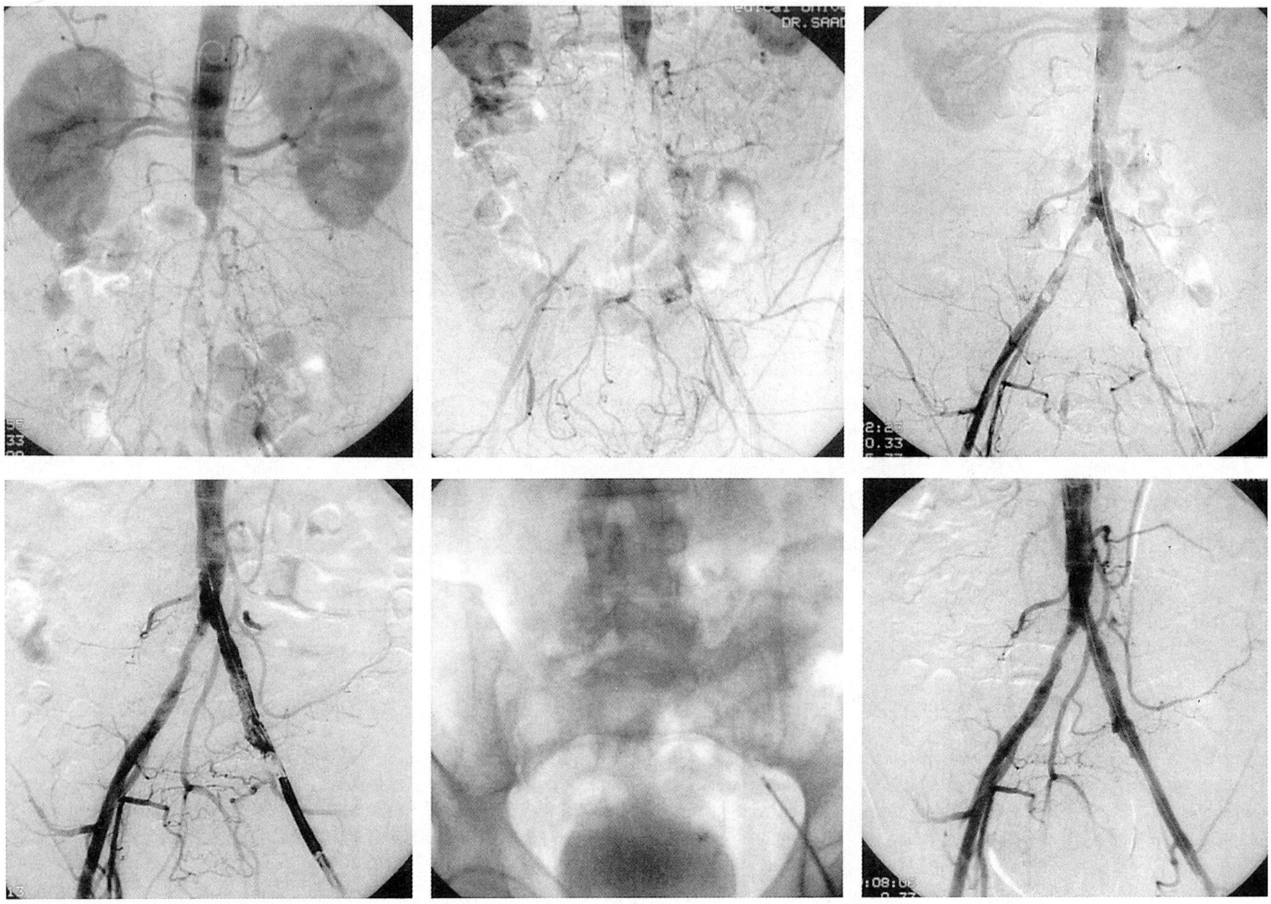

A　B, C　D　E, F

图 6.1.4

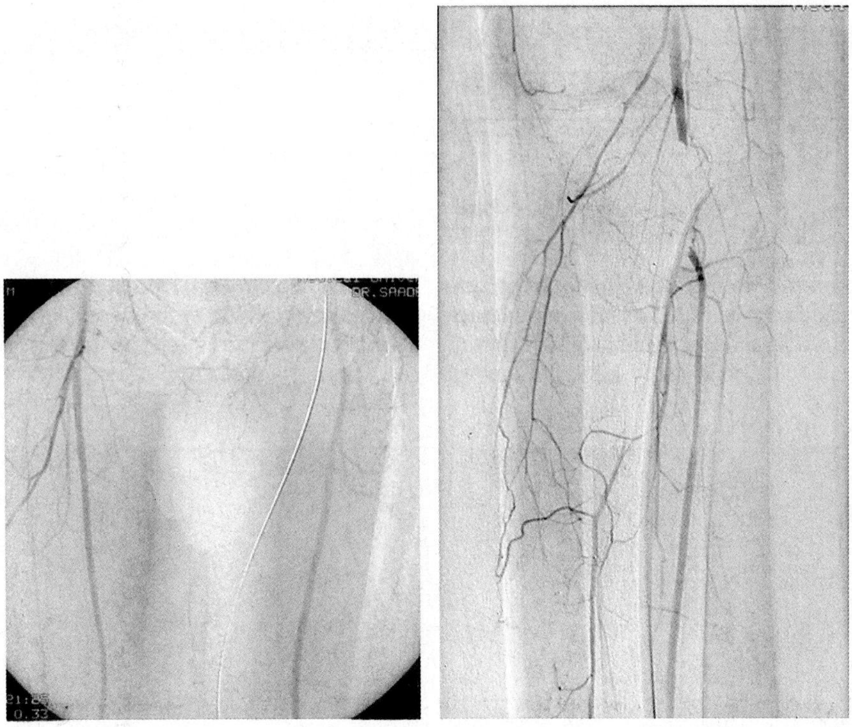

G　　H

图 6.1.4(接上)

A：由左侧股动脉入路，将一根 5F 辫尾导管穿过髂动脉内的血块深入到远端的腹主动脉内。主动脉造影显示肾动脉起始部 3cm 以下的腹主动脉完全闭塞。可以看到重建的左侧髂外动脉。B：盆腔血管造影晚期可见闭塞的主动脉和重建的双侧髂外动脉。然后，将 250 000IU 的 UK 脉冲式喷射到主动脉和左侧髂动脉内，持续注射 15h，速度为 100 000 IU/h。C：15h 后随访血管造影显示主动脉通畅，并可见髂血管内明显的血流及多发的充盈缺损。可以看到左侧髂总动脉分叉部持续性闭塞。又继续注射 UK 9h。D：随后的血管造影显示右侧髂动脉通畅，而左侧髂外动脉内持久的血块形成了充盈缺损。E：用 8F 的 Amplatz 器械行机械性血栓切除术，使血块崩解，并放置了一个8mm×40mm 的 Wallstent 支架。F：盆腔血管造影可见髂动脉通畅。G：血管造影可见股浅动脉通畅。H：沿血流顺行性血管造影可见远端血管的三分叉部闭塞，远端可见重建的三根血管。注射 UK 6h，该部位已通畅。

评论：UK 灌注治疗主动脉和髂动脉大面积闭塞需要很大的勇气，但对一些高危病人有所帮助。溶栓治疗对急性闭塞很有效，但对于慢性闭塞确实收效甚微。脉冲喷射式注射使药物在血块内渗透，可加速血栓溶解。从理论上讲，向血栓内注射纤溶酶原激活剂可加速血栓溶解，因为它使血栓碎裂并加大了酶作用的表面积。以前的经验说明，限制溶栓速度的环节在于酶从血栓的表面向内部缓慢扩散，而血块与酶直接混合并将其软化可以加速这一过程。许多的侧孔导管都可以直接向血块内脉冲喷射式注射 UK，可以选择其中一种方便、有效的导管。关于脉冲喷射式注药的负荷剂量国际上还没有公认的标准，但是通常用大剂量。注射的速度也不同。对于主动脉内的大量血块，需大剂量才能清除。这一例病人总共使用 UK 4 250 000IU，属于比较大的剂量，使并发症的发生率也相应提高。

6.2.1 内脏动脉和上肢动脉的纤维蛋白溶解治疗和血管扩张剂灌注

病例 6.2.1:

78 岁女性，有冠状动脉病变和急性心肌梗死的病史，发生肠系膜上动脉(SMA)急性进行性闭塞，伴剧烈腹痛和腹胀。临床诊断为急性梗阻性肠系膜缺血，需急诊行肠系膜动脉造影。

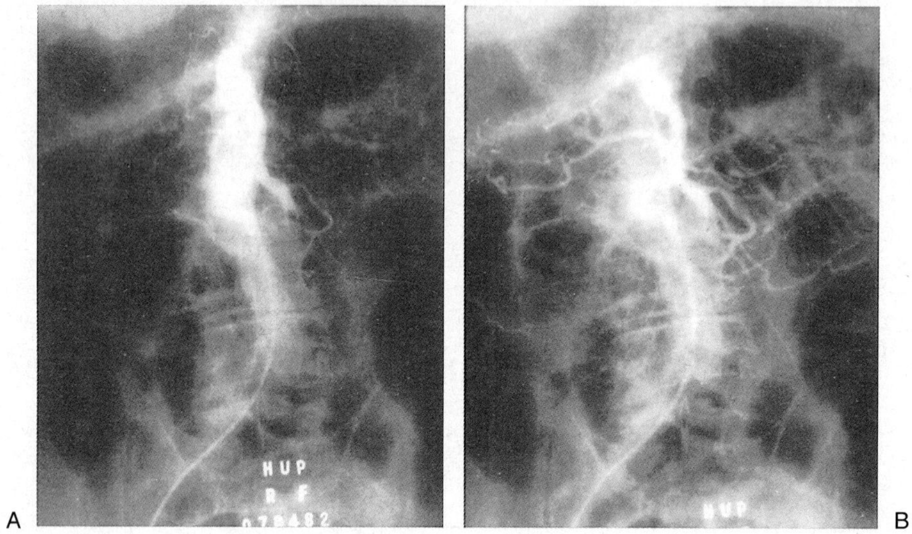

图 6.2.1

A：选择性肠系膜动脉造影显示 SMA 被一个急性栓子完全闭塞，伴有梗阻部位以上的血管分支痉挛。B：团注罂粟碱(100mg)后，梗阻部位以上开放的 SMA 分支显著扩张。将导管保留在 SMA 内，以 60ml/h 的速度连续灌注罂粟碱，同时病人做好了手术准备。在剖腹手术中，切除了 SMA 内的血栓、一大段小肠和右侧结肠。手术并没有使病人好转，最终于术后 4 天死亡。

评论：尽管患慢性肠系膜绞痛的病人不多，但这已经是一种熟知的疾病。尽管临床上很少能识别急性肠系膜缺血，但它非常常见，可以造成很严重的后果。急性肠系膜缺血可以是梗阻性和非梗阻性的。梗阻性肠系膜缺血是由于栓子或已经有狭窄的部位血栓形成所致。当一根主要的血管闭塞时，侧支血管马上对梗阻远端动脉内的压力下降做出反应而及时开放。只要远端血管床内压力低于系统压力，增加的血流就会持续流入侧支血管内。如果远端血管床内的血管收缩，动脉压升高，则使侧支血管血流减少。在静息状态下，内脏循环占心排血量的 28%。当小肠的血管出现异常时，血流状态、肠系膜血管和小肠细胞之间会发生一系列的变化。SMA 收缩或狭窄可以使血管管腔缩小 80%，而临床上不出现明显的血流减少。小肠缺血可由于以下几点所致：①血流减少；②血流再分配；③以上两点同时出现。低血压时，小肠壁内血管收缩和动静脉分流使内脏血流减少，与小肠扩张相似，可导致粘膜缺血。如果在早期便解除了 SMA 的闭塞，肠系膜血管收缩是可逆的；但是如果疾病已发作数小时，即使解除了闭塞并纠正了造成肠系膜缺血的原因，血管也会持续收缩。SMA 内选择性直接灌注罂粟碱（一种血管扩张剂）可纠正肠系膜血管持续性收缩，从而中断了这种恶性循环，即打断一过性心排血量降低或其他原因导致的肠系膜血流减少造成的持续性的肠系膜缺血。血管造影是诊断肠系膜血管栓塞的第一步。小动脉的闭塞或栓子但不伴有持续的腹膜症状，可灌注罂粟碱，同时对病人进行观察。如果发现有持续的腹膜症状，则需灌注罂粟碱和开腹行栓子切除。对于大的栓塞，无论伴有或不伴有持续的腹膜症状，都需灌注罂粟碱并开腹行栓子切除，术后继续灌注罂粟碱。应重复进行血管造影并行二次手术。

6.2.2 内脏动脉和上肢动脉的纤维蛋白溶解治疗和血管扩张剂灌注

病例 6.2.2:

65 岁男性，发生大面积心肌梗死和充血性心力衰竭，需静脉插管注射血管加压素，并于监护室内密切观察病情。病人出现腹胀，需急诊行肠系膜血管造影。

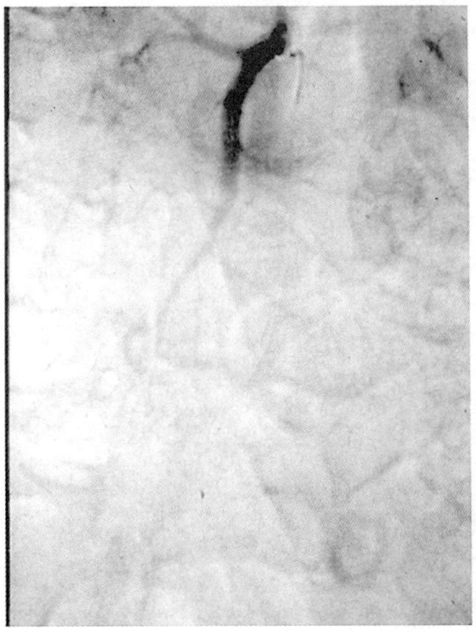

A

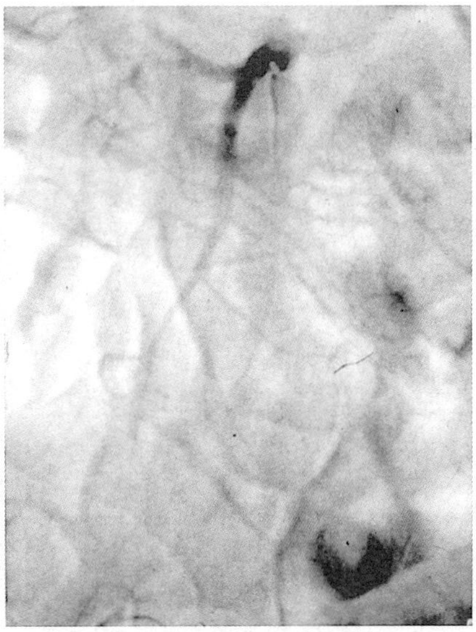

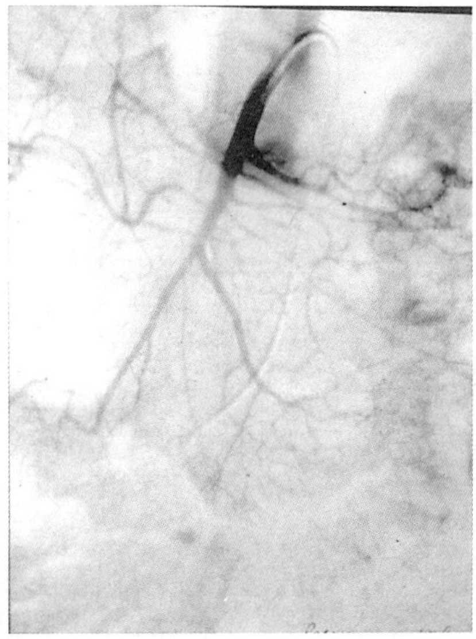

B, C

图 6.2.2

A：肠系膜上动脉血管造影显示肠系膜区域弥漫性血管痉挛、血流减少，持续性非闭塞性肠系膜缺血。可以看到扩张的肠袢。B：团注罂粟碱 100mg 后，SMA 造影显示血流有所增多。连续灌注罂粟碱 24h，同时经临床治疗，充血性心力衰竭好转。C：再次行血管造影，显示肠系膜血流明显增多，大、小肠均灌注良好。腹胀和腹膜症状改善，病人情况较好，不需行肠管切除术。1 周后拔管，恢复后病人出院。

评论：对所有疑为肠系膜急性缺血的病人都应立即治疗相关的心血管问题，并排除内脏穿孔。应该立即行内脏血管造影以明确缺血的造影表现。在影像学表现和腹膜刺激征的基础上，应对病人进行积极治疗，尽力扭转血管痉挛。

已明确有一系列易使病人发生急性肠系膜缺血的高危因素。年龄在 50 岁以上的人伴有：①瓣膜或动脉粥样硬化性心脏病；②长期充血性心力衰竭（无监控下用洋地黄或利尿剂）；③任何原因导致的心律失常；④任何原因导致的低血容量或高血压（烧伤、胰腺炎、胃肠道出血、大手术）；⑤新近发生的心肌梗死。

具有以上高危因素的人突然出现腹痛并持续超过 2～3h 应按上述原则处理。即使决定手术，也必须行血管造影以便术中采取适当的措施。而且，缓解肠系膜血管痉挛是治疗栓塞、血栓形成以及低血流状态的整个治疗方案中的一部分，要达到最好的疗效还需通过造影导管向动脉内灌注罂粟碱。最初的治疗是直接纠正引起肠系膜缺血的易患因素和加速因素。在任何诊断确立之前都应先控制充血性心力衰竭，纠正心律失常，改善血容量。当其他的全身因素得到纠正时，应开始应用抗生素治疗。应使用输液泵灌注罂粟碱，每小时 30～60mg。对充血性心力衰竭的病人应控制入液量，药物的稀释浓度应小于 1mg/ml。罂粟碱可连续灌注 5 天。如果不需要二次手术，可再灌注 12～24h。灌注罂粟碱是非闭塞性肠系膜缺血的首要治疗措施，应连续使用 24h。停药以后，应重复一次血管造影检查。

6.2.3 内脏动脉和上肢动脉的纤维蛋白溶解治疗和血管扩张剂灌注

病例 6.2.3:

73 岁男性,有冠状动脉病变病史,曾行心肌血管置换术,颈椎椎板切除术后出现心血管问题和心衰。在重症监护病房内病人出现腹痛、腹胀,符合肠系膜缺血的临床表现。为进行诊断和可能的治疗,需要行急诊血管造影。

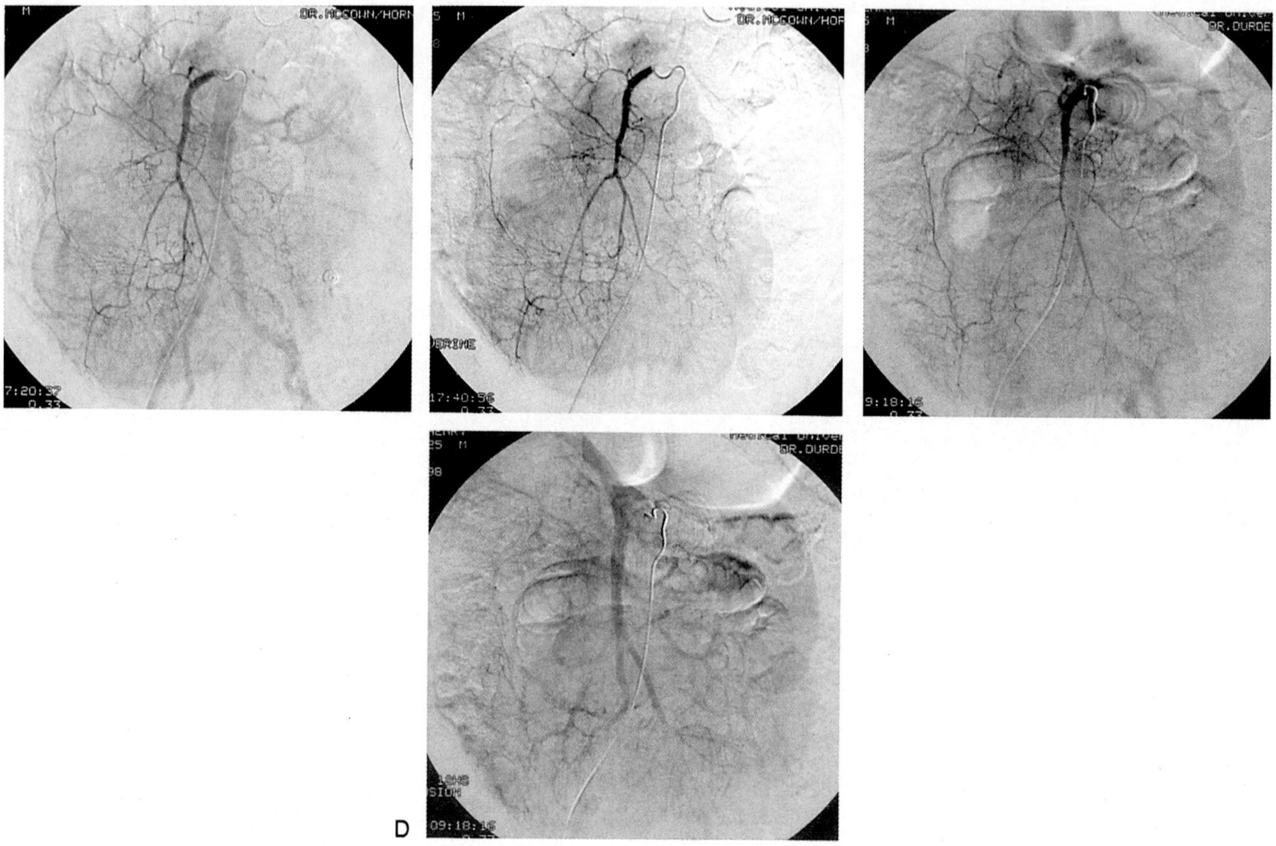

A B, C D

图 6.2.3

A:选择性肠系膜上动脉造影显示肠系膜区域血液灌注减低伴静脉回流减少。B:灌注罂粟碱 80mg 后,肠系膜区域血流增多。C:以 60mg/h 的速度持续灌注罂粟碱 15h,再次血管造影显示动脉灌注增多。D:血管造影晚期可见门静脉充盈极佳。继续灌注 12h,然后对病人进行了剖腹探查术。手术切除了远段回肠的缺血部分。不幸的是,病人情况恶化,术后 10 天死于成人呼吸窘迫综合征。

评论: 大约 50% 的急性肠系膜缺血本质上是非梗阻性的。其病因与心排血量减少、低血容量、脱水、血管加压素或高血压造成的内脏血管收缩有关。易患因素包括心肌梗死、充血性心力衰竭、主动脉功能不全、肝肾疾病、大的心脏或腹部手术。非梗阻性肠系膜缺血的死亡率过去大约是 90%。这些病人通常年老、多病,而且有许多并发因素。低血流状态不宜通过手术来纠正,只有介入治疗才能从根本上改善这种情况,从而取得好的疗效。即使病因得到了纠正，肠系膜血管也会持续收缩。诊断非闭塞性肠系膜缺血需要行血管造影，对一个临床症状提示为小肠缺血的病人可以看到血管收缩的征象，血管造影的征象包括：由 SMA 发出的多个分支的起始部狭窄，小肠分支不规则，弓状动脉痉挛，肌壁内血管充盈不良。这种表现可以是局部的，也可以累及整个肠系膜血管树。在复苏及针对原始病因治疗之后，应开始直接向 SMA 内持续灌注罂粟碱，速度为 30～60ml/h，为观察罂粟碱治疗后可能出现的全身反应，需对病人连续进行监护。如果缺血或腹膜症状并未得到改善或解决，应手术切除确已坏死和受损的肠管。即使计划再行二次手术，术中也可以并且应该继续应用罂粟碱，一些病人术后也要持续使用达 24h。利用 Boley 等于 1977 年制定的治疗方案，死亡率从原来的 90% 降低到了 46%，虽然仍很高，但是可以接受。而且，85% 存活的病人都保留了正常的胃肠道功能。

6.2.4　内脏动脉和上肢动脉的纤维蛋白溶解治疗和血管扩张剂灌注

病例 6.2.4:

74 岁女性，有冠状动脉病变、糖尿病和慢性肾衰病史，正在接受透析治疗，发生腹痛、腹胀伴腹膜症状，与缺血性结肠炎的症状并不完全一致。需行肠系膜动脉造影来排除肠管的非闭塞性肠系膜缺血，可能的话用血管扩张剂来治疗。

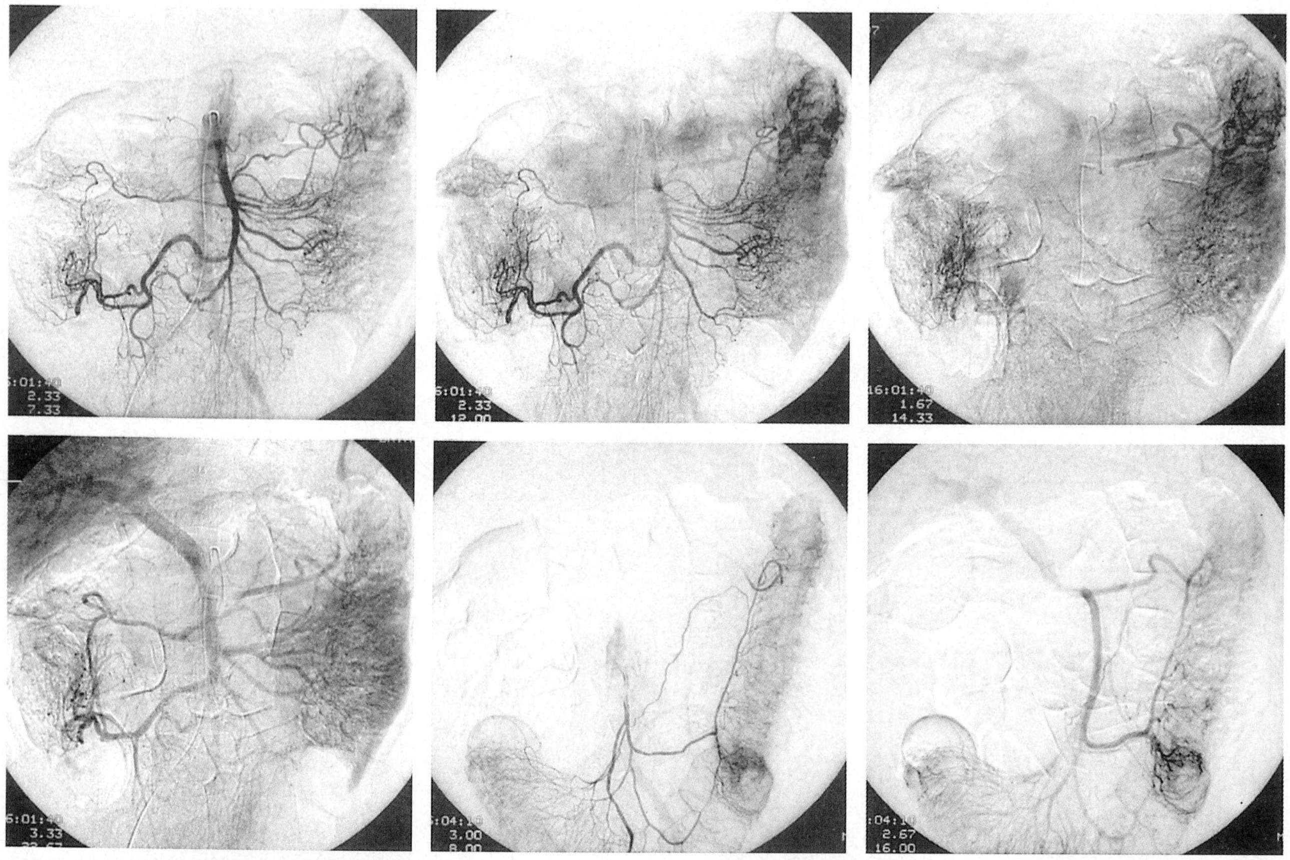

A　B, C　D　E, F　G　H, I

图 6.2.4

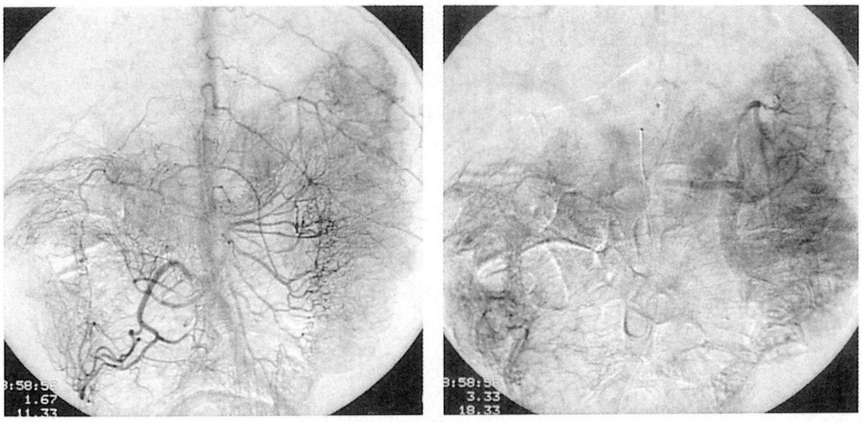

J K

图 6.2.4(接上)

A, B, C：SMA 造影显示主要的动脉及其周围分支血管血流和管径正常。D：血管造影晚期显示 SMA 和门脉充盈良好。E,F:肠系膜下动脉(IMA)造影显示大动脉通畅，降结肠的一个区域异常充血。可以看到该区的静脉回流增多。G，H：结肠镜显示不规则的淡蓝粉色的粘膜充血、水肿和接触性出血。I, J, K:应用导管连续注射罂粟碱 24h，每小时 60mg。随访血管造影可见肠系膜上动脉分布区的血管一定程度的扩张，停止了用药。病人的腹膜症状改善。但是,病人于血管造影 1 周后又出现腹痛和出血，之后手术切除了横结肠和降结肠。术后病人已存活了 2 年，始终依靠血液透析,与缺血相关的腹痛和一过性腹膜症状反复发作。

评论:导致结肠缺血的主要原因是:①大动脉闭塞(血栓形成、栓子、动脉瘤、手术结扎、外伤)；②小血管病变(糖尿病、类风湿性多动脉炎、血栓性脉管炎)；③静脉病变（血栓形成、口服避孕药)；④非闭塞性因素(弥散性血管内凝血、心衰、低血容量、服用洋地黄、X 线对比剂中毒)。缺血性结肠炎的概念在不断发展。多年来，结肠急性炎性病变的分类已不能包括所有的疾病，结肠病变的范围可以从轻微的一过性炎症到严重的坏疽。曾经使用过许多名称,其中有局灶性结肠炎、急性节段性肠炎、纤维性狭窄，还有一些名称指出了病变的血管基础，包括 IMA 供血的结肠脾区的“指压征”。 20 世纪 60 年代后期，Marston 又提出使用缺血性结肠炎的名称，提议将此病分类为坏疽性、狭窄性和一过性病变。有时血管造影不能显示闭塞的血管，给诊断带来了困难。缺血性结肠炎是根据临床表现和钡灌肠（或者近来用结肠镜和仿真结肠镜）进行诊断的，没有机会进行组织学诊断，就像在没有冠状动脉造影的情况下诊断心肌梗死。实际上，不能将血管造影看做是确诊的常规方法，因为它不但是一个有创性的检查，本身又不能影响治疗的决策，而且即便血管造影显示正常也不能否定诊断。从病例中已经看到了血管造影所发现的血管的改变，可以把供血血管扩张看做是对缺血和结肠壁充血的一种反应。该病的临床表现各异,包括急性左髂窝疼痛、恶心、呕吐以及不规则的肠蠕动引起的排便，通常大便有黑血和血块。在病例 6.2.2 的评论中所指出的高危因素对于发生缺血性结肠炎的人群也同样适用。现在，缺血性结肠炎指非坏疽性的病变。内窥镜下看到不规则的淡蓝粉色的粘膜水肿及接触性出血的表现即可做出诊断。一过性缺血性结肠炎的病人，病变局限于粘膜或粘膜下，只造成阶段性狭窄，临床治疗效果好（大约 1/3 有症状的病人将来都需要手术治疗)。经典的辅助治疗包括卧床休息、静脉输液，抗生素治疗(缓解缺血)的同时密切监测白细胞计数和血细胞比容。此时是否使用抗凝剂和血管扩张剂尚有争议。如病例 6.2.4 所示，输入罂粟碱也没有改变病变最后的结局。

出现腹膜炎和坏疽体征的病人应该立即手术切除受累的肠段。然而，结肠坏疽通常属于非闭塞性的病变，并且术中常可发现通畅的血管。结肠坏疽会造成全身代谢失调,使死亡率上升。

6.2.5 内脏动脉和上肢动脉的纤维蛋白溶解治疗和血管扩张剂灌注

病例 6.2.5:

34 岁男性,有心房纤颤病史,此次突发腹痛、腹胀。几个月前病人因栓塞造成肠系膜缺血,需行小肠切除。现需行急诊动脉造影,可能的话进行溶栓治疗。

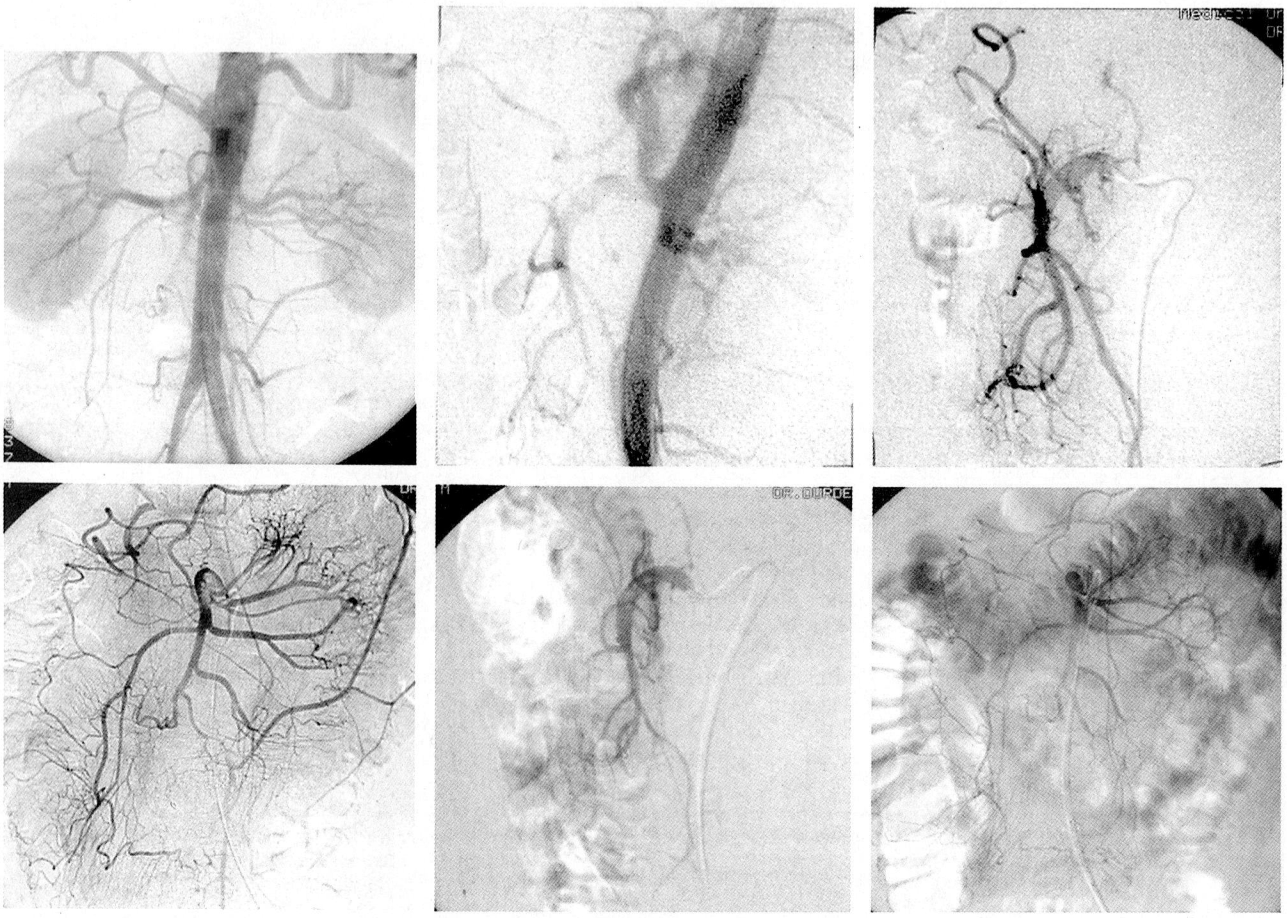

A　B, C　D　E, F

图 6.2.5

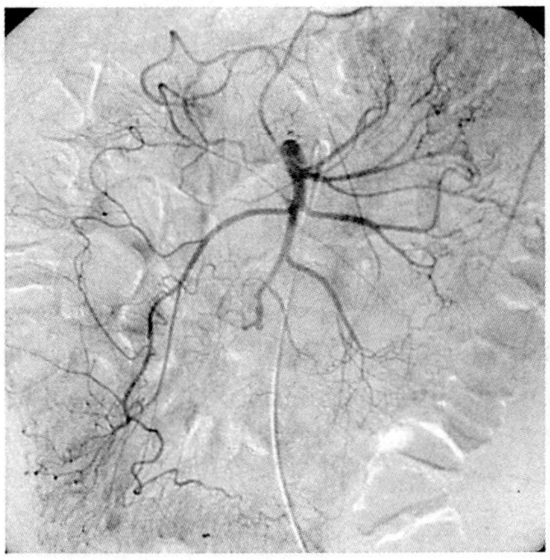
G

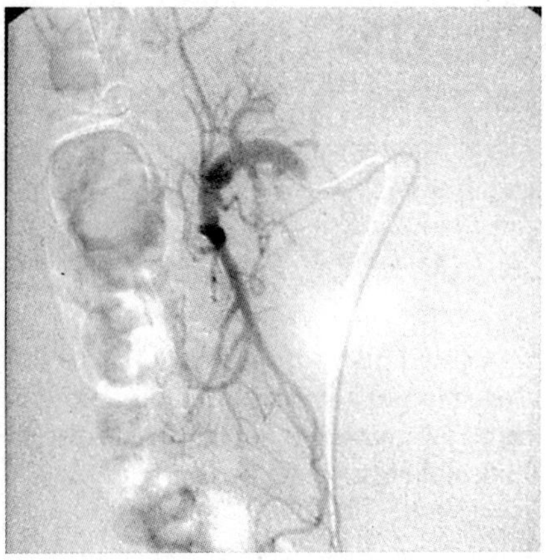
H

图 6.2.5(接上)

A:前后位腹主动脉造影显示近侧 SMA 内有一个大的充盈缺损,远端动脉内血流缓慢。B:主动脉造影侧位片可见延伸到 SMA 内大的充盈缺损。C,D:选择性 SMA 动脉造影正侧位片均证实了近端 SMA 内的大血栓以及继发于手术切除和结扎的回结肠动脉远端的闭塞。可以看到逆流的侧支循环充盈了闭塞的 IMA。开始以 100 000IU/h 的速度注入 UK。E,F:治疗 8h 后随访血管造影显示 SMA 血流增多，管腔内血块体积减小。随后临床症状显著改善。G,H:24h 后,随访 SMA 造影正侧位片显示其近端的血栓已完全溶解,症状全部消失。结束灌注 UK 并拔出了导管。密切观察了 4 天,用肝素行全身性抗凝治疗。

评论:17% 的急性肠系膜缺血由心源性的或局部动脉粥样硬化所致的 SMA 血栓栓塞造成。临床表现通常为严重的腹痛。当病人存在栓塞引起的心脏病时，肠系膜缺血容易诊断，否则则只能是怀疑。血管造影是早期诊断急性肠系膜缺血的关键。由于不均匀强化和腹腔内大量积气，使 CT 扫描和多普勒超声对诊断几乎无价值。在 SMA 的选择性插管以前,应先行双向主动脉造影,以明确闭塞的部位和原因。SMA 内栓子的典型表现为圆形的充盈缺损，伴远端血流严重受阻。研究发现超过一半的栓子都位于中结肠动脉起始部的远端。像此例病人这样位于近端的栓子不太常见。栓塞的征象包括血管内轻微的动脉粥样硬化改变、SMA 分支内的多发性病变，以及其他区域栓塞的表现(大约 50% 的病人伴有肠系膜栓塞)。曾有报道对一些具有高危因素的病人成功地治疗了 SMA 栓塞。周围灌注的高效性保证了选择性溶栓治疗是可行的。辅助治疗也很重要，包括血管成形术、治疗潜在的狭窄。必须输入血管扩张剂，以快速缓解痉挛并增加周围血管的血流。

6.2.6 内脏动脉和上肢动脉的纤维蛋白溶解治疗和血管扩张剂灌注

病例 6.2.6:

62 岁男性,有心房纤颤病史,曾因肠梗死行部分性小肠切除术,再次发作急性腹痛。由于手术的危险性增高,对病人实施了诊断性血管造影,可能的话行溶栓治疗。

A

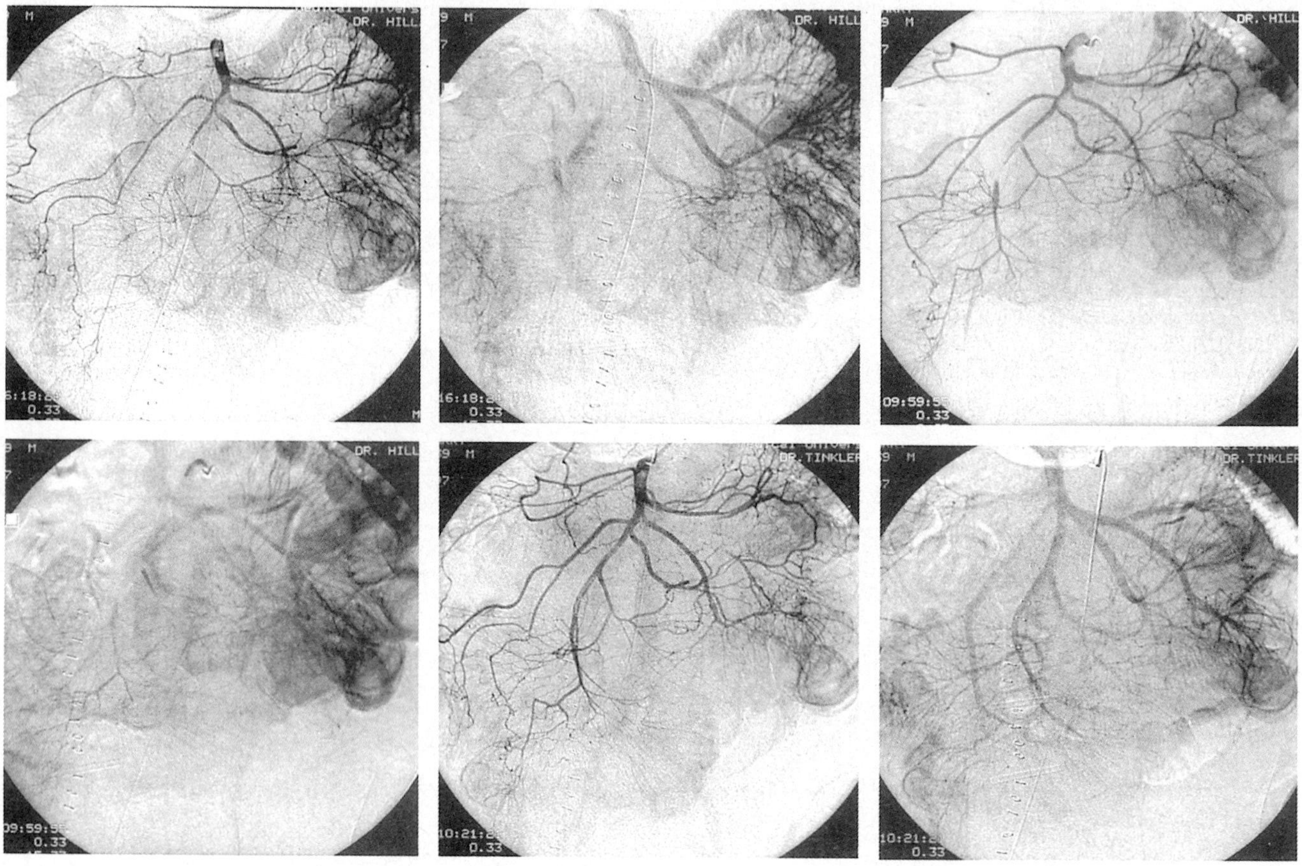

B, C

D

E, F

图 6.2.6

A:选择性肠系膜上动脉造影显示 SMA 管腔内有充盈缺损,位于右结肠动脉起始水平,引起至少两支空肠动脉部分性阻塞,并向远端延伸到回结肠动脉及其分支内。B:血管造影晚期显示 SMV 和门静脉正常强化。将罂粟碱(100mg)注射到 SMA 内,并且以 100 000IU/h 的速度持续输入 UK 17h。C:输入 UK 并再次团注100mg 罂粟碱后行随访 SMA 血管造影,显示血管痉挛已改善,并且很好地勾画出了闭塞的回结肠动脉,以及由远端侧支血管重建形成的回结肠动脉。D:血管造影晚期显示 SMV 充盈以及远端的回结肠动脉持续充盈。E:以同样的速度输注 UK 40h 后(总计 4 000 000IU),随访血管造影显示 SMV 及其分支通畅。F:血管造影晚期显示 SMV 和门静脉充盈良好。可以看到治疗最初的 12 ~ 24h 症状明显逐步改善,这就是为什么有必要尽量延长治疗时间来清理 SMA 的管腔。

评论: 因为病灶固定而且很小,所以局部纤溶治疗对于 SMA 栓塞的病人很有效。但是,由于临床情况的多样性和技术操作不同，很难评价 SMA 血栓或栓塞治疗的真实有效性。适于在肠梗死发生前对阻塞的动脉施行局部溶栓治疗。从不多的文献报道中看，大都愿意采用局部溶栓来治疗 SMA 周围分支内的栓子，当栓子固定于肠系膜上动脉主干时则应手术治疗。但是已有成功地治疗远端闭塞的病人的报道。除非存在纤溶治疗的禁忌证，否则应在诊断性血管造影后立即施行局部溶栓治疗以迅速缓解缺血。溶栓治疗后，使用血管扩张剂对治疗是有帮助的。关于治疗的最佳剂量还没有统一的看法，但是最重要的就是推送药物必须与血栓直接相接触。一种比较好的方法就是在 15～20min 内先团注 UK 200 000IU，然后以 100 000IU/h 的速度输入 UK，灌注时间应尽量长，以清除血栓，如病例 6.2.6 那样。另外，也可以先缓慢团注 10mg rt-PA，然后继续注射 40mg，4h。随访期间必须密切观察临床情况，如果症状没有消退或改善，或者血管造影显示管腔不完全再通，则必须剖腹探查。对于有的病人有必要进行剖腹探查和腹腔镜检查，以确定小肠是否存活。

6.2.7 内脏动脉和上肢动脉的纤维蛋白溶解治疗和血管扩张剂灌注

病例 6.2.7:

45 岁男性，有 C 蛋白缺乏症病史，不充分的抗凝治疗致使右肾动脉急性闭塞。发作 8 个多小时后，病人来到了急诊室，主诉右腰部疼痛。临床检查发现轻度高血压、血尿、肌酐(Cr)水平升高。实施了肾动脉造影。

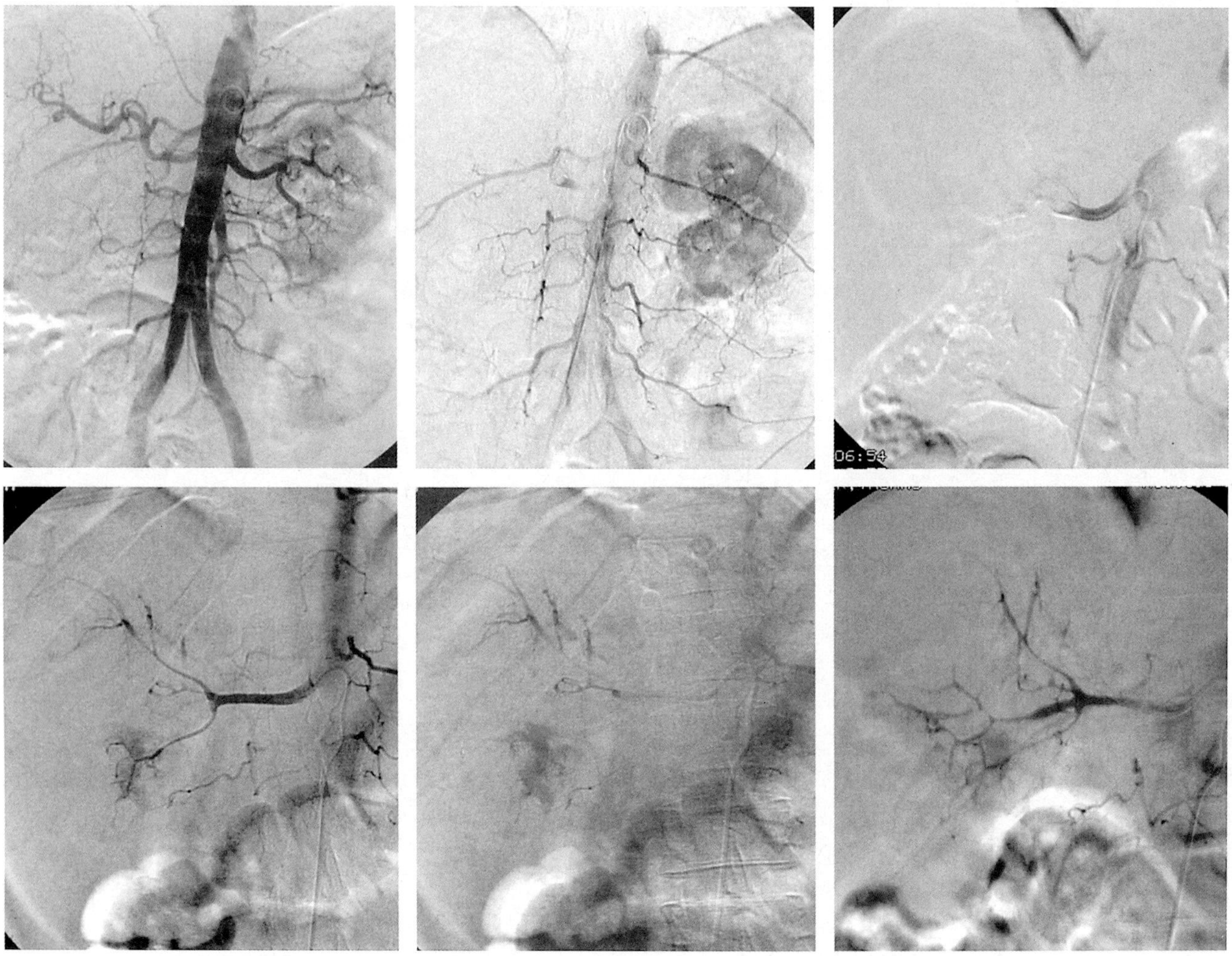

A B, C D E, F

图 6.2.7

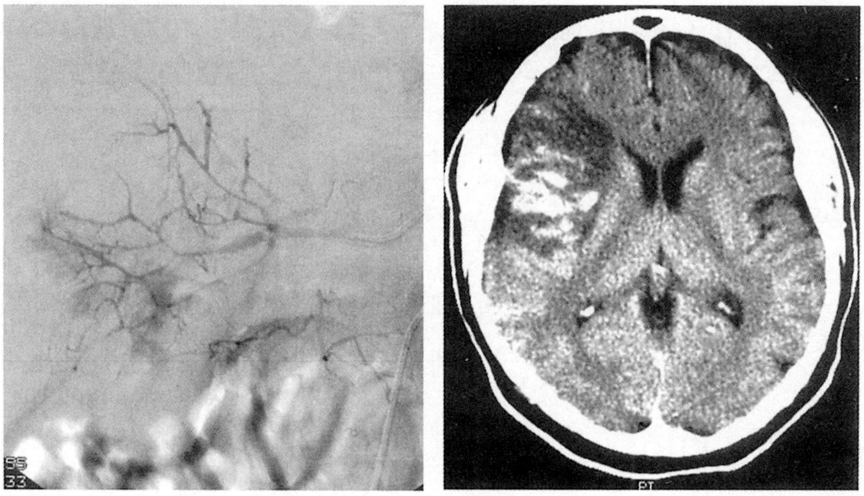

G H

图 6.2.7(接上)

A:主动脉造影显示右肾动脉在距离其开口 2cm 处闭塞。 B:主动脉造影晚期显示右肾动脉血液滞流,一个圆形的充盈缺损引起了阻塞。C:选择性右肾动脉造影证实了右肾动脉闭塞,与栓子的表现是一致的。D:以 5mg/h 的速度输入 rt-PA 5h,并加上肝素 1 000IU/h。随访血管造影显示肾动脉的一些肾内分支部分再通。E:血管造影晚期可见肾实质强化。由于血管再通仅是部分性的,又以 4mg/h 的速度继续灌注 12h。F,G:17h 总共使用了 73mg rt-PA,血管造影显示肾动脉分支进一步再通,但仍然没有出现一个很完整的肾影像。停止灌注 rt-PA,而保持应用肝素。在灌注过程中出现了轻微而短暂的血尿。输入 rt-PA 24h 后 Cr 水平升高到 442μmol/L。治疗 2 天后,病人神志不清并进行了头颅 CT 扫描。H:头颅 CT 扫描显示为出血性脑梗死,右侧大脑中动脉供血区较大面积的低密度区伴中央高密度影。停用肝素后病人逐渐恢复。

评论:某些临床情况下,无论有无搭桥血管均可以对急性肾动脉血栓形成进行有创性治疗。包括溶栓治疗和血管成形术在内的经导管技术已经成为急诊外科栓子切除术的一种安全的、非手术性的替代疗法。人体肾脏在常温下发生不可逆性缺血所需的时间尚不清楚,可能有赖于闭塞前侧支血管的生成情况。急性肾动脉闭塞应在 3~8h 内进行再通以防发生肾梗死。输注 UK 或 rt-PA 是手术治疗的一个很好的替代方法,因为这些介入治疗的危险性很小,而且可以治疗肾动脉周围分支内的小栓子。但是,溶栓治疗过程的时间长,可以持续几个小时到几天,有的作者建议在溶栓之前先行血管成形术,也有的人建议先进行溶栓治疗然后再做血管成形术。肾血管内支架置入提高了形成血栓的肾动脉机械性再通的安全性,并降低了溶栓药的使用剂量。发现了小的周围栓子,应短期、小剂量地向动脉内灌注 UK,以改善血管远端的灌注。记住,无尿 42 天后肾功能仍可以完全恢复,在肾动脉血栓形成的病人,无尿 43 天以及血管闭塞了 14 天,但血管再通延迟和肾功能的恢复没有什么关联性。溶栓治疗的并发症包括颅内出血。在病例 6.2.7 中,虽然出血并未发生在输入溶栓药的过程中,但可能与术后使用肝素有关,这是一个严重的威胁生命的并发症。

6.2.8 内脏动脉和上肢动脉的纤维蛋白溶解治疗和血管扩张剂灌注

病例 6.2.8:

48 岁男性，多发创伤(头、胸、腹和左上肢)后发生严重的急性左前臂和左手缺血。施行了左前臂的筋膜切开术，但病人手部的血液灌注没有明显改善。手术后 6h，要求做血管造影，可能的话行溶栓治疗。由于刚刚做完筋膜切开术，于是放弃了溶栓治疗而采用血管扩张剂灌注治疗。

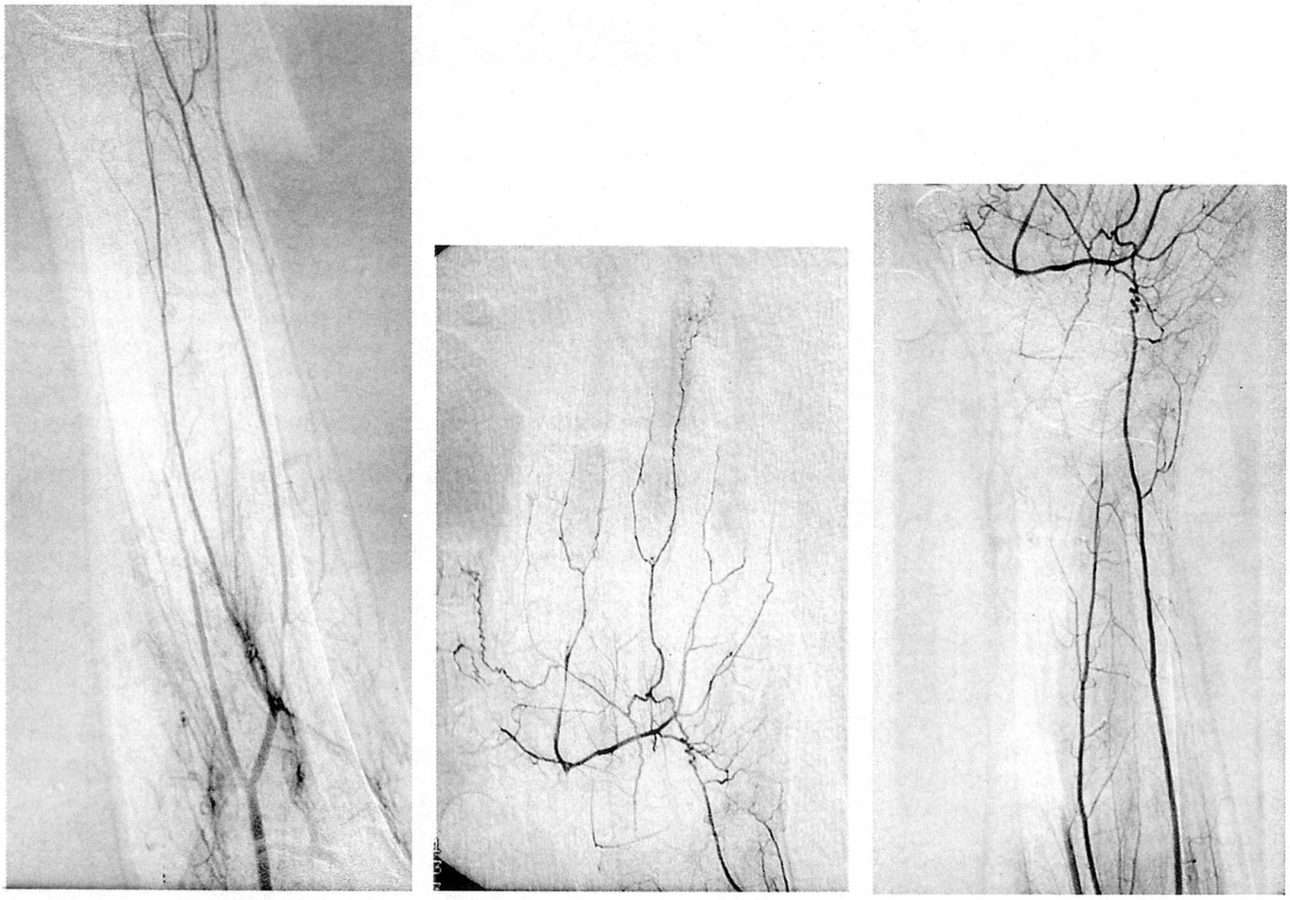

A　　B, C

图 6.2.8

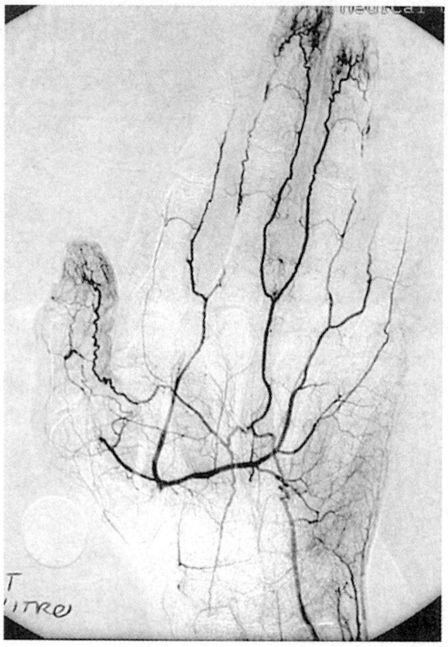

D

图 6.2.8(接上)

A:左前臂血管造影显示尺动脉和骨间动脉血流缓慢。左桡动脉中 1/3 处的血流中断。B:左手血管造影显示手指远端血液充盈不良且手掌弓状动脉血流缓慢。C:输入 100μg 硝酸甘油后行前臂血管造影, 可见血流增多, 软组织的灌注明显改善。D:硝酸甘油治疗后行左手血管造影, 显示包括远端手指在内的手的灌注明显改善。可以看到第二和第五指指尖血液灌注减少。6h 内持续输入硝酸甘油 40μg。通过上述治疗达到了极佳的临床效果, 病人左手及指尖的毛细血管灌注良好,术后随访无并发症。

评论:尽管这个病人做了筋膜切开术,但血管造影显示病人的手部仍明显缺血。另外病人还处于一种多发创伤的状态下, 这是溶栓治疗的禁忌证。病人除了大面积的筋膜切开术以外, 尽管有其他部位的损伤, 但并没有出血的迹象。如果病人未行筋膜切开术, 那么我们很可能会考虑溶栓治疗。我们低估了在肢体缺血情况下应用血管扩张剂的作用。无论是血栓形成还是栓塞, 任何导致痉挛发生的因素都可以使急性闭塞加重。肢体远端小血管和微循环痉挛的缓解及侧支血管血流的增多, 可以扭转这种很危险的状态, 使其成为可治疗的缺血, 还有可能避免进一步有创性的介入治疗。通常, 我们采用动脉内输入硝酸甘油或罂粟碱的方法治疗上肢或下肢缺血。溶栓治疗开始后, 在腿部用一块硝酸甘油贴剂对某些病人会有所帮助。但是, 有的病人对皮肤用药很敏感, 必须密切监测以防止发生低血压。

6.2.9 内脏动脉和上肢动脉的纤维蛋白溶解治疗和血管扩张剂灌注

病例 6.2.9:

62 岁男性,有冠状动脉疾病、心肌梗死和慢性房颤病史,在双香豆素治疗过程中发生严重的左臂疼痛伴恶心、气短和出汗。体检发现病人左桡部无脉,提示左腋动脉栓塞。拟行诊断性血管造影,可能的话用 UK 进行治疗。

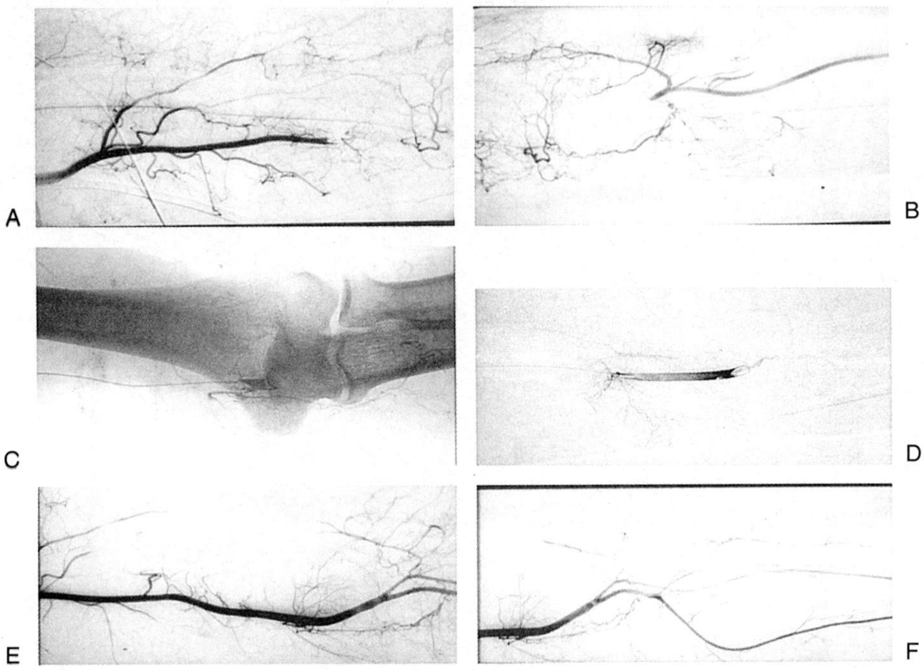

图 6.2.9

A:左腋动脉造影显示肱动脉内栓子造成的闭塞。B:动脉造影显示左肱动脉分叉水平远端的桡动脉重建,尺动脉闭塞。C:将一根 2.8F 微导管送入血块内,开始以 100 000IU/h 的速度注入 UK,持续了 48h。D:选择性造影显示肱动脉部分再通。E,F:灌注 UK 4 800 000IU 以后的随访血管造影显示左肱动脉及其包括手的血管在内的远端分支完全畅通。溶栓治疗后 6h,病人发觉左前臂及左手压迫感并丧失了运动功能。行筋膜切开术以缓解骨筋膜室综合征,没有发现坏死组织。术后病人恢复良好,随访 3 年情况一直很好,但是由于慢性前列腺疾病及使用了双香豆素,病人有反复发作的尿路出血。

评论: 急性上肢缺血可以由心源性或非心源性的栓子引起。最常见的非心源性手臂血管栓塞是由于胸腔出口处的骨病变压迫了锁骨下动脉所致。栓子很少来源于锁骨下动脉或肱动脉(或其他水平)的动脉瘤或假性动脉瘤。胸腔出口综合征引起血管病变的压迫性骨结构必须切除,这样也同时切除了栓子的来源。手术前应施行溶栓治疗,并且二者应结合实施。拐杖致腋动脉损伤也是形成血栓的原因之一,还可造成血管离断、假性动脉瘤以及缺血伴/不伴远端栓塞。动脉主干内有陈旧的机化血栓时,手术切除血栓常常是徒劳的。溶栓治疗对于一些机化的血栓有效,但并不总能成功。这方面的最新研究显示,因栓塞造成上肢血管闭塞的病人中,58% 由心源性栓子造成,20% 由周围动脉瘤引起,22% 原因不明。肱动脉栓子切除术是最常用的治疗方法,可将周围动脉瘤一并切除,5 年再通率可达到 94%,院内死亡率和并发症发生率分别为 3% 和 10%。大约 8% 的病人治疗 36h 后会发生缺血性肌痉挛或最终导致截肢。早期手术治疗可取得较好的临床效果。最近,经导管动脉内局部注入纤溶药物被认为是治疗肱动脉栓子及其他原因所致急性上肢动脉闭塞的一线疗法。对于那些病史较长的肱动脉闭塞的病人似乎也应该考虑溶栓治疗。

6.2.10 内脏动脉和上肢动脉的纤维蛋白溶解治疗和血管扩张剂灌注

病例 6.2.10:

55 岁女性,有冠状动脉疾病和慢性房颤的病史,发生急性左肱动脉闭塞,病人感觉疼痛剧烈。体验发现病人桡部无脉,为进行诊断和治疗拟行血管造影。

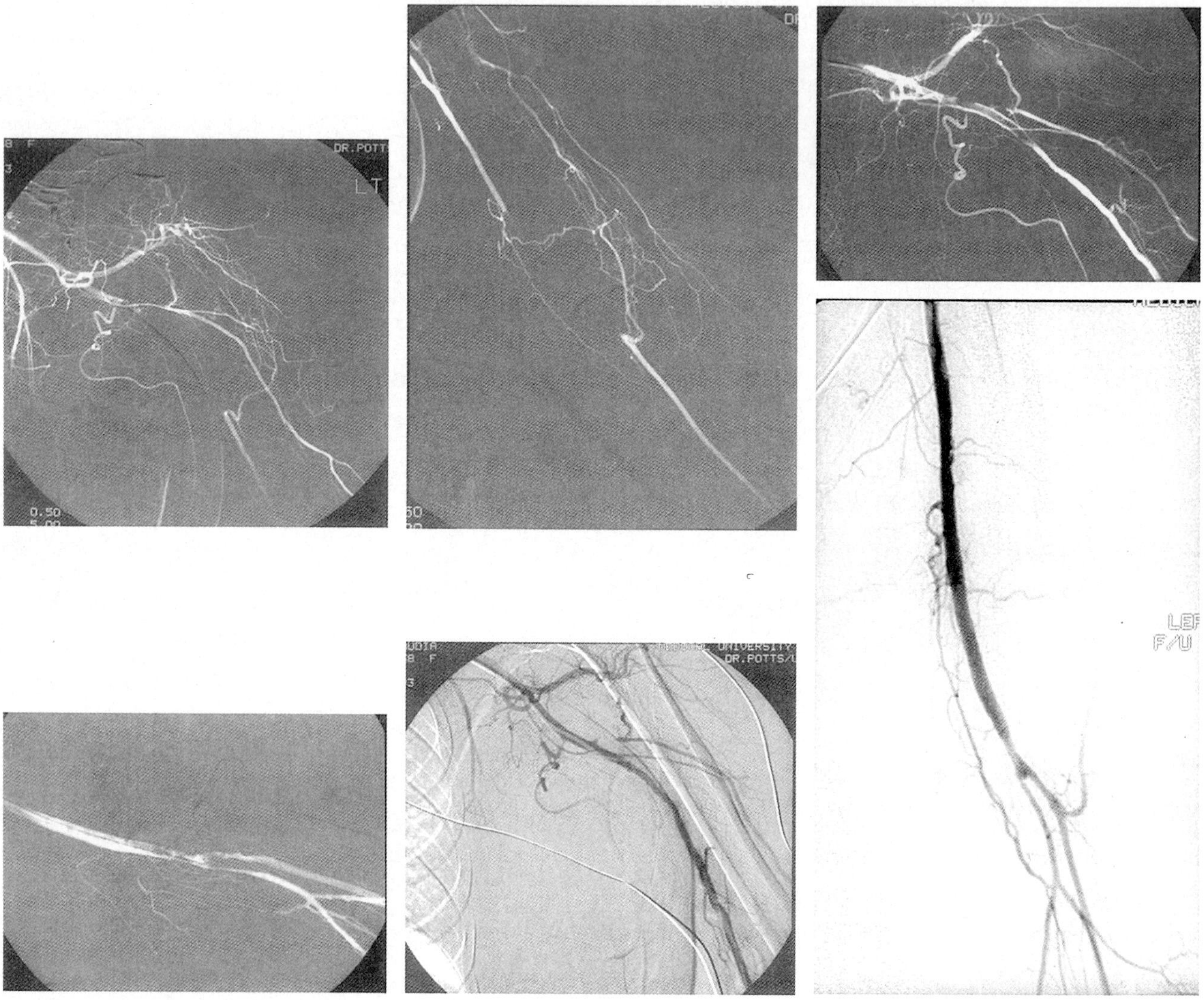

A,B　C　D,E　F

图 6.2.10

A:以左腋动脉水平为中心,经左锁骨下动脉选择性地注射对比剂,显示了由于栓子造成的左腋动脉一段长约 6cm 的闭塞。肱动脉远端通过侧支血管重建。B:更远侧的肱动脉造影显示其分叉水平有一段长约4cm 的闭塞,伴远端血管重建。C:脉冲式团注 UK 250 000 IU 后行左腋动脉造影。可以看到阻塞段部分再通。D:脉冲注射后,远端肱动脉造影显示其分叉部部分再通。E:以 100 000 IU/h 的速度输入 UK 19h 后行随访血管造影,显示左肱动脉已通畅。F:左肱动脉分叉部也是通畅的。可触及周围动脉的搏动,手部的血液灌注已正常。

评论:急性上肢缺血通常是由外伤或栓塞引起动脉闭塞所造成的。但是,原发性动脉粥样硬化性血栓形成并不常见,早期处理这类问题的时候应首先考虑它的发病率、病变的识别及其治疗措施。在最近的一项研究中，36 例上肢急性缺血的病人中，47% 为栓子造成的血管闭塞，25% 为医源性的肱动脉血栓形成，28% 为原发性的动脉血栓形成。在另一组病例中，75% 的栓子是心源性的，而锁骨下动脉异常占 14%。其中 36% 的病人腋动脉闭塞，52% 的病人有肱动脉病变，11% 的病变位于肘部远端。85% 的病人手术治疗获得了成功，6% 的人无法保留患肢。30% 的病人有严重缺血，而 67% 有中等程度的缺血。周围性坏疽比较少见，与栓子碎片脱落移向外周血管有关。7% 的病人可能需要再次手术，通常是由于栓塞后血栓形成。

骨筋膜室综合征最常发生于肢体急性缺血再通后。如发现或治疗不及时，不仅对患肢，而且对病人的生命都是很危险的。最近的一篇文章中报道，68% 的病人可治愈，无并发症。截肢手术死亡率约为 16%。死亡的主要原因是再灌注损伤。缺血的时间长短及筋膜切开的时机是影响治疗结果的主要因素。最重要的还是早期诊断和早期治疗。

文献报道中，关于上肢动脉闭塞进行溶栓治疗的经验比较少。但是溶栓治疗是有效的，成功率可达 85% ~100%。大约 1/3 的病人需要辅助治疗措施（如球囊血管成形术和支架置入术）。溶栓治疗可以并发腹股沟血肿和脑卒中，但这些并发症都比较少见。缺血性脑卒中是由锁骨下动脉近端导管周围的栓子栓塞所引起的。有的病人在治疗过程中会出现远端栓塞，应被视为治疗的副作用，而不是真正的并发症。筋膜切开术是溶栓治疗的禁忌证，而血管扩张剂应作为首选治疗方案。开始治疗时常团注或脉冲式输入 UK 250 000 IU，然后以 80 000 ~ 125 000 IU/h 的剂量点滴。

6.3.1 脑卒中的纤维蛋白溶解治疗

病例 6.3.1:

53 岁男性,脑卒中急性发作 3h 伴右半身麻痹,头颅 CT 扫描未见出血,拟行头部血管造影,可能的话行溶栓治疗。

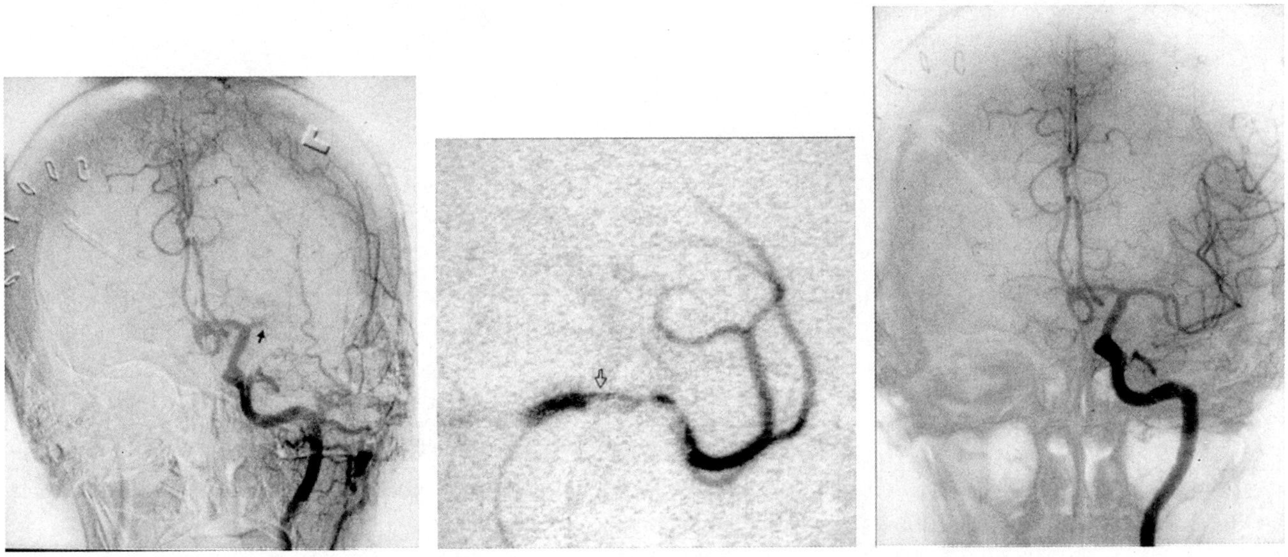

图 6.3.1

A:左颈动脉造影显示Ⅱ型血管病变伴大脑中动脉 M1 段及远端分支突然闭塞。B:超选择性地将对比剂注入到左大脑中动脉 M1 段,可见一小段血管呈血栓栓塞性闭塞,分叉部以上的大脑中动脉的远端分支通畅。短期内大剂量注入 UK 500 000 IU,历时 60min。C:血管造影显示左大脑中动脉及远端分支通畅。几小时后,右半身麻痹得到改善,最后病人完全康复。

评论:颈动脉分布区进展性脑卒中病人进行溶栓治疗的标准包括:颈动脉供血区的任何血栓栓塞性闭塞伴偏瘫,并且耗时 2h 的治疗可以在症状发作后 6h 内完成。当病人有抗凝治疗或溶栓治疗的禁忌证,并且 CT 扫描可见脑出血或缺血性脑梗死时,则不应施行溶栓治疗。在技术上要求使用微导管及可控导丝超选择性地插入到闭塞部位,并使用输液泵在 2h 内注入 UK 750 000 IU,或者将 20mg rt-PA 溶解于 50ml 盐水中,再用输液泵注入。每隔 30min 做一次血管造影。通过比较阻塞段血管再通的速度和程度,显示使用 UK 和 rt-PA 的治疗效果没有明显的区别。初步的经验表明,当 rt-PA 用于脑血管时,同其他溶栓药物相比,不能缩短血管再通的时间。要记住的是,200 000 IU UK 与 20mg rt-PA 的剂量是相当的,它们都会对血块产生很明显的作用。对颈动脉分布区的血管闭塞进行溶栓治疗时,Ⅰ、Ⅱ、Ⅳ型血管闭塞都能获得好的效果。使用现有的技术治疗"M"型闭塞效果不好。超选择性插管并于短时间内使用大剂量药物提高了血管的再通率,但是 rt-PA 在缩短血管再通的时间方面似乎并不优于 UK。

6.3.2 脑卒中的纤维蛋白溶解治疗

病例 6.3.2:

51 岁女性，为寻找动脉瘤行脑血管造影，术中发生大脑后动脉闭塞。术中病人还出现了脑后部中等程度的疼痛并伴有视野缺损。立即行椎动脉造影进行诊断。

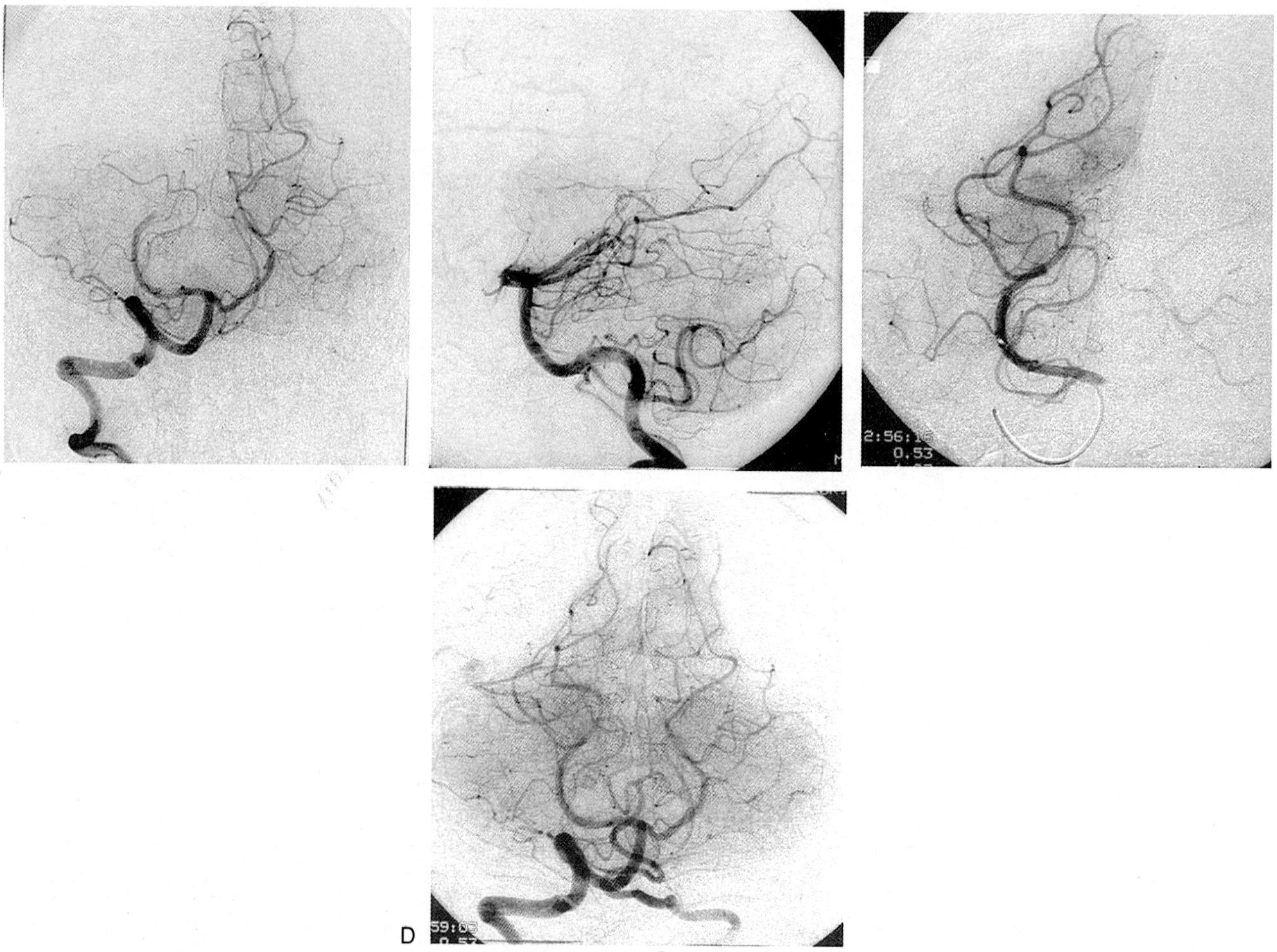

A　B, C　D

图 6.3.2

A：右侧椎动脉造影显示左侧大脑后动脉通畅，环池段和四叠体段闭塞。可以看到距裂动脉和顶枕动脉闭塞，而脉络膜后内动脉通畅。B：右侧椎动脉造影侧位观显示右侧大脑后动脉闭塞。将一根 2.8F 的微导管推送到血栓内，并于 30min 内输入 UK 145 000 IU。C：注入 UK 后行超选择性血管造影，显示右侧大脑后动脉远端及其主要分支通畅。D：最后在汤氏位观察右侧大脑后动脉，显示其通畅。可以看到距裂动脉远端仍然是闭塞的。治疗结束后病人逐渐恢复，症状消失。

评论：把握椎－基底动脉溶栓治疗的指征非常重要，因为该部位的病变严重而且预后很差。椎－基底动脉供血区溶栓治疗的指征包括进展性的脑卒中伴脑干损伤所致的不完全性神经系统功能缺陷，以及血管造影显示双侧椎动脉或基底动脉闭塞。次要的标准包括椎－基底动脉卒中，伴深昏迷超过 6h 或脑干反射消失。由于预后差，不应考虑治疗的时间限制。大约 1/3 的椎－基底动脉供血区脑卒中的病人在到达医院时情况已经很差，达不到上述主要的治疗指征。很多病人进展性脑卒中发作已经好几个小时了，在送往医院的途中仍在继续进展。大约 50% 达到主要治疗指征的病人经治疗后可以存活，其中大部分是栓塞导致的基底动脉闭塞。考虑到急性椎－基底动脉闭塞的自然预后较差，溶栓治疗可以提高临床疗效。脑卒中治疗越早疗效越好。超选择性插管并且于短时间内应用大剂量溶栓药可提高血管的再通率。并发症包括远端栓塞和梗死区出血。约 4% 的病人会出现颅内血肿，与所使用药物的总剂量有关（特别是 rt-PA）。对于这组病人还有一个问题，就是治疗后血栓再形成。再灌注后的脑水肿也是一个潜在的致命性的问题，虽然在一些研究中经常出现，但最近的研究并没有显示再灌注后脑水肿所致的神经科症状有升高的趋势。在病例 6.3.2 中，尽管血栓形成发生在属于椎－基底动脉系统的右侧大脑后动脉，而不是基底动脉，但是立即采取治疗也是非常必要的。

6.4.1 下肢动脉急性闭塞的纤维蛋白溶解治疗

病例 6.4.1:

36 岁女性,嗜烟,发生急性左侧髂外动脉闭塞,股动脉重建。病人发生左足中等程度的疼痛伴有严重的缺血,需要紧急治疗。

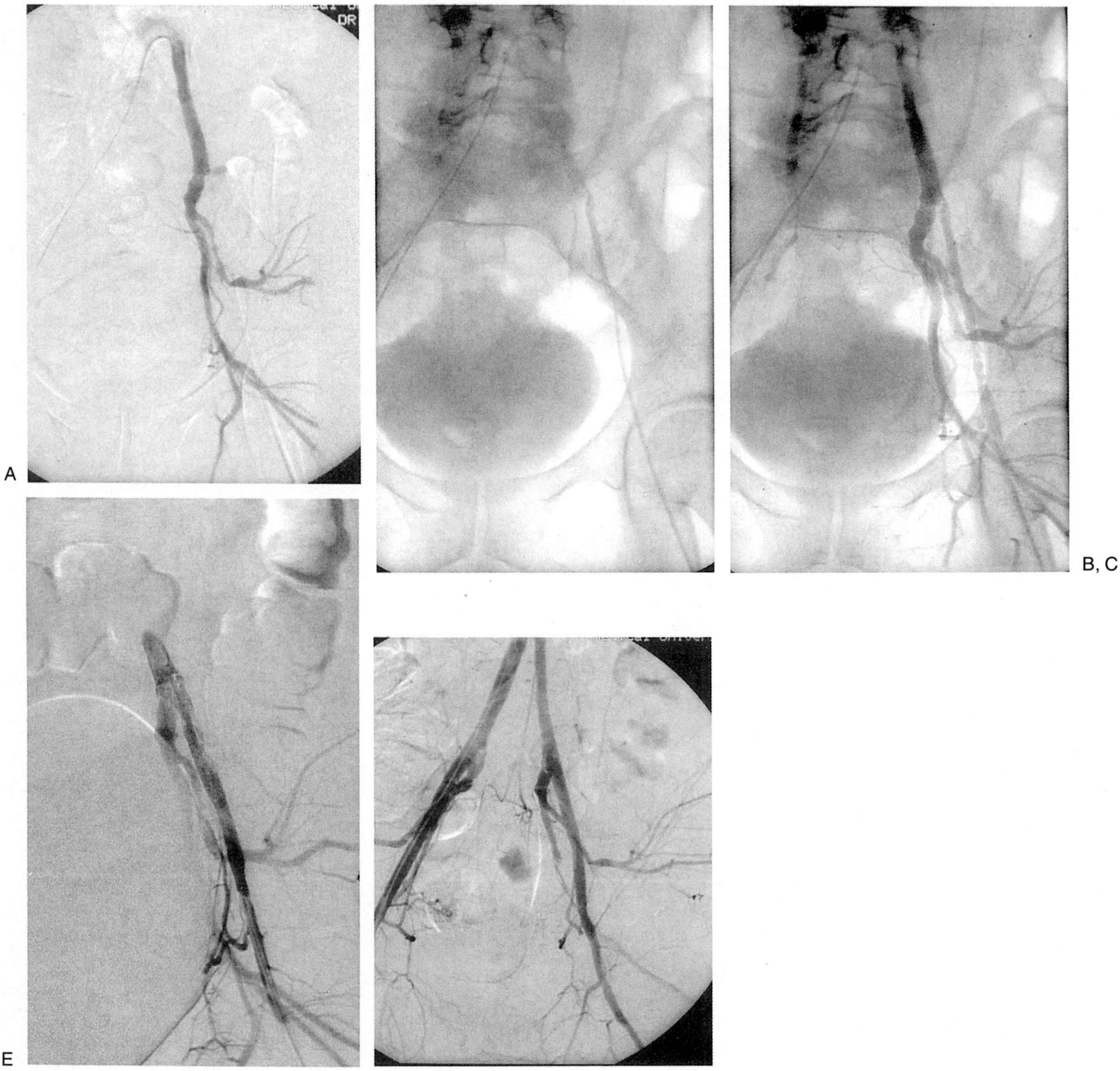

图 6.4.1

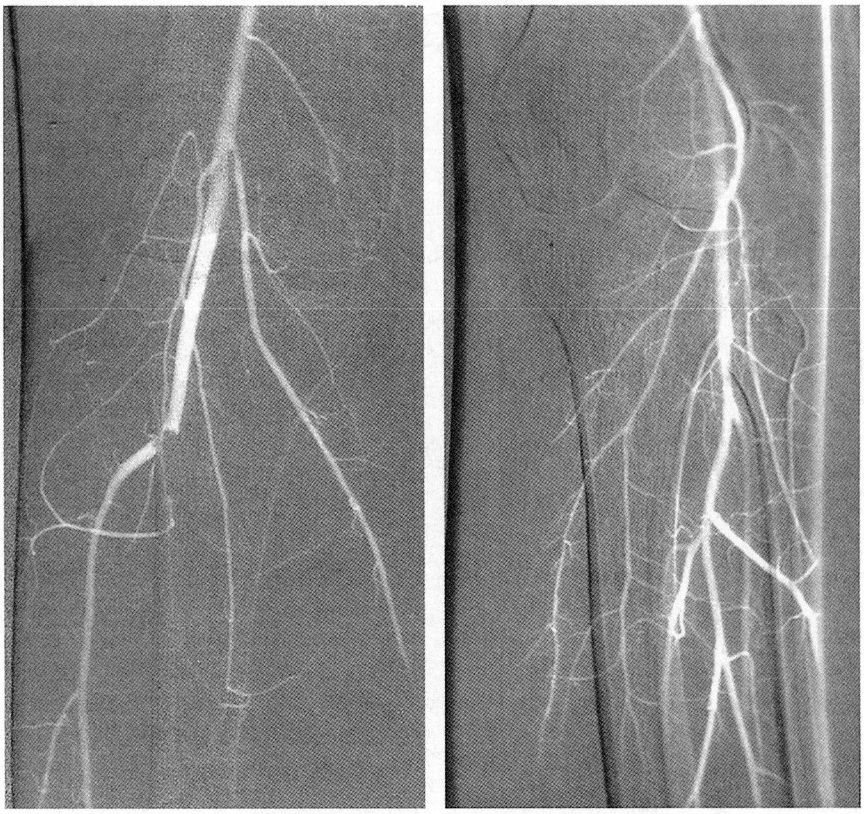

图 6.4.1(接上)

A:由对侧入路行左侧髂动脉造影,显示左髂外动脉闭塞。B:左侧逆行性血管造影显示一段动脉有狭窄和血栓形成。C:脉冲式注射 UK 150 000 IU,血管造影显示血管部分再通。D:继续以 100 000IU/h 的速度输注 UK 24h。 E:施行了血管成形术。血流状况得到了明显的改善。F:在输入 UK 的过程中,远端又发生了显著的缺血。血管造影显示腘动脉分叉水平的栓塞。胫后动脉部分开放。G:随着不断地注入 UK,结果远端的栓塞被溶解,血液灌注良好。

评论: 目前,对于由栓塞或血栓形成所致的动脉闭塞引起肢体末端急性缺血最初应采取何种治疗措施仍有争议。目前,手术治疗血栓栓塞(血栓清除配合使用抗凝剂)可使 67% ~95% 的病人保留患肢,但有 8% ~25% 的死亡率。自 1974 年 Dottor 首次报道了动脉内施行小剂量 SK 溶栓治疗以来,该技术又做了一些细小的改良,同手术相比,它为急性栓塞的病人提供了一种微创性的替代治疗方法。对于固有的动脉闭塞,文献报道的溶栓成功率为 68% ~89%,同 SK 相比,UK 更安全有效。然而,溶栓的成功依赖于辅助治疗措施,可使 70% ~90% 的病人保全肢体,或修复潜在的病变,但无疑这将增加治疗费用。对于急性周围动脉缺血的治疗,已进行了一些关于溶栓治疗和血管再通手术的对照研究。一些初期的研究显示,在并发症发生率、死亡率、肢体保全方面 UK 并不比手术有任何优势,且前者费用高。但最近的研究表明,溶栓治疗可减少住院时引起的心肺并发症而且相应地提高了病人的存活率,费用增加不多。这些发现表明,急性动脉栓塞使肢体受到严重威胁,在早期治疗时,溶栓治疗比手术更为安全有效。

6.4.2 下肢动脉急性闭塞的纤维蛋白溶解治疗

病例 6.4.2:

46 岁男性,右侧髂总动脉狭窄致右下肢跛行。当时,参与会诊的内科医生不同意将血管成形术作为治疗的方法。病人拒绝手术。14 个月以后,因右侧髂总动脉闭塞和缺血而入院治疗。

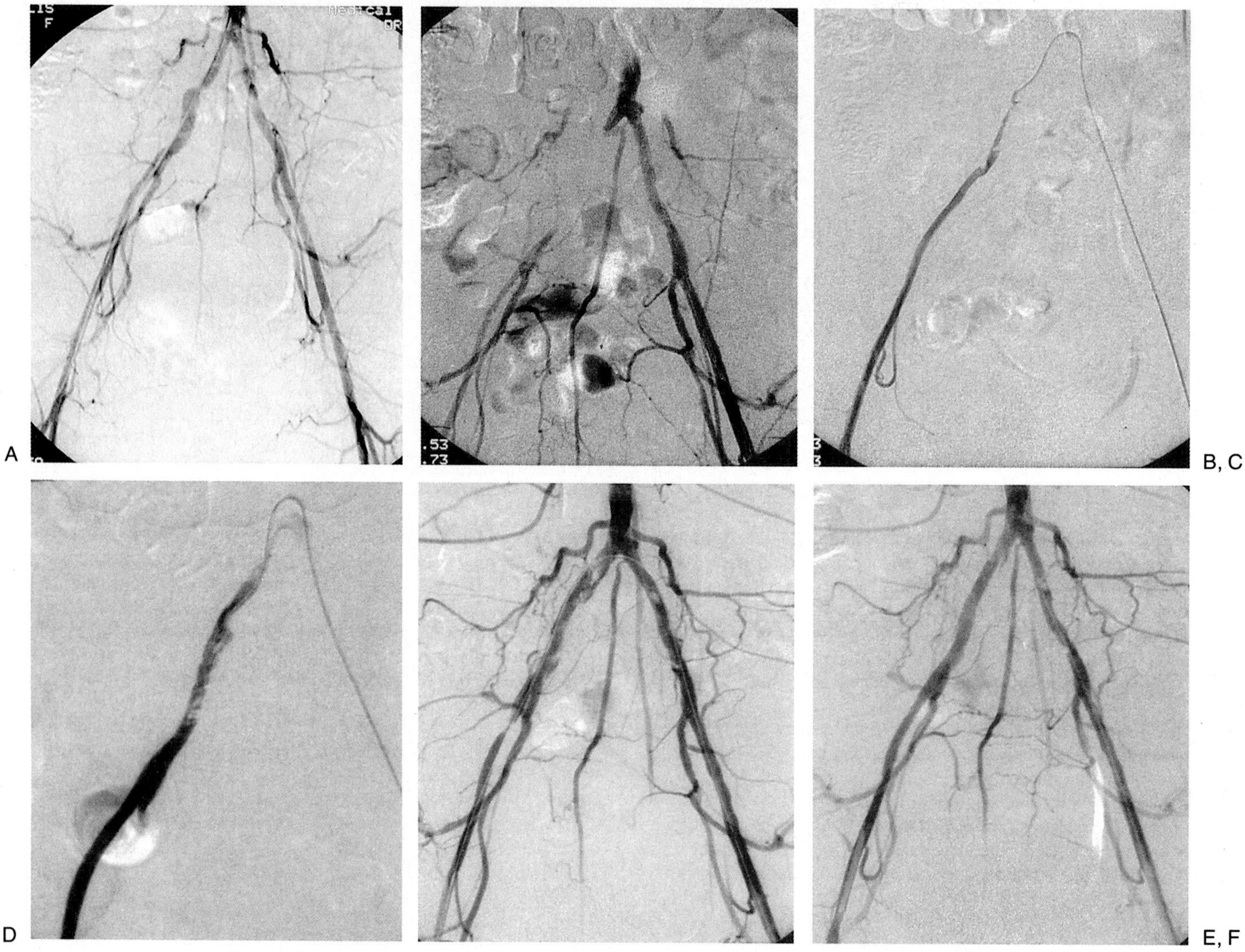

图 6.4.2

A:初次血管造影显示右侧髂总动脉严重狭窄。B:初次血管造影后大约 1 年，诊断为右侧髂总动脉完全闭塞伴大面积血栓形成。分叉水平的髂血管重建。C:开始脉冲式注射 UK,速度为 100 000IU/h。脉冲式注射后血管造影显示闭塞段部分通畅。D:输注 UK19h 后，随访血管造影显示血流明显改善。E:使用一根 7mm 的球囊导管行血管成形术，显示通畅性得到了改善，但是管腔内仍有残留血块。F: 放置了一个 8mm×20mm 的 Wallstent 支架,血管进一步通畅,临床症状明显改善。

评论: 作为总结,下面将讨论一下血栓形成及血栓溶解的一些原理。纤维蛋白原是一个二聚体蛋白，存在于血浆中，参与血液凝固反应的最后阶段。通过细微的分子结构的改变,凝血酶(来自于凝血酶原)将纤维蛋白原转变成由三条不同链构成的纤维蛋白单体。然后在因子ⅩⅢ的作用下，纤维蛋白周围的分子经过一段时间的交叉连接，使血块稳定，同时帮助其附着在血管壁上。血小板粘附在纤维蛋白网架上，增加了血栓的体积，形成了血小板栓子，从而阻塞了血管。血栓溶解是通过纤维蛋白溶解过程发生的，通过该过程血栓的主要组成成分纤维蛋白转变为可溶解的纤维蛋白降解产物。纤溶酶是一种蛋白水解酶，是纤维蛋白溶解的主要物质，由无活性前体纤溶酶原受纤溶酶原激活剂的作用而形成。纤溶酶原存在于正常血浆中和血栓内。在生理状态下，这些血清蛋白酶称为组织型纤溶酶原激活剂(t-PA)，由不同的组织释放，特别是损伤的血管内皮细胞。要成为有活性的 t-PA，需同纤维蛋白结合并激活纤溶酶原。一系列的反应之后产生了与纤维蛋白结合的纤溶酶原，从而说明了由于使用了 t-PA，纤溶酶和纤溶酶原二者的比例升高。纤溶酶原激活剂可以在市场上买到。

过去尿激酶一直是美国市场上最常用的纤溶酶原激活剂，但它是由胎儿的肾细胞制取的，由此产生了一系列问题，后来渐渐退出市场。在文献中，大多数的经验都是使用 UK 来治疗周围血循环中的血栓形成。UK 与 rt-PA 都是双链的多肽，与 SK 一样都是直接而不是间接作用于纤溶酶原。UK 直接激活循环中的纤溶酶原，结合纤维蛋白，将纤溶酶原转化为纤溶酶。尽管纤维蛋白可加速 UK 对纤溶酶原的活化，但 UK 对纤维蛋白的吸附力很弱。由于 UK 对纤维蛋白的结合能力有限，由 UK 产生的纤溶酶也处于游离状态，它同时作用于循环中的纤溶酶原和血栓中的纤维蛋白，导致形成全身的纤溶状态。UK 的半衰期为 15min，局部血管内注射 UK 使很多病人出现寒战。尽管在大部分的样本中未发现一定浓度的内毒素，但这种寒战类似于细菌感染后的反应并伴有发热，有的病人还出现血氧饱和度不足。寒战使病人感觉不适，通常持续 3 ~ 40min，可以通过输液（静脉内输注盐酸哌替啶 12. 5 ~ 50. 0mg)并用热毛毯包裹病人(少于 5min)来控制寒战。

t-PA 是天然的纤溶酶原激活剂，在调节止血和纤维蛋白溶解的生理过程中发挥重要作用。rt-PA 是血清蛋白酶，由一条多肽链构成。纤溶酶将 rt-PA 转变为双链分子。t-PA 主要由于纤维蛋白的作用而被激活。它与纤维蛋白结合，然后同纤溶酶原结合，形成纤维蛋白 - t-PA - 纤溶酶原复合物。开发重组的 t-PA 是希望提高它的特异性，减少并发症。由于这种特异性，减少了发生系统性纤维蛋白溶解状态的可能性。t-PA 的半衰期仅为 3 ~ 5min。rt-PA 的纤溶作用比 UK 迅速，使用过程中必须不断地做血管造影来监测(如：每 4 ~ 5h 一次)。使用 rt-PA 时应减少或取消肝素化，以减少出血等并发症。

6.4.3 下肢动脉急性闭塞的纤维蛋白溶解治疗

病例 6.4.3:

66 岁女性，发生急性右下肢跛行。拟行诊断性血管造影，可能的话进行治疗。为病人实施了溶栓治疗、血管成形术和支架置入。

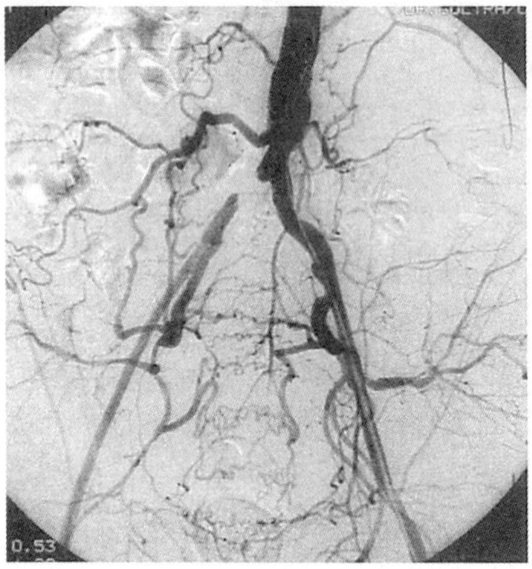

A

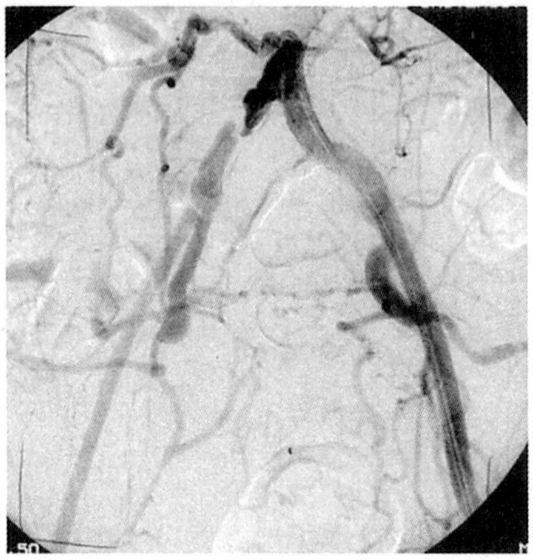

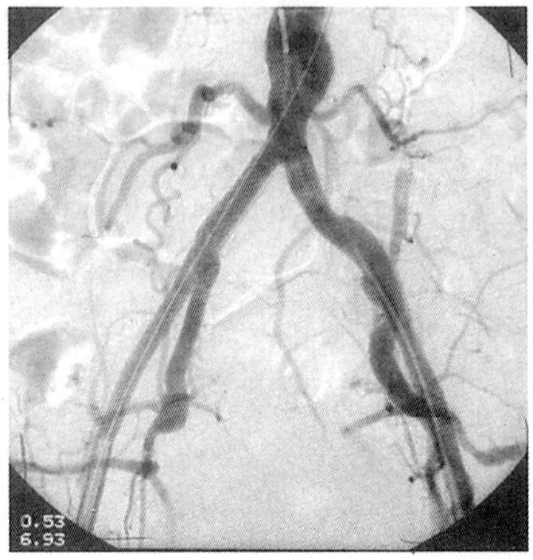

B, C

图 6.4.3

A：由左侧股动脉入路，行主动脉远端及盆腔血管造影，显示髂总动脉部分闭塞。B：用一根 Simmons 导管楔入到血块内，20h 内输入 UK1 500 000 IU。随访血管造影显示血栓已溶解，残留一小段闭塞。C：同侧入路，使用一根 28F 的球囊导管行球囊血管成形术，但是髂总动脉没有完全通畅。放置了一个 Palmaz 支架以后血管立刻变通畅。随访病人 5 年多，效果一直很好。溶栓治疗可以使血块变小并且减少远端栓塞的概率。

评论：公认的溶栓治疗的禁忌证如下。

1. 3 周内有活动性内出血
2. 近期（1 年内）发生过脑血管意外，颅脑或脊髓手术，或脑肿瘤
3. 近 10 天内做过内脏手术或器官活检
4. 近 3 周内进行过开放性心脏手术
5. 大便潜血或为“+”
6. 严重的肝功能损害
7. 严重的不能控制的高血压或糖尿病性出血性视网膜病
8. 妊娠或产后

溶栓治疗成功或至少可行的前提，是导丝能够穿过闭塞的血管内的血栓。如果血栓过度机化或者闭塞主要由动脉粥样硬化引起，而不是由血栓形成造成的，导丝就很难通过或者根本就是不可能的。

使用 rt-PA 不到 6h（1～6h，平均 6.9h）即可使 90% 的急性下肢动脉闭塞的病人缓解；相反，使用 UK 则需 12～24h（3～33h，平均 8h）。

rt-PA 的剂量往往根据体重来计算，0.02～0.05 mg/(kg·h)，或者大约 5 mg/h。但是，目前常常在导管灌注前先用脉冲喷射技术向血块内注入 5～10mg rt-PA。近来有的作者建议用更小剂量的 rt-PA（0.25mg/h）。

6.4.4 下肢动脉急性闭塞的纤维蛋白溶解治疗

病例 6.4.4:

65 岁男性,出现亚急性右侧腘动脉闭塞的症状,伴有腓肠肌和足部疼痛。临床上,阻塞发生在右侧腘动脉内。拟行诊断性血管造影。

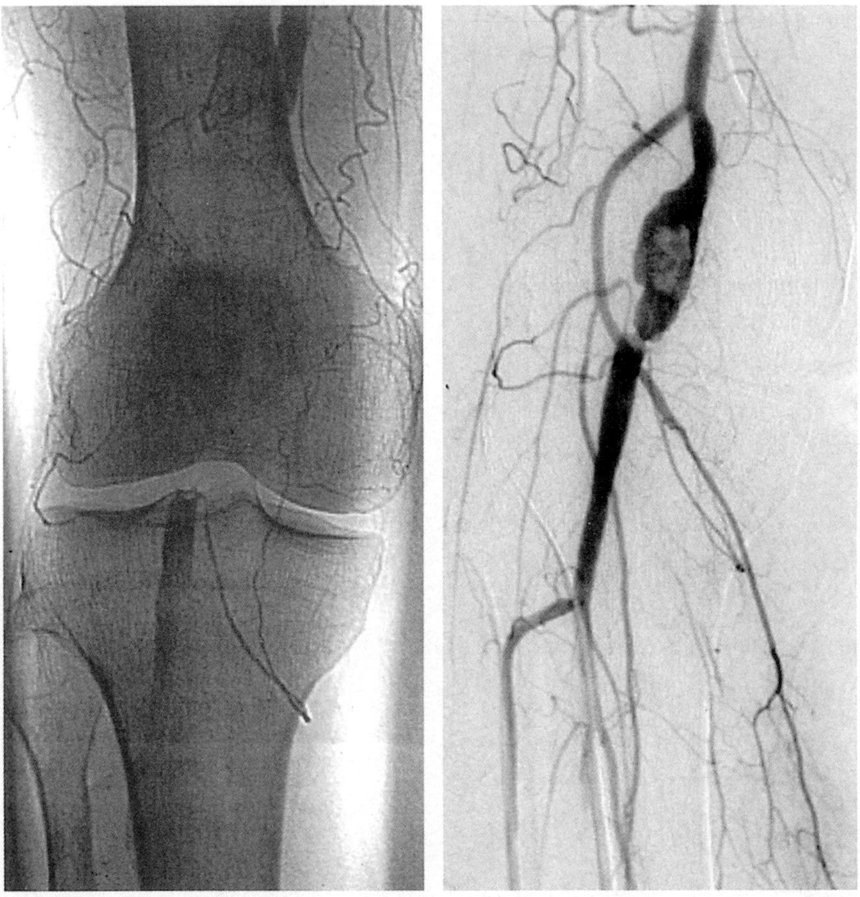

A B

图 6.4.4

A:右下肢血管造影显示收肌管水平的 SFA 远端闭塞,延伸到腘动脉,腘动脉远端重建。 B:开始输注 UK 100 000 IU/h 共 26h,继而又以 80 000 IU/h 的速度输入 UK 21h。最后的血管造影显示腘动脉中部狭窄,管腔内有一个动脉瘤,并有一个大的机化的血栓。决定停止灌注,对病人进行手术治疗,并用一根外科搭桥血管来修复动脉瘤。没有尝试对病人采用血管成形术来减少远端栓塞的机会。考虑到残存血栓对溶栓治疗不会产生反应,而手术是最好的治疗措施。

评论:对于发生于 SFA 和腘动脉的大范围的闭塞,进行经皮血管再通时应谨慎操作。通常,狭窄为仅限于几厘米以内的局限性病变,但是粥样斑块可使血栓向两端延伸。溶栓治疗可以把正常的血管管腔清除干净,避免动脉扩张。在腘动脉分布区,对孤立性腘动脉闭塞的病人应考虑到动脉瘤的可能性。尽管腘动脉的动脉瘤可采用覆膜支架处理,但手术仍然是标准的治疗方法。用介入方法使阻塞段再通,可以进一步明确诊断并确定治疗指征。对于病例 6.4.4,及早确定了手术的治疗方案,而没有采取血管成形术和支架置入。

6.4.5 下肢动脉急性闭塞的纤维蛋白溶解治疗

病例 6.4.5:

54 岁男性,出现急性右侧腘动脉闭塞的症状,伴有腓肠肌和足部疼痛。临床上,发现右侧腘动脉闭塞。拟行诊断性血管造影并寄希望于经皮介入治疗。

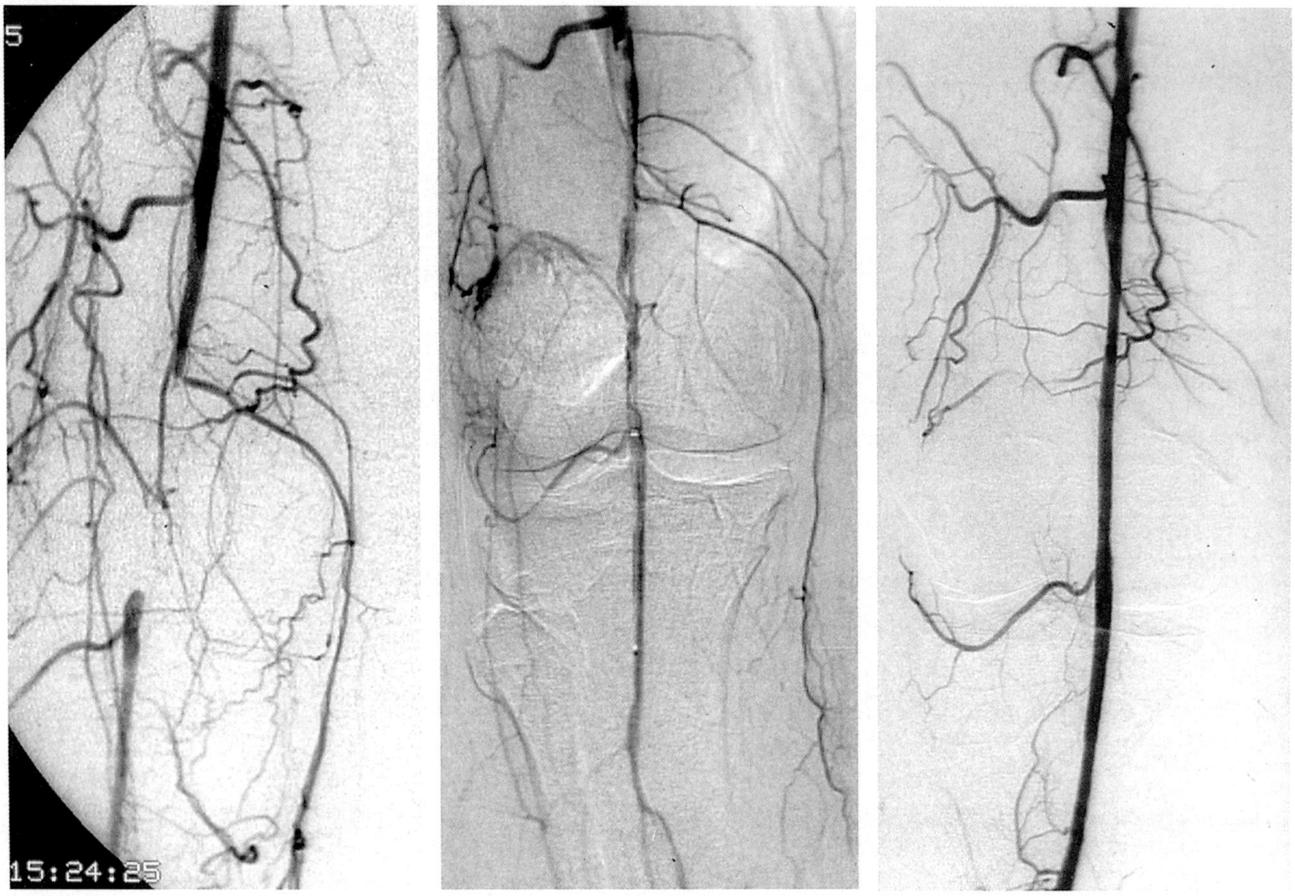

A　　B, C

图 6.4.5

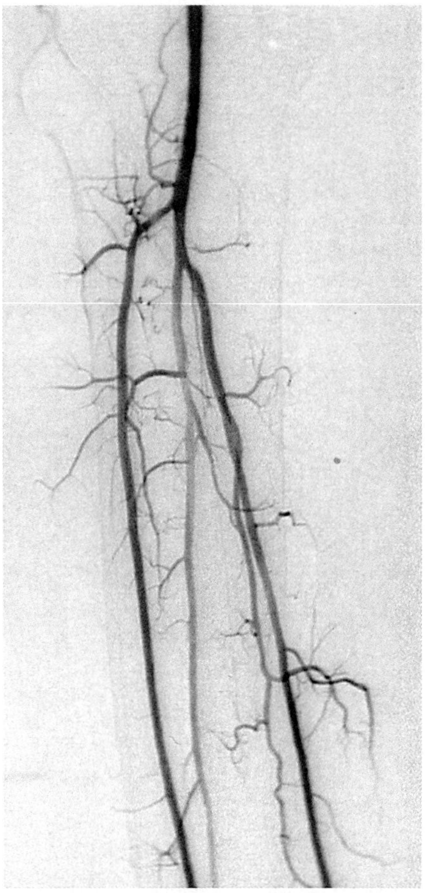

D

图 6.4.5(接上)

A:右下肢顺行性血管造影显示右侧有一段腘动脉完全闭塞。伴有较多的侧支血管。B:将一根脉冲式注射导管置于阻塞部位，并向其内脉冲式注入 UK125 000 IU,注射对比剂显示闭塞段立即再通。C:持续注射 UK 24h,速度为 100 000 IU/h。血管成形术后血管发生明显反弹,恢复了原状,需置入一个 6mm 的 Wallstent 支架。血管造影显示血管已完全通畅。D:远端动脉和分叉处的侧支血管通畅。

评论:同 SK 相比,UK 的性价比较好。如果局部注射用药，二者在费用上没有什么差别。使用 UK 同 rt-PA 的费用也是一样的，因为 rt-PA 起效快，可以缩短用药时间，所以费用也不会很高。在有些临床研究中,UK 和 SK 表现出几乎相等的疗效。但是有的文献指出，后者发生的系统性纤维蛋白溶解异常比前者严重。SK 的一个潜在的缺点是其消耗部分凝血酶原来形成活性复合物，使溶解的速度减慢，这一点在临床上可能会表现得非常显著。

rt-PA 的作用在许多重要方面与 UK 和 SK 不同。只有纤维蛋白能激活 rt-PA，形成 rt-PA 纤溶酶原复合物,不易造成系统性纤维蛋白溶解状态。rt-PA 的功效大约是 UK 的 10~300 倍，只产生最小程度的系统性纤维蛋白溶解状态。在已出版的杂志中，UK 同 rt-PA 在有效性及出血并发症方面没有统计学差异。在最近的研究中,Meyerovitz 认为,rt-PA 可在较短的时间内比 UK 发挥更高的效率,但不足以造成统计学差异。

对于使用右腘动脉支架尚有争议，只有血管明显回缩或持续狭窄的病人，才使用支架。看起来腘动脉的活动性及其大小是造成使用支架失败的原因。

6.4.6 下肢动脉急性闭塞的纤维蛋白溶解治疗

病例 6.4.6:

34 岁女性,全身性脉管炎,发生急性右足变冷,胫后及足背动脉无脉。拟行血管造影以便诊断和治疗。

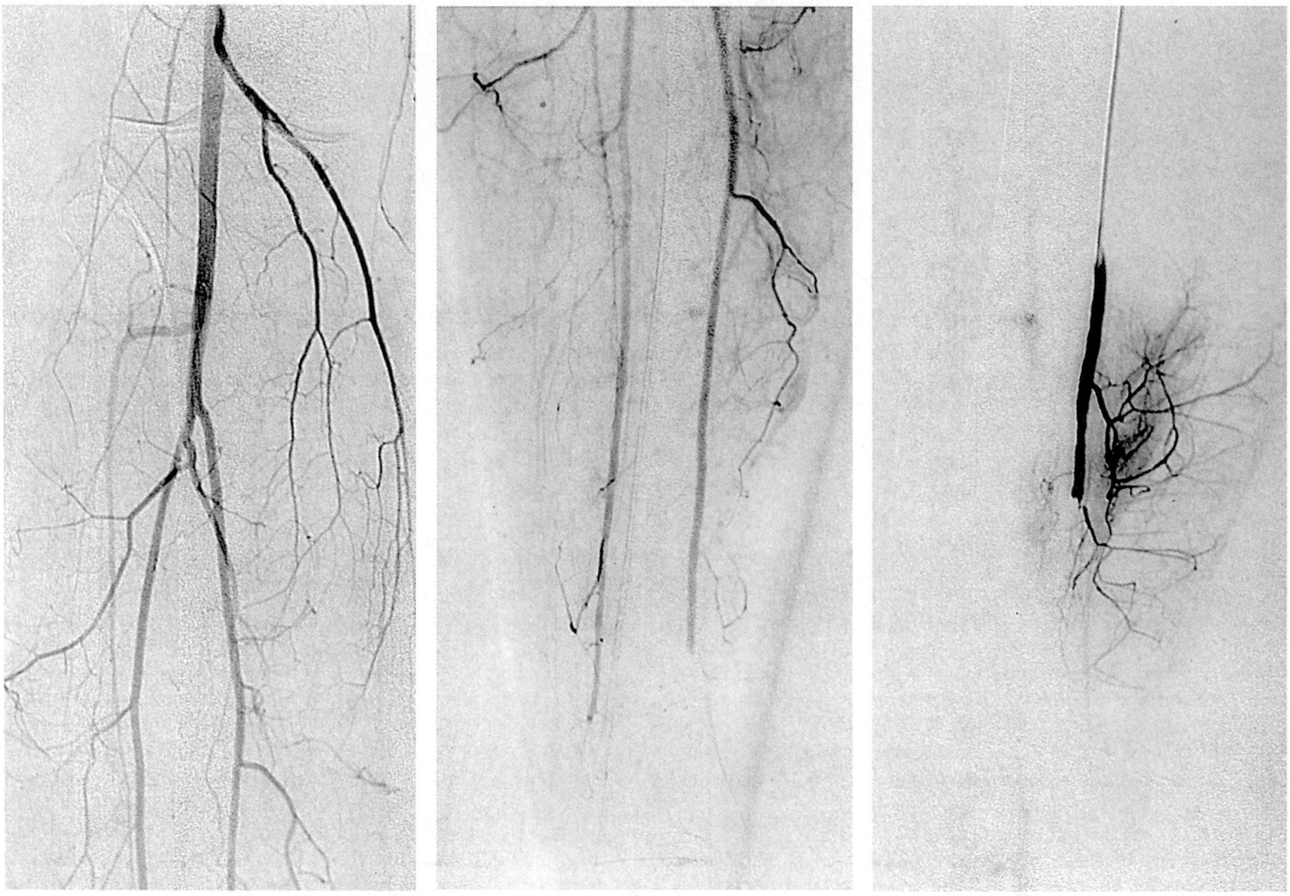

A　　B, C

图 6.4.6

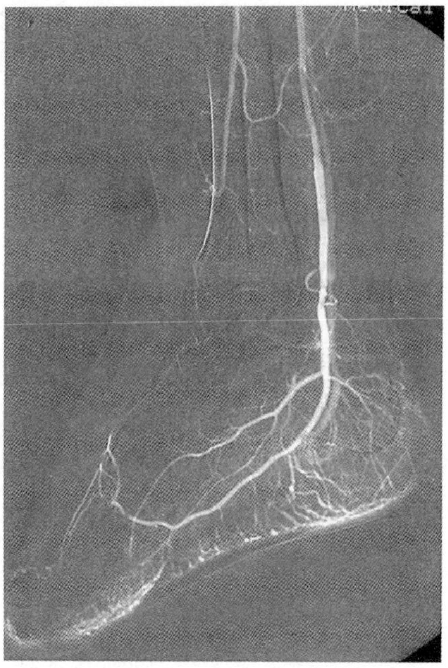

D

图 6.4.6(接上)

A:右下肢远端顺行性血管造影显示腘动脉及其分支通畅,但血流明显缓慢。B:更远端的动脉造影显示踝以上水平有 3 支动脉突然闭塞。 C:以胫后动脉为著。将一根 2.8F 的微导管推送到胫后动脉的闭塞处,开始注射 UK 24h,速度为 120 000 IU/h。局部应用硝酸贴敷剂,全身应用血管扩张剂。D:随访血管造影显示胫后动脉已充分通畅,胫前动脉没有再通。停止了灌注,病人恢复良好,缺血症状消退。

评论: Dawson 在给《放射学》杂志编辑的信中说,他利用 rt-PA 清除动脉和移植物内的栓子获得了很高的成功率。同 SK 相比,使用 rt-PA 可以显著降低截肢和出血的发生率。与 Meyerovitz 的报道相比,他利用 rt-PA 治疗的成功率达到了 80% ~90% 。尽管肝素多与 UK 并用,但 Dawson 建议不要把肝素和 rt-PA 一起用,并指出肝素会影响 rt-PA 的作用,而且不能减少与导管有关的血栓形成性的并发症。Dawson 还指出,应使用小剂量的 rt-PA(0.5 ~1.0mg/h),在其他研究中使用的剂量大约为上述剂量的 10 倍,但二者疗效相同。据他的经验,大剂量的 rt-PA 会引发更多的而且难以接受的并发症。快速溶栓既有它的优点,同时也加大了出血的危险性,使这一技术的应用受到限制。

6.4.7 下肢动脉急性闭塞的纤维蛋白溶解治疗

病例 6.4.7:

41 岁男性,左髋关节置换术后 10 天,因出现栓子发生左足急性缺血。

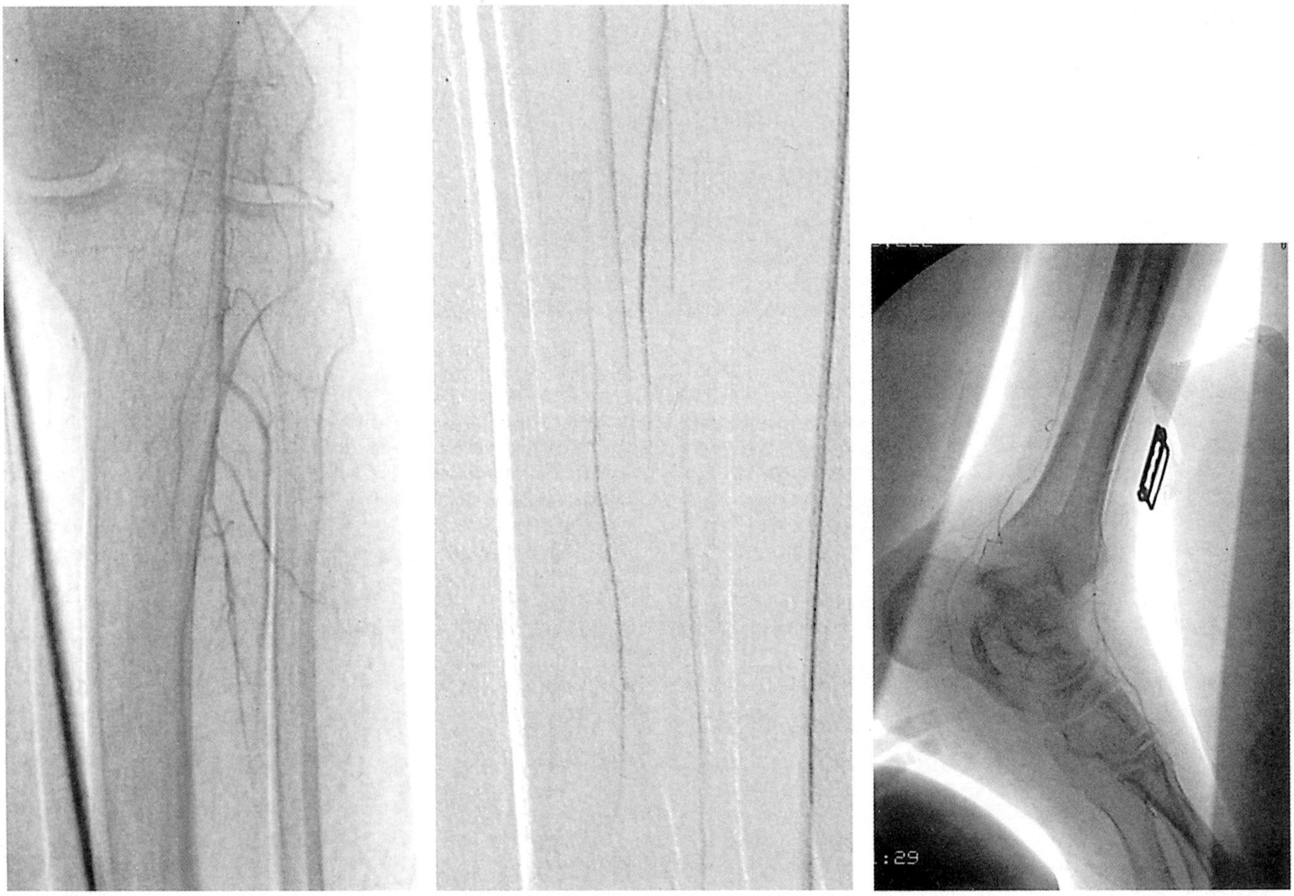

A B, C

图 6.4.7

A, B: 右下肢动脉造影显示血流缓慢, 胫动脉和腓动脉远端闭塞, 每 4h 经踝给予 5.08cm(2 英寸) 的硝酸贴敷剂。C: 以 4mg/h 速度灌注 rt-PA 6h, 末梢脉搏恢复, 停止灌注。随访小腿远端和足的动脉造影显示 3 条血管已通畅, 足背充盈良好。

评论: 对于肢体远端小动脉的治疗, 溶栓治疗明显优于外科治疗, 球囊血栓切除术对清除胫动脉远端和踝关节远侧小分支的狭窄疗效欠佳, 应尽可能选择灌注治疗, 要记住, 为达到通畅, 有时必须选择性灌注 2 或 3 条血管。痉挛是造成下肢远端血管闭塞的重要因素, 全身应用、局部灌注或应用血管扩张剂非常有效, 但这项治疗常常被忽略。溶栓失败与血栓溶解的不同程度有关。主要有: 因为出血, 不得不终止溶栓; 因为血栓不完全溶解, 不能恢复血流; 其他无法纠正的原因引起的血流受限。慢性机化的血栓通常与移植血管起始部的明显狭窄或自体血管狭窄有关, 此时不宜采用溶栓治疗, 而且一旦血管成形术或支架置入术不可行，那么整个治疗过程将全部失败。据报道，溶栓治疗的并发症发生率为17% ~30%。到目前为止，移植血管溶栓治疗最常见的并发症是出血（7% ~17%）。最常见的出血部位为动脉穿刺点，停止使用肝素并局部加压处理可以止血。但是，这需要肝素治疗，可导致治疗失败和持续的缺血。其他的出血部位是皮肤穿刺点（如静脉注射或肌肉注射点）。若有涤纶或聚四氟乙烯（ePTFE）移植物，偶可发现经移植物的外渗。手术吻合口也能引起渗漏和明显出血。远处的出血部位常位于后腹膜、胃肠道和生殖泌尿道。颅内出血是溶栓治疗最严重的并发症，可发生于0.5% ~1%的病人。治疗过程中常发生远端栓塞，持续灌注通常可以解决这一问题。败血症和再灌注损伤综合征也是与溶栓治疗有关的并发症，但不是溶栓治疗独有的并发症。

6.4.8 下肢动脉急性闭塞的纤维蛋白溶解治疗

病例 6.4.8:

80 岁女性，静脉性股浅－胫后动脉搭桥术后出现急性闭塞症状，伴足部严重缺血。拟行诊断性血管造影和溶栓治疗。

A 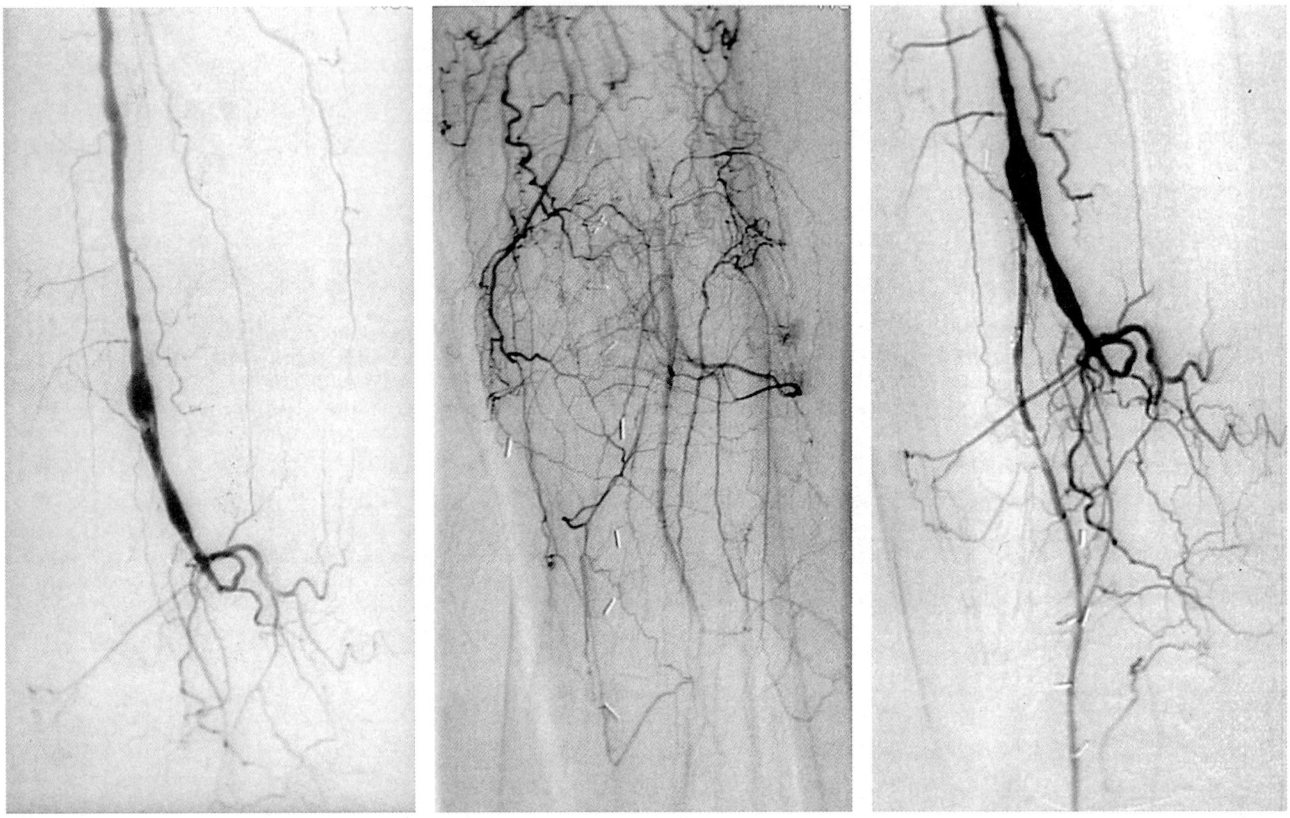 B, C

图 6.4.8

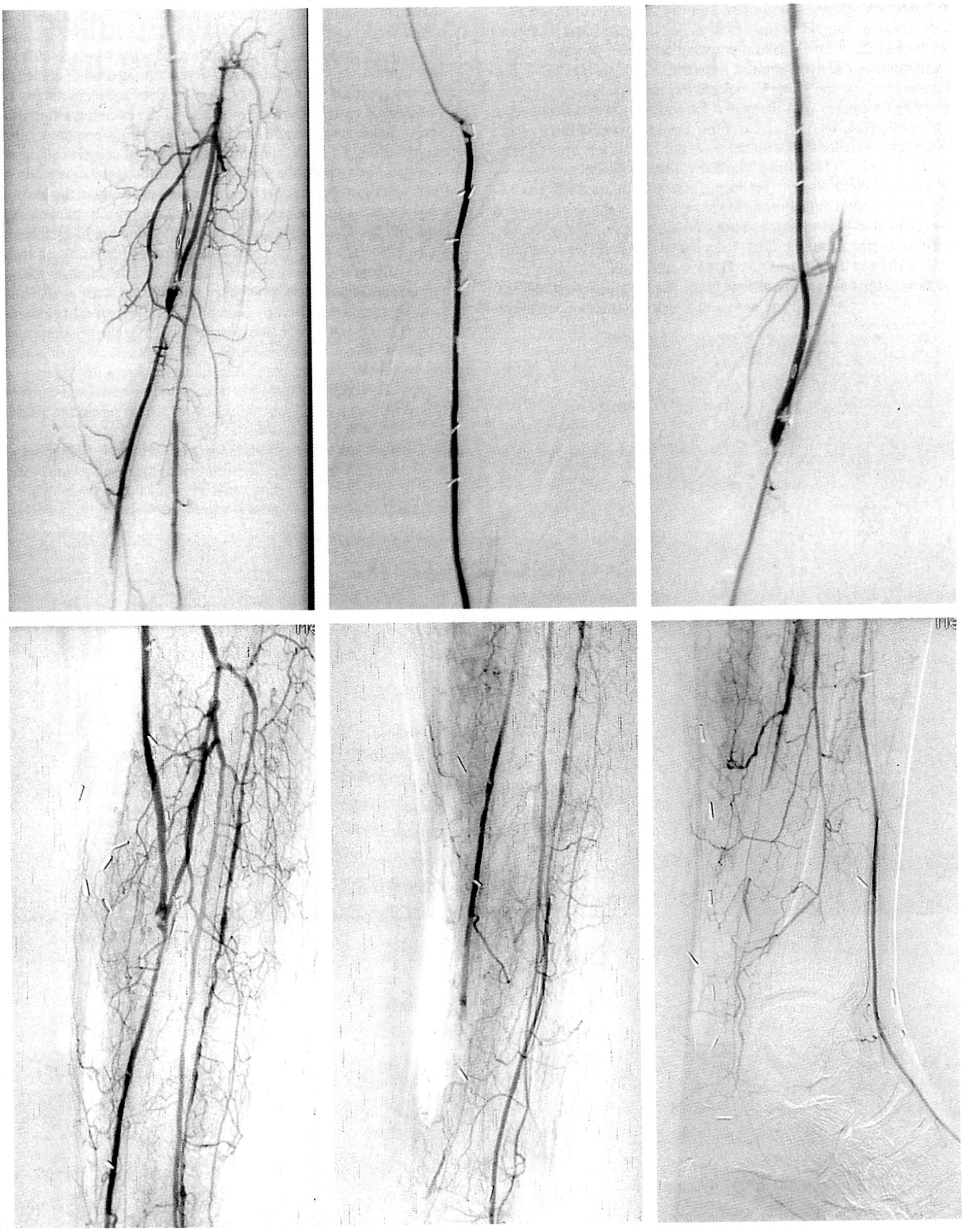

D　E, F

G　H, I

图 6.4.8(接上)

A：顺行性左腿动脉造影显示股浅动脉弥漫性病变，伴收肌管水平闭塞。B：进一步的远端血管造影显示腘动脉通过多根侧支血管部分重建。可以看到膝关节周围软组织内的一些金属夹。C：选择性插管至移植血管，随后脉冲式喷注 10mg rt-PA，显示移植静脉部分再通。D：移植血管远端血管造影，胫后动脉吻合口水平显示通畅。E, F：以 10mg/h 的速度输注 rt-PA 4h 后，移植血管再通良好，直至远端吻合口一直是通畅的。G, H：远端血管造影显示吻合口通畅，吻合口水平有小的充盈缺损。可以看到踝关节上方胫后动脉的更远端闭塞。但胫前动脉和腓动脉通畅，为足部提供了良好的血供。I：左足侧面观显示胫前动脉和腓动脉充盈很好。随后临床症状显著改善。

评论：尽管对下肢动脉搭桥血管急性闭塞使用溶栓治疗的意见不一，但因为外科去除血栓效果更差，溶栓治疗还是得到了广泛的应用。尽管成功溶解移植血管的血栓不能完全替代外科治疗，但通常可提供信息使外科治疗更局限和集中。对于大多数病例，除能去除血栓外，还能找到形成血栓的原发病变，并可进行经皮治疗。与外科取栓相比，溶栓治疗的另一优点是治疗远端顺行流动的血管和侧支，这些部位是球囊血栓切除术不能到达的。闭塞的移植血管再通可选择局部输注的方法，相似的剂量和技术也适用于形成血栓的自体动脉。欲成功地溶解血栓，不论是输注还是脉冲式喷射，都必须将导管放置于闭塞的血管内。若将导管置于移植血管起始部的上方进行灌注，血流会绕开血栓，将溶栓药物经侧支血管转流。脉冲式喷射治疗能使血栓暴露在高浓度的溶栓剂中，理论上可造成最小的全身反应。有时移植血管开口部位的插管有一定难度，特别是血管造影影像不能清晰显示移植血管残端时。有时可能碰到吻合口近端的严重狭窄，阻碍了移植血管的插管。导管一旦通过了狭窄段，就可以用前述的几种方法之一进行治疗。近端狭窄应在一开始就扩张还是治疗几个小时后等移植物再通后再扩张，就这一问题存在一些争论。延迟狭窄的扩张治疗可能会防止远端的血栓栓塞，但更可能引起移植血管形成新的血栓，即使持续输注溶栓剂和足够的抗凝剂亦然。我们主张在治疗开始时即扩张狭窄，这样进行溶栓治疗时就能增加移植血管内的血流，因为迅速恢复已形成血栓的移植血管的顺行血流是溶栓成功的关键。

6.4.9 下肢动脉急性闭塞的纤维蛋白溶解治疗

病例 6.4.9:

66 岁男性,发生急性左下肢疼痛,提示静脉性股－腘动脉搭桥血管闭塞。拟行诊断性血管造影,可能的话行溶栓治疗。

A

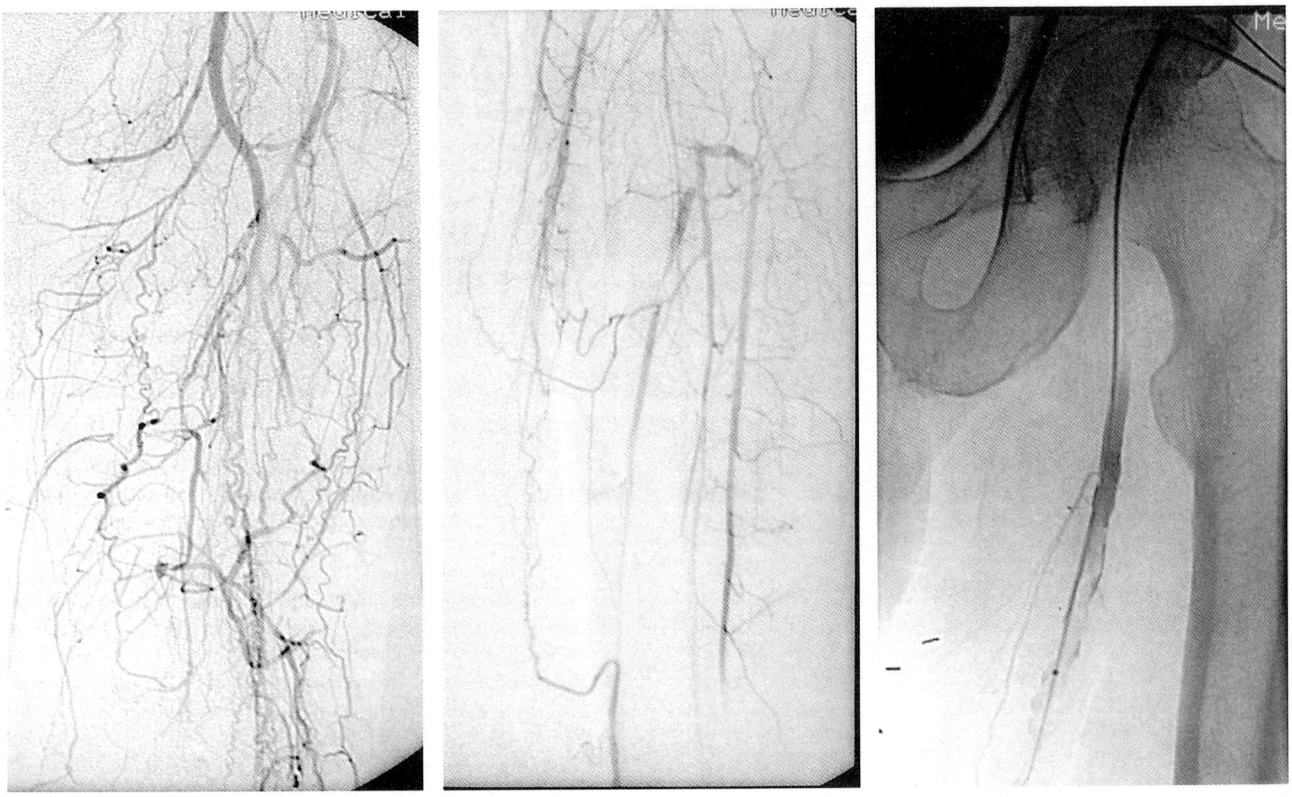

B, C

图 6.4.9

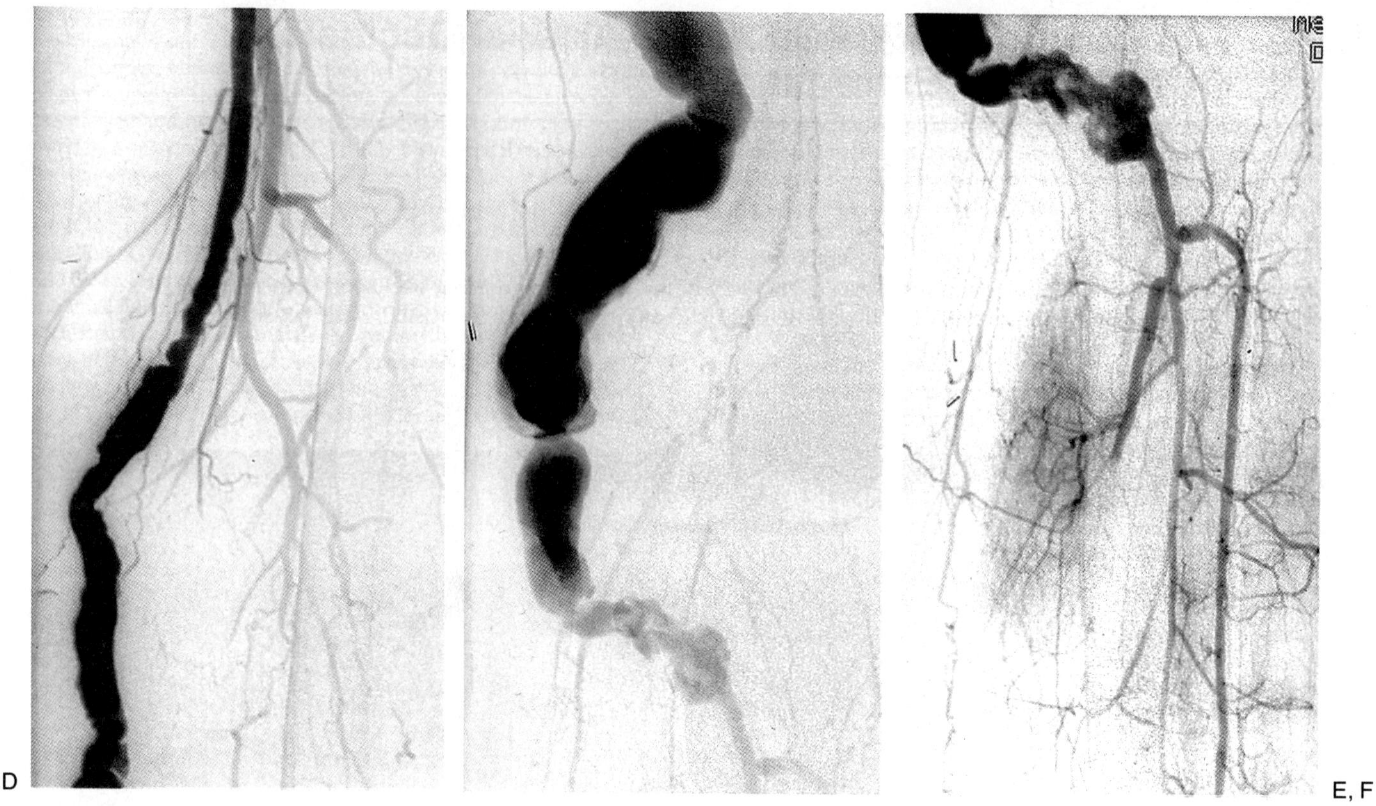

图 6.4.9(接上)

A:左下肢血管造影显示股浅动脉闭塞,伴有多发的侧支血管以及未重建的腘动脉。B:左下肢远端血管造影显示分成三叉的动脉重建,胫前动脉和部分胫后动脉通畅。C:顺行穿刺左侧股动脉,并向移植血管内插管,显示搭桥血管完全阻塞。脉冲式喷射尿激酶,以10 000 IU/h 的速度灌注尿激酶 24h。D:溶栓治疗后的随访血管造影显示移植血管通畅,但有广泛的血管病变,表现为多发性狭窄和动脉瘤样扩张,主要集中于移植血管中段和远段。E:移植血管远段和吻合口通畅。F:更远端血管造影显示动脉三分叉处部分通畅,但胫后动脉有残存的闭塞。停止了尿激酶灌注,病人临床症状改善。尽管移植血管足够通畅,但因病人没有合适的静脉行血管搭桥,于第二天行移植血管修复和人造血管置换。

评论:溶栓治疗搭桥移植血管闭塞的效果是不同的,取决于一些关键因素,包括移植血管的材料,形成血栓的时间,移植血管和吻合口部位潜在的闭塞性病变的程度和范围,以及远端血管血液顺行流动的通畅性。合成的移植血管比自体血管看起来更容易再通。一般情况下因为能得到早期诊断,通常血栓是比较新鲜的。即使血栓是陈旧的,也很少发生机化,并且很少粘连到移植血管上。在一组下肢移植血管栓塞的病例中,有 53% ~97% 的病人利用经导管溶栓得到了成功的治疗。然而,临床治疗成功率稍低,据报道为 66% ~87%。约有 64% 的病人需进行辅助性的手术或血管内介入治疗。但是,在评价形成血栓的搭桥血管溶栓治疗的效果时需考虑多个因素。如最初放置移植血管时选择病人的标准、相关的血管疾病的严重程度、心脏状况、高凝状态、操作医生的技术熟练程度和判断水平及病人的依从性,都影响首次移植血管的通畅程度,并将影响溶栓治疗后移植血管二次通畅持续的时间。再通后移植血管的状态对保持其长期通畅是非常重要的。严重病变的移植血管伴弥漫性狭窄或动脉瘤样扩张,如果不做血管修补和人造血管置换的话,将不能保持其通畅。当需要置换时,可用于移植血管置换的静脉的来源常常是一个问题,常使用人造的合成血管。

6.4.10 下肢动脉急性闭塞的纤维蛋白溶解治疗

病例 6.4.10:

69 岁女性，发生急性左下肢疼痛，提示静脉性的股－胫动脉搭桥血管闭塞。首先进行了诊断性血管造影,第二天拟行溶栓治疗。

A B, C D E, F

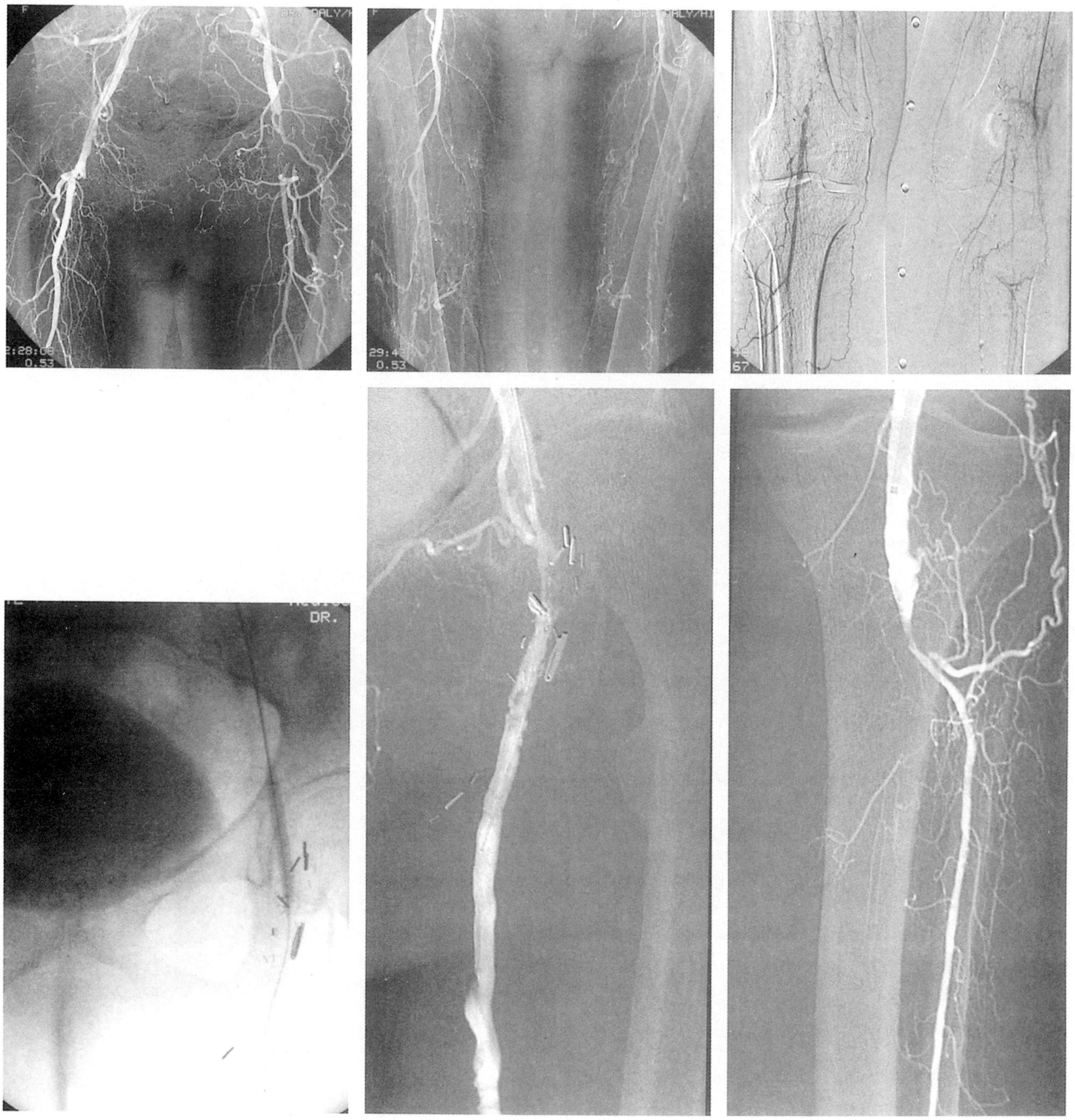

图 6.4.10

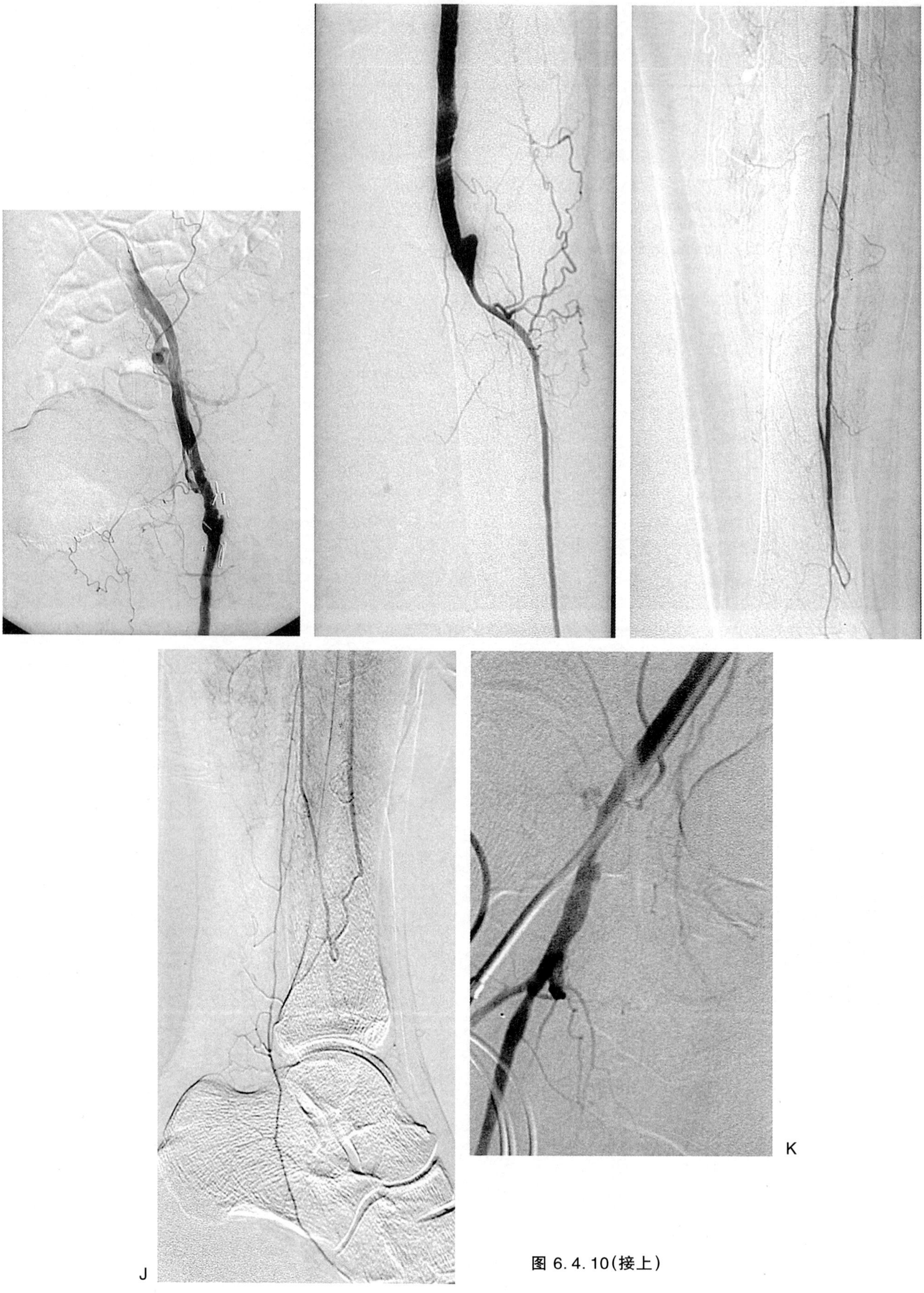

G H,I J K

图 6.4.10(接上)

A：盆腔和下肢近端动脉造影显示左股总动脉阻塞，伴左股深动脉重建及左股浅动脉和搭桥血管闭塞。B：远端动脉造影显示双侧股浅动脉闭塞。C：膝关节水平血管造影显示右侧腘动脉及远端分支重建，左侧腘动脉及分出的三支血管闭塞。D：经对侧入路，用一个 6mm×4cm 的球囊行左股动脉血管成形术。E，F：用 250 000 IU 尿激酶行脉冲式喷射溶栓。溶栓后可以看到移植血管一定程度的通畅。G，H：以 100 000IU/h 的速度灌注尿激酶 18h。随访血管造影显示移植血管的通畅性得到了改善，伴有充足的流入单根血管的顺行血流。I，J：远端血管造影显示至踝关节水平的胫前动脉通畅，DP 闭塞。但是胫后动脉在踝关节以下水平通畅。K：此时终止灌注，右腹股沟处发生了明显的出血。血管造影显示上次诊断性血管造影的穿刺部位有一个小的假性动脉瘤，经局部加压处理病灶消失。

评论：可以直接向已经形成血栓的外周血管内输注小剂量的溶栓药，这改变了急性动脉闭塞的传统治疗方法。目前应用的技术有利有弊，决定治疗措施时必须权衡利弊。病人的临床表现和病情各异，需要相关的一组医生来处理病人。

拔除导管后，穿刺部位可能有不同程度的出血，经常需要延长压迫时间。在极少数的病人中，可能需要对穿刺的动脉行手术修补。我们建议停止治疗后至少等 1h 方可从动脉内拔除导管或导管鞘。远离穿刺部位的出血是非常严重的而且很难治疗，并发症发生率和死亡率较高，尤其是头部或胃肠道出血。

并发远端血栓栓塞会潜在性地威胁肢体，甚至可导致截肢。与假性动脉瘤形成有关的局部并发症可通过前述的在超声监视下延长压迫时间来处理，当持续存在假性动脉瘤时可行手术修补。

用液体替代疗法治疗出血可引起超负荷。液体负荷可导致病人出现充血性心力衰竭，故应该严格控制，将输液量保持在最小的范围内。

在溶栓治疗过程中，最常见的问题是不能正确地处理出血。在重症监护病房中，未及时认识出血并且未能及时与介入放射科医生联系也是溶栓治疗中常见的问题。及时手术减压能减轻肢体神经的损伤。必须提前意识到颅内出血的可能，多数此类病人在早期即有严重的头痛，必须立即终止溶栓治疗。

6.4.11 下肢动脉急性闭塞的纤维蛋白溶解治疗

病例 6.4.11:

71 岁女性,肥胖病人,发生急性左下肢疼痛,提示静脉性的股-腘动脉搭桥血管闭塞。诊断性血管造影后准备行溶栓治疗。

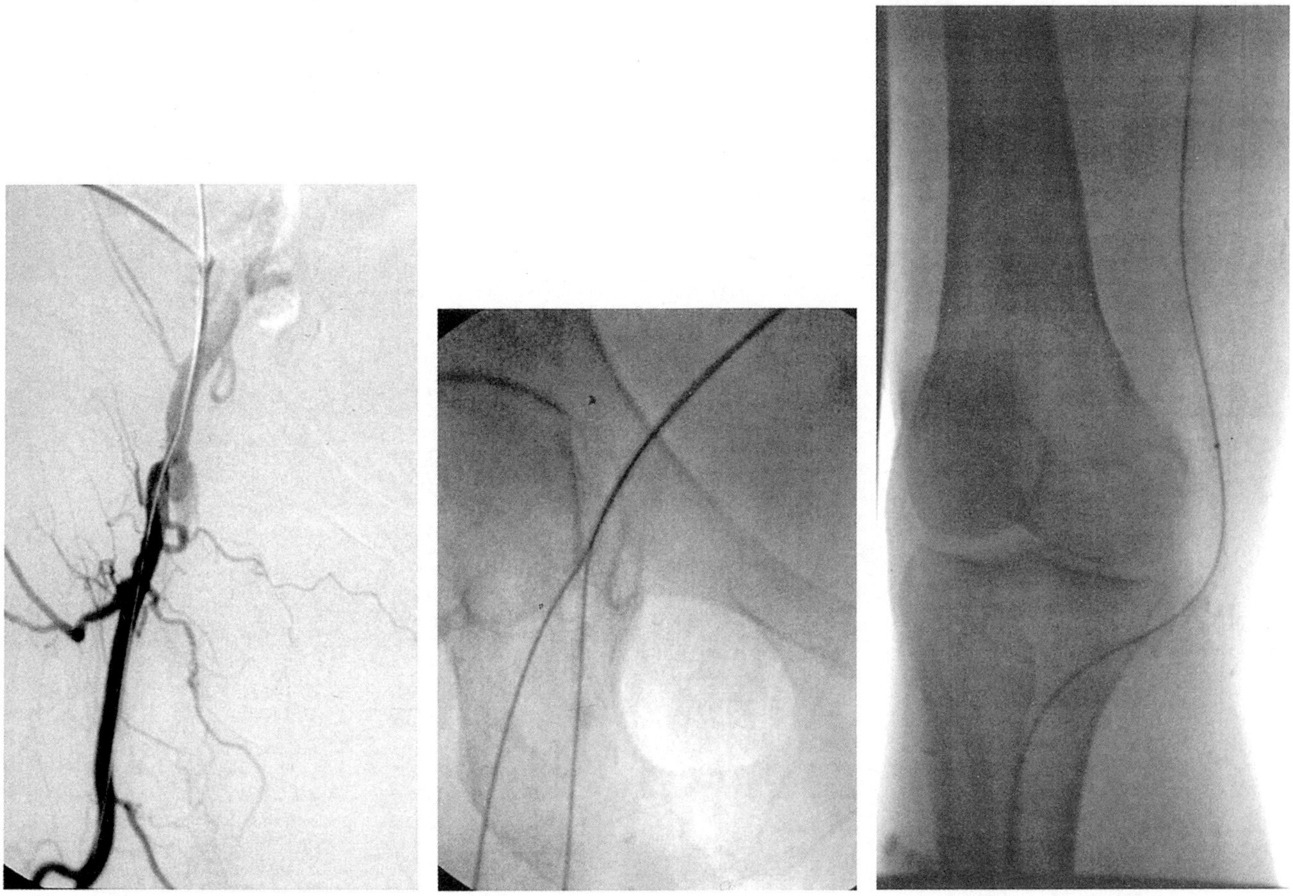

A B, C

图 6.4.11

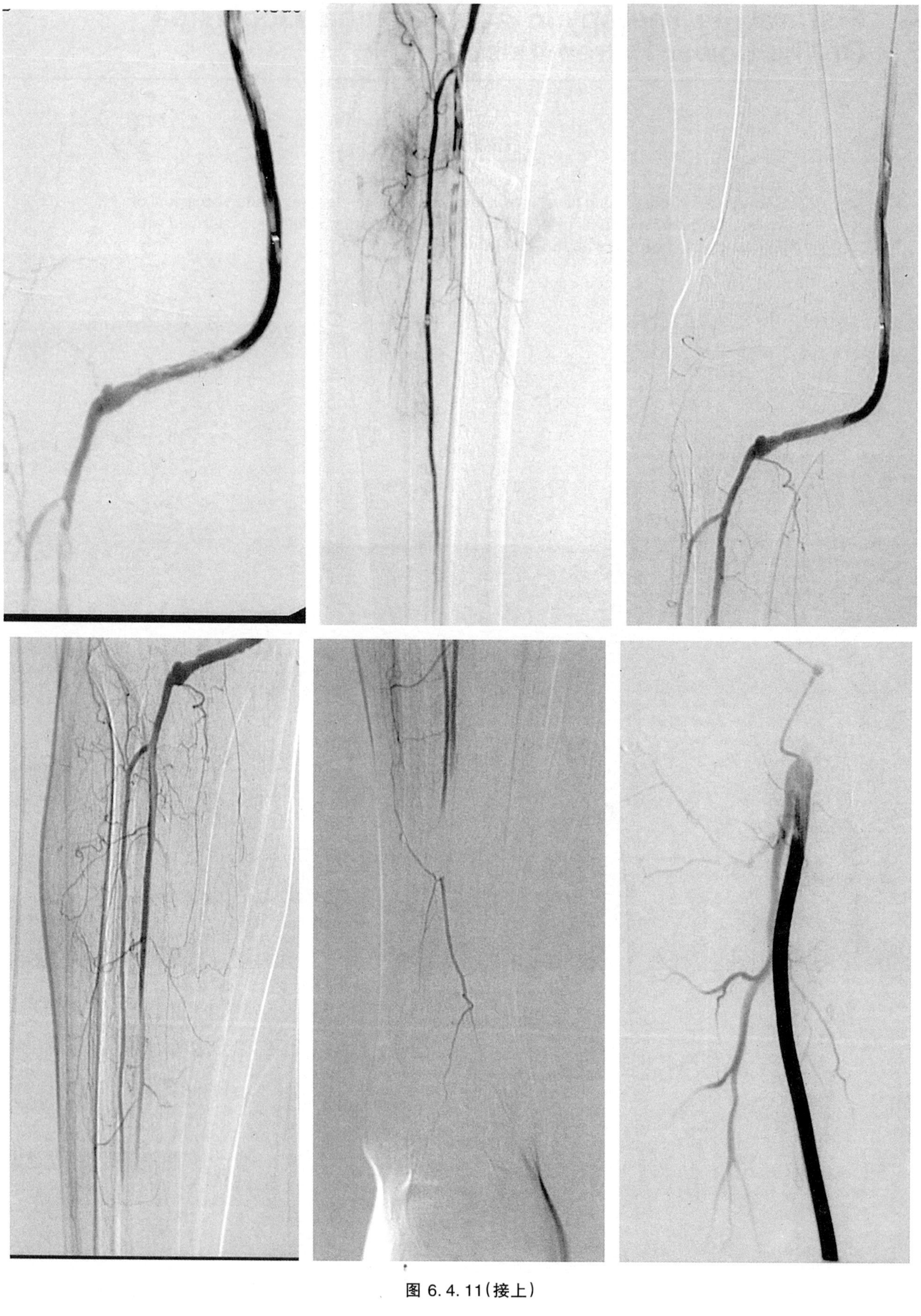

D

E,F

G

H,I

图 6.4.11(接上)

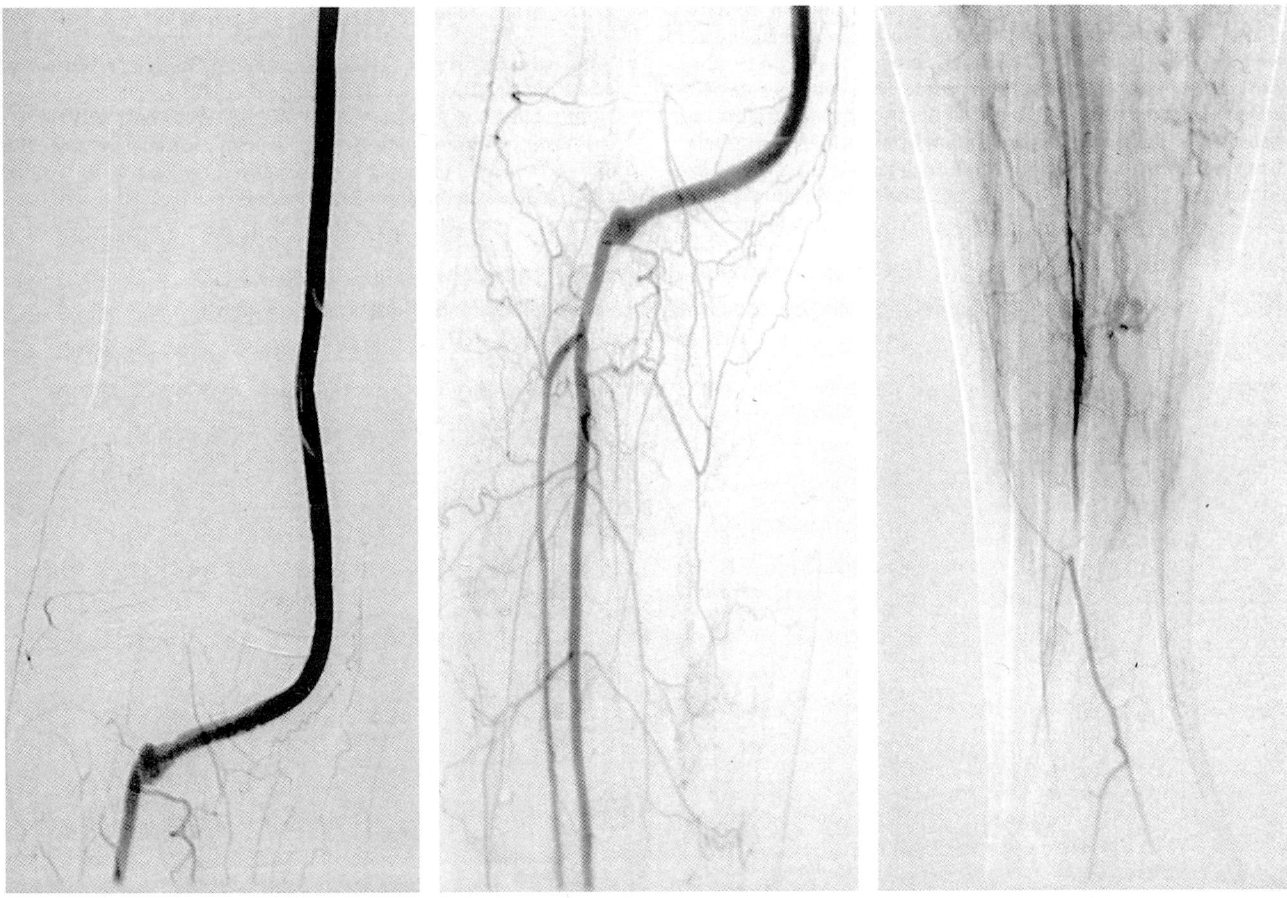

J　　K,L

图 6.4.11(接上)

A:由于病人巨大的腹部隆起,右侧股动脉内顺行放置的支架位置太低。血管造影显示股深动脉通畅,还可见到股-腘动脉移植物的一小段残端。没有发现股浅动脉。使用一根可转向的导丝多次试图将导管插入移植物的起始处,但失败了。B:把一根直导丝作为安全导丝留置在股深动脉内,将导管鞘向后推恰好使第二根导丝插入到闭塞的移植物内,拔出安全导丝,然后将其放置在一个合适的位置。C:把一根脉冲式注射用导管推送到移植物内,注入 5mg rt-PA 进行溶栓治疗。注意导管的标记。D:立即随访血管造影显示移植物已通畅,伴有一些远端的残留闭塞。E:更远端的血管造影显示远端顺行流动的血管闭塞。F:以 50mg/h 的速度注入 rt-PA 5h。溶栓治疗后立即看到移植物及远端吻合口通畅。G,H:更远端的血管造影显示血栓延伸到胫后动脉和腓动脉内,胫前动脉内也有多个局灶性的血栓。I, J, K:减少了 rt-PA 的输入量,维持在 2mg/h,持续灌注了 10h。随访血管造影显示移植血管、吻合口和三分叉处通畅。L:更远端的血管造影显示颈动脉通畅,但远端仍有阶段性闭塞。除远端动脉闭塞外,病人脚部的血液灌注明显好转。停止注入 rt-PA,病人情况很好。

评论:腹股沟下的移植血管是最常见的进行溶栓治疗的移植物。治疗成功率为 57% ~91%,未经筛选的病人 1 年通畅率为 20% ~56%。移植物的材料是影响其通畅时间长短的重要因素之一。早期失败(发生于前几周内)主要是由于手术技术因素以及血流不够充分所造成的,而不是溶栓治疗本身的失败。过了这段时间以后,ePTFE 移植物治疗失败的最常见原因是进行性的粥样硬化性血管病变,主要发生于远端血管

（占病例数的 30% ~81%）。ePTFE 移植血管血栓形成的第二个最常见的原因是内膜增生累及了吻合口远端或近端（占病例数的 20%）。静脉性移植物血栓形成的主要原因是移植物本身固有的病变，如局部狭窄、瓣膜纤维化、钳夹部位内膜增生或者慢性缺血引起的管腔弥漫性狭窄（占病例数的 50%）。吻合口远端或近端的内膜增生以及进行性的粥样硬化性血管病变也是使静脉性移植血管失效的很重要的原因。人工合成的移植物比静脉移植物溶栓治疗的成功率高。对于静脉移植物，即使完全清除了血栓以后，管腔严重狭窄处的血流也不够充足。但是，一旦血流成功地恢复正常，静脉移植物即可能有较好的长期通畅率（1 年通畅率为 70%）。两种移植物之间还有一个区别就是 ePTFE 移植物的流出端能形成血栓，而静脉移植物很少发生。这种血栓的不断发展以及由此产生的不利结果也降低了 ePTFE 移植物的长期通畅率。静脉移植物内部及 ePTFE 移植物末端的许多病变可采用血管成形术治疗，当血管成形术失败或不可行时，还可以手术切除或再次植入移植物。

同腹股沟下的搭桥血管相比（成功率为 59% ~68%），主动脉－双侧股动脉移植血管进行溶栓治疗的效果更好（成功率为 85% ~91%），很可能是由于主动脉－髂动脉段的血管腔比较大而且血流充足。

6.4.12 下肢动脉急性闭塞的纤维蛋白溶解治疗

病例 6.4.12:

78 岁女性,发生急性右下肢疼痛 24h，提示静脉性股－胫动脉旁路阻塞。实施了诊断性血管造影。

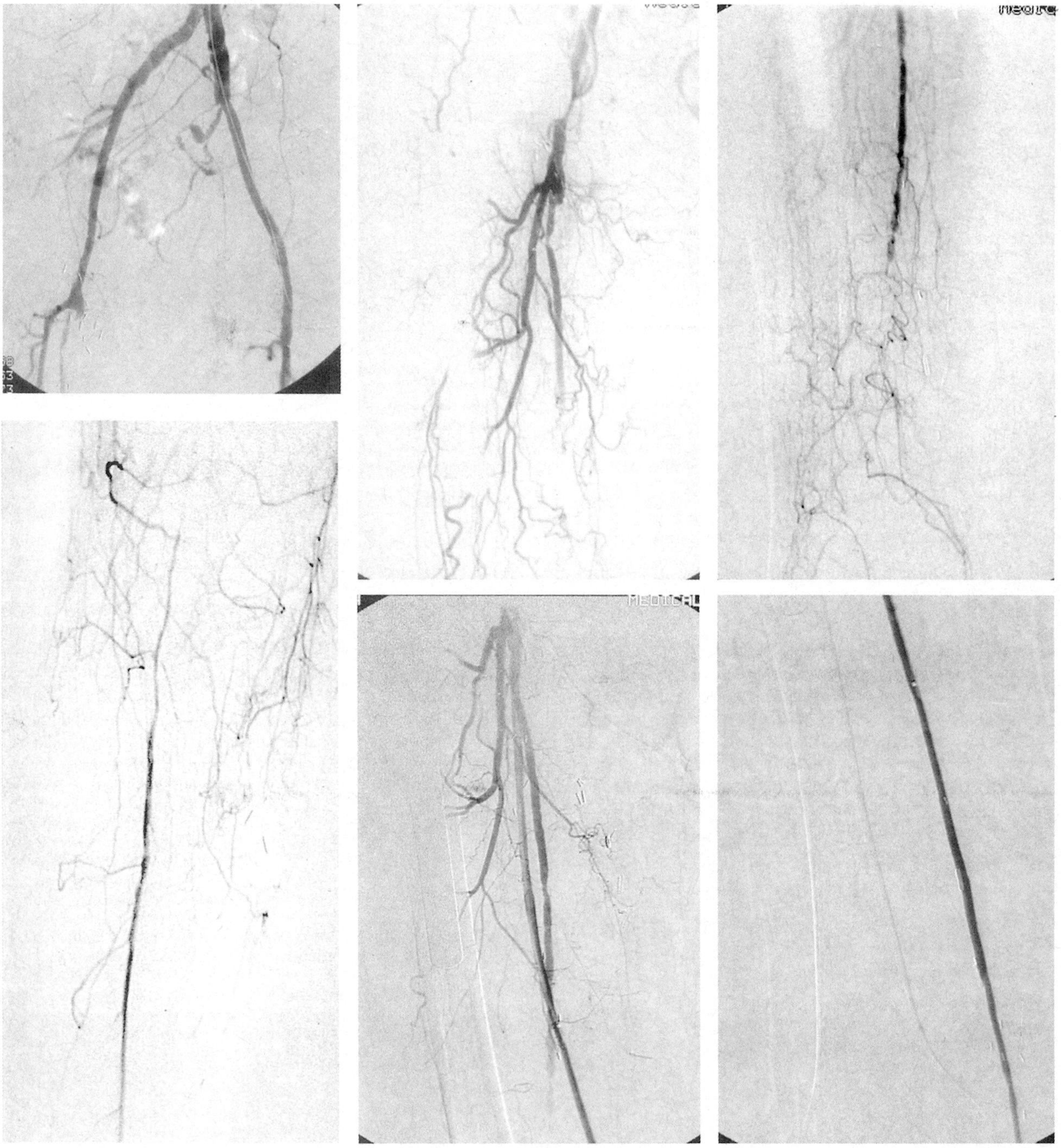

A B, C D E, F

图 6.4.12

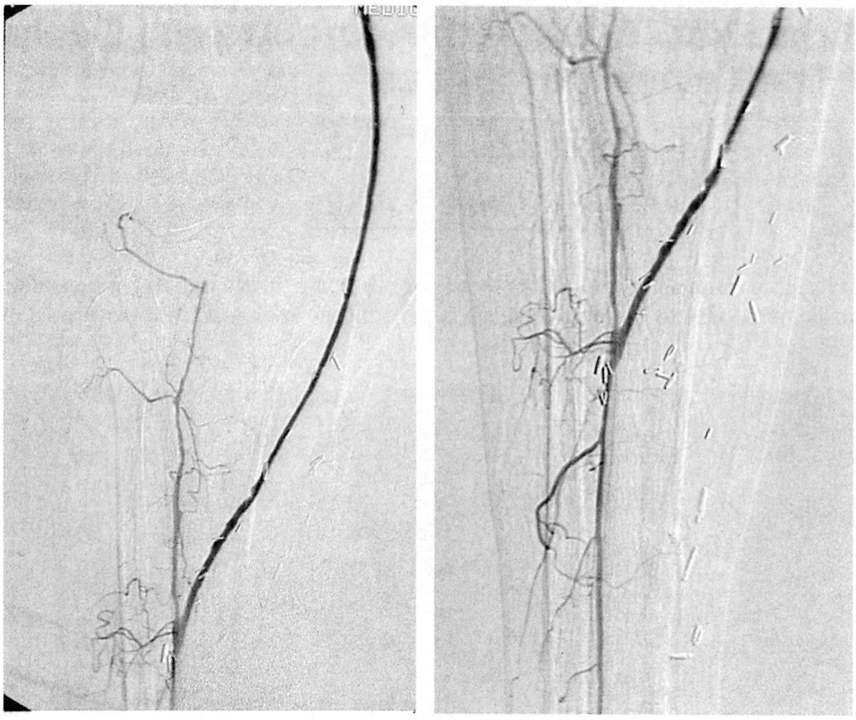

G　　　　H

图 6.4.12(接上)

A:髂动脉血管造影斜位片显示右侧股－胫动脉移植物近端闭塞。可以看到起自右侧股动脉内的一小段残端。B:选择性右下肢血管造影显示 SFA 闭塞及股深动脉内的病变。C:远端血管造影可见到病变及闭塞的 SFA 和腘动脉。D:膝以下水平显示只有一支远端动脉重建(腓动脉)。E, F, G, H: 经对侧插管进入右侧移植物内, 脉冲式注射 10mg rt-PA(未显示), 然后输入 rt-PA 5h, 速度为 5mg/h。最后血流通畅, 腓动脉充盈良好。

评论: 选择合适的病人进行溶栓治疗对保障治疗的成功和安全是一个重要的因素。在血管手术或有创性的血管造影术后过早使用溶栓药会大大提高缝合部位和穿刺部位出血的概率。对血管闭塞引起的不可逆性缺血进行溶栓治疗也是一个错误的认识。对无症状或症状轻微的病人不应进行有创性溶栓治疗。因此, 对每个病人应具体情况具体分析。溶栓治疗是强有力的措施, 但许多有血管性疾病的病人使用了过量的溶栓药,这样做有时是弊大于利的。

如果对医护人员进行适当的培训, 并且让护士熟悉溶栓治疗, 像这样违反规定过量使用肝素或随意应用溶栓药的情况就很容易避免了。

目前认为, 大多数溶栓治疗的并发症是由于处理不当或未能及早识别造成的。出血就是一个很好的例子。虽然出血非常常见, 但是当病人在监护室内进行监护时, 护理人员常常忽视了他们可能发生的出血。停止输入肝素能使大部分的出血得到控制或改善, 尤其是使用 UK 的病人。使用 rt-PA 的病人,开始应该使用小剂量的肝素, 有些病人根本就不需要用肝素。当出血非常严重的时候, 应停止治疗并采用临床或影像学方法评估出血的范围和程度, 从而重新估计病人的病情。出血的早期治疗非常关键。

6.4.13 下肢动脉急性闭塞的纤维蛋白溶解治疗

病例 6.4.13:

68 岁女性，发生急性左下肢疼痛，提示静脉性的股动脉 – 腘动脉搭桥血管闭塞。此前病人曾做过 4 次移植物修补术。对病人实施了诊断性血管造影，然后又进行了溶栓治疗。在手术过程中，由于药房的 UK 用完了，最后不得不使用 rt-PA 来进行治疗。

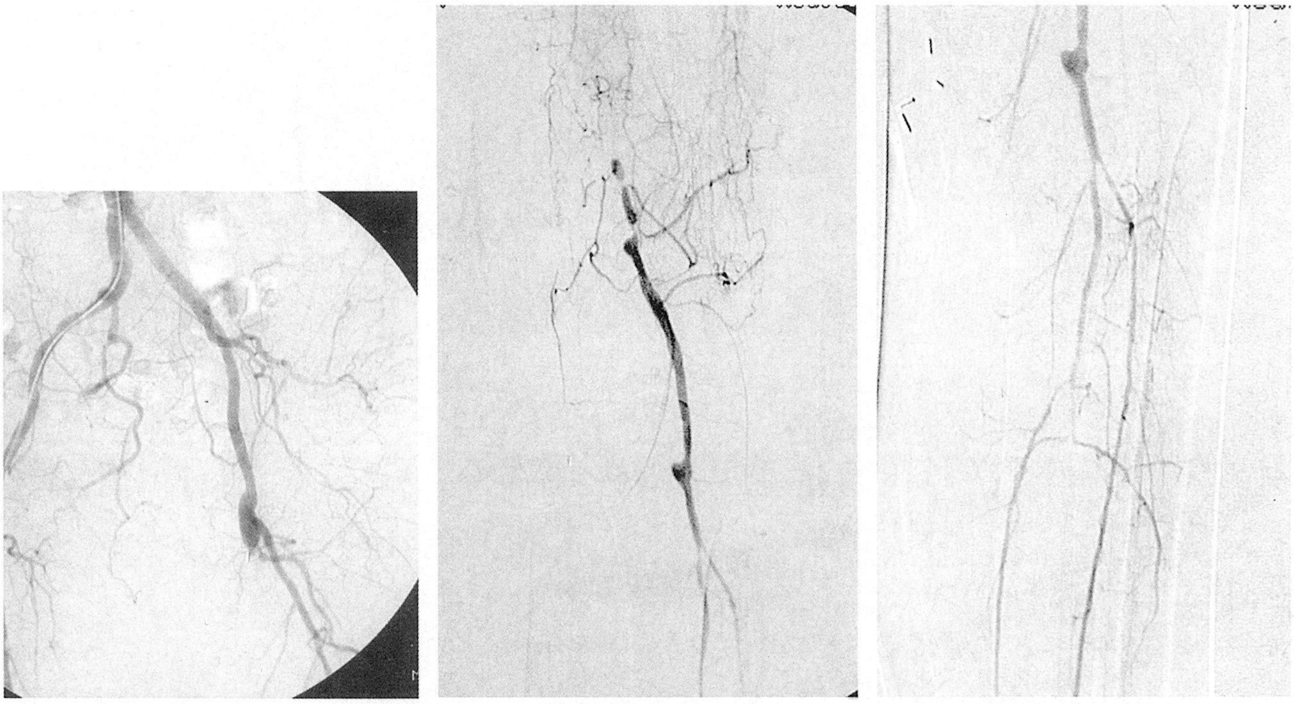

A B, C

图 6.4.13

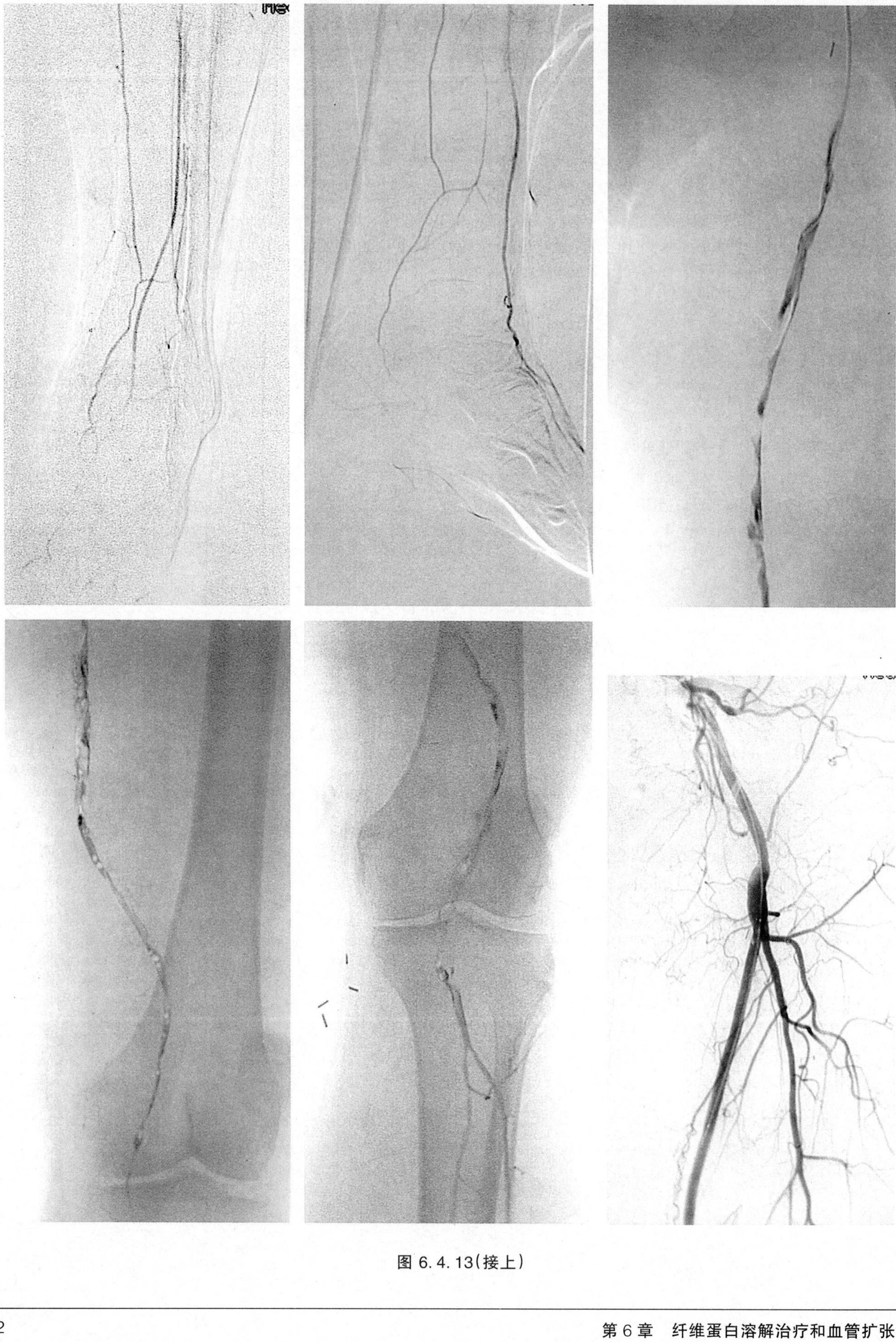

D　E,F　G　H,I

图 6.4.13(接上)

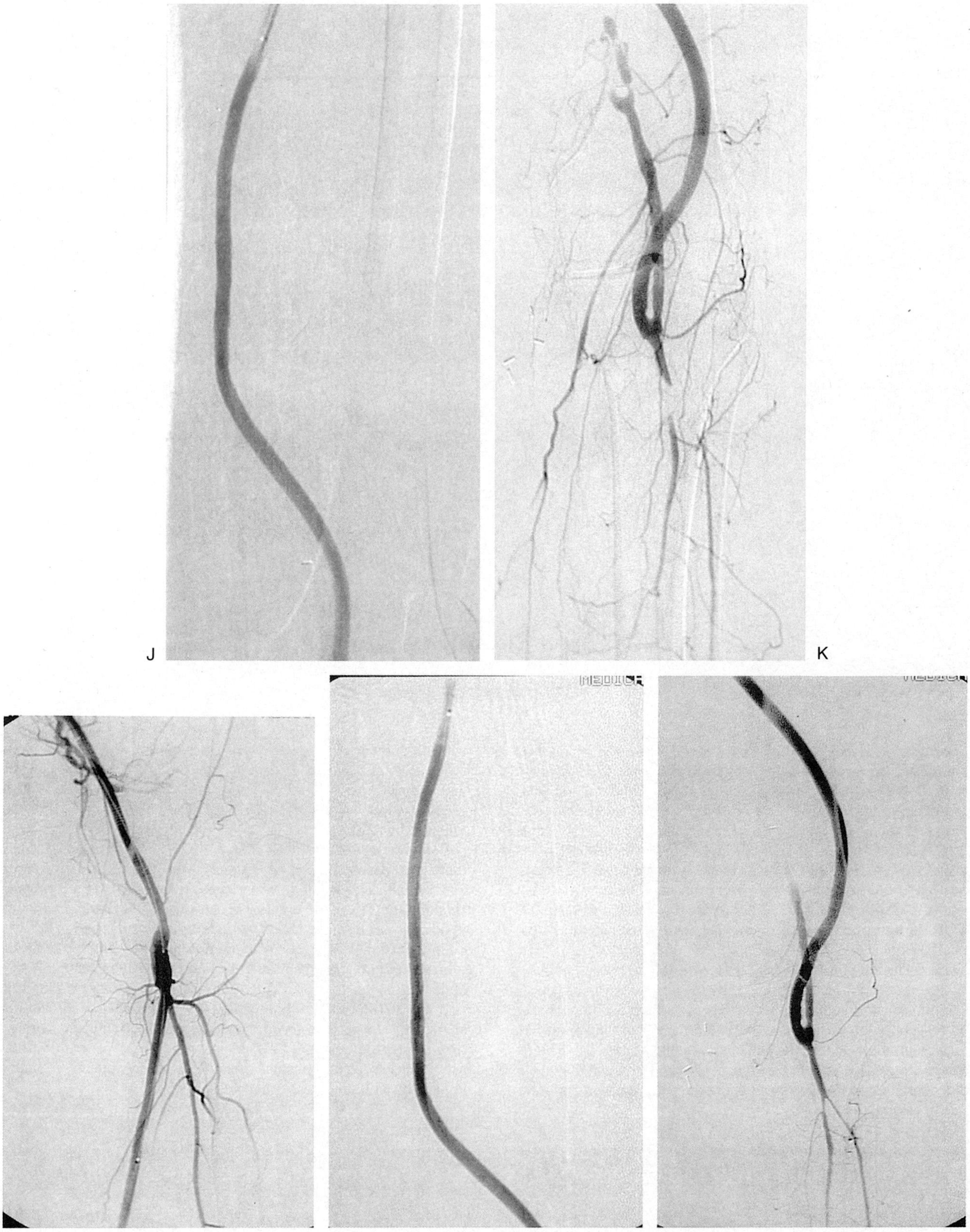

J K L M,N

图 6.4.13(接上)

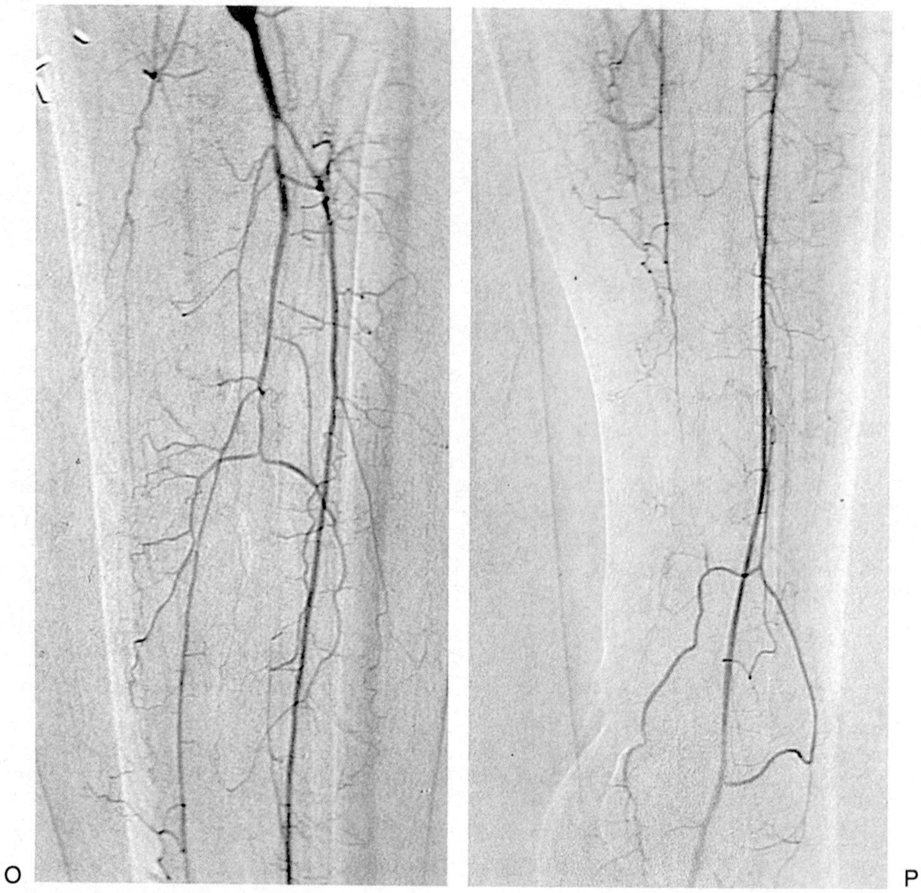

图 6.4.13(接上)

A：盆腔血管造影显示左下肢的移植血管于吻合口水平闭塞。B：腘动脉重建。自腘动脉移植血管吻合口远端可以看到两个假性动脉瘤。C，D，E：远端的血管造影显示胫前动脉、胫后动脉及踝以下的血管通畅。可以看到通畅的足背动脉。F，G，H：脉冲式注入UK后移植血管部分再通。可以看到移植血管内多发的充盈缺损，但是可以观察到血液的流动。I，J，K：在12h内注入UK150 000 IU后，恢复血流。可以看到移植血管全程通畅。血块向远处移动进入到血管的三岔口内，使近端胫动脉闭塞，需继续输入药物。L，M，N：此时，药房的UK用完了，用rt-PA继续治疗5h，灌注速度为5mg/h。最后血管再通，并且足部血供良好。O，P：造影显示血液灌注良好，包括踝部远端的血管。停止了治疗。在最后阶段，病人右侧的腹股沟轻度出血，停止了rt-PA灌注，并且经人工加压控制了出血。

评论：利用rt-PA对周围动脉行溶栓治疗的原则不尽相同，有的学者建议用很小剂量的rt-PA。Decrinis建议用10mg rt-PA加上300IU的肝素，输注6h，如血管造影未显示再通则再输注6h。整个治疗过程总共重复4次，还可行血管成形术（如有必要），并使用肝素（1 000 IU/h，在48h内），然后口服抗凝剂作为长期的治疗。在本组的200例病人中，未使用药物机制的溶栓。对于血栓形成或栓子引起的闭塞，这种治疗方案的成功率分别为58%和88%。68%的血栓形成性闭塞和92%的栓子引起的闭塞，在病人出院时证实临床症状有明显改善。

在血管造影中，分支血管的通畅性对栓子性闭塞的再通率没有显著的影响。在血栓形成性闭塞中，没有通畅的分支血管的病人首次再通率为36%，至少有一支通畅的分支血管的病人首次再通率为60%。前12个月内的死亡率为14%。有三支分支血管的病人发生再闭塞的比例为24%，有两支、一支以及没有通畅的分支血管的病人发生再闭塞的比例分别为35%、41%和65%。

6.5.1 慢性动脉闭塞的纤维蛋白溶解治疗

病例 6.5.1:

63 岁女性, 出现动脉闭塞的症状, 包括左下肢静息痛 3 个月。

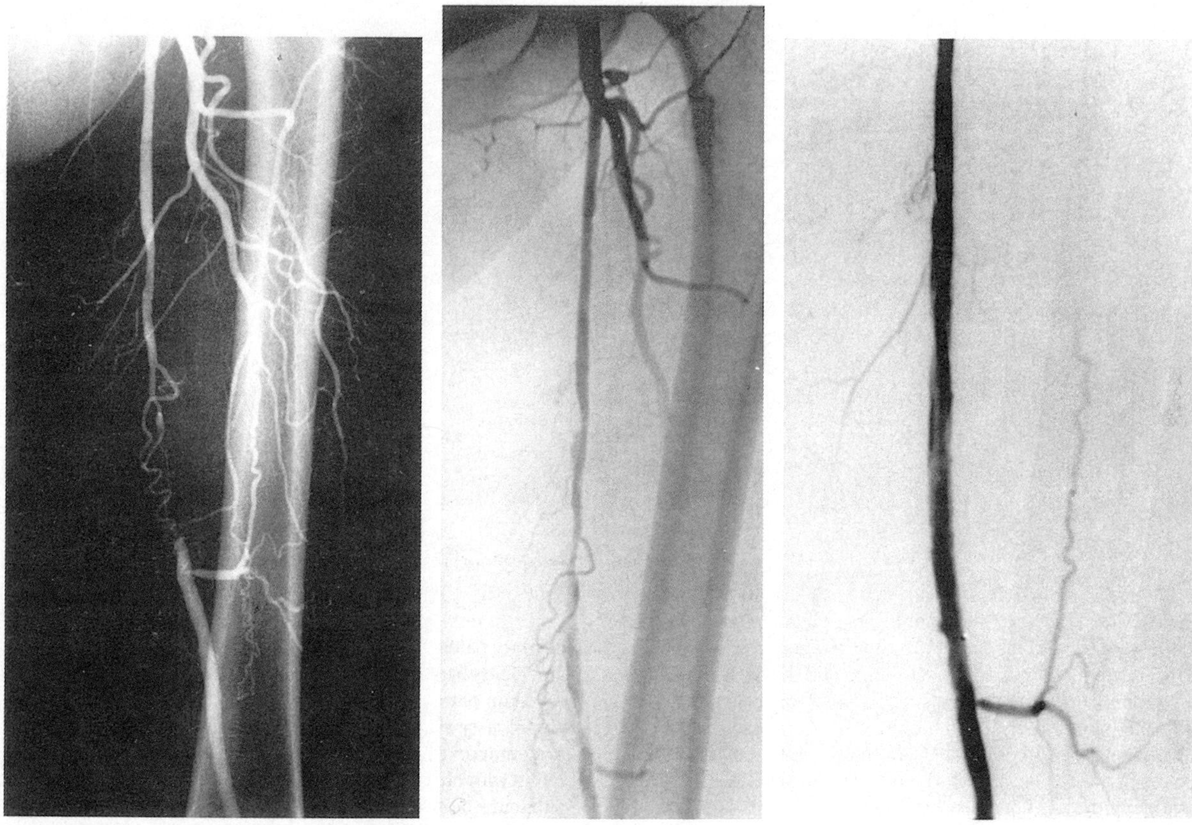

A　　B, C

图 6.5.1

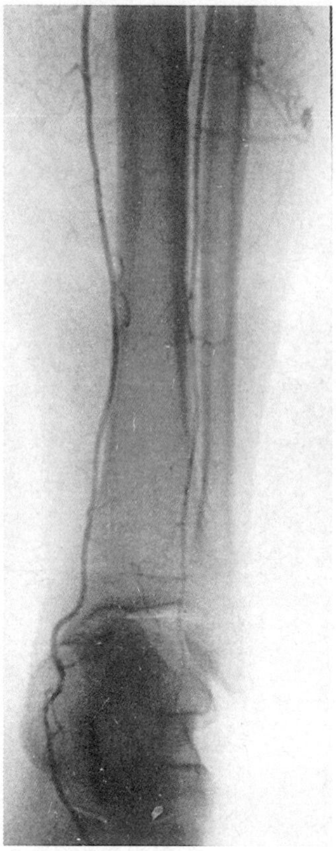

D

图 6.5.1(接上)

A:血管造影显示收肌管附近的股浅动脉远端 5cm 处的一段闭塞。可以看到由股深动脉供应的侧支循环。在远端，病人有一个经过胫后动脉并穿过脚踝的很好的血管顺行流动。B:输入 UK 21h 后,重建了 SFA 的中段及远段，并发现了多灶性的狭窄性病变，最严重的一处位于收肌管，狭窄程度为 90% 。C：用一根 5mm × 2cm 的球囊导管成功地实施了血管成形术后再进行血管造影。血管造影显示 SFA 中段及远段的治疗效果良好。D:远段的分支血管显示了胫后动脉血流改善,胫前动脉远段的血流也增多。

评论:溶栓治疗对于慢性或亚急性动脉闭塞是有效的。在一篇文献中，报道了对 237 例自体动脉闭塞的病人实施动脉内输注 UK 治疗的情况。在这些病人中,70 例(30%)为急性闭塞,26 例(5%)为亚急性闭塞,141 例(59%)有超过 3 个月的慢性症状。其中,60 例(86%)急性闭塞、20 例(77%)亚急性闭塞、106 例(75% ）慢性闭塞的病人，达到了完全溶栓的治疗效果。根据需要,还进行了辅助性的介入治疗。长期随访显示急性、亚急性和慢性闭塞的初次再通率分别为 87% 、85% 、76% 。保持血管通畅所需的辅助治疗是不同的，介入治疗医生必须熟悉血管成形术、支架置入术及目前临床中使用的新型的溶栓导管系统。

长期的随访发现，慢性闭塞的病人不如急性或亚急性闭塞病人恢复得好。他们的临床预后较差，其首次再通率也较低，急性或亚急性及慢性闭塞远期疗效的不同可能是继发于慢性闭塞病人周围血管病变的范围扩大。虽然慢性闭塞的远期疗效并不是最理想的，但是在手术治疗前，溶栓加上辅助性的介入治疗仍然可使 72% ~76% 的病人血管恢复通畅。

6.5.2 慢性动脉闭塞的纤维蛋白溶解治疗

病例 6.5.2:

59 岁女性，发生严重跛行 12 个月。胫部动脉搏动消失，但是可用多普勒超声探测到。左脚冰冷，脚趾呈紫色。临床检查提示为慢性动脉闭塞伴左脚严重缺血。

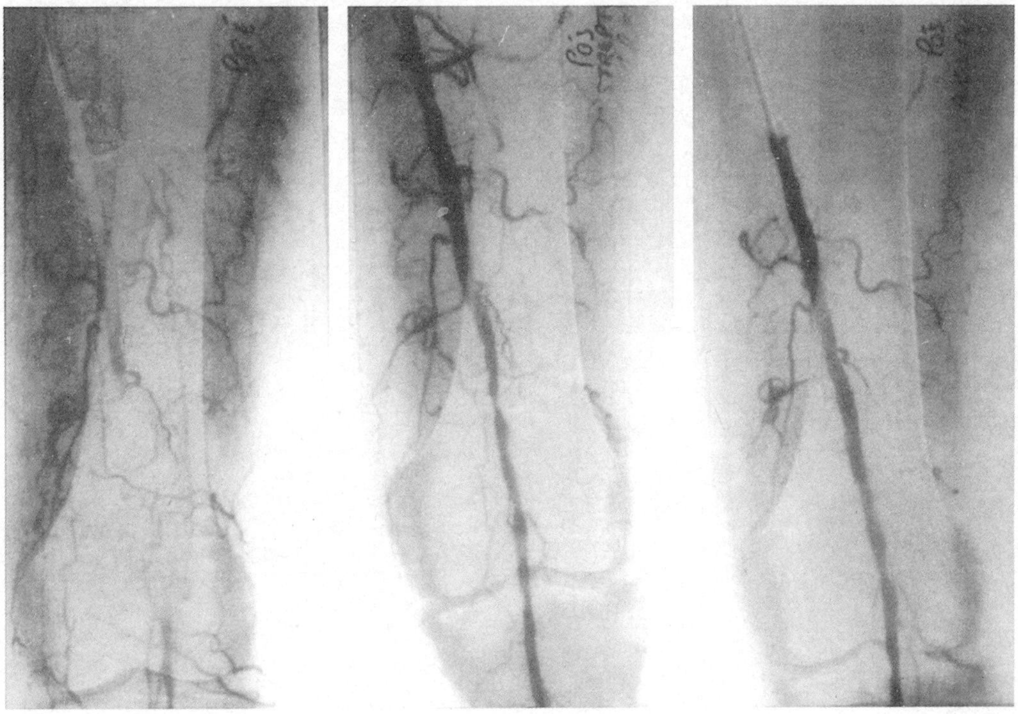

A　　B, C

图 6.5.2

A：利用一个 5F 导管鞘顺行穿刺左股动脉，行左腿血管造影，并插管至股浅动脉远段的闭塞部位。可以看到长段（ > 10cm）的闭塞伴腘动脉重建，以 150 000IU/h 的速度输入 UK 18h。 B：注入 UK 后的随访血管造影显示 SFA 通畅，收肌管段可见多发性狭窄。C：利用5mm 的球囊导管行血管成形术，使远端的 SFA 重新恢复通畅。已经随访病人 4 年，左侧 SFA 保持通畅。

评论：由于动脉粥样硬化所致的闭塞性病变可引起轻度到中度的肢体缺血，这是一个良性的自然病程。症状逐渐加重的病人不超过 20%，10% 的病人最终会面临截肢的危险。传统的观点比较保守，仅对那些伴有跛行而且症状严重的病人才建议手术治疗。年轻病人和幸存的能自理的老年病人，如果没有并发慢性跛行则需严格限制截肢。随着创伤很小的血管内技术的发展，血管再通技术（如球囊血管成形术、斑块切除术和支架置入术）和溶栓治疗使慢性跛行的病人获得了新的治疗机会，降低了治疗费用和并发症的发生率。对于用血管造影评价股动脉 – 腘动脉闭塞的价值已形成了一个重要的观念，即血管造影可显示闭塞血管的范围，但是不能观察闭塞性病变的具体成分。各种闭塞性病变在造影上的表现是类似的，但是病变的具体成分却有很大的差别。以血栓为主的闭塞，对溶栓治疗有较好的反应，因此能够鉴别并更有效地治疗残留的短段狭窄。血管造影导丝顺利通过闭塞病变时，也正是探查慢性病变的最佳时机。在这种情况下，病变的大部分是血栓，溶栓治疗成功的可能性大。以斑块为主要成分的病变适于用机械性方法除栓（如血管成形术、支架置入术）。对于慢性病变，溶栓治疗可以清除栓子，有利于进一步发现导致血栓形成的潜在病变。

6.5.3 慢性动脉闭塞的纤维蛋白溶解治疗

病例 6.5.3:

63 岁男性,发生左侧 SFA 闭塞 4 个月。伴有严重并逐渐加重的跛行。

A, B

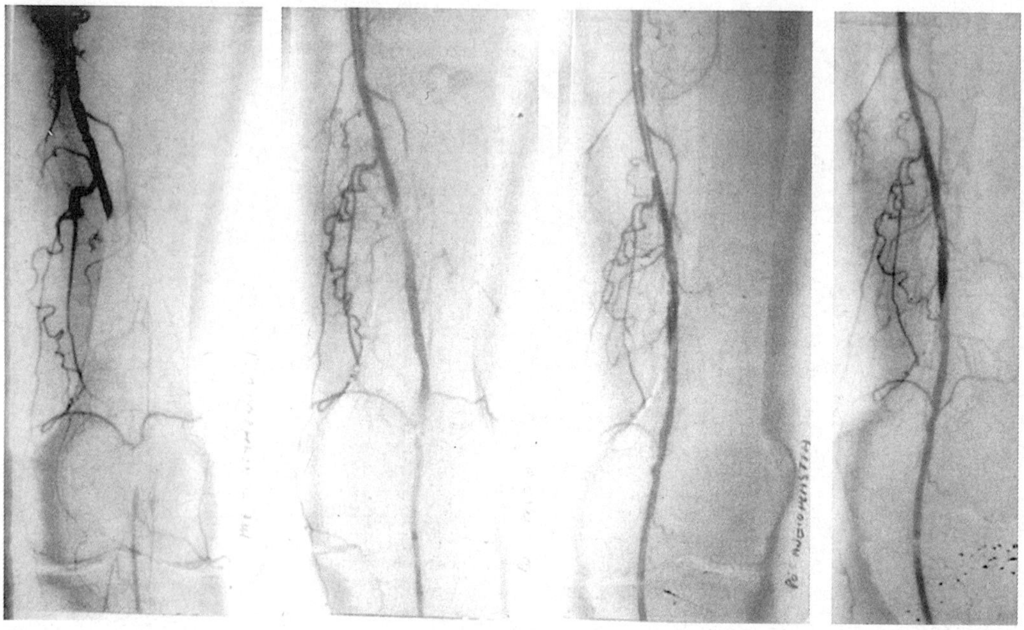

C, D

图 6.5.3

A:左下肢顺行性血管造影显示收肌管内的 SFA 远段闭塞并延伸到腘动脉，伴有腘动脉的中间部分重建。B:在血块内输入 SK12h,速度为 100 000 IU/h。输入 SK 后的随访血管造影显示闭塞段已通畅，表明腘动脉内潜在的狭窄引起了血栓形成。C:利用一根 5mm 的球囊导管行血管成形术。术后导丝仍穿过扩张的狭窄区,血管造影显示动脉已通畅。D:最后,左 SFA 造影显示动脉已充分通畅，远段灌注良好。治疗后症状减轻，并且 5 个月来病人恢复得很好。当病人发生急性左侧 SFA 闭塞时,采用了股 - 腘移植血管治疗。

评论: 对于慢性阶段性的股浅动脉或腘动脉闭塞进行溶栓治疗是有选择性的，基于导丝能够通过闭塞部位，应直接向病灶内注入较高剂量的 UK，速度为 250 000 IU/h。这种以大剂量开始的治疗进行了 3 ~ 4h，病灶若没有溶解的迹象则应停止治疗。如果病灶溶解了，则应继续操作直到血管腔变干净，使用低剂量的 UK(60 000 ~ 100 000 IU)。然后根据需要可以进行辅助性的血管内治疗，包括血管成形术、粥样斑块切除术及支架置入术。应在导管撤出前 12 ~ 18h 做血管造影,作为随访和评估。应以 800 ~ 1 000 IU/h 的速度进行全身性肝素治疗。使用这种药物治疗方案的成功率可达 91% 。 约 20% 经治疗的病变发生早期（ < 24h）血栓再形成。2 年血管再通率能够达到 79% 。

6.6.1 肺栓塞的纤维蛋白溶解治疗

病例 6.6.1:

41 岁女性,正在治疗妇科肿瘤伴胸椎转移性病变,用金属支架固定了椎体,病人出现肺栓塞的症状。进行了 V/Q 扫描,左肺下叶灌注缺损呈阳性。拟行肺动脉造影进行诊断,可能的话进行治疗。

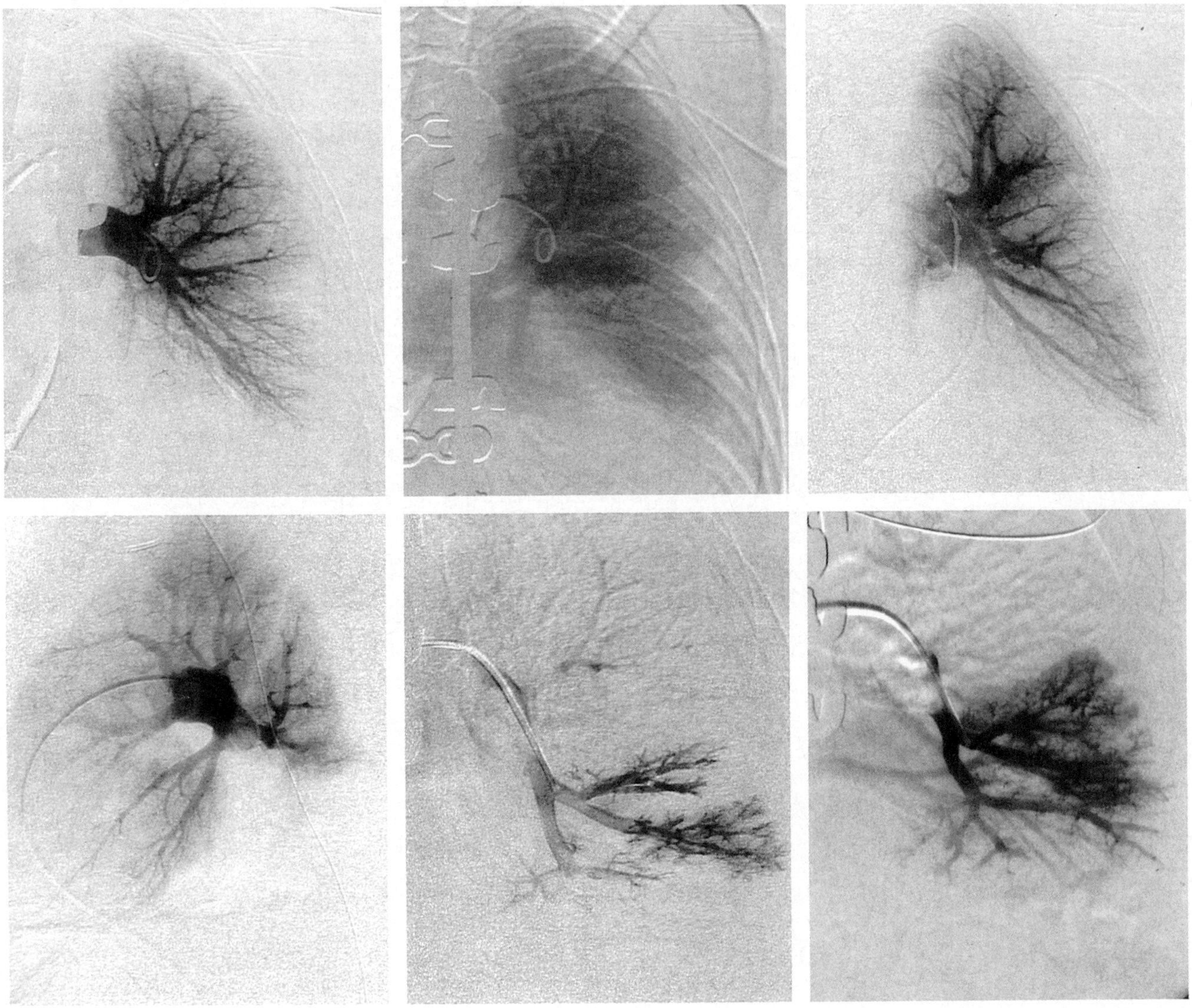

A　B, C　D　E, F

图 6.6.1

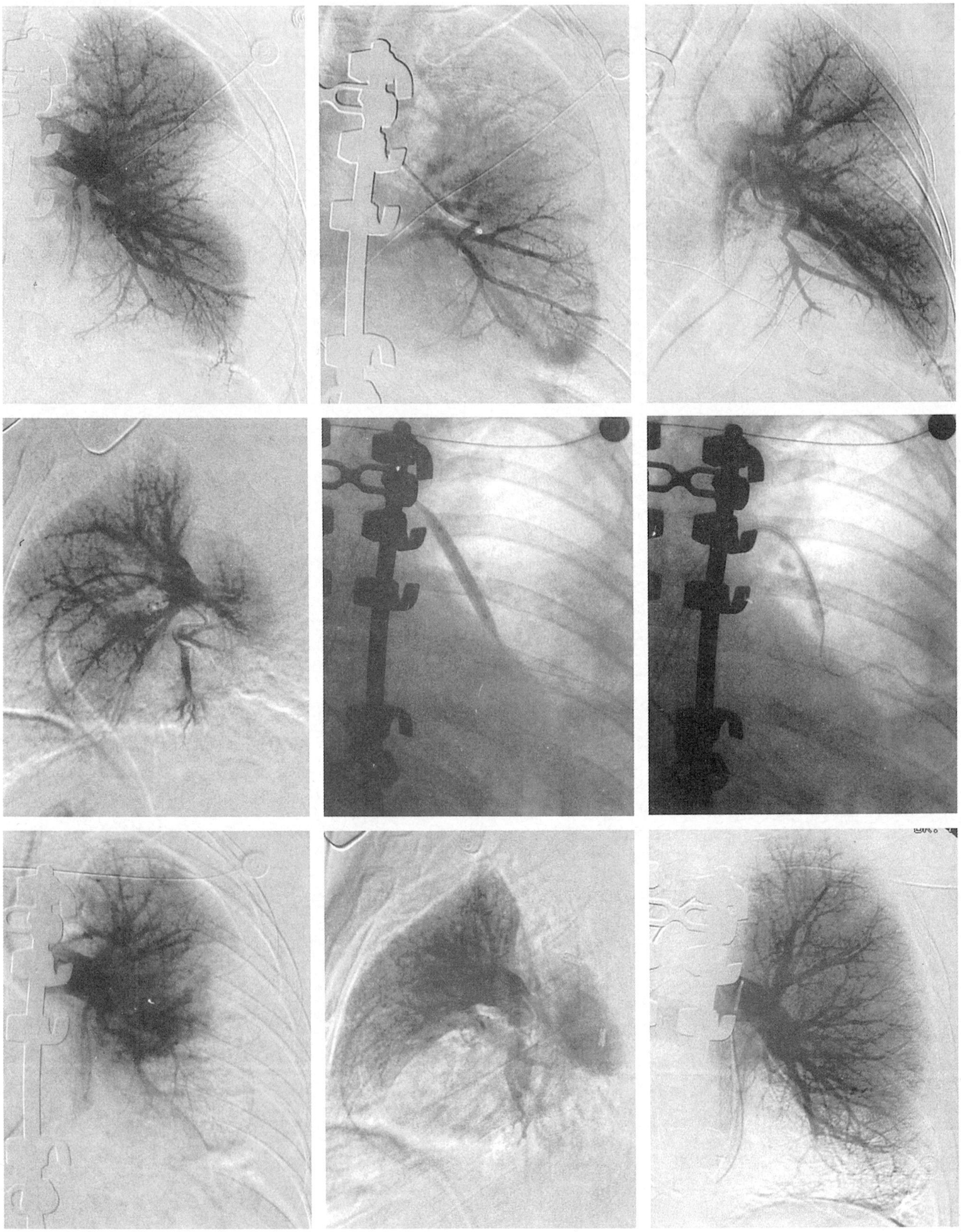
G H, I J K, L M N, O

图 6.6.1(接上)

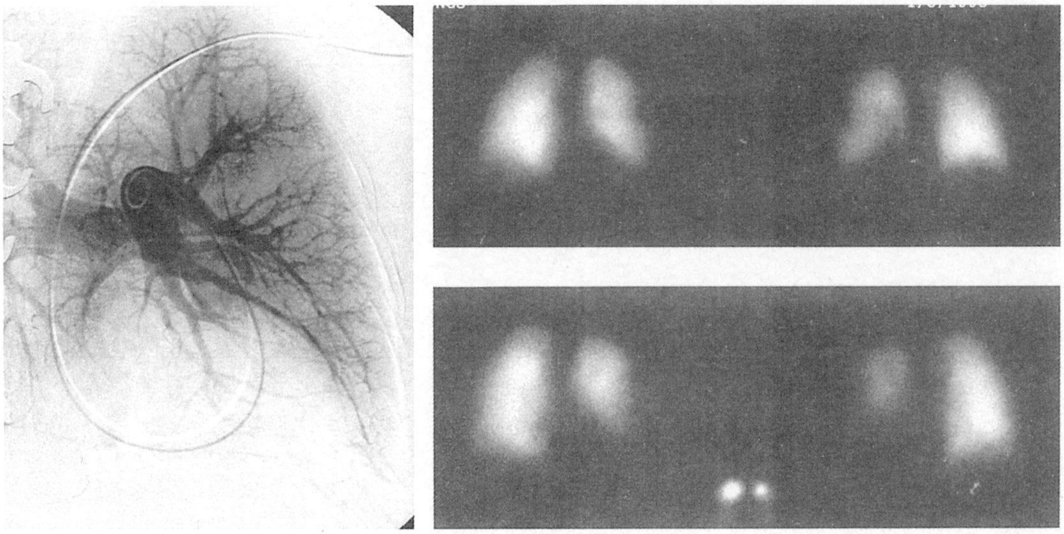

图 6.6.1(接上)

A:左肺动脉造影显示左肺上叶前内侧支及左下叶上段灌注良好。平均肺动脉压为 2.13kPa(16mmHg)。B:左肺动脉造影显示左肺大部分被强化,可以看到胸腔积液的表现,左肺下叶的大部分没有灌注。还可以看到胸椎内的金属固定物。C:左肺动脉造影右前斜位片证实后基底支及外基底支完全闭塞。D:左肺动脉造影侧位片显示左侧后、外基底支血管闭塞。可以看到左下叶前内支通畅以及闭塞血管分布区呈大的楔形空白区。左肺上、下舌叶起源于左肺上叶动脉。E:超选择性地向后、外基底支内注射对比剂,显示对比剂滞留及血栓引起的血管内充盈缺损。将选择性导管保留在闭塞的血管内。开始输入 UK,速度为 100 000 IU/h。F:输入 UK 21h 后的随访血管造影显示基底支已通畅。可以看到在导管周围有一支血管近端闭塞。G:随访血管造影显示基底支通畅。可以看到胸腔积液间歇性增多。H:血管造影晚期显示了基底支血管。I:左肺血管造影右前斜位显示基底支通畅,伴有持续性近端狭窄。J:侧位观显示基底支通畅。可以看到大量的胸腔积液。K:用一个 6mm 的血管成形球囊开放基底段动脉。L:经过导丝,利用一根阻塞导管对近端狭窄行血栓切除术。用一根多侧孔导管继续输液达 20 多个小时。M:经主肺动脉内的导管行随访血管造影,显示基底支部分通畅,明显增多的胸腔积液使右下肺体积减少,引起右肺下叶的血管分支聚集。N:肺动脉造影侧位观显示左肺下叶的血液灌注极差。平均肺动脉压为 2.67kPa(20mmHg)。病人的临床情况改善,最后症状消失。O,P:溶栓治疗后 20 天,病人需要一根由周围插入的中央导管(PICC)用于化疗及随访血管造影。通过静脉途径从左侧基底静脉行肺动脉造影,显示左肺基底支通畅,没有明显的狭窄,但血流缓慢。可以看到胸腔积液减少。Q:治疗前由于左肺下叶灌注减少,使 V/Q 扫描呈阳性,伴有一个外周部的楔形区。R:治疗 12h 后 V/Q 扫描显示没有变化。事实上,已经看到了左肺灌注减少的证据,主要在下叶。有些表现可能是由于明显增多的左侧胸腔积液所造成的。

评论:分别于 1973 年和 1974 年进行的尿激酶肺栓塞试验(UPET)和尿激酶-链激酶肺栓塞试验(USPET)证实了纤维蛋白溶解治疗的短期疗效,单独用肝素与肝素和溶栓药合用相比,后者大大增强了闭塞的肺动脉的再灌注,缓解了肺扫描中异常的灌注并提高了肺动脉压。对于大的栓塞和有急性症状的病人,这种区别是特别明显的,无论使用的药物是 UK 还是 SK,灌注时间是 12h 还是 24h。使用 rt-PA 可得到类似的效果。虽然立即看到了临床症状的改善,但长期疗效却并不令人信服。在 UPET 中,与对照组相比,使用 UK 1 天后 V/Q 扫描即可显示好转,但到了第 7 天,却没有区别了。另外,根据研究中所获得的样本大小,没有发现在死亡率上有什么不同。在 UPET 研究中,当与急诊肺栓子切除术相比较时,使用 UK 的死亡率较低。在一项研究中发现,UK 的治疗效果比单用肝素好,治疗 1 年后总的肺毛细血管血容量明显升高,但是临床表现却没有明显的改善。对于大面积肺栓塞的病人,UK 治疗的优点可能就在于可以降低持续性的肺动脉高压,或者减轻对运动等高负荷的反应性。但是这一优势未得到证实。溶栓治疗是临床上显著的肺栓塞病人的首选治疗方法,但有出血禁忌证的病人除外。

6.6.2 肺栓塞的纤维蛋白溶解治疗

病例 6.6.2:

56 岁女性，IgG 型Ⅲ期多发性骨髓瘤，在治疗中出现肺栓塞的症状，V/Q 扫描呈阳性，双肺大面积的栓塞表现为较大的灌注缺损区，盆腔超声显示左侧髂血管内血栓。拟行诊断性肺动脉造影，可能的话进行治疗。

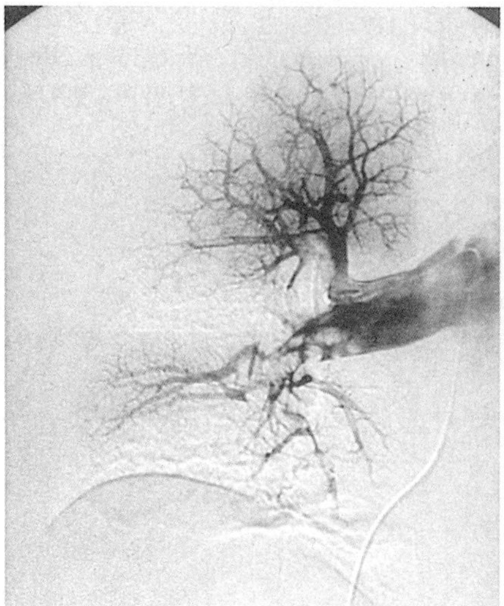

A

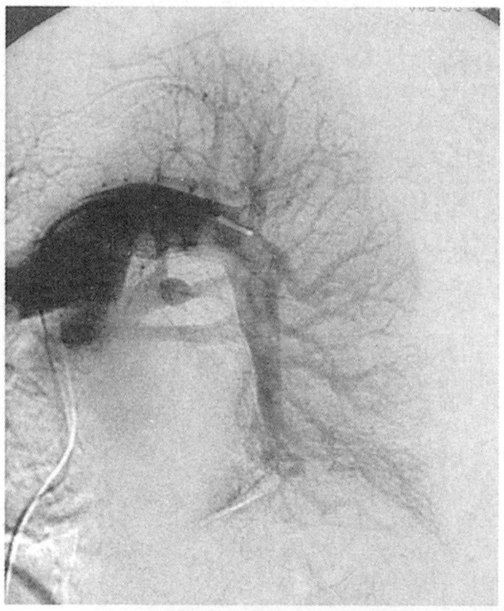

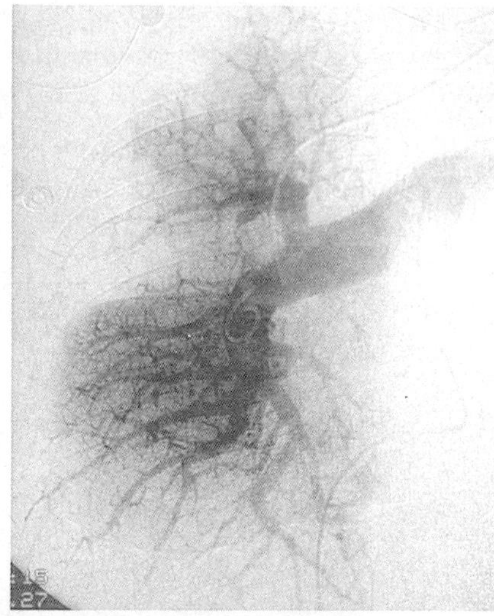

B, C

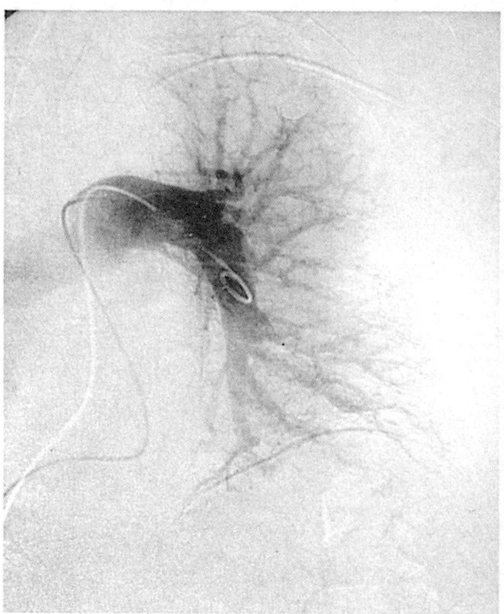

D

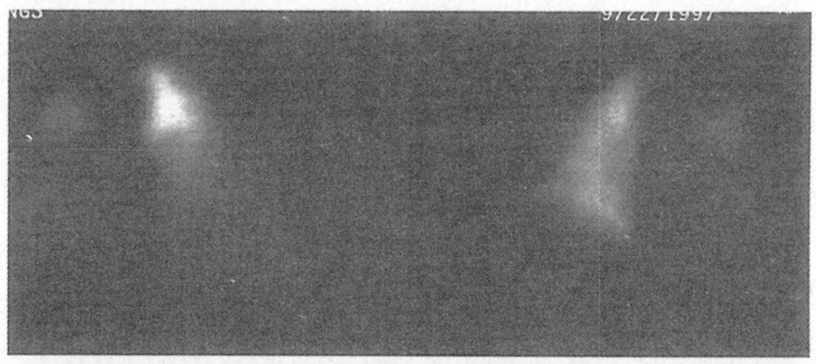

E

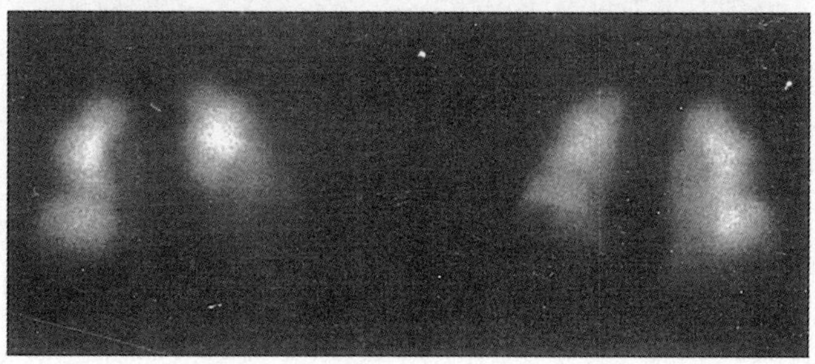

F

图 6.6.2

A：右肺动脉造影显示大面积肺栓塞，主要位于右肺下叶。可以看到多发的、小的充盈缺损，提示为已碎裂的新鲜的血块。平均肺动脉压为 4.13kPa (31mmHg)，血氧饱和度为 92%。B：左肺动脉造影显示明显的肺栓塞，主要位于后基底段，但是左肺上、下叶血管的周围分支持续灌注。将导管楔入到血块的主要部分，注入 UK 39h，速度为 100 000 IU/h。C：注射 UK 3 900 000 IU 后，随访右肺动脉造影显示右肺动脉的大部分血管分支已通畅。可以看到胸腔积液的表现。D：溶栓治疗后行左肺动脉造影。在两次随访血管造影的间隔时间内，将导管置于左肺动脉内进行选择性注射，时间约为 6h。治疗结束时，平均肺动脉压为

4. 67kPa(35mmHg),血氧饱和度 96% 。E:V/Q 扫描显示右肺几乎没有灌注，左肺下叶的灌注显著降低。F:治疗 12h 后，复查 V/Q 扫描显示右肺灌注明显好转，左肺下叶也有一些改善。术后病人的临床症状大大改观，已不需要吸氧。在下腔静脉内置入了一个滤器，3 天后，胸腔积液减少。

评论： 对于大面积肺栓塞的病人，溶栓治疗后继续给予抗凝治疗比单独的抗凝治疗效果更好。肺栓塞的血流动力学反应依赖于栓子的大小、并存的心肺疾病及神经递质的应答。发生肺栓塞时，肺通气受阻，血液循环中的血管收缩因子以及致支气管痉挛的神经递质可以显著地减少肺血管床的面积，引起右心室超负荷。利用溶栓药快速溶解血栓可以减少神经递质对肺栓塞的应答所造成的副反应。大面积肺栓塞病人死亡率很高的主要原因是右心衰。早期并且快速溶栓可防止右心衰。已经证实溶栓治疗可以改善肺组织的灌注，还可以防止慢性肺动脉高压。使用 UK 和 SK 的早期试验显示，引起肺栓塞的血栓迅速溶解后，病人的临床症状会很快得到改善。对溶栓治疗病人的长期随访发现，同单独应用华法林的病人相比，前者保留了正常的肺血管对运动的反应，且很少发生功能障碍。UK 的推荐剂量为团注 2 000 IU/lb(4 400 IU/kg)，然后以 2 000 IU/(lb · h)〔4 400 IU/(kg · h)〕的速度继续应用至 24h。一些最新的研究显示，同 UK 相比，rt-PA 的治疗时间短，可提高肺的顺应性，改善右室功能。rt-PA 的剂量为 100mg,2h 内注入。肺栓塞的病人分别经周围静脉和局部肺动脉灌注 rt-PA，血管造影证实两种途径溶解血栓的速度近似，出血和全身性溶解状态的发生率也相近。

6.6.3 肺栓塞的纤维蛋白溶解治疗

病例 6.6.3:

78 岁女性,因慢性阻塞性肺病在家里吸氧, 1 个月前发生心肌梗死,突然出现深静脉血栓形成的症状,胸痛、气短和充血性心力衰竭。胸部 CT 扫描提示为肺栓塞。V/Q 扫描显示肺大面积灌注缺损。病人被送到我们医院。拟行肺动脉造影用于诊断,可能的话行溶栓治疗。

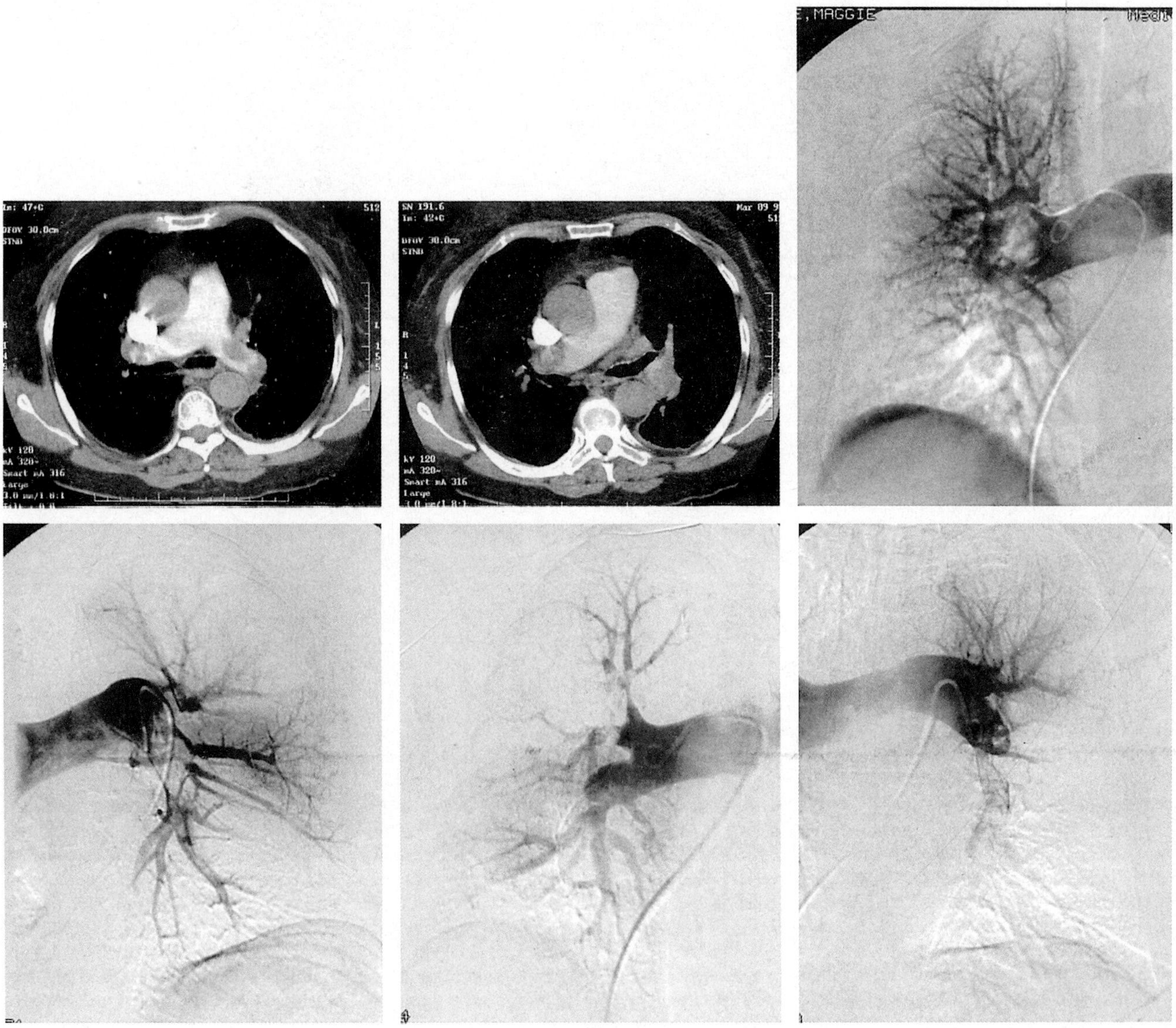

A B, C D E, F

图 6.6.3

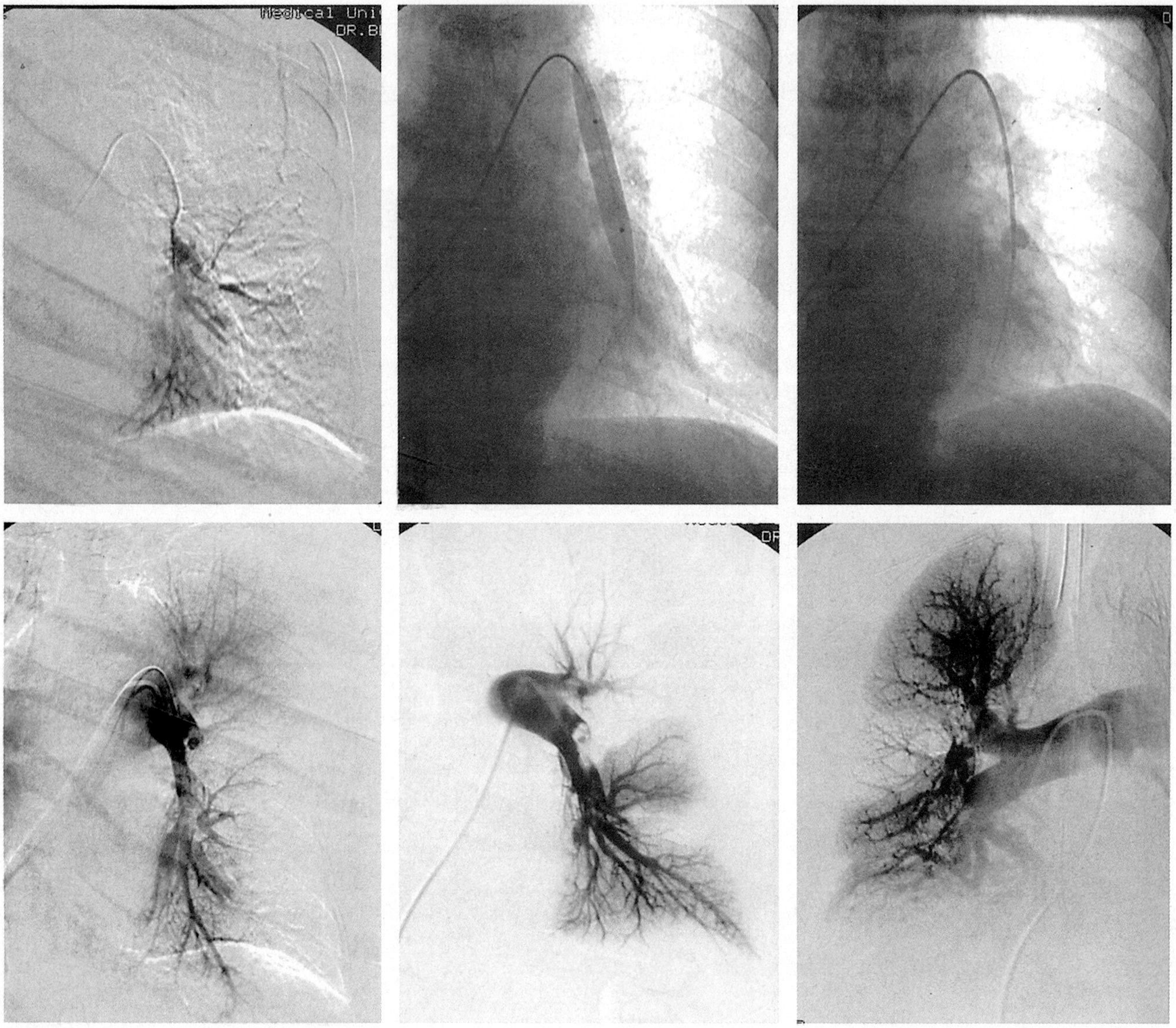

G　H, I

J　K, L

图 6.6.3(接上)

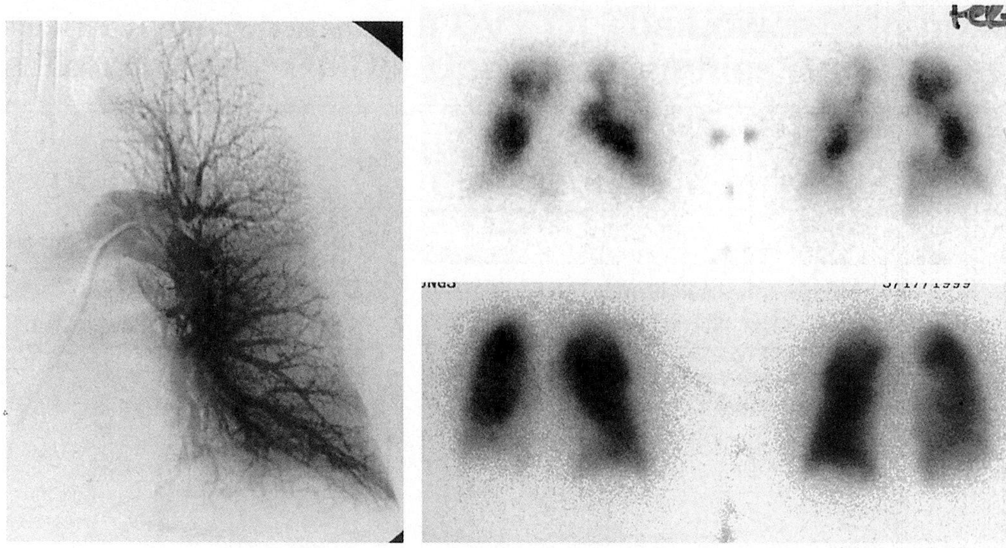

M N O

图 6.6.3(接上)

A, B：胸部 CT 扫描显示双侧主肺动脉内大的充盈缺损。病人的血流动力学状态稳定以后,第二天转移了病人并实施了肺动脉造影。C：右肺动脉造影显示右肺动脉分叉处大面积闭塞。连续观察,但是右肺上叶灌注减低,右肺下叶呈明显的低灌注状态。D:左肺动脉造影显示左肺下叶的大面积栓塞，伴有明显的周围灌注减低。肺动脉压为 5.20kPa(39mmHg)。E:将一根辫尾导管楔入右肺动脉的血栓内,连续 15h 注入 UK,速度为 250 000 IU/h。随访右肺动脉造影显示血管闭塞的状况已明显改善,伴有一些残存的血块，主要阻塞右肺上叶和中叶。可以看到右肺下叶的灌注得到了改善。F:左肺动脉随访动脉造影显示左肺下叶的闭塞加重,可能是由于血栓从主干血管向远端移动进入到周围血管内。肺动脉压为 6.13kPa(46mmHg)。G：穿过血块施行下叶分支的选择性插管,显示下叶动脉完全闭塞。H:将一根导丝推送到下叶肺动脉分支内,通过这根导丝引入了一根直径 10mm 左右的球囊导管使血块碎裂。I:将一根阻塞球囊导管来回拖拽多次以清除血栓。J:机械性血栓切除术后,随访血管造影显示左肺下叶动脉部分变通畅。将导管置于部分闭塞的动脉内连续灌注 UK 8h，速度为 100 000 IU/h。K:左肺动脉治疗后随访血管造影显示左肺灌注明显改善。又以同样的速度输注 UK 15h,返回监护病房的途中，病人出现气促和血氧饱和度下降，需气管插管。L：治疗结束时的随访血管造影显示右肺动脉循环明显改善。M:治疗结束时,左肺动脉造影显示左肺动脉及其周围分支几乎完全畅通。治疗后平均肺动脉压为 4.40kPa(33mmHg)。治疗终止后，病人情况好转，拔除了气管插管，并停用呼吸机。N：治疗前 V/Q 扫描可见多发的大面积的低灌注,提示为大面积的肺栓塞。O：溶栓治疗后 3 天，V/Q 扫描显示双肺灌注明显好转。离开监护病房以后病人开始出现急性肾功能衰竭的症状,治疗了 5 天,肾功能恢复至正常水平。肺栓塞治疗结束后 5 天,病人出院。

评论：尽管没有同其他的治疗方法进行随机对照研究，对照研究和病例样本量也比较小，但是肺动脉内的介入治疗技术已经用于减轻大面积肺栓塞病人由于栓子所造成的超负荷，并利用经皮插管使远端弥漫性的大面积栓子碎裂，它既可以机械性地作用于血栓，又可提供药理学作用使中央肺动脉快速再通。血栓的体积同主肺动脉干相比比较大，而同所有小血管的体积总和相比又是较小的。机械性破碎血栓，使其分散进入远端分支内，可降低肺动脉压并增加肺血流。溶栓治疗已经与机械性血栓碎裂术相结合，并且血栓的碎片可以增加暴露于溶栓药的血栓的表面积，提高溶栓药的作用效果，并且加速溶解。血栓内直接注入溶栓药已经与机械性血栓碎裂术联合使用，在实验室及临床上都显示出其强大的溶栓功能。利用旋转导管或者血管成形球囊导管都可以使血栓机械性碎裂。通常先推送一根导丝穿过血栓，然后再将带侧孔的导管置入血块内。大剂量的周围溶栓治疗会使危险性升高，可以通过导管直接向血栓内注入低剂量的药物。当使用血栓碎裂术时,80 000 ~ 100 000 IU/h〔1 500 IU/(kg · h)〕的低剂量就够了。使用 rt-PA 时,以 1mg/kg 的剂量注射 15min,比以同样的剂量间断使用 3h 更有效。虽然前一种用药方法的药物浓度是后一种方法的 6 倍,但溶栓速度仅升高了 2 倍。

6.7.1 下肢深静脉血栓形成及上肢静脉、腔静脉血栓形成的纤维蛋白溶解治疗

病例 6.7.1:

出生 28 天的婴儿，难产和创伤性分娩造成低氧血症，婴儿面部脂肪组织坏死，喂养困难导致脱水和脓毒血症，引起下腔静脉血栓形成。病儿体重 6kg。下肢水肿，肝大，多普勒超声证实腹水及腹壁侧支血管形成，上述表现提示 IVC 血栓形成。经过基本的临床治疗后，拟行血管造影，可能的话进行治疗。

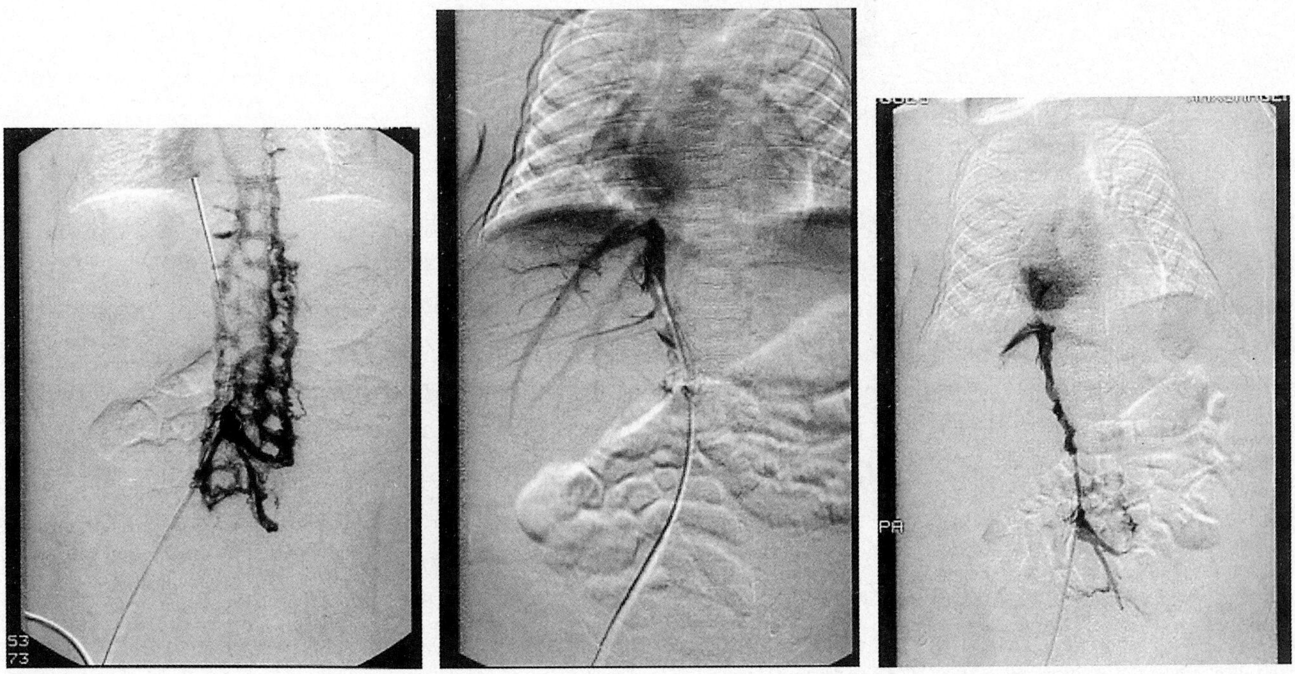

A B, C

图 6.7.1

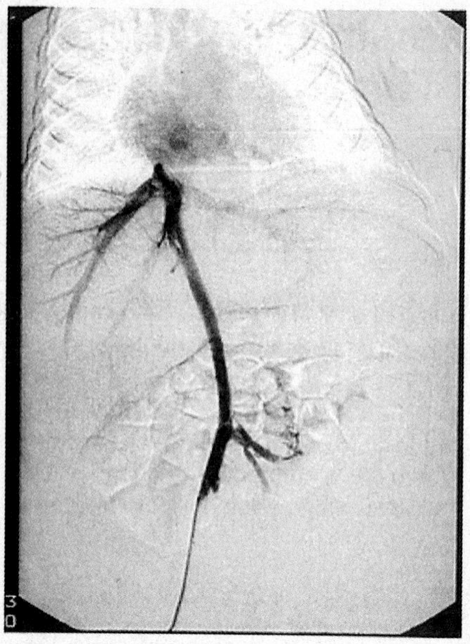

D

图 6.7.1(接上)

A:下腔静脉造影显示 IVC 完全闭塞,伴明显的经脊柱旁和硬膜外静脉系统的腹膜后侧支血管形成。B:肝内段静脉造影显示右肝静脉通畅。团注 5mg rt-PA,以 0.5mg/(kg·h)开始灌注,持续了 3h。C:团注 rt-PA 后行血管造影,显示 IVC 部分再通。用一个 5mm×4cm 球囊行血管成形术。D:腔静脉造影显示 IVC 已充分通畅。随后临床症状明显改善,消除了血栓、感染、腹水和腹壁的侧支血管。

评论: 多数 IVC 和上腔静脉(SVC)血栓形成与患有急、慢性病的婴儿或儿童存在留置管有关,尤其是那些需要长期胃肠外营养者。儿童中与导管相关的静脉血栓形成可高达 5%~10%,且 19%~22% 发生于低体重的婴儿。即使是小量血栓的持续存在也能使感染的治疗更加困难或无效,并伴有高死亡率。血栓性静脉炎当然比单纯的血栓形成更严重,血凝块中存在感染时会阻止抗生素和抗真菌药到达感染部位。由于高死亡率和并发症发生率,外科血栓切除术或静脉切除不适用于 IVC 和 SVC。但是血栓的去除对于控制并发症和感染是一个重要的因素。可使用高或低剂量的 UK、SK 或 rt-PA 治疗婴儿和儿童的大血管梗阻。经导管进行直接溶栓治疗至关重要,当栓子延伸到周围血管时需要使用多根导管。需密切监测血栓的溶解以决定治疗的终点,这几乎完全依据操作者的经验。可利用静脉造影或超声进行灌注后随访。

6.7.2 下肢深静脉血栓形成及上肢静脉、腔静脉血栓形成的纤维蛋白溶解治疗

病例 6.7.2:

15 个月的女孩，肾病综合征导致肾衰，经股动脉导管接受血液透析，形成髂静脉和腔静脉血栓，使导管阻塞。拟行血管造影，可能的话进行治疗。

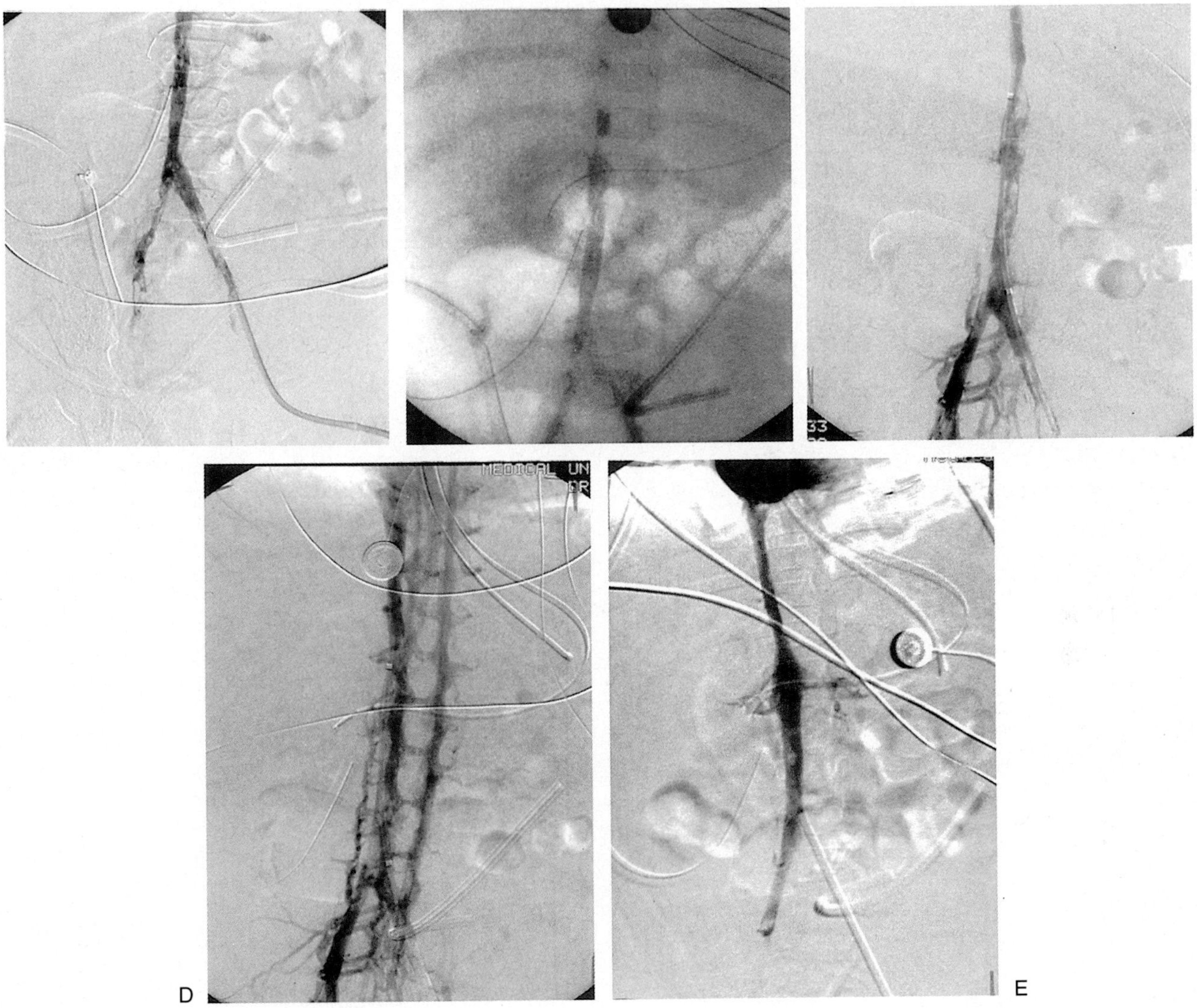

A　B, C　D　E

图 6.7.2

A, B: 经左侧股动脉透析导管行盆腔静脉造影和下腔静脉造影，显示髂静脉和 IVC 有广泛的血栓形成。将导管换成了引入鞘，用多孔导管脉冲式喷射 UK250 000 IU，然后以 30 000 IU/h 的速度与肝素一起共注射了 17h。C:随访腔静脉造影显示远端腔静脉血流改善，脊柱旁侧支血管部分充盈。D：静脉造影晚期显示脊柱旁升静脉系统充盈。UK 的注射速度增加到 40 000 IU/h，6h 后重新行随访血管造影。E：最后的静脉造影显示髂静脉和 IVC 通畅。可以看到肾静脉内永存的血栓。病人的肾功能未恢复，治疗后 2 周死亡。

评论：一篇回顾性文献指出，伴有大血管血栓形成的婴儿的血栓最常见于主动脉（45%）、髂动脉（17%）、右心房（14%）、股动脉（14%）及下腔静脉（6%）。约60%的血栓形成与导管有关（脐动脉或中央静脉）。其他与血栓形成相关的情况有先天性肾病综合征、新生儿败血症、围生期窒息、室上性心动过速、原发性心肌病和高渗性脱水。溶栓治疗最常用UK〔剂量从 <4 000IU/(kg·h) 到 >10 000IU/(kg·h)〕。71%行导管内灌注的患儿的血栓溶解比全身性灌注更有效，全身灌注的患儿有45%血栓溶解，但二者无统计学差异。溶栓治疗可在49%的患儿中取得成功，31%的患儿血栓部分溶解，20%的婴儿血栓无法溶解。对溶栓治疗有应答的患儿比无应答的患儿预后好。主动脉闭塞可引起不可逆的内脏缺血，能导致一系列其他严重的并发症。

6.7.3 下肢深静脉血栓形成及上肢静脉、腔静脉血栓形成的纤维蛋白溶解治疗

病例 6.7.3:

19 岁女性,患淋巴瘤,对化疗反应很好,出院时发生左下肢深静脉血栓形成(DVT),从胫腓静脉一直延伸至髂静脉。因为病人年轻且症状严重,拟行静脉造影和治疗。

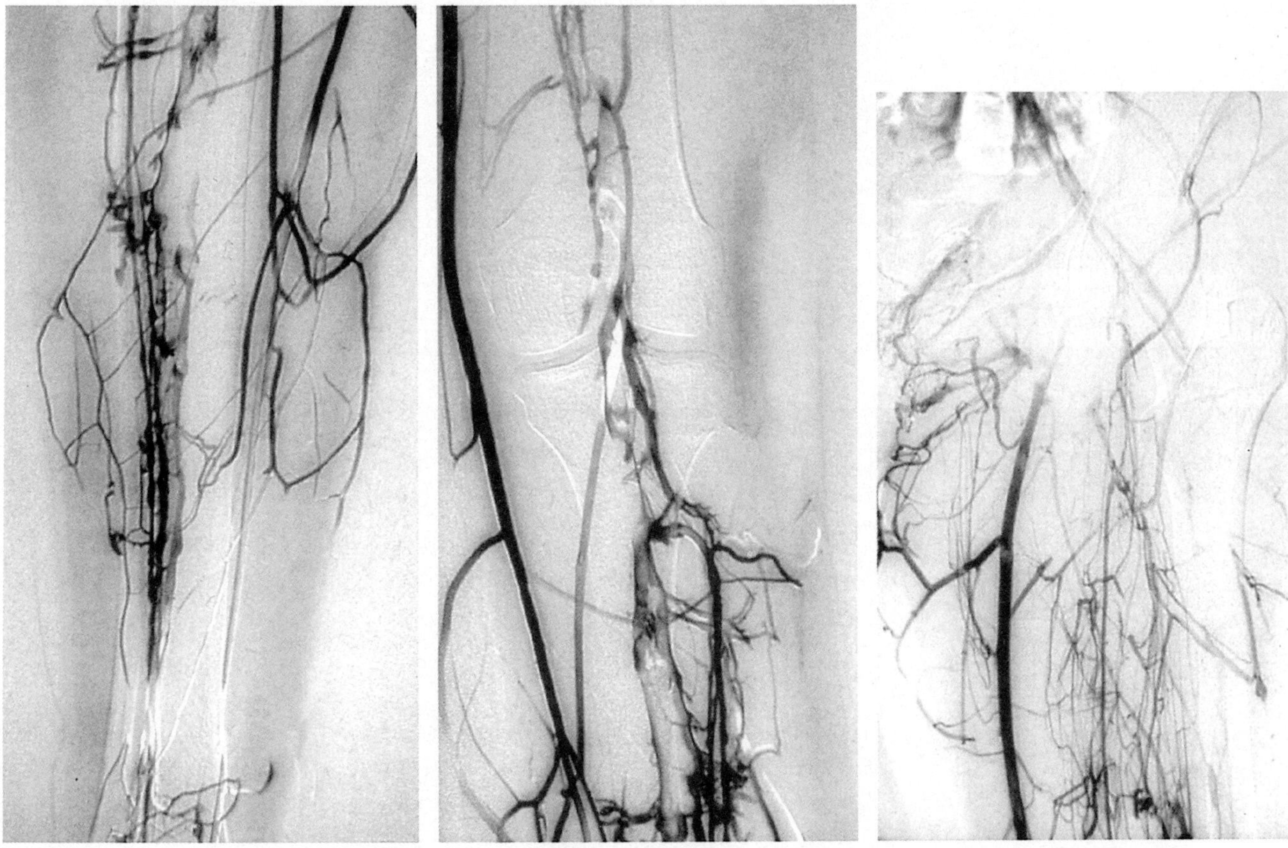

A B, C

图 6.7.3

D

E, F

G

H, I

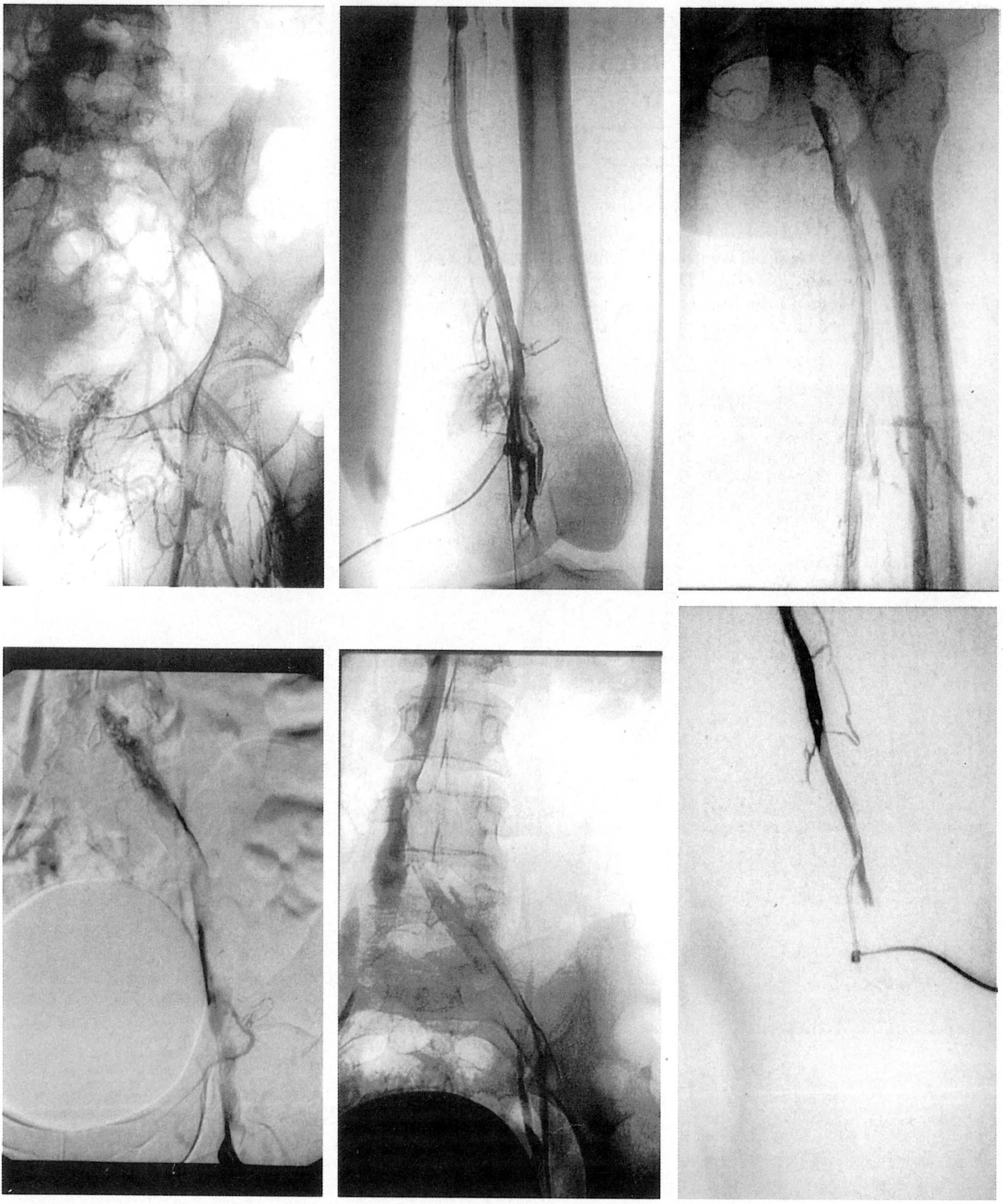

图 6.7.3(接上)

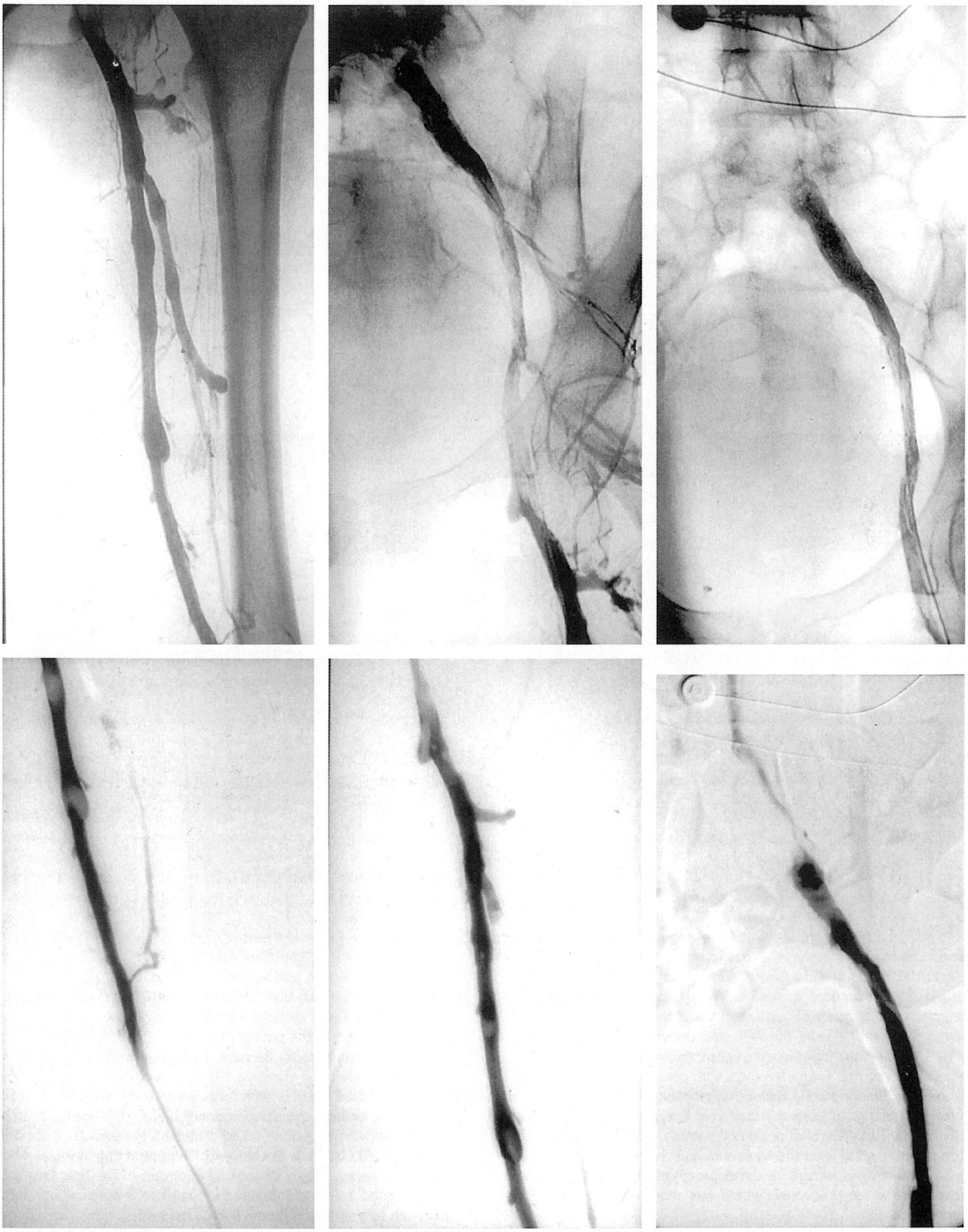

J　K, L　M　N, O

图 6.7.3(接上)

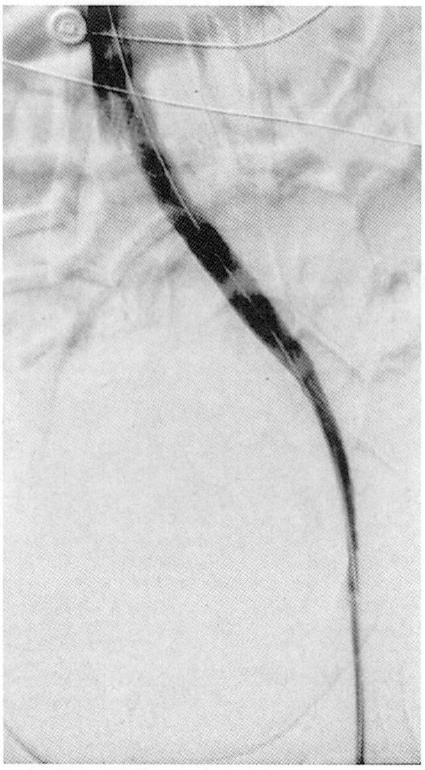

图 6.7.3(接上)

A:经足背静脉行左下肢静脉造影,显示胫腓静脉血栓形成。在踝水平使用止血带。B:腘窝静脉也形成了血栓。可以看到隐静脉通畅。C:股浅静脉(SFV)已完全形成血栓,与股静脉不连续。隐静脉与股静脉汇合处也闭塞。D:盆腔静脉造影显示髂静脉完全闭塞。E:病人取仰卧位,在超声引导下穿刺左侧腘静脉,引入了一个 5F 的导管鞘。将一根导丝推送到 SFV 中。F:脉冲式喷射 UK 150 000 IU 后注射对比剂,显示静脉部分再通。可以看到闭塞位于股总静脉水平。G:导管进入左髂静脉,显示腔内有一个长的血栓。H:注射对比剂显示左髂总静脉闭塞。以 100 000 IU/h 的速度持续注入 UK 12h,随访血管造影显示闭塞好转,髂静脉持续闭塞(未显示)。I:以同样速度输入 UK 24h 后的随访静脉造影显示腘窝静脉、SFV 和髂外静脉开放。J, K, L, M, N, O:36h 后的随访静脉造影显示腘窝静脉、SFV 和左髂静脉已完全开放,左髂总静脉持续闭塞。P: 行球囊血管成形术,但不足以保持髂静脉开放。放置了一个 12mm × 60mm Wallstent 支架促使静脉通畅。治疗后症状解除。除了术后 1 年因 SVC 综合征进行经皮治疗以外,随访 3 年中病人情况良好。

评论:虽然临床医生常常可以认识到急性 DVT 的早期并发症——肺栓塞,但血栓后综合征的潜在危害未能引起临床医生的足够重视。肝素治疗和保守治疗通常是不够的,但在过去 30 年里这种治疗方案不曾改变过。最新的 DVT 治疗的目标是清除血栓、恢复血管开放,尽量保留瓣膜功能。近来的报道显示,纤溶性治疗可使血管恢复开放,如果治疗成功可减少长期后遗症。目前,与抗凝治疗相比,溶栓治疗可使大多数病人的深静脉系统恢复通畅,但增加了发生并发症的危险和额外的费用。治疗的长期目标是恢复血管通畅以保留瓣膜的功能。某些报道是有潜在倾向性的,因为患有严重疾病的病人采用溶栓治疗通常需要经过筛选,问题比较小的 DVT 病人可单用抗凝治疗。最初的数据提示,症状出现后 6 ~ 8 周,经导管直接灌注溶栓药物可达到 95% 的溶解率。约 60% 的病人除溶栓治疗外需辅以血管成形术或支架置入,或二者合用。仅 40% 的病人单独使用溶栓治疗有效。UK 剂量无严格规定,但总剂量与要溶解的血块的体积直接相关。有的作者使用的最大量为 200 000 IU/h,单侧病变可向下调整剂量。单侧溶栓可使用 100 000 ~ 160 000 IU/h 的剂量。治疗时间平均为 30h。如果溶栓治疗的随访静脉造影显示顺行血流好但未完全再通,治疗时间可延长 6 ~ 10h。

6.7.4 下肢深静脉血栓形成及上肢静脉、腔静脉血栓形成的纤维蛋白溶解治疗

病例 6.7.4:

47 岁男性,习惯每天长跑几英里,发生视网膜脱落,需行数次激光手术。第 4 次手术后,气体进入后房使视网膜贴近眼底,需俯卧位卧床制动 3 周。在治疗的第 2 周,病人发生右腿严重的 DVT、水肿、疼痛。拟行静脉造影和治疗。

A

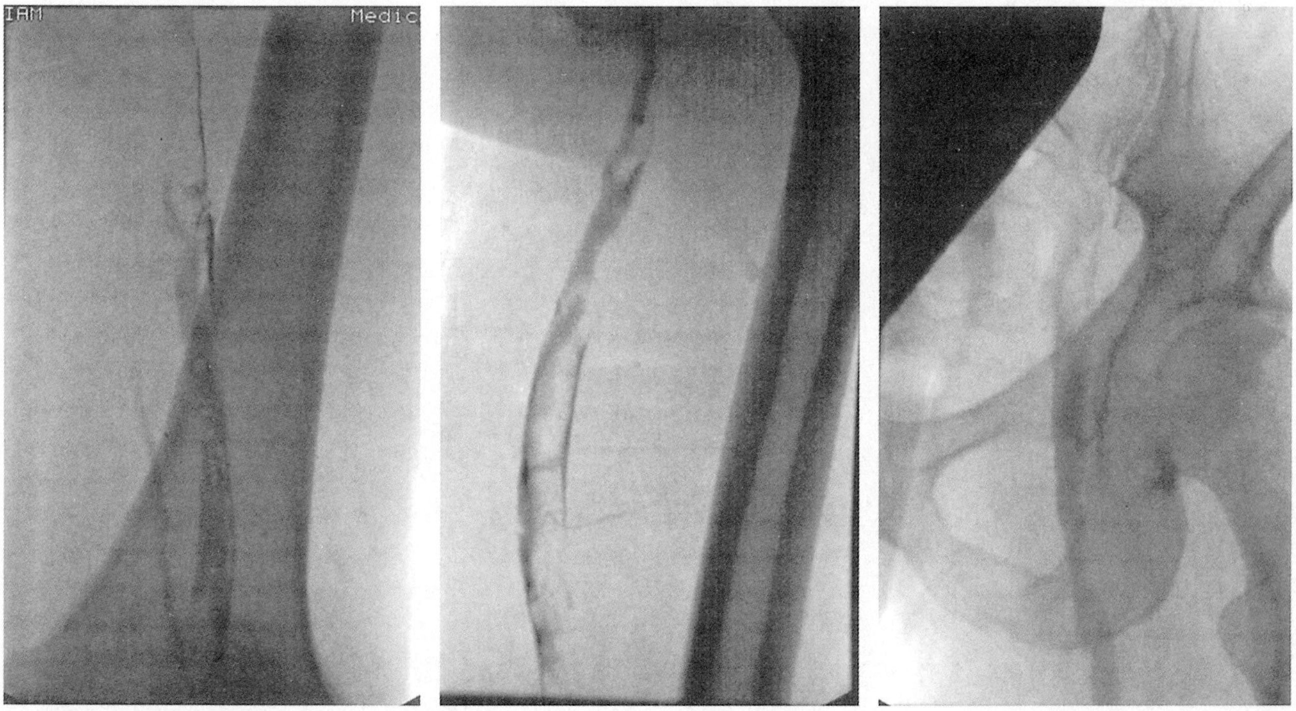

B, C

图 6.7.4

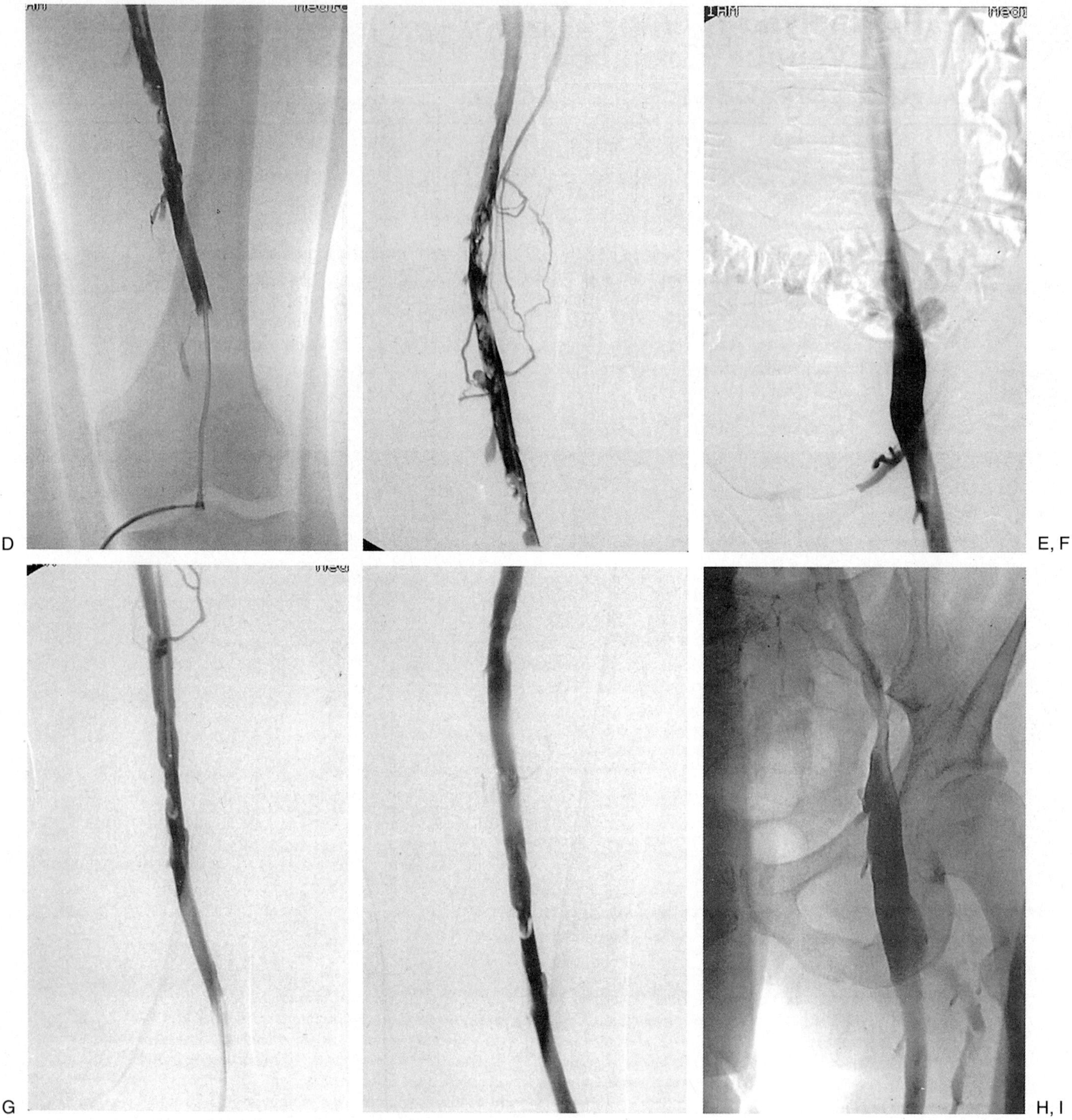

图 6.7.4(接上)

A：在几次讨论眼科手术后溶栓治疗的危险性后，并考虑病人治疗的强烈愿望，决定进行治疗。在超声引导下使用微穿刺针从右侧腘静脉入路。注射对比剂后显示腘窝静脉血栓形成，并延伸到 SFV 内。B：可以看到 SFV 内血栓形成。C：盆腔水平的静脉造影显示右髂静脉血栓形成（病人取俯卧位进行静脉造影）。D：以 150 000 IU/h 的速度灌注 UK 12h 后行静脉造影，显示腘窝静脉和近端 SFV 的通畅性明显改善。E：SFV 中的血流也增加了很多。F：12h 后，左髂静脉开放，IVC 中血流良好。这时在双侧腓肠肌处放置间歇性加压袖带以改善静脉血流和增强溶栓治疗效果。G：输注 UK 后 24h 的静脉造影显示腘窝静脉通畅。H：SFV 通畅，可以看到小的充盈缺损。I：也可见通畅的左股总静脉和髂静脉。 已不需行血管成形术。病人在医院卧床休息期间保留了间歇性加压装置 3 天，并开始使用比预期剂量更低的香豆定。最后，病人出院，卧床休息 1 周以上。尽管 DVT 有一定程度复发，但范围很小。

评论：Strandness 在一项研究中进行了 39 个月的随访，发现 67% 的 DVT 病人有肿胀或疼痛，5% 的病人发生了溃疡。另外一个作者对 21 个严重的 DVT 病人进行了为期 10 年的随访。所有病人均有持续的下肢肿胀，50% 以上走路时疼痛，86% 有溃疡。尽管迟发静脉炎综合征（PPS）无生命危险，但它影响生活质量并有严重的社会经济学后果。DVT 治疗的目标是预防 PPS，恢复静脉通畅，保留静脉瓣功能。最近，Comerota 回顾了来自 13 个研究系列的近 600 例病人的数据，将 DVT 的抗凝治疗和溶栓治疗做了比较。在肝素治疗组，4% 的病人血栓显著或完全溶解，14% 血栓部分溶解，82% 无改善或情况恶化。在溶栓治疗组，45% 的病人血栓显著或完全溶解，18% 血栓部分溶解，37% 无改善或情况恶化。导管直接溶栓治疗始于 1991 年，在许多机构被列为首选的治疗方法。可联合使用肝素，目的是快速再通静脉、保留瓣膜功能和预防 PPS。然而，已发现血栓溶解后要保持开放还必须采用许多其他的辅助手段（例如静脉血管成形术和支架置入）。

许多情况与 DVT 形成有关，包括长期卧床休息或因为疼痛和麻木而制动，或其他原因。危险因素包括妊娠、吸烟、使用口服避孕药和高凝状态或潜在的恶性病变。

下肢 DVT 的病人累及了髂静脉，伴/不伴 ICV 或更近端静脉段（腹股沟以下）受累时，可将导管直接溶栓治疗作为首选方案。如果在出现症状最初几天到 4 周内开始治疗可达到最佳效果。

技术上，导管直接溶栓治疗比其他溶栓治疗的要求更多，可以从颈内静脉、对侧股静脉、同侧股静脉或腘窝静脉入路。通常，需要一个以上的入路。腘窝入路常需使用微穿刺针在超声引导下穿刺。导管经导管鞘向前推送到血块内，使用脉冲式喷射或输注技术。UK 灌注常以 120 000～240 000 IU/h 的速度开始。注射肝素要保持部分凝血时间（PTT）为正常时的 1.5～2.5 倍。每 6h 监测一次凝血酶原时间（PT）、PTT、全血细胞计数（CBC）和纤维蛋白原水平。治疗后必须使用有效的口服抗凝血药至少 6 个月，尤其是使用支架时。

6.7.5 下肢深静脉血栓形成及上肢静脉、腔静脉血栓形成的纤维蛋白溶解治疗

病例 6.7.5:

42 岁女性，剧烈活动后发生右锁骨下静脉及右腋静脉急性血栓形成。超声和静脉造影显示右锁骨下静脉全部血栓形成。

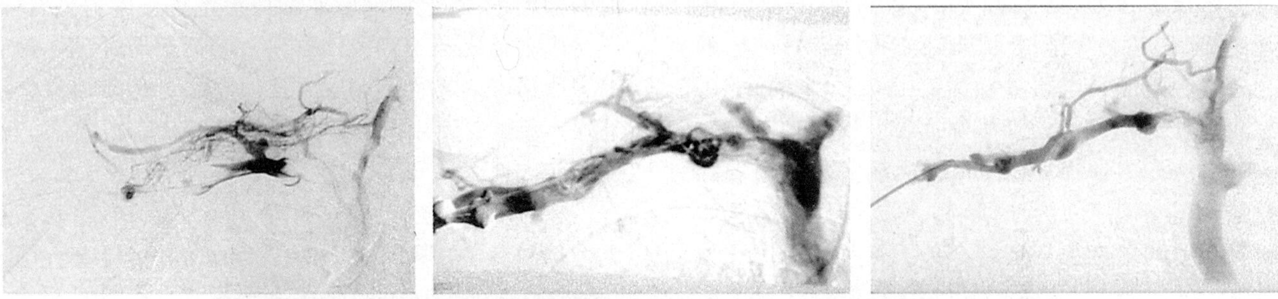

A　　B, C

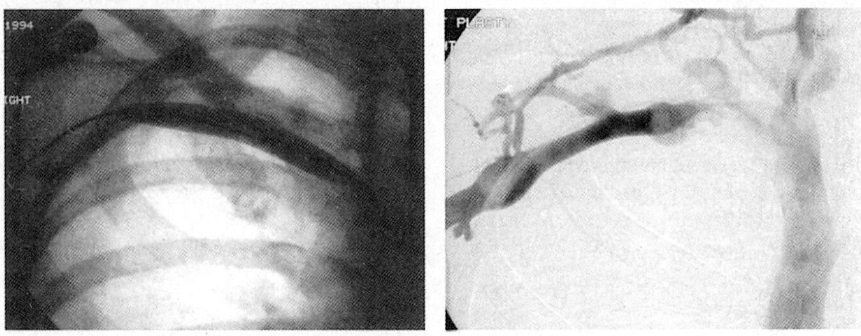

D　　E

图 6.7.5

A：经周围静脉穿刺行右上肢静脉造影(未显示)。通过一个 4F 的导管鞘，将一根导管推送至已栓塞的右锁骨下静脉内。于血栓内注射对比剂，显示了完全闭塞的右锁骨下静脉及一些侧支血管，以 100 000 IU/h 的速度注射 UK 6h。B：注入 UK 后的随访静脉造影显示血栓明显变小。继续进行灌注。C：灌注 24h 后，随访静脉造影显示静脉通畅，伴右锁骨下静脉远端恰好通过第一肋骨处有一个明显的病变。D：用一个直径 10mm 的球囊扩张静脉。E：血管成形术后的静脉造影显示右锁骨下静脉充分通畅。撤出了导管，病人恢复得很好，已无明显症状。输入 UK 的过程中，病人表现有些言语困难，但头颅 CT 扫描未发现颅内出血。连续应用华法林3 个月，维持凝血酶原时间为对照值的 1.5 ~ 2 倍。在治疗时，考虑肋骨切除是必要的。

评论：右锁骨下静脉和腋静脉血栓形成一般分为原发性和继发性两类。原发性也称为特发性(Paget-Schroetter)或劳力性血栓形成，因为它与超常的或用力的活动有关，发生于 40 岁以下的男性。病因不明，但可能是静脉受第一肋骨压迫的结果。放置中心静脉导管的病人会发生继发性病变。大约有 30% ~ 40% 长期中心静脉插管的病人会发生中心静脉狭窄或血栓形成。

肢体中央静脉血栓形成的传统治疗方法为休息、抬高患肢和抗凝，以促使侧支血管形成和扩张，保证足够的静脉回流。但是，长期随访显示病人将会出现一定程度的水肿、活动后疼痛，并且有 5% ~ 6% 的病人会发生肺栓塞。经传统的方法治疗后约 40% 的病人仍有症状，这些症状可使病人不能从事专业活动并改变了生活方式。曾尝试外科治疗，但未能成功。最近应用比较多的治疗方法是导管直接溶栓治疗。锁骨下 - 腋静脉治疗导管的入路可经肘前静脉和贵要静脉，导管直接深入血栓中，然后行脉冲式喷射溶栓治疗。可以使用 UK 或 rt-PA 来治疗。以 100 000 ~ 150 000 IU/h 的速度应用 UK，直到血栓溶解。潜在的狭窄需要行球囊血管成形术治疗。原发性腋静脉、锁骨下静脉血栓形成需行胸廓入口减压术去除第一肋骨。继发性血栓形成则需放置自膨胀式支架。应避免应用球囊扩张支架，因为它可以发生永久的变形。据报道，经导管治疗的成功率约为80% 。

6.7.6 下肢深静脉血栓形成及上肢静脉、腔静脉血栓形成的纤维蛋白溶解治疗

病例 6.7.6:

55 岁男性，几个月前行心脏移植，需要一个注射药物和血液制品的静脉通路。手术放置了一个左锁骨下静脉导管，导管置入后 10 天，病人发生了左锁骨下静脉和腋静脉急性血栓形成，伴手臂水肿和疼痛。取出了埋置的导管并进行了治疗。

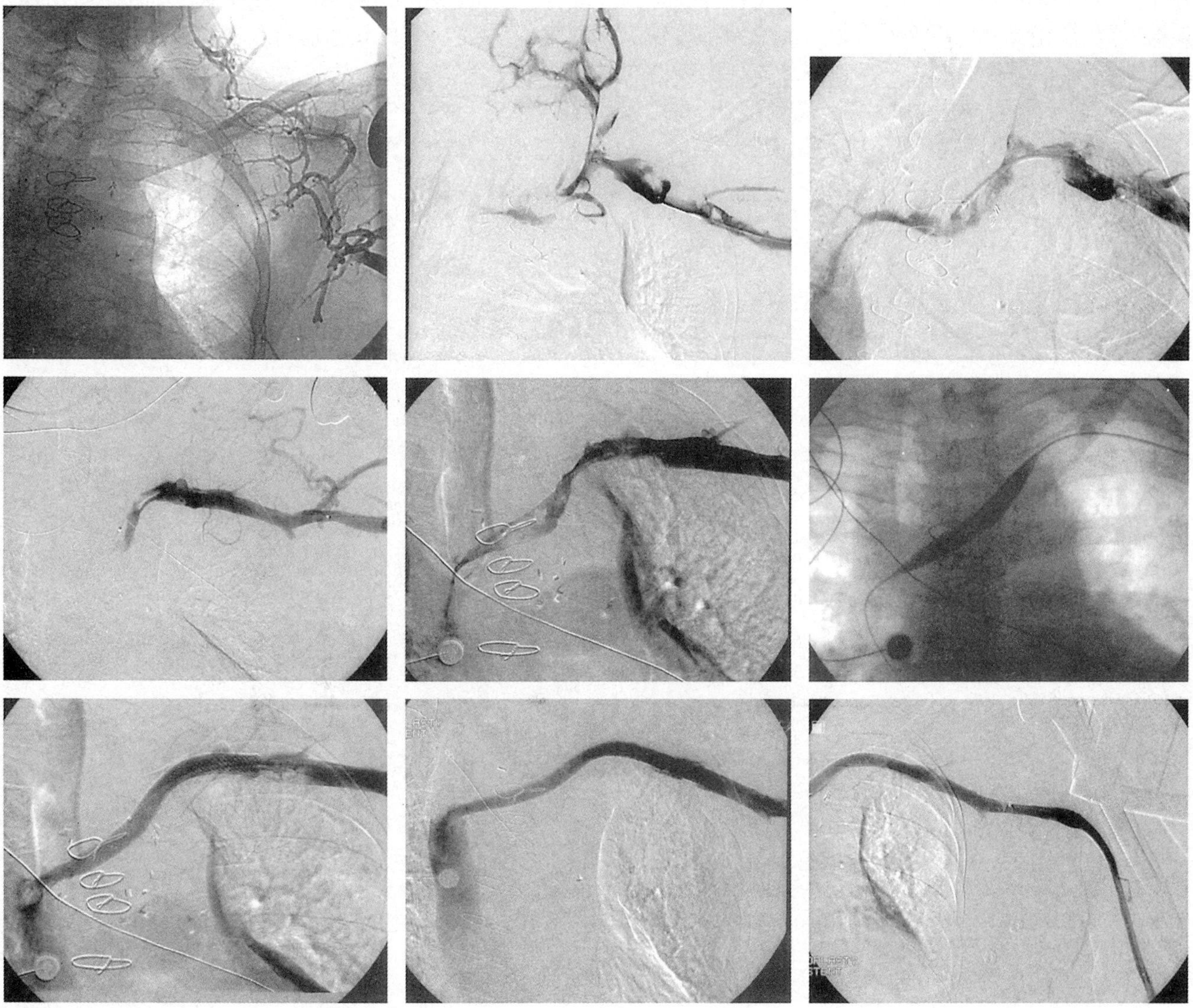

A　B, C　D　E, F　G　H, I

图 6.7.6

A：左臂静脉造影显示腋静脉闭塞，延伸至锁骨下静脉和头臂静脉，可以看到广泛的侧支血管形成。B：用 250 000 IU UK 脉冲喷射溶栓治疗后的静脉造影显示通畅性已改善，见有多个血块和侧支循环建立。C：输注 UK （150 000 IU/h） 12h 后，左锁骨下静脉的通畅性进一步改善。D：以同样的速度继续注入 UK 12h，显示通畅性改善，但发现左头臂静脉有一处严重的狭窄。E：以同样的速度继续注入 UK 12h，静脉的更中央部分可见度提高，证实该段有严重的狭窄。F：行球囊（10mm）血管成形术，但静脉出现了严重的回缩，需置入支架。G：将一个长的 Wallstent 支架放置在左锁骨下静脉内并到达上腔静脉。可以看到腋静脉内的残余血栓及上腔静脉中悬于支架外的血栓。H：支架向近端延伸到上腔静脉内。静脉造影显示放置了支架的静脉已完全通畅。I：腋静脉通畅。病人 3 年来无症状，支架和静脉均通畅。

评论：目前，中心静脉插管是引起腋静脉、锁骨下静脉血栓形成的最常见的原因。当前，由于现代重症监护医学、癌症治疗、血液透析对中心静脉通路的需要，中心静脉插管的应用进展很快。静脉通路导管可采用多种不同的材料，以及不同的大小和长度。因为导管减少了血管内的血流，或出现了狭窄，造成继发性血栓形成。血栓可以顺行或逆行性生长，引发严重的症状。大约 30% ~ 40% 长期中央静脉插管的病人可于某些部位形成血栓。近年来，已经证实局部溶栓治疗优于全身输入纤溶药，特别是对于腋静脉和锁骨下静脉的血栓形成。当顺行性静脉造影不能显示血栓的范围或重建的远端静脉时，需由股动脉途径行逆行性静脉造影，以更好地显示中心静脉。灌注时必须使导管与血块紧密接触，以比较快的速度在 12 ~ 24h 内溶栓，然后治疗潜在的病变。溶栓治疗后需抗凝治疗几个月。导管所致的狭窄需将其撤出，但是它可能是病人惟一的静脉通路，故在拔除前应建立新的通路。治疗会产生一些并发症。有的病人可发生静脉炎。穿刺部位出血和颅内出血也是可能的并发症，球囊成形术可并发静脉破裂，造成严重出血。溶栓导管不能通过狭窄部位是治疗失败的一个原因，只有撤出中心静脉导管后才会成功。

6.7.7 下肢深静脉血栓形成及上肢静脉、腔静脉血栓形成的纤维蛋白溶解治疗

病例 6.7.7:

55 岁男性，骨髓移植后正在治疗白血病。通过锁骨上入路于右锁骨下静脉埋置了三腔导管。导管经手术放置，术后 3 个月功能良好。现因不能通过导管抽吸或注射，所以对病人实施了血管造影，可能的话进行治疗。

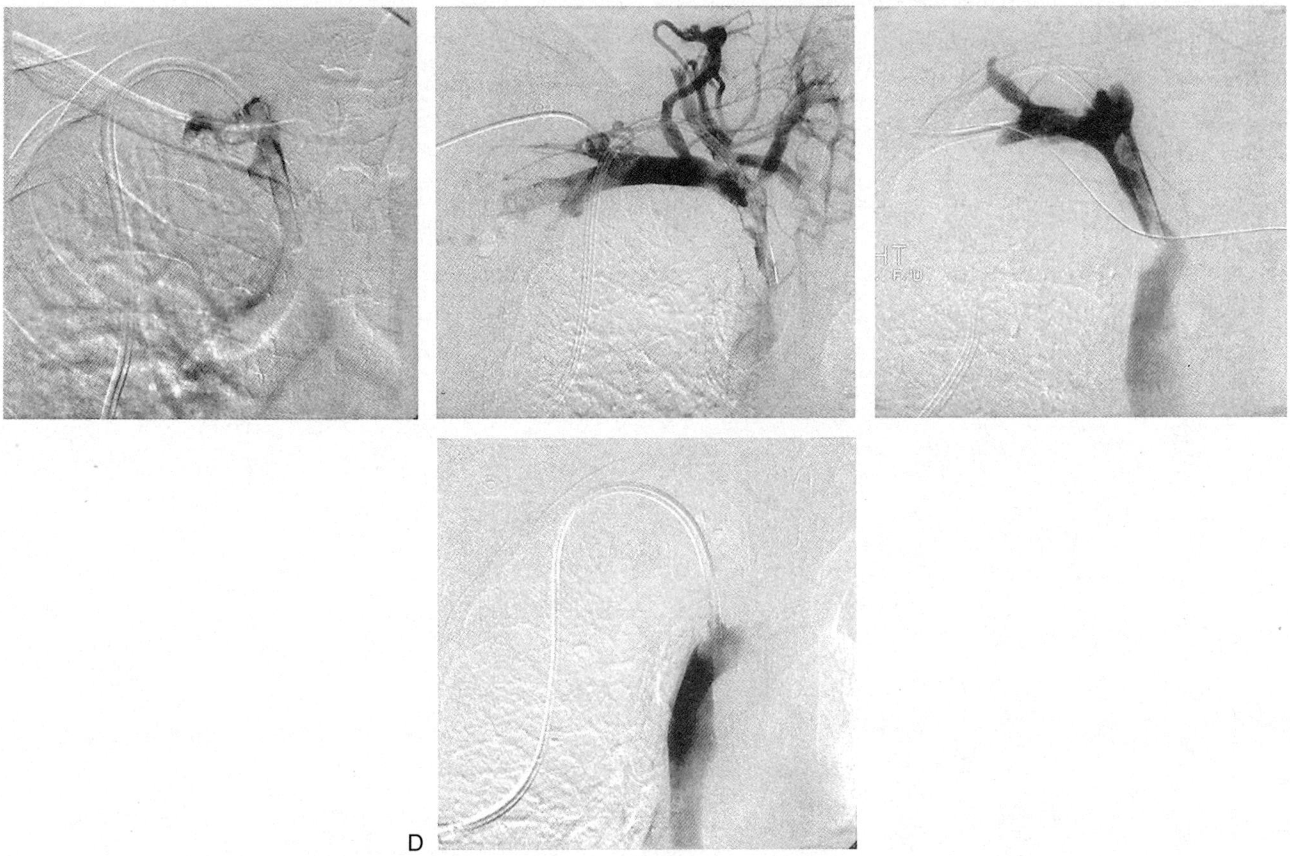

A　　B, C　　D

图 6.7.7

A：经导管注射对比剂显示没有血流进入静脉内，对比剂聚集在导管周围及静脉腔内的血块中。可以看到导管头端位于右侧头臂静脉内，而没在上腔静脉或右心房内。B：利用静脉造影和透视引导穿刺头臂静脉，将一根多用途导管推送到锁骨下静脉内。灌注 UK 12h，速度为 60 000 IU/h。可以看到静脉较前通畅，导管周围有残余的血栓。继续灌注 UK 24h，速度为 70 000 IU/h，在最后的 12h 内，以 35 000 IU/h 的速度注入。C：注射完成后的随访静脉造影显示右头臂静脉已通畅，并证实了一处明显的狭窄（或导管头部机化的血块）。D：最后一次经导管造影显示血流良好，伴有上腔静脉充盈。导管工作了 6 个多月，病人治疗结束后最终将导管撤出。

评论： 治疗急、慢性锁骨下静脉血栓形成的概念近几年变化很快。锁骨下静脉血栓形成主要与两种情

况有关。一是单独抗凝治疗无效致使透析通路长期功能不良。另一个问题是，需要长期静脉通路的病人得不到中央静脉通路。无效治疗的结果导致了 25% ~ 74% 的较高致残率，以及在导管相关的血栓形成中较高的血管闭塞率(高达 40%)。最近,溶栓治疗技术的发展是在导管引导下进行灌注，已使这类问题大为改观，明显降低了致残率，而且增加了可挽救的静脉导管的数量。对于某些这类病人，如果导管留置的时间能延长几周或几个月，就足以完成治疗，并可取出导管而不需长期留置透析导管或供给导管，有创性的反复的血管成形术和多次溶栓治疗是必要的。

6.7.8 下肢深静脉血栓形成及上肢静脉、腔静脉血栓形成的纤维蛋白溶解治疗

病例 6.7.8:

55 岁女性，患白血病，因从左锁骨下静脉灌注化疗药物导致左锁骨下静脉狭窄，伴有左前臂水肿及不适。需要治疗。

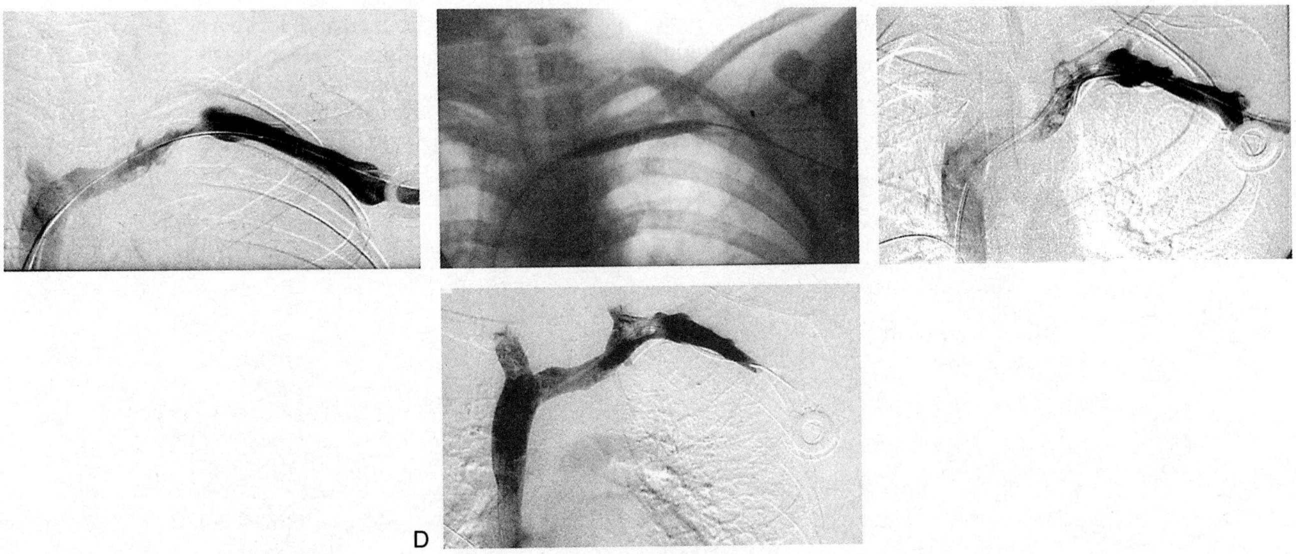

图 6.7.8

A：左上肢静脉造影显示一段长而窄的左锁骨下静脉。于左肩关节区域可以看到一个与静脉重叠的圆孔。奇怪的是，未见明显的侧支循环。静脉内可见一根导丝。B：用一个 7F 的球囊导管扩张狭窄的静脉段。C：球囊血管成形术后，静脉内发现多处充盈缺损。将一根多用途导管送入到血栓内，以 100 000 IU/h 的速度开始注入 UK 2h。D：注入 UK 后，静脉造影显示左锁骨下静脉完全通畅，并于导管头处有一些残余血块。用一根 8mm 的球囊导管再次行血管成形术，并用闭合球囊导管在血管内沿向心方向拖拽，使血块向前移动。

评论：治疗许多慢性疾病需要建立长期的中心静脉通路。上肢静脉是常用的入路部位，并穿过颈内、颈外、锁骨下静脉。短期应用中心静脉导管很少出现大的并发症及其他疾病。然而，直到最近才开始意识到长期的问题。对于腋静脉、锁骨下静脉狭窄和血栓形成的认识越来越深入。但是，在患病率、并发症发生率和治疗方面的看法不一致。公认的是，由于放置中心静脉导管而患病的病人越来越多，并且随着诊断理念的加强，这种疾病的患病率有所增加。腋静脉、锁骨下静脉和腔静脉狭窄及血栓形成有时候与以下几种因素有关：正在治疗的疾病本身的特点，导管材料的物理性能，介入技术，经导管应用的药物，用于插管的静脉本身的健康状况，以及伴发的凝血异常。当从左侧入路时，形成血栓的概率更高。用聚四氟乙烯、聚乙二胺、聚氨基甲酸乙脂、聚乙烯制作的导管发生血栓形成的概率高达 42%。新式的硅酮制作的导管有望减少血栓性并发症。然而，最新的研究发现，只有 30% 的导管没有血栓并发症，并且导管越细并发症越少。经锁骨下静脉应用血液透析导管的病人约有 42% 发生狭窄，而经颈静脉应用时却只有 10% 出现狭窄。栓塞的静脉很少发生自发性再通。腋静脉、锁骨下静脉血栓形成的表现包括患侧上肢肿胀、疲劳、无力。更为严重的结果是发展为上腔静脉阻塞综合征。肺栓塞是锁骨下静脉血栓形成的少见的继发性并发症，但已发现超过 25% 的病人有此并发症。

6.7.9 下肢深静脉血栓形成及上肢静脉、腔静脉血栓形成的纤维蛋白溶解治疗

病例 6.7.9:

9 岁女孩，患短肠综合征，经腰放置三腔管进行长期的胃肠外营养和抗生素治疗，除此之外没有其他的静脉通道。在插管的过程中注意到，导管不能进入下腔静脉却进入了奇静脉。进一步研究显示，此病人的奇静脉与下腔静脉相连，而不与腔静脉的肝内段相续。因此将这根导管保留在奇静脉内，正常工作了 1 年多，最终导管停止了工作，不能注射药物或抽血。由于病人状况已改善到了一定程度，经口饮食就足以提供充足的营养。要求我们取出导管并在周围循环内放一个 PICC 线。但是，取管前，我们决定再通奇静脉以保留这条通道，于是施行了纤溶治疗。

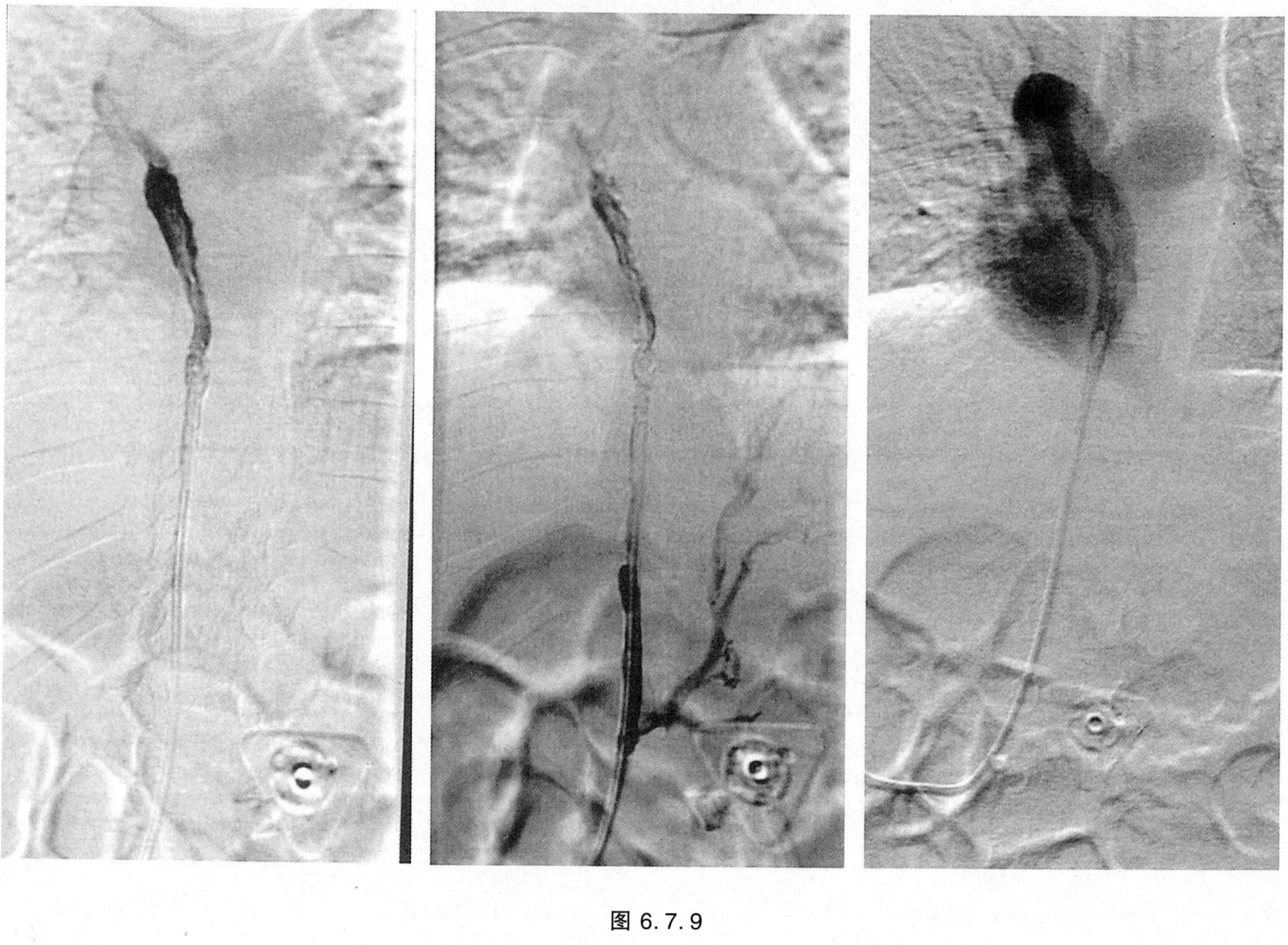

A B, C

图 6.7.9

A:经导管的一个侧孔注入了对比剂,显示奇静脉已全部形成血栓,与上腔静脉没有清晰的交通。导管头处可见不规则的管腔被对比剂充填。B:在晚期的影像上,看到奇静脉和左侧膈静脉反向充盈。C:经三腔导管的一个腔开始注射 rt-PA 5h,速度为 5mg/h。通过导管进行随访静脉造影,显示远端奇静脉已完全通畅,上腔静脉血流丰富。随后撤出了导管。

评论:奇静脉与下腔静脉相连极为罕见,发生率仅为 0.6%。由于不能将下腔静脉的肝段和肾前段连接起来,导致下腔静脉在肝下段中断而与奇静脉相通。下腔静脉在肾脏水平注入奇静脉,利用现成的贲门上静脉系统血管之间的吻合形成了一根大的血管。奇静脉的行程靠近脊柱,比下腔静脉深,经主动脉裂孔穿过膈肌走行于心脏后方,越过右主支气管进入上腔静脉。由于本例病人奇静脉的位置与下腔静脉相连,事实上可将经腰通道用作长期使用。经腰途径连接奇静脉与下腔静脉易于形成下腔静脉栓塞综合征。

静脉造影可清晰地显示受累血管的情况,以及血栓的末端。然而经导管腔注射对比剂不易显示血栓的全部范围。包括肝素化在内的保守治疗并不能减少血栓的范围,也不能降低肺栓塞的危险性。通常,保守治疗不能恢复已经形成血栓的血管内的导管的功能。有创性的溶栓治疗可以使导管周围的血管腔恢复通畅,恢复其功能,直到新的血栓形成。血管复通后拔除导管,可使血管保持长期开放。

6.7.10 下肢深静脉血栓形成及上肢静脉、腔静脉血栓形成的纤维蛋白溶解治疗

病例 6.7.10:

60 岁男性病人,冠状动脉搭桥手术后 3 个月,发生了上腔静脉综合征,很明显与术后发生纵隔纤维化有关。

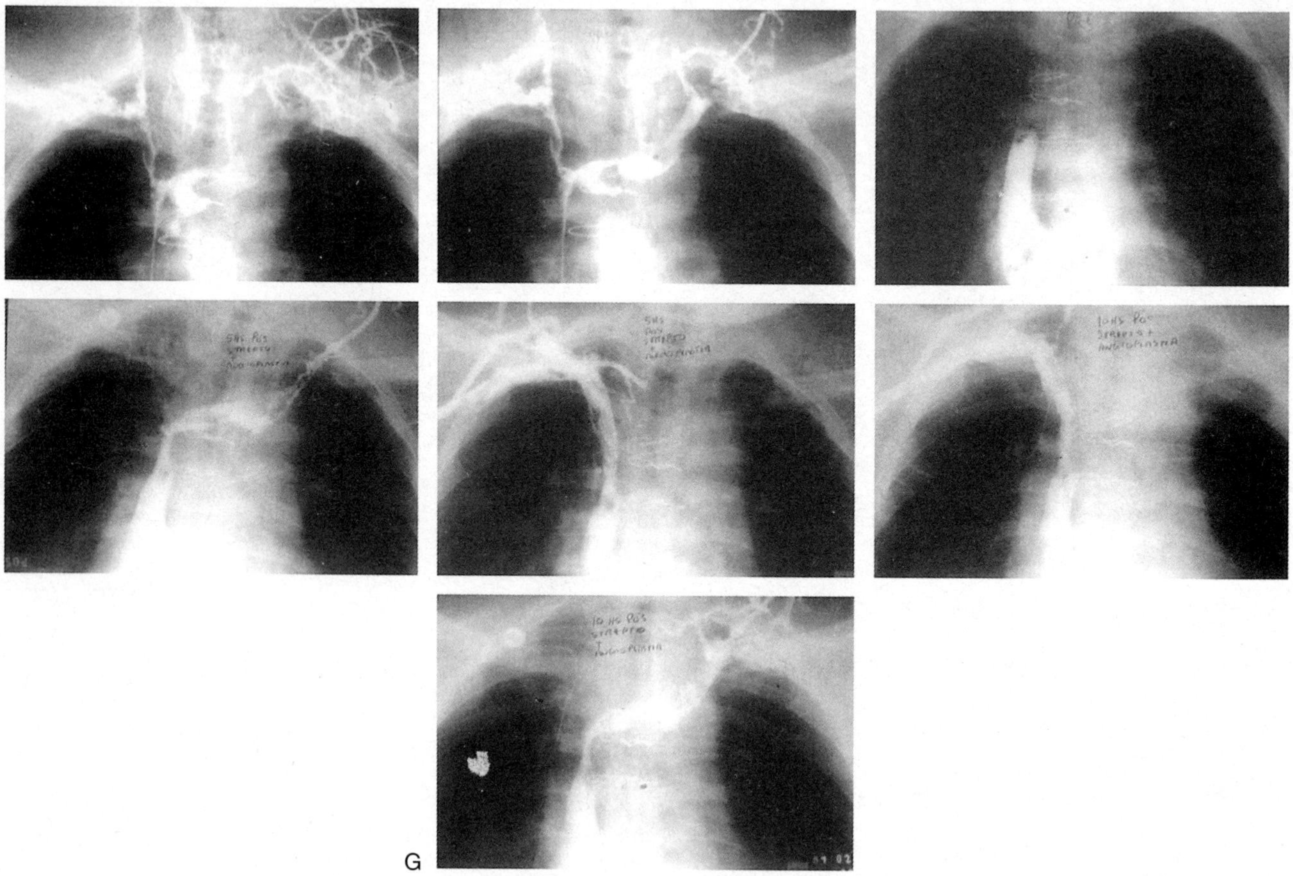

A　B, C　D　E, F　G

图 6.7.10

A:由股静脉入路的上腔静脉造影显示上腔静脉闭塞,并延伸到双侧头臂静脉和锁骨下静脉内。在逆行注射对比剂的过程中,可以看到丰富的侧支血管,主要在左侧。B:球囊血管成形术后的静脉造影显示情况有所改善。C:血管成形术前的上腔静脉造影显示上腔静脉中断。导管被推送至左侧静脉系统内,开始以 150 000 IU/h 的速度灌注 SK 5h。D:随访左侧静脉造影显示左侧静脉较前有所好转。再把导管放入右侧锁骨下静脉内以相同的速度继续注射。E:随访静脉造影显示血管进一步通畅。 F, G:注射 SK 10h 后,随访静脉造影显示血管已通畅,上腔静脉及锁骨下静脉血流充分。我们考虑此时没有必要在上腔静脉内再放置支架。

评论:经导管溶栓术是目前最有效的治疗中心静脉血栓形成的方法。对继发性锁骨下静脉血栓形成,

有创性的治疗通常是必要的。溶栓治疗清扫了血管腔，同时治疗了致血栓形成的原因。球囊扩张是溶栓后常用的技术，以迅速恢复血管腔的通畅，如需要的话还可放置支架。如果血管扩张后由于外在压迫导致扩张的管腔又回缩，则需放置支架。当静脉闭塞与腔内的导管有关时，常形成纤维性狭窄。有些病人的这种狭窄对血管成形术的反应较好，但是为保持血管开放通常必须用支架。UK 灌注常以大剂量开始，以250 000IU/h 的速度注射 2h，然后灌注速度调整为 60 000 ~ 100 000 IU/h，直到血栓溶解。达到完全再通通常需要 12 ~ 24h。为防止治疗后的静脉血栓再形成，应行肝素化：先团注 5 000U，然后以 500 ~ 1 000 U/h 的速度继续输入。溶栓治疗的效果是肯定的，78% 的病人通过直接插管灌注可实现再通。周围灌注 UK 的效果不佳。

（姜　滨　译）

建议阅读

急性动脉闭塞的溶栓治疗

Beyersdorf F, Matheis G, Kruger S, et al. Avoiding reperfusion injury after limb revascularization: experimental observations and recommendations for clinical application. *J Vasc Surg* 1989; 9: 757 – 766.

Blaisdell FW, Steele M, Allen RE. Management of acute lower extremity arterial ischemia due to embolism and thrombosis. *Surgery* 1978; 84: 822 – 834.

Boyer L, Delorme J, Alexandre M, et al. Local fibrinolysis of superior mesenteric artery thromboembolism. *Cardiovas Intervent Radiol* 1994; 17: 214 – 216.

Braithwaite BD, Birch PA, Poskitt KR, et al. Accelerated thrombolysis with high dose bolus t-PA extends the role of peripheral thrombolysis but may increase the risks. *Clin Radiol* 1995; 50: 747 – 750.

Dawson KJ, Hamilton G. Recombinant tissue-type plasminogen activator versus urokinase in peripheral arterial occlusions. *Radiology* 1991; 178: 283 – 284.

Decrinis M, Pilger E, Stark G, et al. A simplified procedure for intra-arterial thrombolysis with tissue-type plasminogen activator in peripheral arterial occlusive disease: primary and long-term results. *Eur Heart J* 1993; 14: 297 – 305.

DeMaioribus CA, Mills JL, Fujitani RM, et al. A reevaluation of intraarterial thrombolytic therapy for acute lower extremity ischemia. *J Vasc Surg* 1993; 17: 888 – 895.

Diffin DC, Kandarpa K. Assessment of peripheral intraarterial thrombolysis versus surgical revascularization in acute lower-limb ischemia: a review of limb-salvage and mortality statistics. *J Vasc Interv Radiol* 1996; 7: 57 – 63.

Jerjes-Sanchez C, Ramirez-Rivera A, de Lourdes Garcia M, et al. Streptokinase and heparin versus heparin alone in massive pulmonary embolism: a randomized controlled trial. *J Thromb Thrombolysis* 1995; 2: 227 – 229

Marder VJ, Sherry S. Thrombolytic therapy: current status (second of two parts). *N EnglJ Med* 1988; 318: 1585 – 1595.

Matsumoto AH, Selby JB, Tegtmeyer CJ, et al. Recent development of rigors during infusion of urokinase: is it related to an endotoxin? *J Vasc Interv Radiol* 1994; 5: 433 – 438.

McNamara TO, Goddwin SC, Kandarpa K. Complications of thrombolysis. *Sem Intervent Radiol* 1994; 11: 134 – 144.

McNamara TO, Bomberger RA, Merchant RF. Intra-arterial urokinase as the initial therapy for acutely ischemic lower limbs. *Circulation* 1991; 83: 106 – 119.

Meyerowitz MF, Goldhaber SZ, Reagan K, et al. Recombinant tissue-type plasminogen activator versus urokinase in peripheral arterial and graft occlusions: a randomized trial. *Radiology* 1990; 175: 75 – 78.

Ouriel K, Shortell CK, Azodo MVU, et al. Acute peripheral arterial occlusion: predictors of success in catheter-directed thrombolytic therapy. *Radiology* 1994; 193: 561 – 566.

Pernes JM, de Almeida Augusto M, Vitoux JF, et al. Local thrombolysis in peripheral arteries and bypass grafts. *J Vasc Surg* 1987; 6: 372 – 378.

Sandbaek G, Staxrud LE, Rosen L, et al. Factors predicting the outcome of intraarterial thrombolysis in peripheral arterial and graft occlusions. *Acta Radiologica* 1996; 37: 299 – 304.

Semba CP, Bakal CW, Calis KA, et al. Alteplase as an alternative to urokinase. Advisory Panel on Catheter – Directed Thrombolytic Therapy. *J Vasc Interv Radiol* 2000; 11: 279 – 287.

Sullivan KL, Gardiner GA, Kandarpa K, et al. Efficacy of thrombolysis in infrainguinal bypass grafts. *Circulation* 1991; 83: 99 – 105.

Tapson VF, Gurbel PA, Witty LA, et al. Pharmacomechanical thrombolysis of experimental pulmonary emboli. *Chest* 1994; 106: 1558 – 1562.

Vujic I, Young JWR, Gobien RP, et al. Massive pulmonary embolism: treatment with full heparinization and topical low-dose streptokinase. *Radiology* 1983; 148: 671 – 675.

慢性动脉闭塞的溶栓治疗

Byrne D, Byrne WD, Kiernan PD, et al. Urokinase thrombolysis as initial therapy for acute and non – acute ischemic extremities. *Va Med Q.* 1997; 124: 41 – 44.

Muller-Fassbender H, Hess H. [Late lysis therapy of chronic arterial occlusion. A new way to improve results (author's transl)]. *MMW Munch Med Wochenschr* 1975; 117: 1461 – 1462.

Yoon HC, Goodwin SC, Ko J, et al. A porcine model of chronic peripheral arterial occlusion. *J Vasc Interv Radiol* 1996; 7: 65 – 74.

静脉闭塞的溶栓治疗

AbuRahma AF, Robinson PA. Effort subclavian vein thrombosis: evolution of management. *J Endovasc Ther.* 2000; 7: 302 – 308.

Comerota AJ, Throm RC, Mathias SD, et al. Catheter-directed thrombolysis for iliofemoral deep venous thrombosis improves health-related quality of life. *J Vasc Surg* 2000; 32: 130 – 137.

Davidson BL. DVT treatment in 2000: state of the art. *Orthopedics* 2000; 23 (Suppl): s 651 – 654. Elliott G. Thrombolytic therapy for venous thromboembolism. *Curr Opin Hematol* 1999; 6: 304 – 308

Grossman C, McPherson S. Safety and efficacy of catheter-directed thrombolysis for iliofemoral venous thrombosis. *AJR* 1999; 172: 667 – 672.

Harrell DS, Kozlowski M, Katz MD, et al. Admixture of heparin with urokinase to decrease thrombolysis time and urokinase dose in polytetrafluoroethylene dialysis graft recanalization. *J Vasc Interv Radiol* 1996; 7: 193 – 197.

Hirshberg A, Schneiderman J, Garniek A, et al. Errors and pitfalls in intraarterial thrombolytic therapy. *J Vasc Surg* 1989; 10: 612 – 616.

Horne MK, Chang R. Thrombolytic therapy for deep venous thrombosis? *JAMA* 1999; 282: 2164 – 2166.

Kandarpa K. Catheter-directed thrombolysis of peripheral arterial occlusions and deep vein thrombosis. *Thromb Haemost* 1999; 82: 987 – 996.

Mewissen MW, Seabrook GR, Meissner MH, et al. Catheter-directed thrombolysis for lower extremity deep venous thrombosis: report of a national multicenter registry. *Radiology* 1999; 211: 39 – 49.

Ouriel K, Gray B, Clair DG, et al. Complications associated with the use of urokinase and recombinant tissue plasminogen activator for catheter-directed peripheral arterial and venous thrombolysis. *J Vasc Interv Radiol* 2000; 11: 295 – 198.

O'Sullivan GJ, Semba CP, Bittner CA, et al. Endovascular management of iliac vein compression (May-Thurner) syndrome. *J Vasc Interv Radiol* 2000; 11: 823 – 836.

Patel NH, Stookey KR, Ketcham DB, et al. Endovascular management of acute extensive iliofemoral deep venous thrombosis caused by May-Thurner syndrome. *J Vasc Interv Radiol* 2000; 11: 1297 – 1302

Rhodes JM, Cho JS, Gloviczki P, et al. Thrombolysis for experimental deep venous thrombosis maintains valvular competence and vasoreactivity. *J Vasc Surg* 2000; 31: 1193 – 1205.

Schweizer J, Kirch W, Koch R, et al. Short- and long-term results after thrombolytic treatment of deep venous thrombosis. *J Am Coll Cardiol* 2000; 36: 1336 – 1343

Strandness DE. Diagnostic approaches for detecting deep vein thrombosis. *Am J Card Imaging* 1994; 8: 13 – 17.

第 7 章

肝移植的介入处理

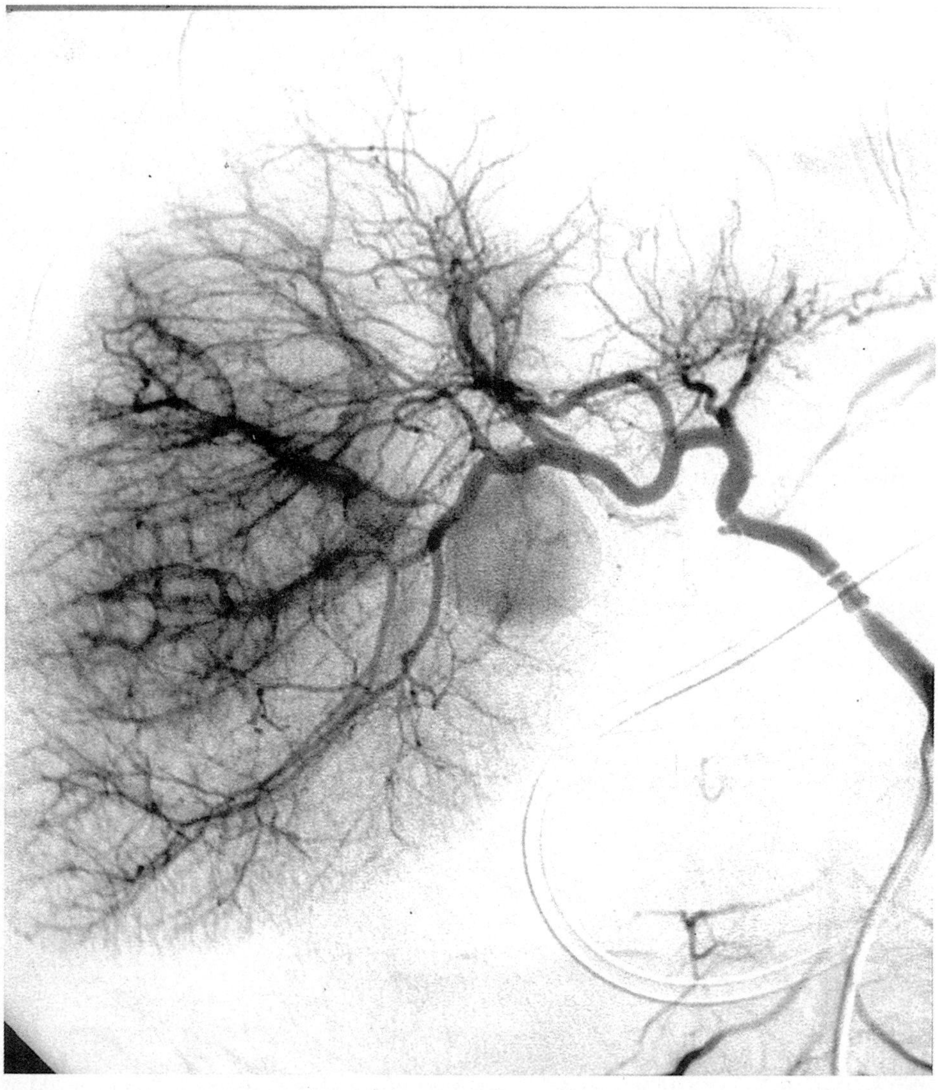

7.1.1 动脉处理

病例 7.1.1:

3 岁男孩，因胆道闭锁行肝移植后临床情况恶化，经皮肝活检后肝酶水平升高。

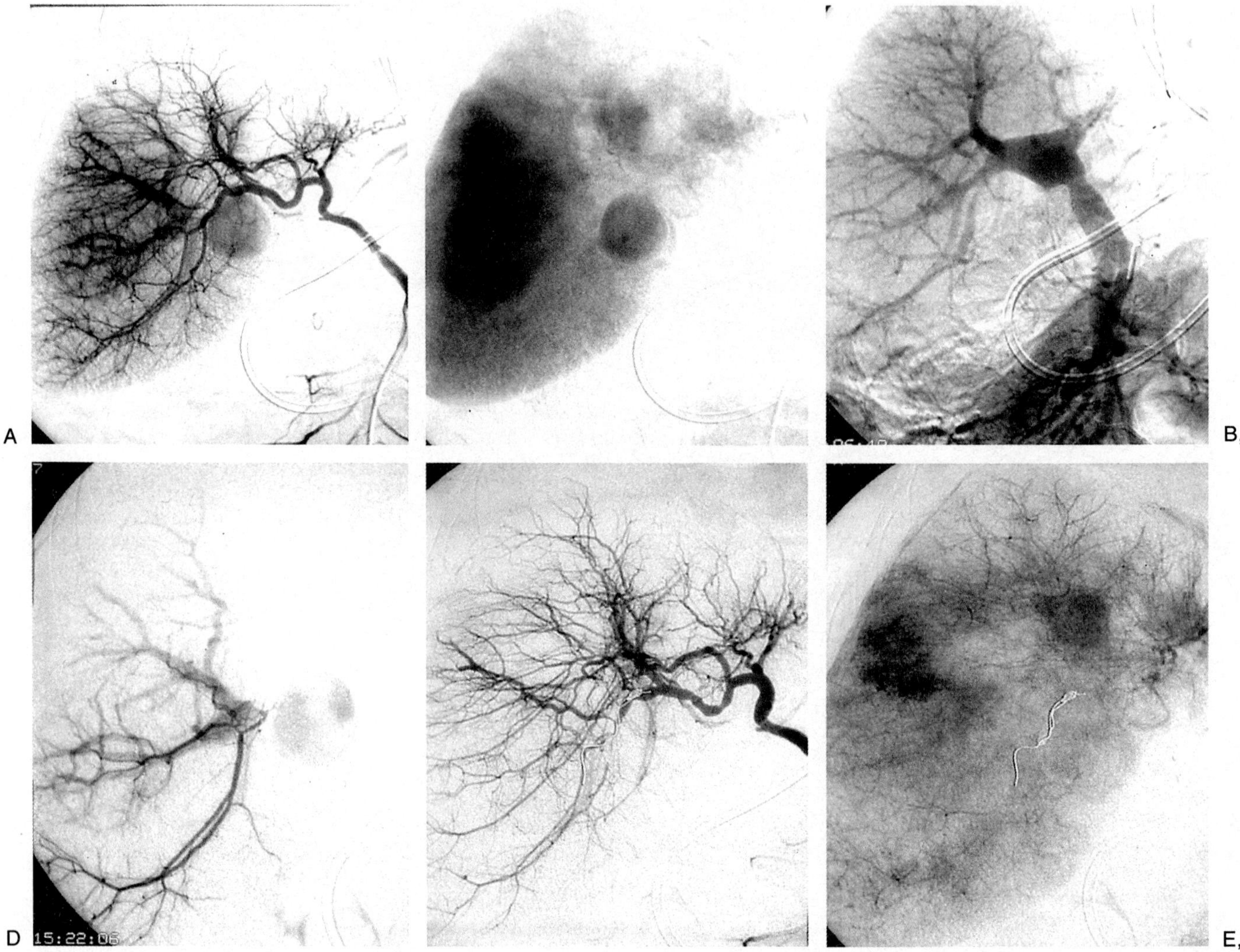

图 7.1.1

3 岁儿童，移植肝的功能恶化且肝功能检查（LFT）示各项指标升高，经肝盲穿肝活检后行肝动脉造影。多普勒超声（US）显示动脉门静脉瘘及一个大的假性动脉瘤。A：直接从主动脉肾下段水平行供体动脉插管后的肝动脉造影。可见由于门静脉根部充盈造成肝右叶血管增多以及一个邻近肝门的大的假性动脉瘤。B：肝动脉造影晚期显示经动脉注射对比剂后自门静脉根部充盈的实质染色。假性动脉瘤呈致密的不透 X 线影。C：肠系膜上动脉造影晚期显示门静脉通畅。可以见到供体与受体门静脉吻合口处的狭窄，无临床意义。D：用一根 2.8F 的微导管超选择性地将对比剂注入假性动脉瘤远端撕裂的动脉分支处，显示了动脉门静脉瘘。E：栓塞后的血管造影显示假性动脉瘤及动脉门静脉瘘已闭塞。用三个 2mm × 2cm 复合的螺旋状微螺圈施行了栓塞术。插管后可以见到一定程度的肝动脉痉挛。栓塞导致肝灌注轻微减低。F：肝动脉造影晚期显示肝内斑片样对比剂强化。可以见到肝动脉右支中的螺圈。

评论: 经皮肝活检和其他有创性经皮经肝穿刺技术的并发症发生率为 20%，大多数与假性动脉瘤形成及动静脉瘘有关。也可出现肝动脉撕裂引起的包膜下血肿和直接的腹膜内出血。大的假性动脉瘤伴动脉门静脉瘘，如病例 7.1.1，除了大量腹膜腔内出血或胆道出血的内在危险性外，还可导致严重的肝功能损害。这些病例实施外科修补术有很高的并发症发生率和死亡率，因此在许多病例中导致肝移植失败而需紧急再次肝移植。对这些病例的处理，血管内栓塞术起着重要的作用。超选择性插管和栓塞相对容易，并且超选择性插管和栓塞可以为多数病例提供永久性的和决定性的治疗。伴随着微导管技术的应用，即使年幼的病人也可用栓塞术来治疗。可根据撕裂血管的大小及动静脉瘘(AVF)的大小选择不同的栓塞材料。通常微螺圈是最合适的栓塞材料，可以立即地、选择性地、永久性地闭塞动脉。然而，重要的是如果使假性动脉瘤开口远端的动脉分支也被闭塞，就会减少由于远端血液逆流而使假性动脉瘤再通的机会。

7.1.2 动脉处理

病例 7.1.2:

32 岁男性，原位肝移植术后 9 个月，表现为乏力、黄疸及肝功能异常。超声未能显示肝动脉血流。需行血管造影，可能的话行血管成形术。

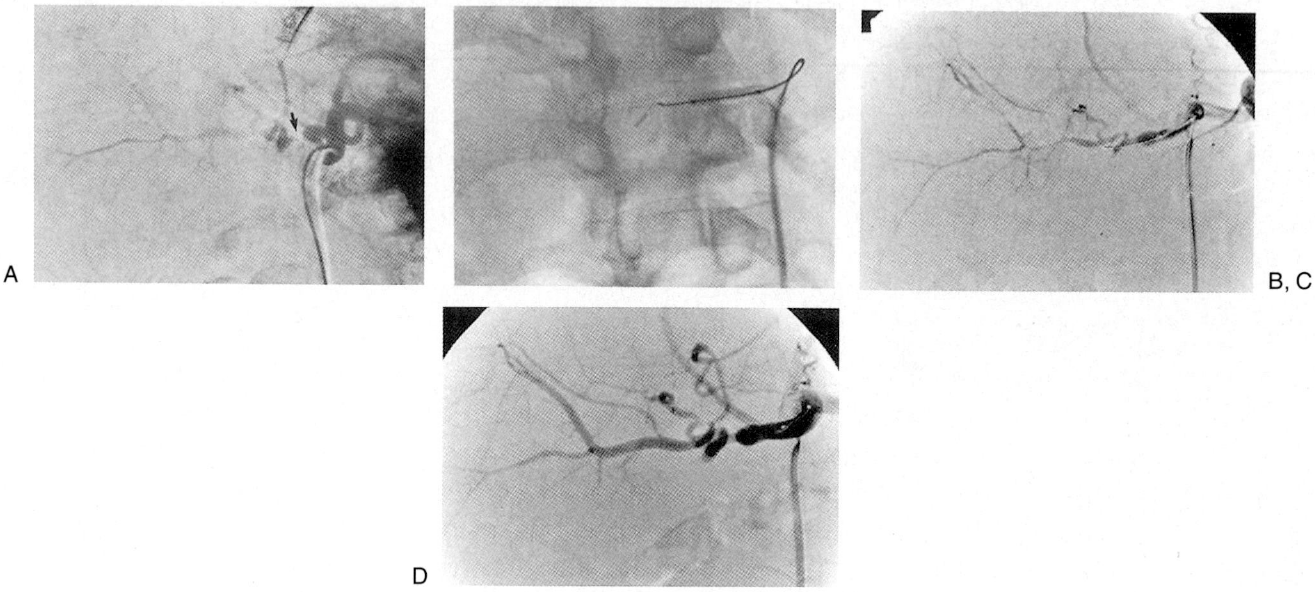

图 7.1.2

A：选择性腹腔干动脉造影显示供体与受体肝动脉吻合口高度狭窄（箭头）。在右侧腹股沟放置一根 8F 导管，并将一根 8F 的“RC”形状的引导导管置入腹腔干动脉内，将一根 0.457mm（0.018 英寸）铂头导丝穿过狭窄。B：然后推送一个 3mm × 4cm 的对称的球囊穿过病变并充胀数次。C：选择性血管造影显示吻合口狭窄解除，但肝内血管逐渐变细并有明显的狭窄。D：动脉注入硝酸甘油和异搏定治疗血管痉挛。再次行选择性血管造影，显示肝内血管管径明显增大，在血管成形术部位无明显残存的狭窄。

评论：肝移植后肝动脉并发症可以导致同种异体移植失败。这些并发症包括血栓形成、狭窄、假性动脉瘤形成和由于动脉过剩造成的扭结及肝动脉断裂。据报道有 10% 的成年移植受者发生肝动脉吻合口挛缩及狭窄。这些狭窄大部分（70% ~ 80%）位于动脉吻合口处，其余的位于肝内或腹腔干水平。在无症状病人，外科血管再通术证实具有高的供体成活率（83.3%）。然而，在一篇文献中描述，在有症状病人中，尝试行血管再通术仅有 40% 的成活率，并伴有 40% 的死亡率。紧急再次肝移植可提高这类病人的存活率（83.3%）。由于高的死亡率和并发症发生率与有症状的肝动脉闭塞密切相关，经皮经腔血管成形术（PTA）已经成为治疗可导致闭塞的狭窄的一项重要技术。血管内处理比外科修补创伤性小，且必要时可重复多次。另外，手术方法不能解决肝内狭窄。

肝动脉吻合口 PTA 后的随访资料有限，但长期通畅率似乎与行手术修补术的病人相等。据报道，在一组 10 例病人中，PTA 最初的技术成功率为 90%，但是常见狭窄复发。Orons 等报道的技术成功率为 81%（19 例病人的 21 个同种异体移植物中的 17 个）。PTA 成功的 17 例同种异体移植者中的 4 例（24%）有必要再次肝移植，而且 PTA 不成功的 4 例同种异体移植者（100%）都需要再次肝移植。作者着重指出行 PTA 时显著升高的肝酶水平与再移植或死亡率的增加相关，移植动脉狭窄的及时诊断和预防非常重要。肝动脉 PTA 术中和术后的血管痉挛已被述及且可通过动脉内注射妥拉苏林治疗。动脉内应用硝酸甘油和钙通道阻滞剂也有助于解决血管痉挛。

在病例 7.1.2 中，经过再次 PTA 成功地治疗了初次 PTA 9 个月后出现的复发性狭窄。但是，在介入处理过程中，出现的多发的、明显的肝内血管狭窄对血管扩张剂治疗不再有反应。这些新的发现被认为可能是继发于慢性移植排斥反应。最终，病人需要再次肝移植。

7.1.3 动脉处理

病例 7.1.3:

43 岁男性,肝酶水平升高,原位肝移植术后 3 个月。超声未能显示肝动脉血流。需行血管造影,可能的话行血管成形术。

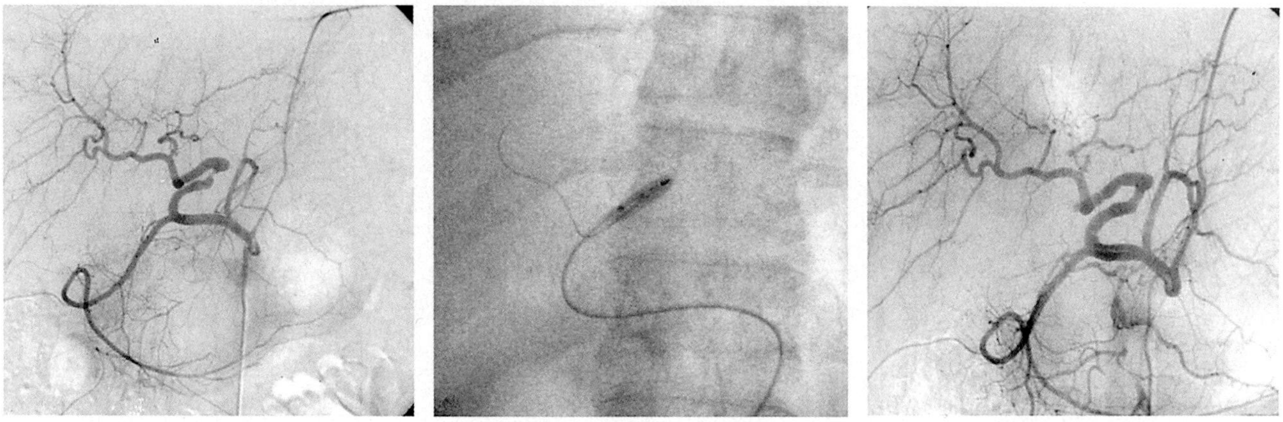

A B, C

图 7.1.3

A:肝血管造影显示在受体与供体肝动脉的手术吻合口水平有一处严重狭窄。B:通过一根亲水导丝推送一根 4mm × 4cm 的球囊导管向前穿过狭窄，并行血管成形术。可以看到扭曲的血管，必须穿过它才能到达狭窄部位。C:血管成形术后的肝血管造影显示动脉吻合口足够通畅，随访证实狭窄段的通畅性保持了 3 年以上。

评论: 据报道,大约 10% 的成年移植接受者发生吻合口狭窄和肝动脉狭窄。这些狭窄大部分（70% ~ 80%）位于动脉吻合口处，其余的在肝内或腹腔干水平。早期预防,不论是手术还是介入治疗,都被证实是有效的。单独行血管成形术可以是有效的。虽然关于肝移植后肝动脉吻合口置入支架的作用所知甚少，但一般需用足够长的、极富弹性的支架来适应肝动脉的迂曲。成功的肝动脉成形术后肝功能立即得到改善。虽然复发性肝动脉狭窄相对普遍，但是重复治疗可以控制这个问题并为病人赢得时间，避免再次移植。据报道，一例严重损伤的原位肝移植病人通过血管成形术成功地治疗了肝动脉吻合口狭窄。此例病人已有肝梗死、肝功能降低及脓毒血症。基线多普勒超声和血管造影研究显示移植动脉吻合口阻塞。血管成形术后，移植肝的功能、梗死区和多普勒超声检查显示已恢复正常。在 6 个月随访时病人无症状。

7.1.4 动脉处理

病例 7.1.4:

38 岁男性,原位肝移植术后 2 个月,表现为乏力,伴有肝酶水平升高。超声显示导入肝动脉内的血流减少。需行血管造影,可能的话行血管成形术。

A 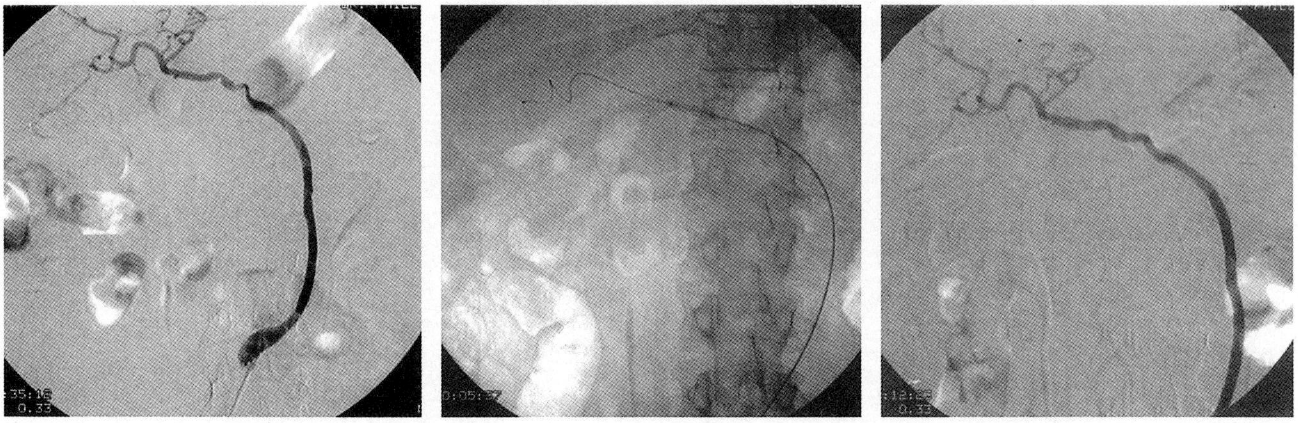 B, C

图 7.1.4

A:直接从主动脉肾下段吻合口行动脉插管,显示供肝动脉吻合口严重狭窄。B:将一根 4mm×2cm 的球囊导管很容易地推送入动脉,施行了血管成形术。C:血管成形术后的血管造影显示动脉及吻合口充分通畅。随后肝功能改善,并且不需再行外科修补术。

评论:尽管肝动脉成形术的成功率超过 90%,但术后数周或数月内可能复发。当病人有严重的症状时,痊愈的机会更为有限。肝动脉狭窄闭塞的最严重损害——闭塞或血流被增大的脾动脉窃取——在于胆管。胆管缺血严重地损害移植肝的完整性。进行性缺血可导致全部胆管不连续和肝内胆汁肿形成,由此会继发感染、结石及不可逆性的胆汁淤积。早期发现并治疗可改善移植肝的反应,并且可以保护器官,不致引起严重胆道损害。动脉导管在儿童肝移植中比成人使用更多。当使用动脉代替静脉时可获得最佳效果。

7.1.5 动脉处理

病例 7.1.5:

54 岁女性,原位肝移植术后 6 个月,表现为进行性乏力、肝酶水平升高、黄疸伴发热。超声未能显示肝动脉血流并可见少量肝内积液。此时,经鼻胆管插管并行胆管造影,显示显著的周围胆管异常伴扩张。需行 CT 导向肝脓肿引流。随后行血管造影,可能的话行血管成形术以确定动脉闭塞并对梗阻实施治疗。

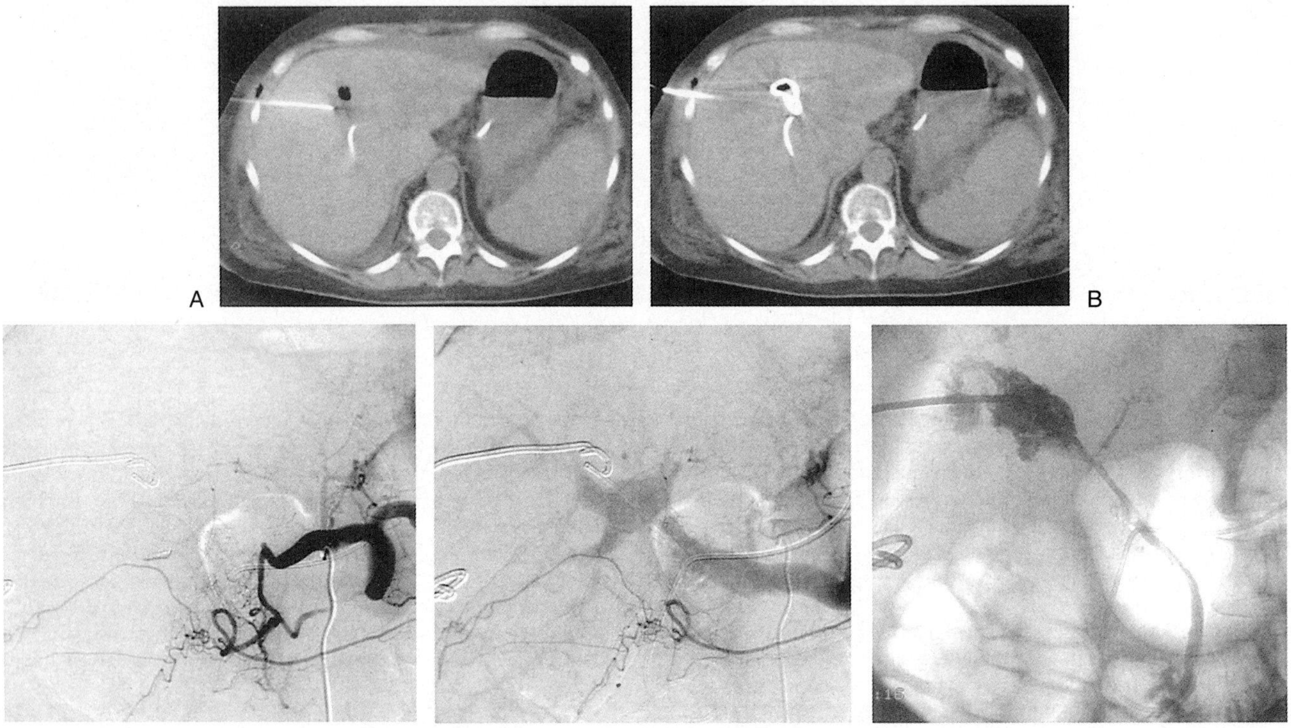

A　B　C　D, E

图 7.1.5

A,B: 肝 CT 扫描显示肝内含气及积液。可以看到进入积液的穿刺针。2 根 10F 导管被用来引流。C:选择性腹腔干造影显示肝动脉完全闭塞,似位于吻合口水平。可见肝动脉的肝内小分支旁的小侧支动脉循环。D:血管造影晚期显示门静脉通畅。多次尝试穿过梗阻的动脉均未成功,影响了治疗。E:经引流管行胆管造影,显示了一个不规则的肝内空腔,边界模糊,但与主胆管相通。可以见到细小的左胆管。胆管的解剖全部被打乱,这些改变符合胆管的慢性缺血性改变。引流后复发性胆管炎引起了严重的败血症。病人拟行移植术并最终得到了一个新的器官。

评论: 大部分肝动脉血流通过胆道周围血管丛供给胆管树。由于来自肝门的丰富的侧支动脉网(3 和 9 点胆管动脉和门静脉小血管)、膈循环以及与门静脉天然的直接联系,使正常肝的主肝动脉即使闭塞通常也不会引起胆管缺血。然而,广泛的肝内、外动脉闭塞,血管生成和血栓形成过程导致微循环,包括胆周血管丛障碍时,能够导致慢性缺血。在移植肝中,尽管少数小动脉可经过肝门(如图 7.1.5C 所示)以及经过肝与膈动脉之间发展的交通支彼此相通,但大部分侧支血管是中断的。新生的侧支血管管径很小,其血流量不足以代偿固有肝动脉闭塞所失去的血供,还可能伴有其他未知的与移植有关的改变，从而导致肝内胆管缺血。肝动脉血栓形成是一个可能危及生命的并发症，发生率为 2% ~25%，变化范围依赖于一些高危因素和被调查的病人数量。能够发生三类典型的综合征：①急性、大面积肝坏死和暴发性的肝功能衰竭；②胆管炎引起的复发性败血症伴反复发热；③胆道缺血导致的胆管坏死和胆漏。慢性缺血的结局是胆管壁的不可逆性坏死、破裂和中断，伴有空洞及胆汁肿发生。常合并感染，长期持续性的病变将导致形成结石、大量的胆泥和碎片，造成病情进一步恶化以及梗阻。

7.1.6 动脉处理

病例 7.1.6:

50 岁女性,原位肝移植术后 7 天,肝酶水平升高。通过经内窥镜逆行性胆胰管造影(ERCP)置入了数个胆道支架。超声未能显示肝动脉,脾动脉增宽伴脾大。需行诊断性血管造影。

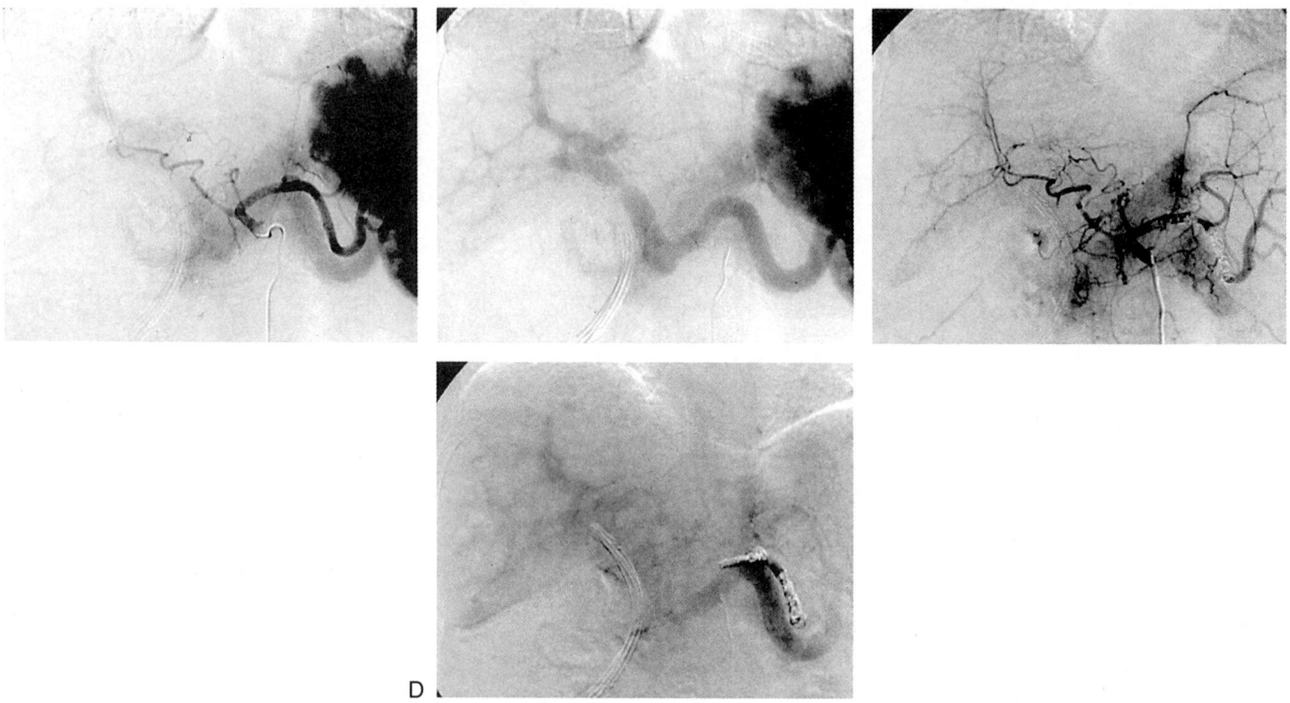

A B, C D

图 7.1.6

A:腹腔干造影显示,对比剂注射中脾循环与脾的快速早期显影,伴脾静脉和门静脉"早期"部分充盈。肝动脉表现为极缓慢的肝灌注及周围肝内动脉的延迟充盈,符合脾动脉窃血的表现。B:血管造影晚期显示门静脉充盈伴一定程度的吻合口狭窄。晚期没有看到明显的肝内周围动脉循环的显影。C:使用 Gianturco 螺圈行脾动脉栓塞术。栓塞术后腹腔干血管造影显示肝动脉循环明显改善,3 天后临床情况改善。D:血管造影晚期显示脾轻微充盈和门静脉部分充盈。可见动脉晚期肝内的强化。

评论:肝移植后肝的氧需求是至关重要的,尤其在肝移植后早期的数天内。一些情况会减少肝灌注并损伤移植后肝脏的功能。早期肝灌注减少的原因包括血管性并发症、急慢性排异反应或保存过程中肝的损伤等。近来,脾窃血综合征已被认为是肝动脉灌注减少的一个重要因素。在与其他情况的鉴别诊断中应考虑到脾窃血综合征。当证实有脾动脉增宽伴脾功能亢进以及高动力状态时,发生脾窃血综合征的机会较高。肝排异反应、肝炎或保存过程中肝的损伤,当伴有高动力脾血流动力学状态时,都可以通过增加肝内血管阻力而成为诱发因素。其他的窃血综合征也已被认识到,其中包括通过门脉体循环分流而形成的胃十二指肠动脉窃血综合征和静脉窃血综合征。当发生脾窃血综合征时,一些作者建议用辅助性脾切除术作为治疗的方法。另外,还可以手术结扎脾动脉,并用一根内置的血管移植物将移植动脉重新吻合到肾以下的主动脉上。因为脾窃血综合征被认为是一个潜在的问题,在脾高动力状态的病人中,已建议在移植术中用一个内置移植物重建肝动脉,以避免发生脾窃血综合征。最近,建议应用脾动脉栓塞术作为一种微创性的治疗方法。局麻下采用一个很简单的经皮操作即可完成此手术,使病人避免了大的手术。

7.1.7 动脉处理

病例 7.1.7:

68 岁男性，肝移植术后 3 天，肝酶水平升高。多普勒超声未能显示肝动脉，但是脾动脉增宽。需行诊断性血管造影。

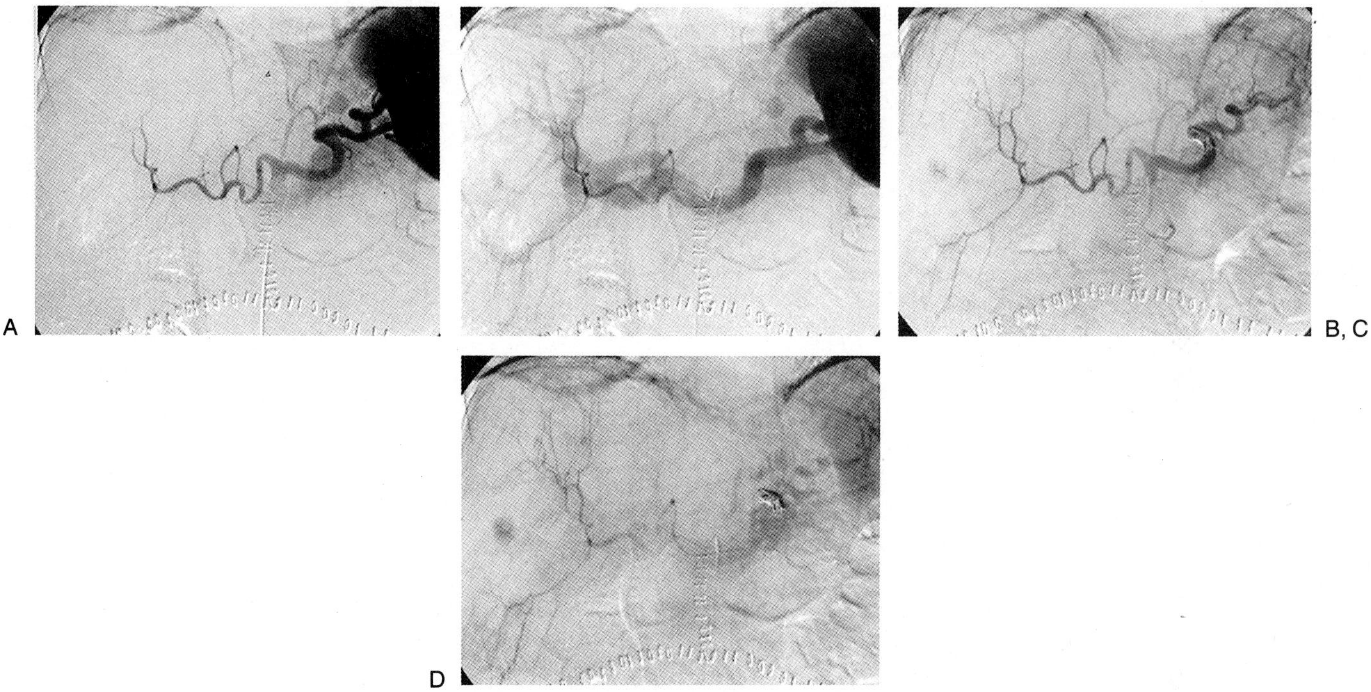

图 7.1.7

A：选择性腹腔干造影显示肝动脉灌注缓慢和延迟，而脾循环表现为高流量。B：腹腔干造影晚期显示了门静脉以及充盈极差的周围肝动脉循环。这些发现符合脾动脉窃血综合征的表现。使用 Gianturco 螺圈行脾动脉栓塞术。C：栓塞术后进行了腹腔干造影，显示肝内动脉循环灌注显著改善。可以看到螺圈位于脾动脉内。脾血流明显减少，但动脉尚未闭塞。D：腹腔干造影晚期显示了肝内动脉循环的充分灌注。可以看到肝右叶中一个对比强化区。脾也被注射的对比剂所强化。晚期显示门静脉充盈（无图）。栓塞术后病人好转并在 1 周内出院。

评论：脾动脉窃血综合征可严重危害新移植的肝。因为移植术中还有其他的影响因素（例如保存过程中的肝损害），肝动脉血流量降低引起肝和胆道血流灌注减低，会严重损害肝功能并危及生命。虽然可用其他方法治疗，但是近端脾动脉栓塞术可很容易地在诊断性血管造影过程中进行，几乎不增加手术的时间和危险性。对疑有肝动脉闭塞或脾动脉窃血综合征的病人，为了及时诊断应该尽早行诊断性血管造影，而且可行介入治疗。应避免用微粒施行脾的周围栓塞术，因为其可诱发脾功能下降及感染等并发症。脾动脉近端栓塞术几乎不会引起感染或脾坏死，而且它也不需要栓塞物全部都起作用。尽管大多数使用螺圈的脾动脉栓塞术是完全性的和永久性的，但是闭塞通常是渐进性的，并且应尽力让螺圈集中在脾动脉的主干内，以保护到达脾和胰腺周围的侧支动脉。

7.2.1 静脉处理

病例 7.2.1:

3 岁男孩,肝移植术后肝酶水平升高,伴复发性和难治性腹水,行腔静脉造影。

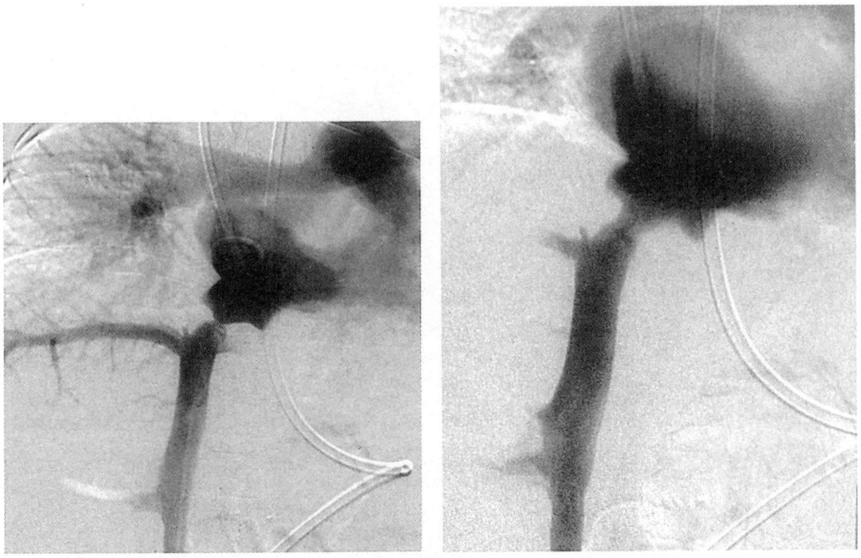

A　　B

图 7.2.1

A:下腔静脉造影显示供体与受体下腔静脉(IVC)间的吻合口严重狭窄。B:用一根 8mm 的球囊导管行血管成形术。血管成形术后行 IVC 造影,显示吻合口直径明显增大。血管成形术前后的压力记录如下:右心房压力(术前)=1.20kPa(9mmHg);IVC 压力(术前)=2.40kPa(18mmHg);压差=1.20kPa(9mmHg);右心房压力(术后)=2.13kPa(16mmHg);IVC 压力(术后)=2.80kPa(21mmHg);压差=0.667kPa(5mmHg)。

评论:下腔静脉狭窄是肝移植术后罕见的并发症,据报道发生率为 0.8%~2.6%,但常发生于肝移植病儿。腔静脉狭窄可发生于肝上或肝下吻合口部位。再移植病人发生 IVC 狭窄的危险性更高。肝上的腔静脉狭窄可发生于术后早期或者移植后 4 或 5 年。吻合口不一致或由于器官旋转造成的肝上的腔静脉扭结是腔静脉狭窄,尤其是术后早期发生腔静脉狭窄的原因。迟发的腔静脉吻合口狭窄与纤维化、慢性血栓或血管内膜增生有关。IVC 狭窄的临床表现主要依赖于狭窄的位置和严重程度。据报道,IVC 狭窄可引起下肢水肿、腹水和肝、肾功能异常。全身性低血压也可与 IVC 狭窄引起静脉回流减少有关。急性腔静脉闭塞的手术治疗包括通过心房切开术或腔静脉切开术施行外科血栓切除术。对急性血栓形成的病人,因为术后早期存在使用溶栓药的禁忌证而且腔静脉内操作具有血栓栓塞的危险性,因此溶栓治疗的价值不大。肝固定术、血栓切除术和再移植是治疗有症状的肝上 IVC 狭窄的外科方法。

经皮经导管血管成形术,放置或不放置支架,近来都已被用于治疗肝上 IVC 狭窄。当狭窄不是由于血管明显成角或不匹配造成时,球囊血管成形术是有效的。由于弹性回缩,腔静脉的扭转或缠结不能通过血管成形术治疗,通常必须放置支架。

7.2.2 静脉处理

病例 7.2.2:

44 岁男性，肝移植术后出现 IVC 狭窄，伴腹水及肝酶水平升高，行腔静脉造影。需行球囊血管成形术。

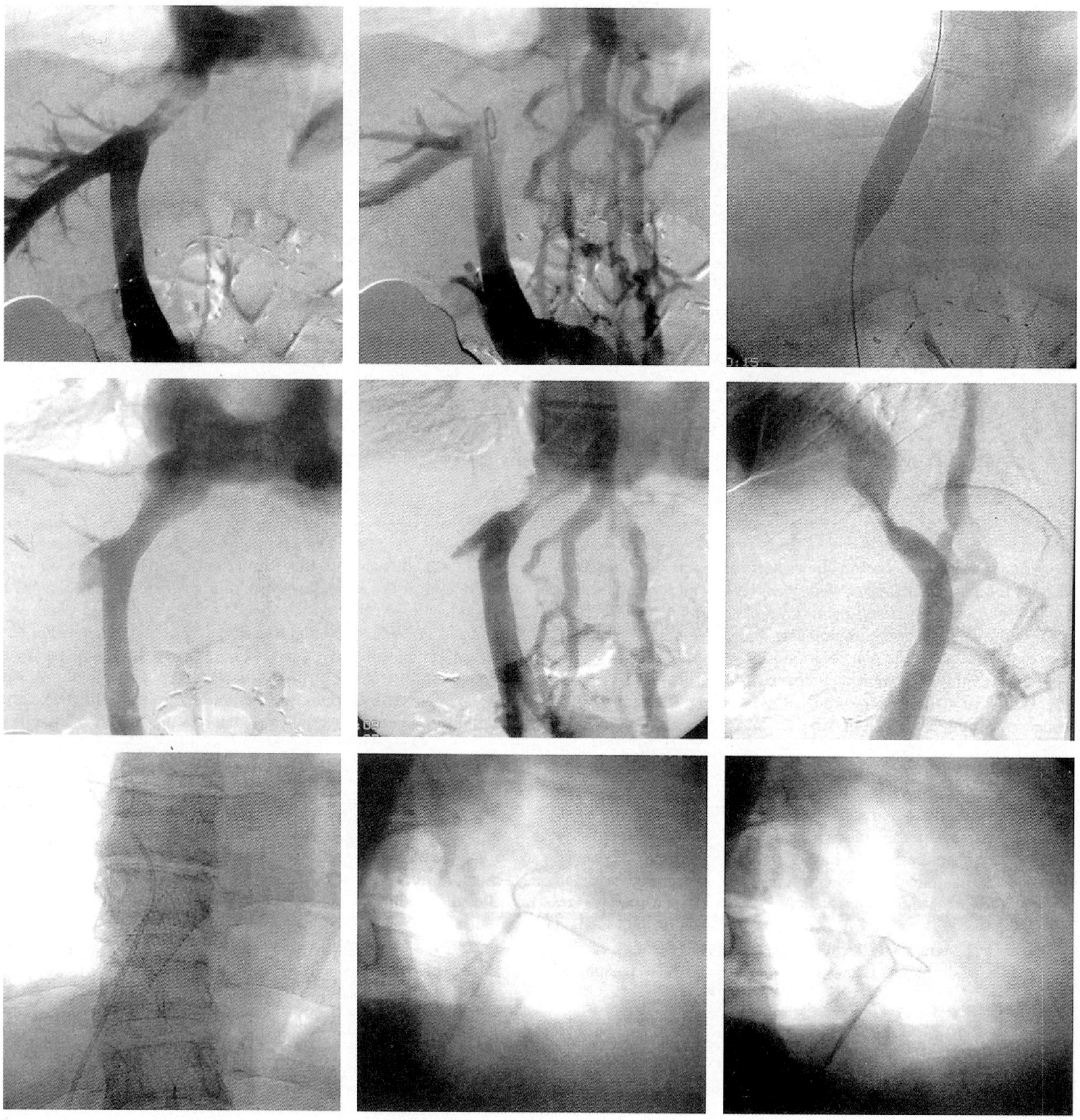

A　B, C　D　E, F　G　H, I

图 7.2.2

J 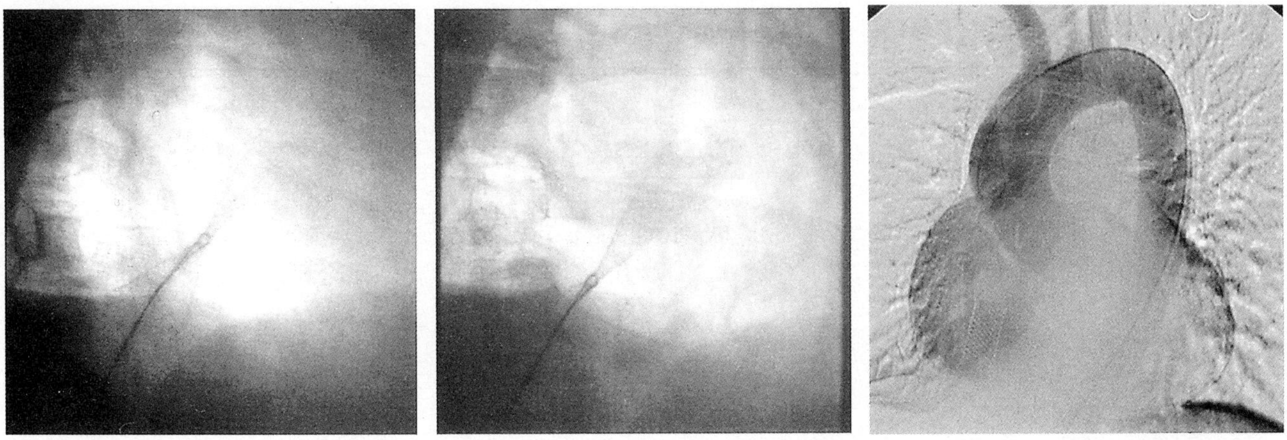 K, L

图 7.2.2(接上)

A:用一根导管在吻合口狭窄下方行 IVC 静脉造影。注射对比剂后显示一处不规则的狭窄，伴明显的腹膜后侧支血管及进入右肝静脉的逆向血流。B:血管造影晚期显示奇静脉系统广泛充盈。右心房的平均压为 -0.133kPa(-1mmHg)，IVC 平均压为 2.27kPa (17mmHg)。C:用一个 16mm 的球囊行球囊血管成形术。血管成形术后右房平均压为 -0.133kPa(-1mmHg)，IVC 平均压为 2.27kPa(17mmHg)。D:由于持续性的高压差，因此决定置入一个支架。支架置入后右房平均压为 0.667kPa(5mmHg)，IVC 平均压为 1.20kPa (9mmHg)。术后临床症状改善。E,F:术后几个月，病人开始出现心律失常及三尖瓣关闭不全。超声心动图发现一个右心房内异物。支架置入术后约 1 年，随访腔静脉造影显示狭窄部分复发。G:可见支架在右心房内。H,I,J,K:尝试将右心房内支架套取出来。套圈被放置于支架周围并将其闭合，试图将支架从右心房内取出。但支架与右心房壁连成一体，不能取出，过度用力会引起右心房撕裂。支架在右心房内已超过 2 年。造成心脏充血及左向右的分流。L:血管造影显示了由心房内支架造成的动脉窦穿孔而形成了主动脉 - 右心房瘘。采用手术移除了支架，并修补了约 10mm 长的动脉裂口。

评论: IVC 梗阻作为一个罕见的肝移植并发症，发生率为 0.8% ~2.6%，更多见于儿科肝移植病人。腔静脉狭窄可发生于肝上或肝下的吻合口位置，于术后早期或移植术后数月或数年发生。临床上，IVC 梗阻或狭窄表现为顽固性或反复发作的腹水及下肢水肿，偶有胸腔积液。肝功能检查通常表现为肝酶轻度至明显的升高。由于从 IVC 进入右心房的血流量减少，一些病人可出现低血压。右心房和 IVC 间压力梯度常升高，但可能不会超过正常水平很多，完全梗阻的病人中较高一侧的压差范围为 0.933 ~ 2.67kPa(7 ~ 20mmHg)。供体肝 IVC 和受体 IVC 大小不匹配，或腔静脉扭结可导致早期闭塞或狭窄。纤维化、慢性血栓或血管内膜增生可导致迟发的腔静脉狭窄。球囊血管成形术是常采用的较适宜的血管成形术方法。多数病人必须用大的血管成形球囊，直径 12 ~ 18mm。约 50% 的病人需重复行球囊血管成形术。由于成角或外压引起的狭窄，球囊扩张术后又会发生弹性回缩，此类病人需置入支架。支架置入是一个相对容易的操作，大多数病人应经股静脉置入支架。目前有一些大的支架，可维持狭窄腔静脉的开放。弹性支架，如 Wallstent 支架，效果更好。静脉置入支架的并发症很少，包括急性血栓形成、脓毒血症和支架脱落入心脏，如病例7.2.2。如果支架进入心腔，它将与心壁粘连或导致穿孔。若支架在心脏或肺动脉内仍保持游离状态，那么使用网篮套取技术经皮取出支架可获成功。肝上支架置入的另外一个问题是会给再次肝移植带来困难。

7.2.3 静脉处理

病例 7.2.3:

3 岁男孩,因胆道闭锁行肝移植,术后出现门静脉高压和持续性腹水。

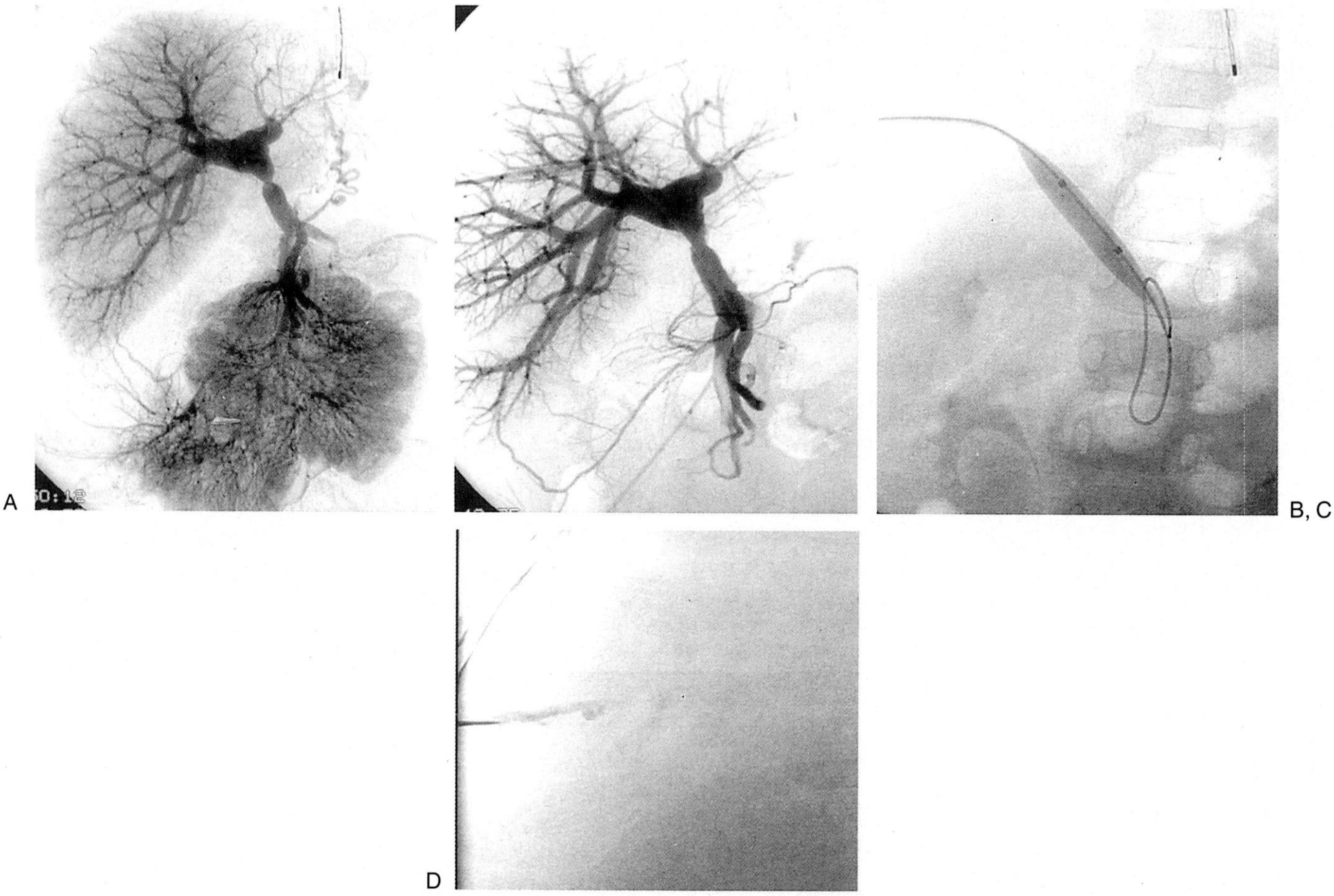

图 7.2.3

3 岁男孩，二次肝移植后出现反复发作的门静脉高压和持续性腹水,行血管造影。A:肠系膜上动脉(SMA)造影静脉晚期显示了肠系膜上静脉(SMV)和门静脉。可以看到狭窄位于吻合口水平。由于持续性的门静脉高压，胃左静脉内显示有离肝的血流，尽管有肝功能检查（LFT）结果异常、持续腹水及复发性静脉曲张,但未发现出血。B:在门静脉中用一根 7mm 的血管成形球囊导管行血管成形术。C:血管成形术后门静脉造影显示吻合口水平管径已改善，且侧支血流转向。D:用明胶海绵行栓塞术后的针道图。

评论: 经皮经肝门静脉插管是相对容易的操作，但现在并不常用。球囊血管成形术对门静脉狭窄通常是有效的。对第一次肝移植的病人通常不建议使用支架，因为有再次移植的可能性，而且为了吻合将去除较长的一段门静脉。虽然病人的年龄也是使用支架的禁忌证,但如果必要,可使用 Palmaz 支架,因为它是由球囊膨胀的，并且支架还可在需要时逐步扩张。由于门静脉高压引起凝血功能障碍，建议实施针道栓塞术。可经导管或血管鞘注入一大片明胶海绵，它是闭塞针道的最佳材料。

7.2.4 静脉处理

病例 7.2.4:

2 岁女孩,因胆道闭锁行肝移植,术后几周出现门静脉高压和顽固性腹水。

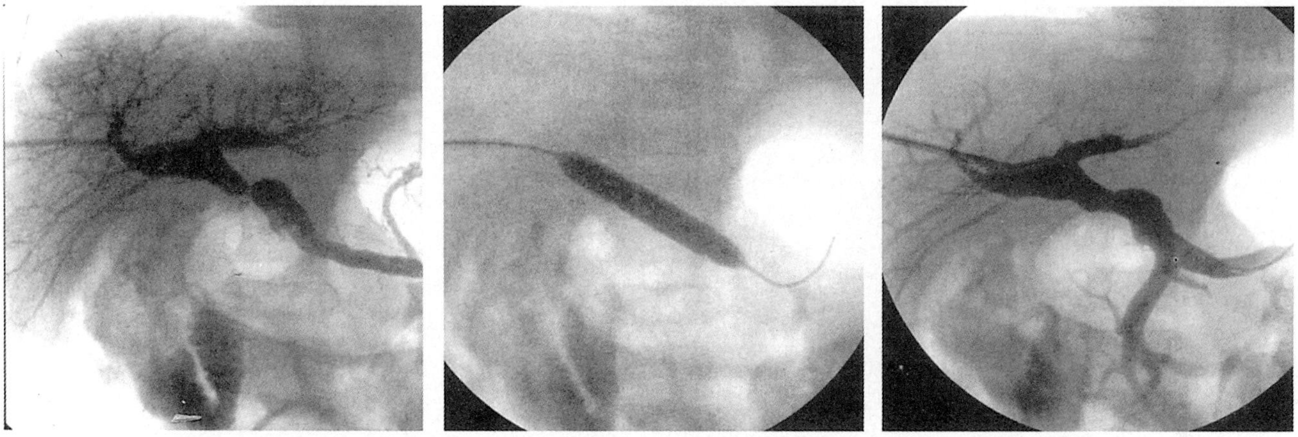

A　B, C

图 7.2.4

A:肝移植后门静脉造影显示门静脉吻合口水平的严重狭窄。B:穿过阻塞段以后,用一个 8mm 的血管成形球囊扩张狭窄。C:球囊血管成形术后经肝门静脉造影显示了很好的效果,狭窄好转并且压力梯度消失。腹水明显好转,门静脉高压已消除。

评论:门静脉狭窄是肝移植的相对少见的并发症,发生率约为 0.5% ~3%。吻合口狭窄在减体肝移植中更常见。尽管活体同种异体移植比尸体移植死亡率低,但因为可用于吻合的门静脉长度有限而使手术技术更具挑战性。长度短导致吻合口张力加大,放入一个内置的移植物可减少张力。当使用冷藏移植肝时狭窄尤其突出。门静脉狭窄的临床表现是门静脉高压、脾大、腹水、胃十二指肠静脉曲张出血和贫血。尽管初步的诊断一般用无创性的多普勒超声,但是内脏血管造影是确诊的关键。经肝门静脉造影可测量压力,它是检测狭窄的最佳方法。尽管在此类病例中并无有意义的压力梯度的定义,但一般认为吻合口压力梯度超过 0.667kPa(5mmHg)为异常。决定治疗应主要依赖于临床。球囊血管成形术一般可成功地治疗门静脉吻合口狭窄,首次临床成功率可达 70% ~80%。当球囊扩张治疗无效或狭窄复发时,应在门静脉内置入一个支架。尽管门静脉支架置入的远期效果较好,但不是必须的。

7.2.5 静脉处理

病例 7.2.5:

63 岁女性，因慢性丙型肝炎行肝移植，术后 24h 出现门脉高压和肝功能改变，提示门静脉血栓形成。需行诊断性血管造影，可能的话进行治疗。

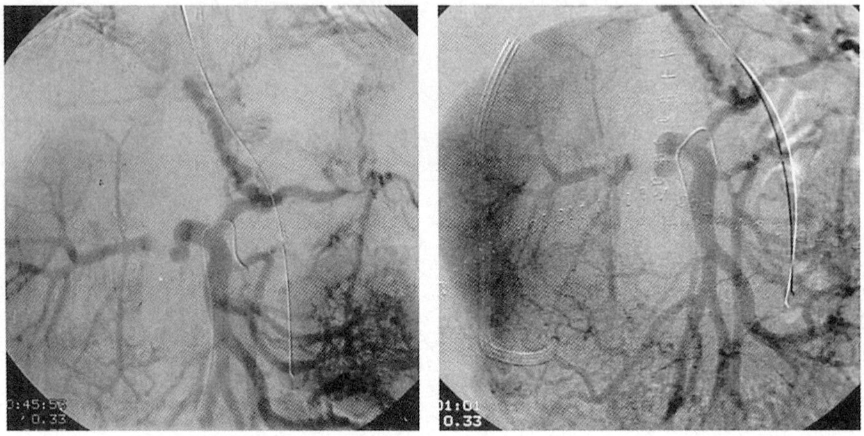

A B

图 7.2.5

A：SMA 门静脉造影晚期显示门静脉部分闭塞，伴门静脉高压和静脉曲张。尽管近年已开展了肝移植治疗，但也开始尝试经动脉插管注射尿激酶（UK）使门脉重新开放。B：注射 UK12h（速度为 100 000U/h）后行动脉性门静脉造影，显示门静脉肝内分支的血流改善，但是门静脉有持续的节段性闭塞，不允许在门静脉内直接行血管成形术或支架置入。为病人做了手术修补术，并且发现门静脉受外压及一定程度的扭结是导致闭塞的原因。手术可成功地解决问题。

评论：门静脉血栓形成是危及肝供体和病人生命的严重并发症。有几种情况可增加肝静脉的阻力，如前面所述的血栓、外压、扭结及手术性或自发性门体分流。门静脉闭塞曾主要用手术治疗，可用血栓栓子切除术或某种门体分流术。有创性的介入方法（如溶栓治疗和机械性血栓切除术）在血管领域的发展和应用为移植术后门静脉血栓形成病人的治疗带来了变化。溶栓治疗和机械性血栓切除术已经开始用于其他原因造成的门静脉血栓形成的病例，但在肝移植的病人中不太常用。灌注 UK 已成功地用于治疗门静脉或肠系膜静脉血栓形成的病人。几乎没有关于肝移植病人门静脉血栓形成的溶栓治疗的文献。尿激酶注射常常是经肝或经颈静脉直接注入门静脉。直接从门静脉入路还可用于施行血管成形术或支架置入。另外一个方法是经 SMA 入路注射 UK。然而，在有限的经验中，大部分为非移植相关性门静脉血栓形成。经过筛选的病人门静脉内或经 SMA 直接注射溶栓剂是除手术外另一种可选择的方法，迄今为止成功率很高，但仅限于少数病人。调查证实，UK 以及组织型纤维蛋白溶酶原激活因子（rt-PA）经肝循环后会迅速失活，这就是门静脉注射溶栓药很少引起小肠出血的原因。

7.2.6 静脉处理

病例 7.2.6:

62 岁女性，肝移植术后 1 周，出现进行性的门静脉高压、肝功能障碍和腹水。需行诊断性血管造影,可能的话进行治疗。

A B,C D E

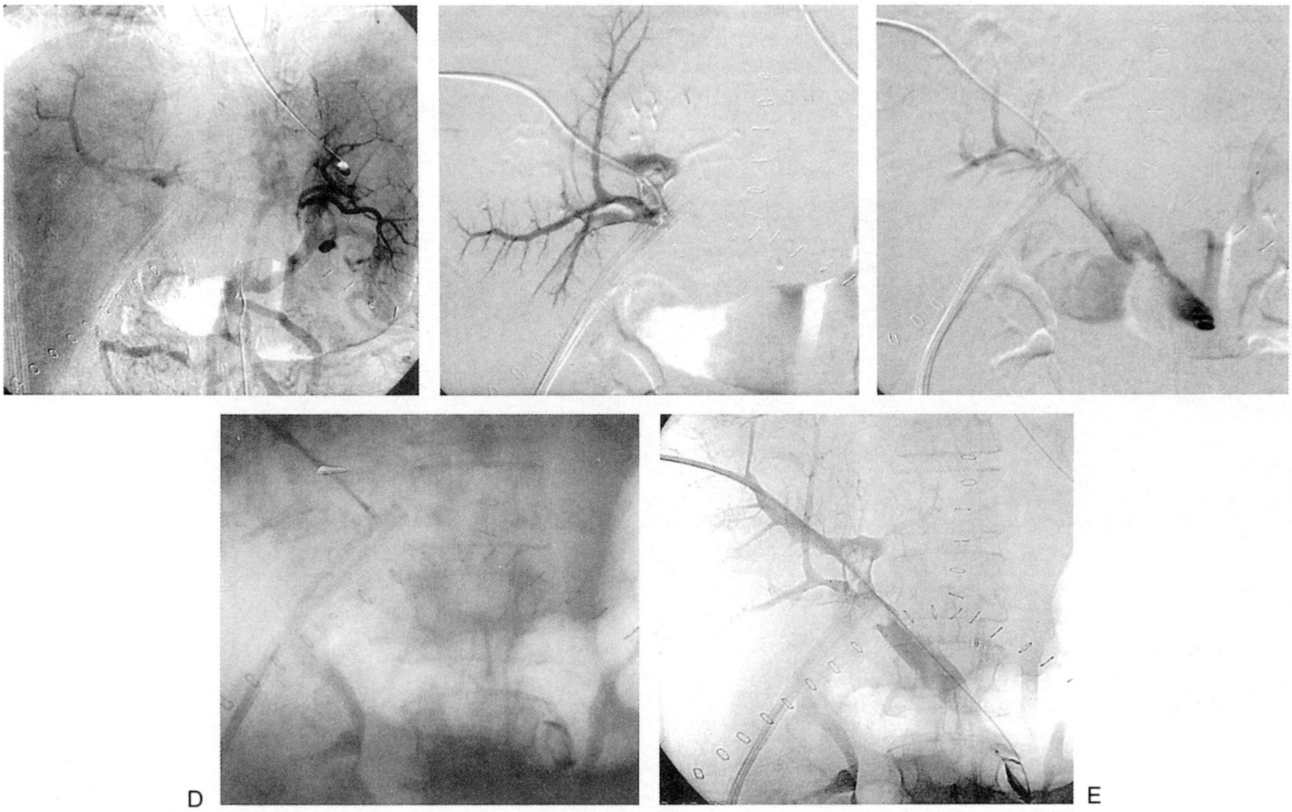

图 7.2.6

A:SMA 血管造影静脉晚期显示 SMV 和门静脉汇合处的门静脉闭塞。用一根插入静脉的移植物连接受体与供体的门静脉。可以看到门静脉远端的肝内血管充盈。可见多发的血管曲张。B:经皮穿刺门静脉右支并到达门静脉分叉处。由于病人移植术后不久并且有出血的可能，因此 UK 注射为禁忌证而行机械性血栓切除术。C:导管进入门静脉主干,并放入一根 8F 导管鞘用于送入血栓切除设备。注入对比剂，显示门静脉血流迟缓。D:用 Amplatz 血栓切除设备行门静脉血栓切除术。E:血栓切除术后造影显示血流轻微改善,无持续性的门静脉血流。手术后病人的情况进一步恶化,于术后 2 周因为肝功能衰竭死亡。

评论:门静脉血栓形成是发生于少数肝移植病人的主要并发症。随着肝移植病人的增多，可以设想发生移植后并发症的危险，比如门体分流或门静脉血栓形成的概率也会增加。门静脉血栓形成的传统治疗方法并非是最适宜的。外科血栓切除术有效，但具有创伤性。经皮技术很有价值，但由于经皮血栓切除设备近期才出现,所以经验有限。将 Amplatz 血栓切除设备用于自然的门脉血栓形成有一些成功的经验，多数利用经颈静脉肝内门体分流(TIPS)通路。结合溶栓治疗对某些病例是有利的，但是对于有胃食管静脉曲张的慢性肝病病人会增加胃肠道出血的可能。

7.2.7 静脉处理

病例 7.2.7:

16 岁女孩，因 Wilson 病出现急性肝衰竭。用来自其他州的供肝行紧急肝移植。这个肝最初是要给另一个移植中心的一位病人，但不知为何改送给了我们研究所的这位病人。运达的肝被保存得很好，移植进行得很顺利。移植术后约 12h 出现腹腔内出血，行外科修补止血。病人移植术后 7 天情况改善，准备出院时出现腹痛。肝超声显示其内可能有一异物。于是行 CT 扫描。

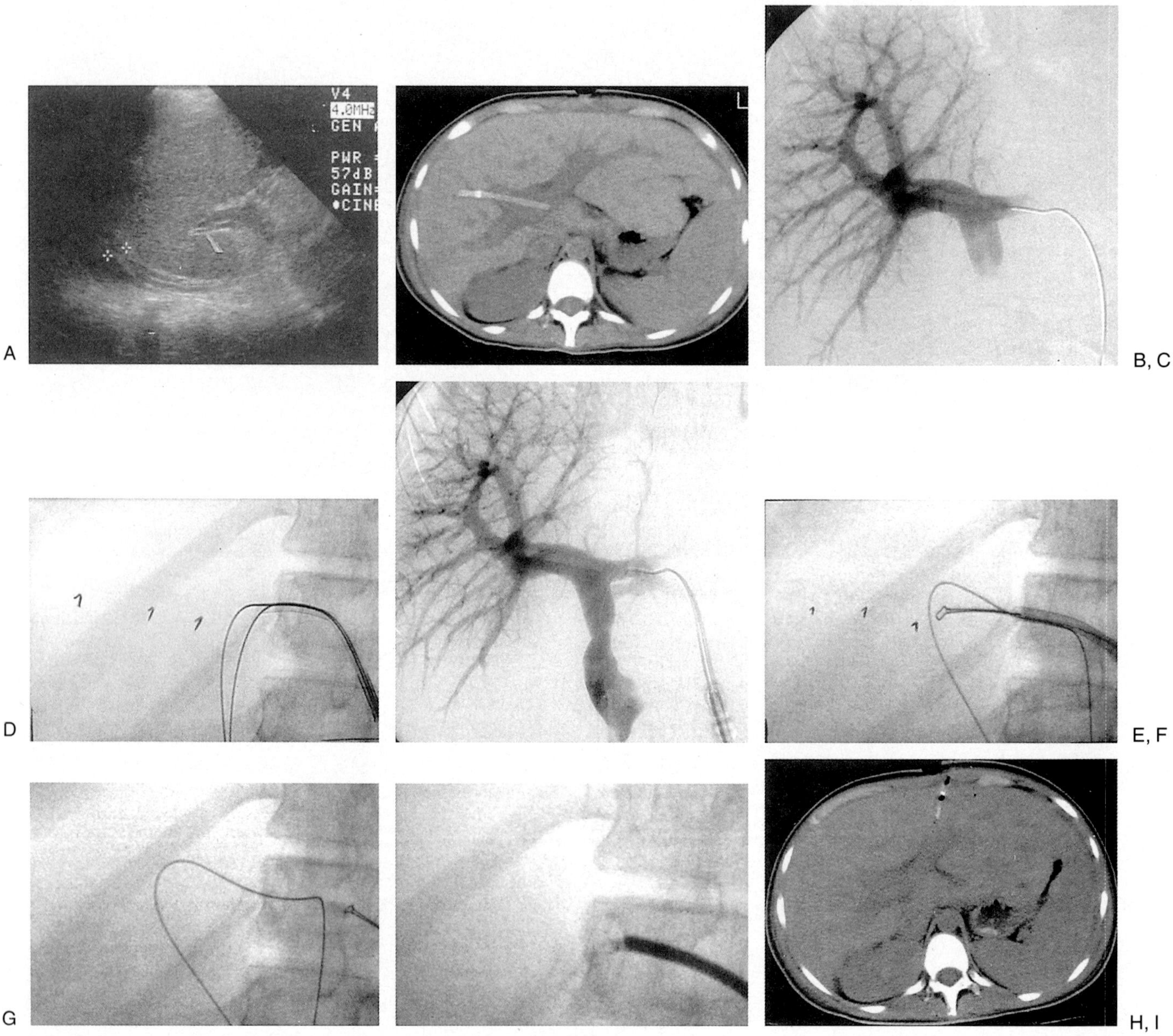

图 7.2.7

A：肝超声检查显示门静脉内有一个长的直形异物，楔入门静脉肝右叶的分支内。B：肝 CT 扫描显示肝内下方一个大的包膜下血肿，导管断裂于门静脉右支内及门静脉左支近端近腹前壁处。在皮肤表面做了标记作为进入门静脉左支的穿刺点。C：透视下引导穿刺，行门静脉造影，显示导管位于门静脉右支内。D：门静脉内插入两根导丝，一根用于操作，另一根起安全作用。E：为了显示吻合口，将导管放入门静脉内行门静脉造影。F，G：将一个网篮套圈送入门静脉系统用于捕捉导管的碎片。用导管鞘将导管碎片拉出，安全导丝留在原位。H：利用安全导丝将另一个导管鞘送入门脉系统，并将一大条明胶海绵塞入穿刺通道内。I：栓塞后立刻行肝 CT 扫描，显示明胶海绵恰好位于肝实质和腹壁内。

评论：通常经套管从门静脉灌注威斯康星州Beltzer大学的保存液来保存移植肝。注射后结扎门静脉并冷藏，直到进行移植。移除套管时应注意不要损伤静脉。显然，在这个病例中，当器官被切除时套管与供体的门静脉一起被切断了。这个器官就被移植了，因为没有必要做门静脉探查。CT 扫描显示有小的包膜下血肿及门静脉内不透 X 线的导管片段。CT 扫描还有助于确定经皮经肝右叶门静脉通路的入口。在门静脉主干内利用一根安全导丝置入了一个 10F 导管鞘。由于套圈技术已经用于其他血管，因此在透视引导下，用一个 15mm 的套圈来捕捉导管碎片。导管碎片被拉入导管鞘内，并经安全导丝再次导入另一个导管鞘，用一大条明胶海绵栓塞穿刺通道。手术对这个病人将是有创性的，并可能再次进行肝移植。病人恢复得确实很好，尽管术后大约 1 年她患了淋巴瘤，但她对治疗的反应良好，且术后 2 年随访时肝仍保持有功能。

7.3.1 胆道处理

病例 7.3.1:

48 岁女性,因丙型肝炎肝硬化行肝移植。移植术后约 1 个月临床症状恶化,出现肝酶水平升高、感染和黄疸。

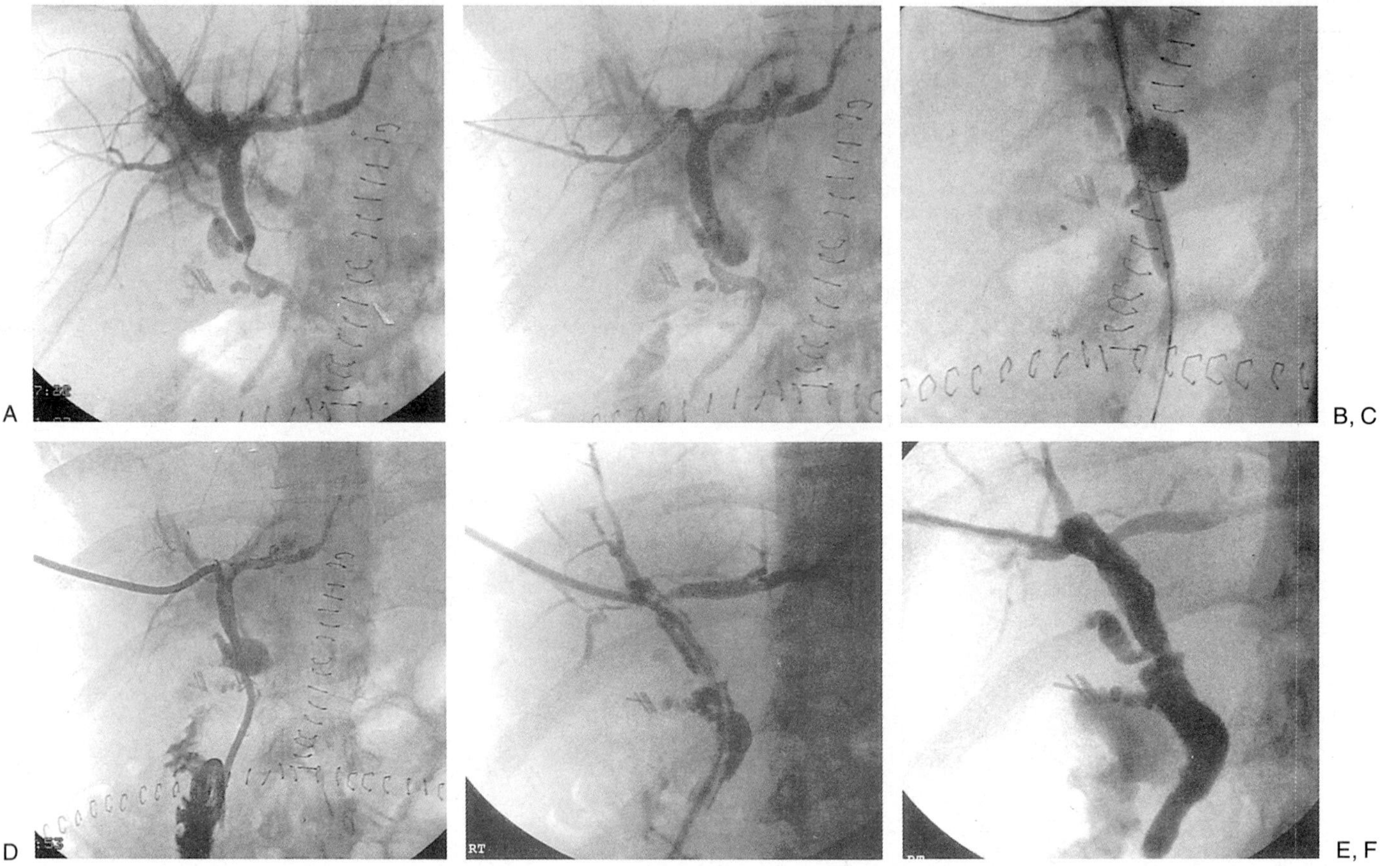

图 7.3.1

A:用细穿刺针行经皮胆道造影,显示肝内胆管轻度扩张和胆总管胆总管吻合的吻合口水平严重狭窄。可以看到囊状的供体段胆总管以及受体段胆总管。B:周围胆管插管后,注射了更多的对比剂,可以看到狭窄水平的对比剂外溢。C:用一个 6mm × 4cm 的血管成形球囊扩张狭窄。可见大量对比剂外溢。D:为了减压和治疗胆漏,经狭窄段放入了一根 10F 的内外胆道引流管。E:每月进行一次球囊扩张,4 个月后胆道造影显示胆漏闭合。可见大号的 19F 硅胶导管。F:虽然显示导管与胆管吻合口处的大小不匹配,但经过治疗后狭窄十分通畅。导管又保留了 1 个月后拔出。治疗后数月病人恢复得很好。

评论:肝移植合并胆管狭窄的可能原因包括肝动脉血栓形成、冷缺血时间延长、ABO 血型不符、巨细胞病毒感染、排异反应发作的次数及排异反应类型。胆总管胆总管吻合术是成年和青少年病人胆管吻合的较适宜的方法。大部分儿童和经筛选具有下列情况的成年病人行 Roux-en-Y 胆总管空肠吻合术，包括胆道疾病（硬化性胆管炎和胆管癌）、继发性胆管硬化、供体和受体胆管极端不匹配和再次移植。当引流管移位时，可以通过经皮经肝胆管造影（PTC）或内窥镜胆胰管造影进行检查。移植后胆管狭窄的治疗技术有内科疗法、经皮扩张术、手术修补或再次移植。吻合口狭窄可通过经皮扩张术并置入支架或手术修补来治疗。有症状的肝内胆管狭窄应行扩张。尽管有其他的方法，但对于进行性功能不良的病人应该行再次移植。对多数病人，放置胆管支架并每月行球囊扩张是有效的。导管必须在合适的位置保留很长一段时间，通常为 3 ~ 6 个月，并且必须使用大号导管。某些有免疫抑制的病人由于导管的存在发生反复或持续的感染，需要长期引流。

7.3.2 胆道处理

病例 7.3.2:

6 岁男孩，由于胆道闭锁行减体肝移植，临床肝酶水平升高，出现了黄疸和败血症。

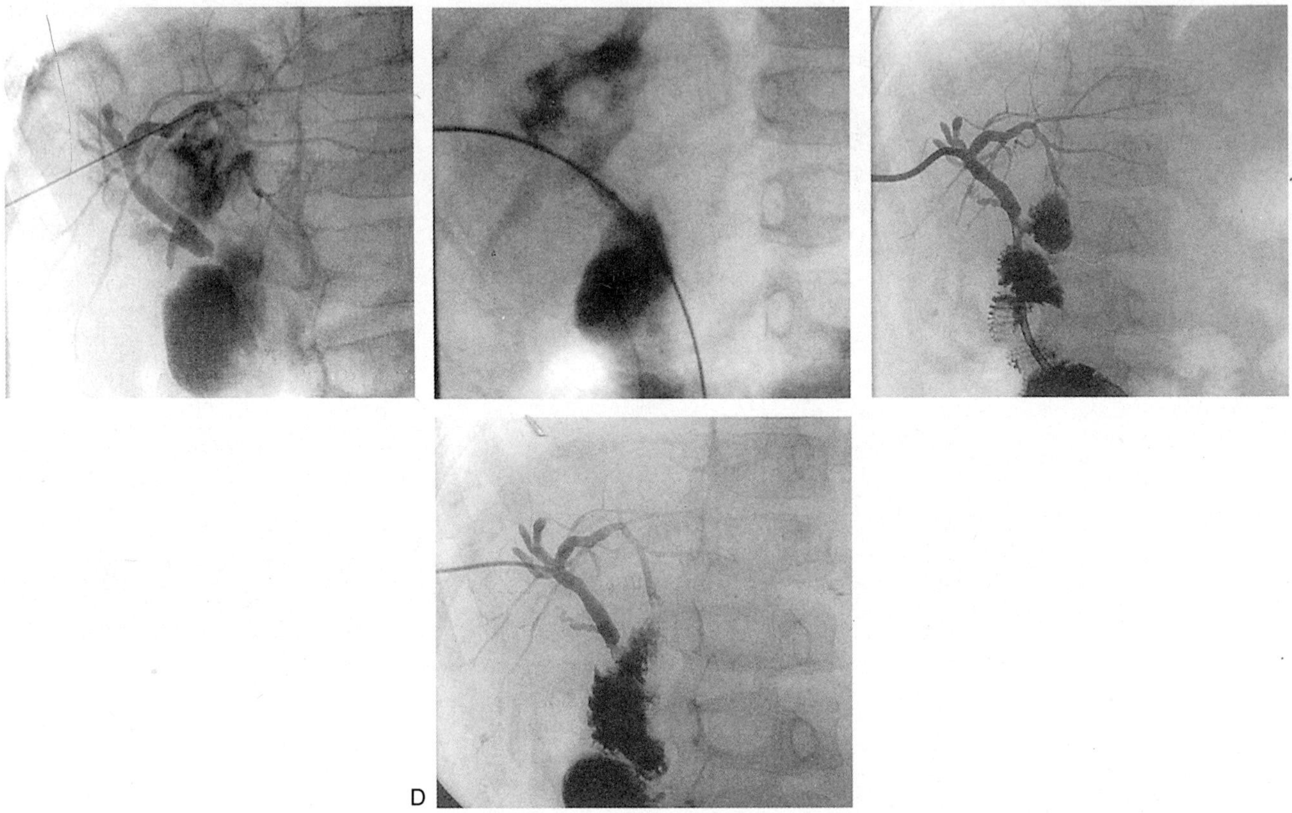

A B, C D

图 7.3.2

A：用细针行经皮胆管造影，显示轻微的肝内胆管扩张和胆总管空肠吻合口的严重狭窄。可以看到由手术减小体积所致的右叶胆管闭塞。B：于狭窄处插管后，用一个 5mm 的球囊导管行胆总管空肠吻合口的成形术。C：穿过狭窄放置一根内外胆道引流导管。D：球囊成形术后 1 个月，拔出了导管。肝内注射对比剂显示吻合口通畅。病人恢复很好，在 2 年随访时未显示任何梗阻性改变。

评论：吻合口狭窄比非吻合口狭窄更多见。多数病人表现为肝酶水平升高。发热、寒战和黄疸较少见，更为少见的表现为腹痛、恶心和呕吐。吻合口狭窄在胆总管空肠吻合术后（3.5%）比胆总管胆总管吻合术后（0.6%）更多见。大部分儿童和经筛选的具有下列情况的成年病人行 Roux-en-Y 胆总管空肠吻合术，这些情况包括胆道疾病（硬化性胆管炎和胆管癌）、继发性胆管硬化、供体和受体胆管极端不匹配和再次移植。胆总管胆总管吻合术的狭窄在术后 3 ~ 6 个月可做出诊断，而胆总管空肠吻合术的狭窄在移植后 1 ~ 12 个月出现。肝动脉闭塞在行胆总管空肠吻合术的病人中更常见，尤其是儿童。然而，胆总管狭窄很可能与技术问题有关，或由于手术切除胆总管过长致局部缺血所造成，而不是由于肝动脉闭塞所致。在非吻合口狭窄的病人，57% 表现为肝动脉闭塞，但是胆总管吻合口狭窄的病人仅 10% 表现为动脉梗阻。根据文献报道，球囊扩张术的技术成功率约 89%，约 11% 的病例失败。12% 的病人出现并发症，但全部得到成功的治疗。7% 的病人需采用外科修补术，4.2% 的病人需再次移植，死亡率为 6.9%。在肝移植中胆道狭窄用金属支架治疗时，在早、中期很有效，但不能保持支架长期通畅。再次介入或支架移除可获得远期效果。重复球囊扩张治疗无效的胆道狭窄病人或不能耐受手术的病人可使用金属支架。

病例 7.3.3:

54 岁男性,因患与原发性硬化性胆管炎(PSC)相关的慢性肝病行肝移植,出现肝酶水平升高、败血症及黄疸。为了引流需行经皮胆管造影。

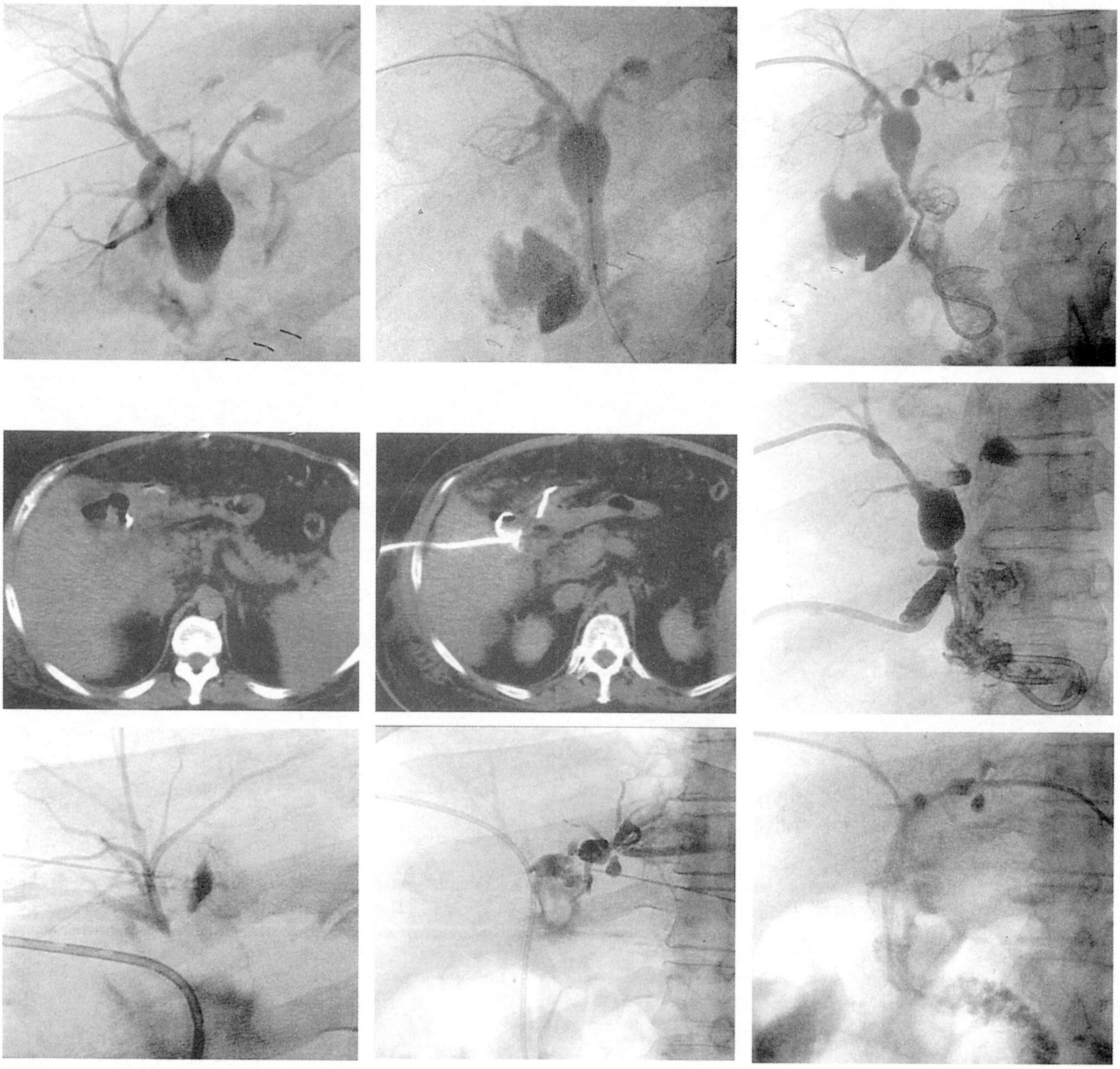

A B, C

D E, F

G H, I

图 7.3.3

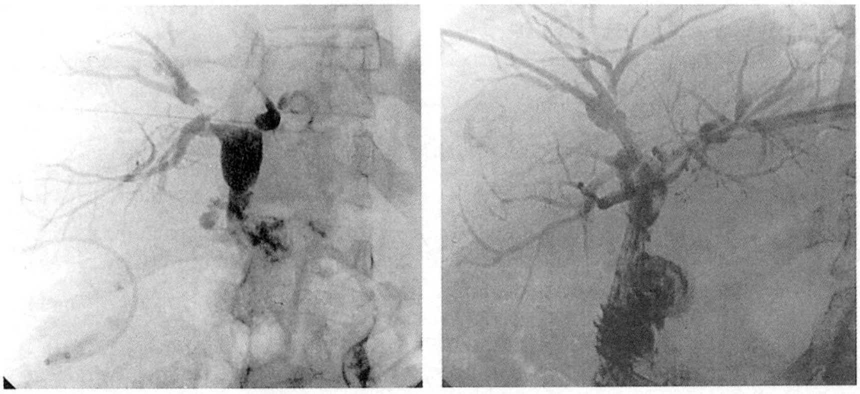

图 7.3.3(接上)

A:用细针行经皮胆管造影,显示了扩张的胆总管和胆总管空肠吻合处的狭窄,尽管有人工支架存在但并不起作用。可以看到周围胆管狭窄。B:经狭窄段插管后,用一根 6mm 的球囊导管行胆总管空肠吻合口胆管成形术。C:穿过狭窄处放置了一根胆道内外导管。可以看到位于吻合口右侧的胆汁肿。D:病人持续发热,CT 扫描显示了一个胆汁肿,其腔内含有气体。E:用一根 10F 的导管行 CT 引导下的导管引流。F:引流几周后的随访胆管造影显示胆漏得到了控制,肝内胆管的病变进展,伴左、右侧胆管狭窄。G:初期治疗后 1 个月,细针 PTC 显示了节段性胆管闭塞。H:2 个月后,可见左胆管显著狭窄。I:球囊扩张双侧胆管、引流并保留导管 3 个月。最后拔出了导管。J:2 个月后,病人情况恶化且新的 PTC 显示病变明显进展,伴有左、右胆管弥漫性狭窄。K:对狭窄处行球囊扩张后行新的双侧胆管引流。疾病进一步发展,病人引流已超过 1 年,最近计划再次移植。

评论:肝内胆管树的狭窄可能与肝动脉血栓形成有关。慢性排异反应、病毒感染和硬化性胆管炎的病史也是肝内胆管狭窄的相关因素。移植术后约 27% 的移植肝因为 PSC 而发生肝内胆管狭窄,仅有 13% 是因为其他原因造成的。在那些因 PSC 接受移植的病人中,肝内胆管狭窄的发生率明显较高。在因 PSC 接受移植的病人中,约 18% 出现了吻合口狭窄;而因其他疾病接受移植的病人,有 15% 发生了吻合口狭窄,两者无统计学差异。约 90% 的吻合口狭窄需经皮扩张或手术治疗。非吻合口的肝外胆管狭窄在 PSC 人群中占 6%,而在其他疾病组占 2%,二者有统计学差异。在一组 PSC 病人中,非吻合口狭窄病人中 31% 出现了肝动脉闭塞,而吻合口狭窄的病人中 5% 出现了肝动脉闭塞。在非 PSC 组病人中,非吻合口狭窄和吻合口狭窄发生肝动脉闭塞的比例分别为 28% 和 7%,但这两组间无统计学差异。肝动脉血栓形成常导致胆管弥漫性狭窄和胆管腔的坏死。

7.3.4 胆道处理

病例 7.3.4:

44 岁女性，因乙型肝炎后肝硬化行肝移植，现临床症状恶化，出现了败血症、肝酶水平升高、黄疸，提示胆道梗阻。需行 PTC 和可能的治疗。

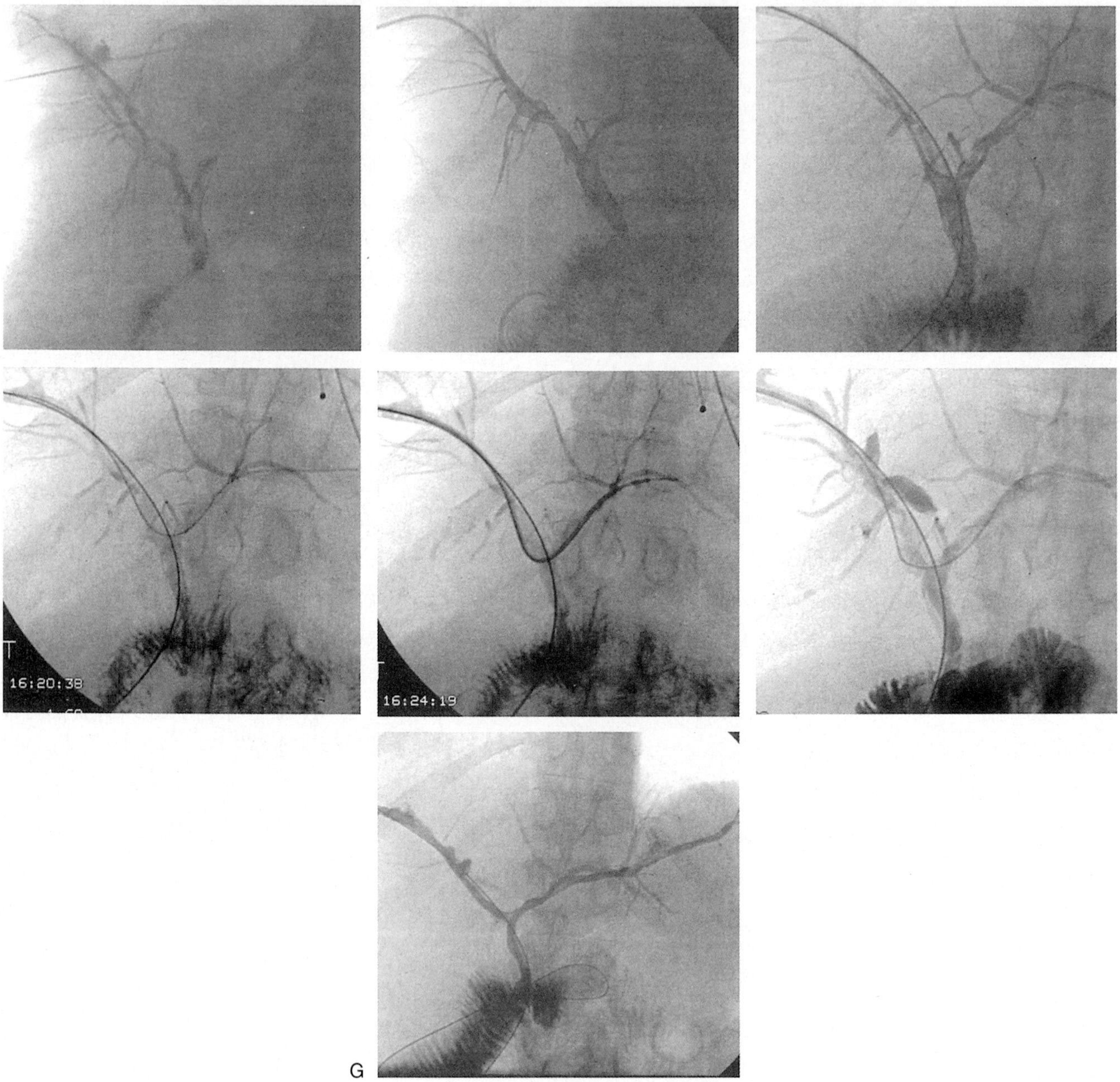

A　B, C　D　E, F　G

图 7.3.4

A:用细针行 PTC,显示肝内胆管轻度扩张以及延伸至肝总管和左肝管内的多发的充盈缺损。B:放置了一根 8F 胆道导管用于临时内外引流。C:引流后约 1 周，胆管造影显示胆管内持续性的充盈缺损。可以看到导管被送入左肝管内。一根安全导丝被保留在主肝管内。D:一根导丝进入了左胆管。E:导管换成了一根闭塞球囊导管,用来把真菌球拖进胆总管。F:充盈缺损被去除后，胆管造影显示胆管开放，但在胆总管内可见粘膜瓣的影像。G:将一根引流导管放在胆管内 2 周用于胆道内外引流。最初治疗后 2 周的随访胆管造影显示一定程度的残留狭窄。行进一步的球囊扩张治疗。最后胆管造影显示胆管完全通畅。

评论: 肝移植后胆道并发症是移植受体人群术后并发症发生和死亡原因中的一个重要因素。在肝移植病人中,胆管充盈缺损的发生率约为 6% ~42%。基于胆管造影的表现，胆管内充盈缺损中胆泥铸型占 56%,结石占 34%,坏死碎片占 10%。这类病人有的可以行介入治疗，有的可通过手术重建胆道治疗。胆管内充盈缺损为坏死碎片和胆泥的病例分别有 78% 和 30% 与肝动脉闭塞有关。胆管充盈缺损与多发性胆管炎发作有关，需进行辅助治疗，包括长期的抗生素治疗、经皮胆管引流和外科修补及重建。缺血导致胆管内出现坏死碎片，是由于胆管上皮细胞损伤造成的。缺血还可造成胆管内产生胆泥,可能与狭窄、胆道淤积和继发性感染有关，这些因素可促进胆管内胆泥和结石的形成。正在接受免疫抑制治疗的病人可形成胆道内的真菌球,明显与胆汁淤积有关。手术、介入、药物和内窥镜方法都可用于治疗肝移植后胆管的充盈缺损，内窥镜治疗对于胆管内结石或胆泥无效，因为很难到达手术重建后的胆道和空肠的吻合口。根据一篇文献,约 40% 的病例用药物化学分解治疗胆管淤积有效，但在其他方面效果欠佳。经皮入路可容许施行机械性和电解法碎石，在多数病例中可使结石分解,需多个疗程。经皮介入疗法可利用球囊扩张狭窄,并且可用球囊导管与网篮取出结石。利用引流管可向胆道内注射抗真菌药。

7.3.5 胆道处理

病例 7.3.5:

28 岁女性，因肝硬化行肝移植，临床症状恶化，出现败血症、肝酶水平升高和黄疸，提示胆道梗阻。需行 PTC，可能的话进行治疗。

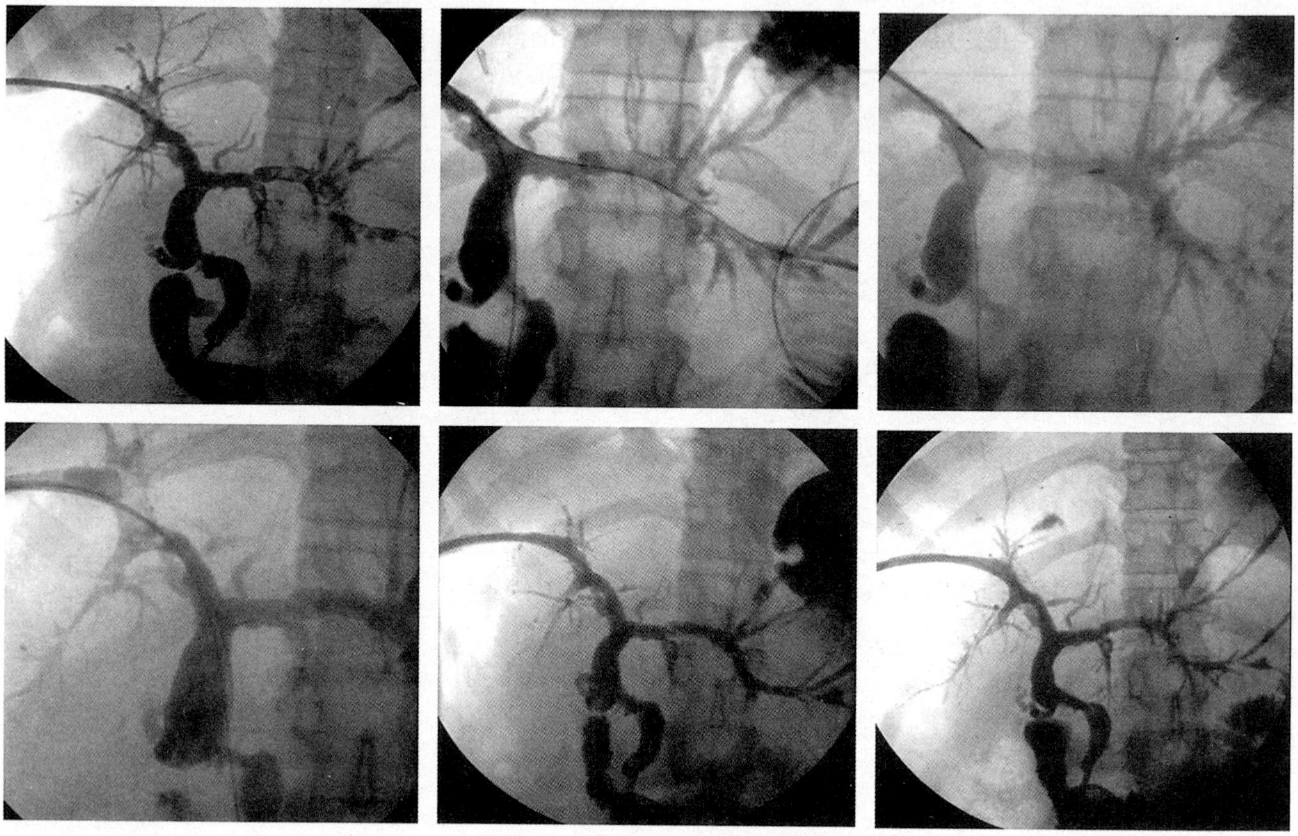

A　B, C　D　E, F

图 7.3.5

A：用一根 8F 导管行胆汁引流数周。经导管胆管造影显示在左肝管及其分支内广泛的充盈缺损，左肝管局部狭窄，以及右肝管分支内多发的充盈缺损。B：在狭窄段行球囊胆管成形术后，用一根封闭球囊导管穿过左肝管。C：用一个结石网篮将结石和碎片破碎并回收。网篮的多个通道对于取出结石是很有用的。D：左侧胆道经过治疗后，胆管造影显示了十分干净的胆管。可以看到右肝管内仍有充盈缺损。为了尽可能移除结石和碎片，将球囊导管在右肝管中拽动数次。E：最后的胆管造影显示胆管的通畅性显著改善，但右肝管内仍有残留的充盈缺损，且左肝管有狭窄。F：二次胆管“清除”后，最后的胆管造影显示双侧的胆管通畅。

评论： 移植后胆道梗阻有很高的发生率和死亡率。在移植领域很早就有“胆道铸型综合征”的描述，它是由于细菌繁殖、排异、胆管上皮损伤或胆汁淤积导致的碎片沉淀物所形成的。尽管有合适的手术治疗方法，但肝移植后胆汁淤积和结石形成相对少见，是由于胆汁增多所造成的。临床上，病人表现为发热、反复发作的菌血症、黄疸和肝酶水平升高。再次手术行胆管减压是首选的治疗方法。最近，经皮技术开始用于治疗胆汁淤积和结石铸型造成的胆道梗阻。尽管经皮方法有效，但经皮技术是精细的操作，常需要多种方法并用。宜先行导管减压后再行狭窄的球囊扩张术。可以联合应用电解法碎石、网篮取石和沿胆管反复拖拽封闭的球囊移除结石碎片，实施经皮碎石。

7.3.6 胆道处理

病例 7.3.6:

12 岁女孩，行减体肝移植，术后临床症状恶化，表现为败血症、胆漏、肝酶水平升高和黄疸，提示有胆道梗阻。需行 PTC，可能的话行介入治疗。

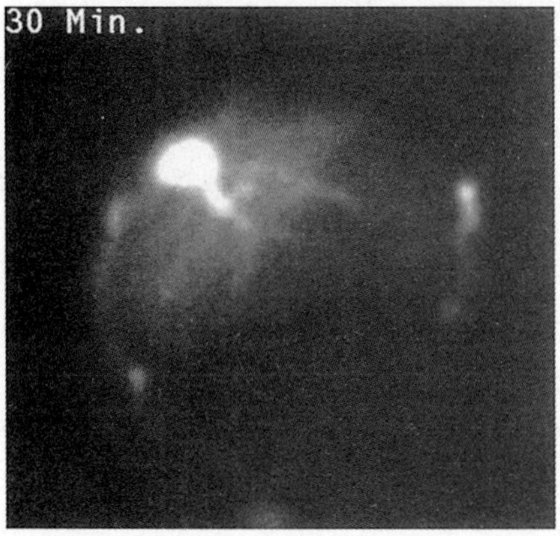

A

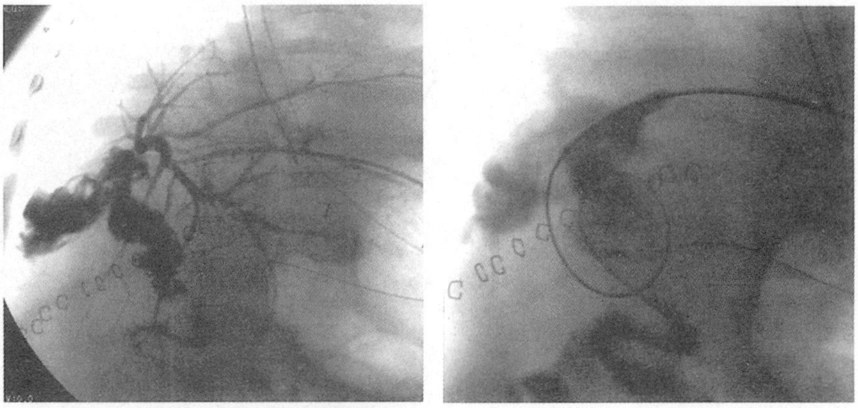

B, C

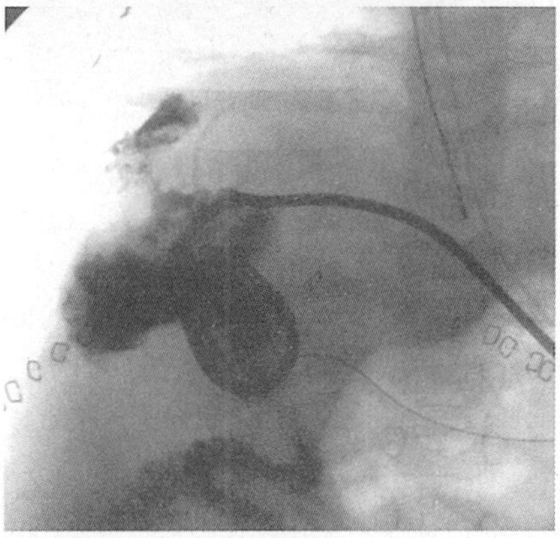

D

图 7.3.6:

A:核素扫描(HIDA)显示胆道梗阻和胆漏。B:全麻下，行肝左叶的 PTC 和胆管插管。注射对比剂，显示胆管吻合口狭窄和大量对比剂外溢。C:行狭窄段插管，并用一个 6mm 的球囊行球囊成形术。D:将一根 8F 导管穿过狭窄并保留 3 个月。2 周内漏口闭合，引流 3 个月后拔除引流管。

评论: 肝移植后胆漏具有很高的发生率和死亡率。为了控制感染和预防更严重的长期并发症，早期诊断和治疗至关重要。肝移植后胆漏的发生率成年人为 4.3%，儿童为 4.8%，根据一组病例报道，胆漏多数位于吻合口处。胆漏也可发生于有 T 管的部位或胆管坏死处。肝移植后出现胆漏的时间从数日到数月不等。胆总管空肠吻合术比胆总管胆总管吻合术更常发生吻合口胆漏。46% 的胆漏形成胆汁肿。像病例 7.3.6 发生的游离到腹腔内的胆汁外溢很少见。继发于肝动脉血栓形成的胆管坏死所导致的胆漏，常有多发的胆汁肿，并且有时正常的胆管树被多发的肝内胆汁肿所替代。肝内胆管坏死和胆漏病人的并发症发生率和死亡率升高。胆汁浓缩、胆泥、结石和坏死组织碎片形成广泛的胆管铸型。胆管上皮是扁平的，胆管出现撕裂时胆汁就会外溢。感染常见，伴有脓肿形成时除胆管减压外还需专门引流。

7.3.7 胆道处理

病例 7.3.7:

44 岁女性,因乙型肝炎后肝硬化行肝移植,术后临床症状恶化,出现了败血症、肝酶水平升高和黄疸,提示有胆道梗阻。需行 PTC 及可能的介入治疗。

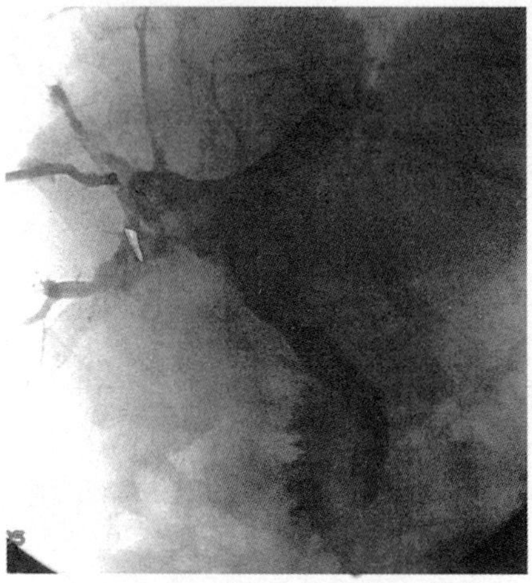

图 7.3.7

行经导管胆道造影来评价引流后的胆管。因为广泛的胆管损伤和胆管内铸型，为了控制感染和阻塞性胆管炎需行双侧导管引流。可以看到胆管明显扩张、管壁不规则和广泛充盈缺损。最后证实肝动脉闭塞(无图)。可以看到远端受体部分的胆总管是正常的，吻合口有轻微的、不明显的狭窄。最终,病人需要行新的肝移植。

评论: 同胆总管胆总管吻合术相比，胆漏更常见于胆总管空肠吻合术后的吻合口。46% 的胆漏形成胆汁肿。游离于腹腔内的胆汁外溢很少见。继发于肝动脉血栓形成的胆管坏死会造成胆漏，通常表现为多发的胆汁肿，有时正常的胆管树可被多发性肝内胆汁肿所替代。84% 的肝动脉血栓形成病人中，胆管造影是异常的，表现为狭窄、非吻合口漏、胆管内充盈缺损和不规则。肝内胆管坏死和胆漏病人的并发症发生率和死亡率升高。广泛的胆管铸型是由胆汁浓缩、胆泥、结石和坏死组织碎片形成的。胆管上皮是扁平的，胆管有断裂区域时胆汁就会外溢。感染常见，有脓肿形成时除胆管减压外还需辅以专门的引流。

(李姗姗　译)

建议阅读

动脉处理

Abad J, Hidalgo EG, Cantarero JM, et al. Hepatic artery anastomotic stenosis after transplantation: treatment with percutaneous transluminal angioplasty. *Radiology* 1989; 171: 661 – 662.

Berger H, Staebler A, Kunzfeld A, et al. Radiological intervention in postoperative complications following liver transplantation. *Radiology* 1997; 37: 205 – 210.

Castaneda F, So SKS, Hunter DW, et al. Reversible hepatic transplant ischemia: case report and review of literature. *Cardiovasc Intervent Radiol* 1990; 13: 88 – 90.

De Carlis L, Sansalone CV, Rondinara GF, et al. Splenic artery steal syndrome after orthotopic liver transplantation: diagnosis and treatment. *Transplant Proc* 1993; 25: 2594 – 2596.

Langer R, Langer M, Neuhaus P, et al. Angiographic diagnosis in liver transplantation. I: evaluation before transplantation. *Digitale Bilddiagn* 1990; 10: 62 – 66.

Langer R, Langer M, Neuhaus P, et al. Angiographic diagnosis in liver transplantation. II: evaluation before transplantation. *Digitale Bilddiagn* 1990; 10: 92 – 96.

Langer R, Langer M, Scholz A, et al. The splenic steal syndrome and the gastroduodenal steal syndrome in patients before and after liver transplantation. *Aktuelle Radiol* 1992; 2: 55 – 58.

Langnas AN, Marujo W, Stratta RJ, et al. Vascular complications after orthotopic liver transplantation. *Am J Surg* 1991; 161: 76 – 83.

Manner M, Otto G, Senninger N, et al. Arterial steal: an unusual cause for hepatic hypoperfusion after liver transplantation. *Transpl Int* 1991; 4: 122 – 124.

Orons PD, Zajko AB, Brow KM, et al. Hepatic artery angioplasty after liver transplantation: experience in 21 allograffts. *J Vasc Interv Radiol* 1995; 6: 523 – 529.

Orons PD, Zajko AB. Interventional procedures in the management of liver transplant complications. In: Cope C, ed. *Interventional radiology*. Philadelphia: Current Medicine, 1994: 1. 2 – 1. 19.

Pinna AD, Smith CV, Furukawa H, et al. Urgent revascularization of liver allografts after early hepatic artery thrombosis. *Transplantation* 1996; 62: 1584 – 1587.

Propst A, Waldenberger P, Propst T, et al. Spasms of the hepatic artery following percutaneous transluminal angioplasty and tolazoline administration in a liver transplant patient. *Cardiovasc Intervent Radiol* 1996; 19: 181 – 183.

Sheiner PA, Varma CVRR, Guarrera JV, et al. Selective revascularization of hepatic artery thromboses after liver transplantation improves patient and graft survival. *Transplantation* 1997; 64: 1295 – 1299.

Sheng R, Orons PD, Ramos HC, et al. Dissecting pseudoaneurysm of the hepatic artery: a delayed complication of angioplasty in a liver transplant. *Cardiovasc Intervent Radiol* 95; 18: 112 – 114.

Tan KC, Yandza T, Hemptinne B, et al. Hepatic artery thrombosis in pediatric liver transplantation. *J Ped Surg* 1988; 23: 927 – 930.

Valente JF, Alonso MH, Weber FL, et al. Late hepatic artery thrombosis in liver allograft recipients in associated with intrahepatic biliary necrosis. *Transplantation* 1996; 61: 61 – 65.

静脉处理

Bhattacharjya T, Olliff SP, Bhattacharjya S, et al. Percutaneous portal vein thrombolysis and endovascular stent for management of post-transplant portal venous conduit thrombosis. *Transplantation* 2000; 69: 2195 – 2198.

Durham JD, LaBerge JM, Altman S, et al. Portal vein thrombolysis and closure of competitive shunts following liver transplantation. *J Vasc Interv Radiol* 1994; 5: 611 – 618.

Funaki B, Rosemblum JD, Leef JA, et al. Angioplasty treatment of portal vein stenosis in children with segmental liver transplants: mid-term results. *AJR* 1997; 169: 551 – 554.

Godoy MA, Camunez F, Echenagusia A, et al. Percutaneous treatment of benign portal vein stenosis after liver transplantation. *J Vasc Interv Radiol* 1996; 7: 273 – 276.

Ludwig DJ, Hauptmann E, Rosoff L, et al. Mesenteric and portal vein thrombosis in a young patient with protein S deficiency treated with urokinase via the superior mesenteric artery. *J Vasc Surg* 1999; 30: 551 – 554.

Miyazaki Y, Shinomura Y, Kitamura S, et al. Portal vein thrombosis associated with active ulcerative colitis percutaneous transhepatic recanalization. *Am J Gastroenterol* 1995; 90: 1533 – 1534.

Nghiem HV, Tran K, Winter TC, et al. Imaging of complications in liver transplantation. *Radiographics* 1996; 16: 825 – 840.

Pfammatter T, Williams DM, Lane KL, et al. Suprahepatic caval anastomotic stenosis complicating orthotopic liver transplantation: treatment with percutaneous transluminal angioplasty, Wallstent placement, or both. *AJR* 1997; 168: 477 – 480.

Poplausky Mr, Kaufman JA, Geller SC, et al. Mesenteric venous thrombosis treated with urokinase via the superior mesenteric artery. *Gastroenterology* 1996; 110: 1633 – 1635.

Train JS, Ross H, Weiss JD, et al. Mesenteric venous thrombosis: successful treatment by intraarterial lytic therapy. *J Vasc Interv Radiol* 1998; 9: 461 – 464.

Zajko AB, Sheng R, Bron K, et al. Percutaneous transluminal angioplasty of venous anastomotic stenoses complicating liver transplantation: intermediate-term results. *J Vasc Interv Radiol* 1994; 5: 121 – 126.

胆道处理

Campbell WL, Sheng R, Zajko AB, et al. Intrahepatic biliary strictures after liver transplantation. *Radiology* 1994; 191: 735 – 740.

Colonna JO, Shaked A, Gomes AS, et al. Biliary strictures complicating liver transplantation. *Ann Surg* 1992; 216: 344 – 352.

Culp WC, McCowan TC, Lieberman RP, et al. Biliary strictures in liver transplant recipients: treatment with metal stents. *Radiology* 1996; 199: 339 – 346.

Gordon RL, Ring EJ. Combined radiologic and retrograde endoscopic and biliary interventions. *Radiol Clinic North Am* 1990; 28: 1289 – 1294.

Khong PL, John PR. Percutaneous retrieval of a fractured biliary guidewire from a reduced liver graft. *Pediatr Radiol* 1997; 27: 253 – 254.

McDonald V, Matalon TAS, Patel SK, et al. Biliary strictures in hepatic transplantation. *J Vasc Interv Radiol* 1991; 2: 533 – 538.

Petersen BD, Maxfield SR, Ivancev K, et al. Biliary strictures in hepatic transplantation: treatment with self-expanding Z stents. *J Vasc Interv Radiol* 1996; 7: 221 – 228.

Sheng R, Campbell WL, Zajko AB, et al. Cholangiographic features of biliary strictures after liver transplantation for primary sclerosing cholangitis: evidence of recurrent disease. *AJR* 1996; 166: 1109 – 1113.

Sheng R, Ramirez CB, Zajko AB, et al. Biliary stones and sludge in liver transplant patients: a 13-year experience. *Radiology* 1996; 198: 243 – 247.

Sheng R, Sammon JK, Zajko AB, et al. Bile leak after hepatic transplantation: cholangiographic features, prevalence, and clinical outcome. *Radiology* 1994; 192: 413 – 416.

Sheng R, Zajko AB, Campbell WL, et al. Biliary strictures in hepatic transplants: prevalence and types in patients with primary sclerosing cholangitis vs those with other liver diseases. *AJR* 1993; 161: 297 – 300.

Starzl TE, Putnam CW, Hansbrough JF, et al. Biliary complications after liver transplantation: with special reference to the biliary cast syndrome and techniques of secondary duct repair. *Surgery* 1977; 81: 212 – 221.

Ward EM, Kely MJ, Maus TP, et al. Hilar biliary strictures after liver transplantation: cholangiography and percutaneous treatment. *Radiology* 1990; 177: 259 – 263.

Zajko AB, CampbellWL, Logsdon GA, et al. Cholangiographic findings in hepatic artery occlusion after liver transplantation. *AJR* 1987; 149: 485 – 489.

Zajko AB, Sheug R, Zetti GM, et al. Transhepatic balloon dilatation of biliary strictures in liver transplant patients: a 10 year experience. *J Vasc Interv Radiol* 1995; 6: 79 – 83.

第 8 章

经颈静脉肝内门体静脉分流术(TIPS)

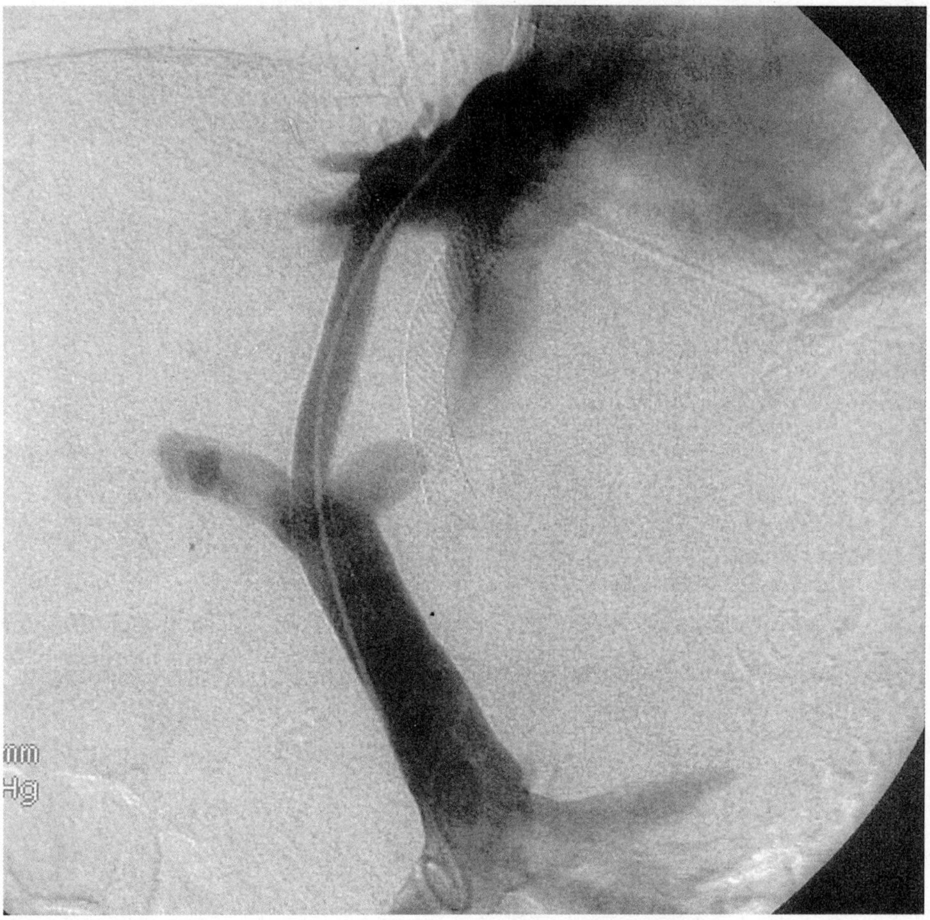

8.1.1 经颈静脉肝内门体静脉分流术(TIPS)

病例 8.1.1:

48 岁女性,特发性肝硬化,出现了反复发作的上胃肠道静脉曲张出血,内窥镜下硬化治疗无效。需施行 TIPS 以降低门静脉压力,并控制出血。

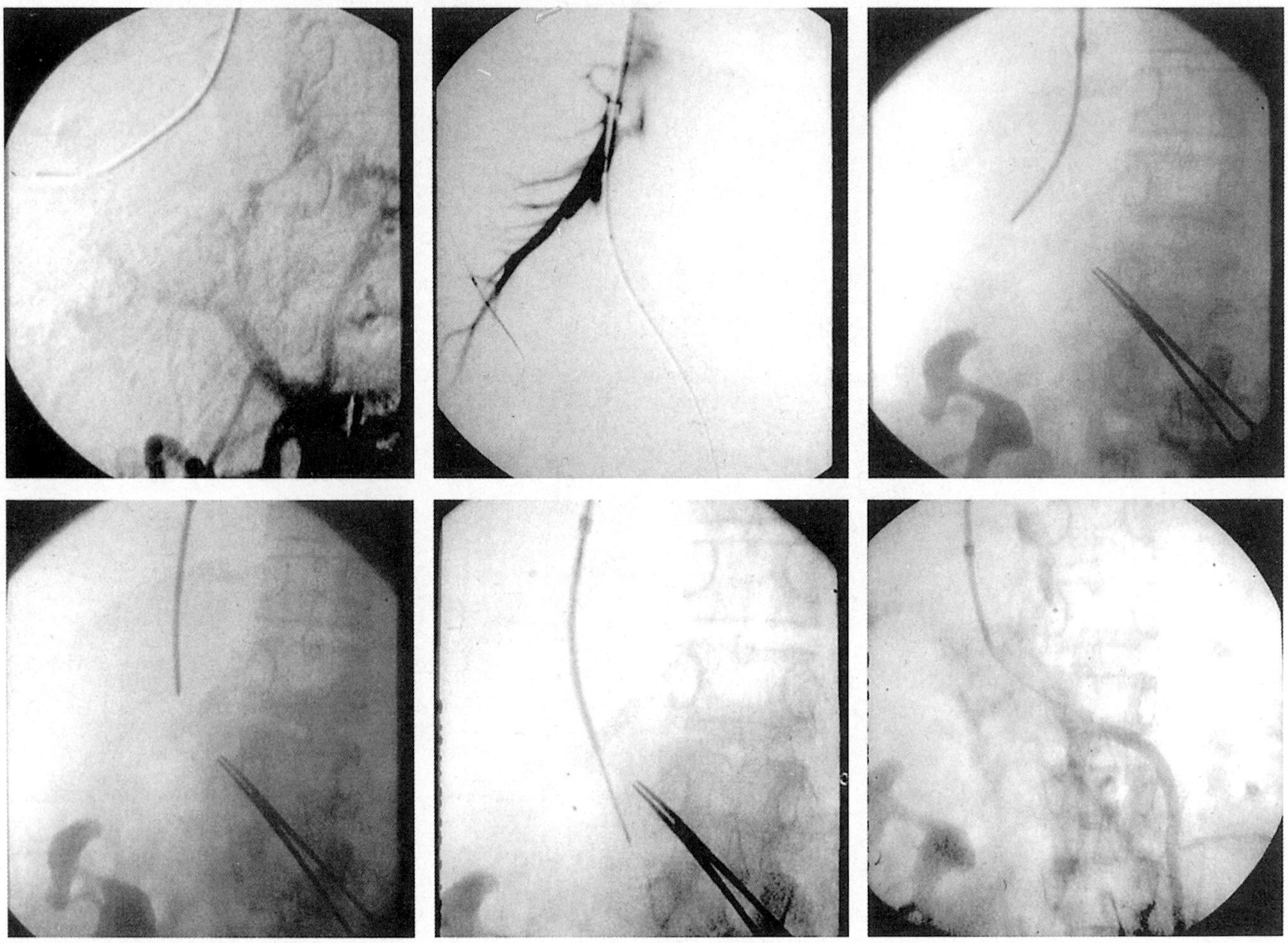

A B, C D E, F

图 8.1.1

G 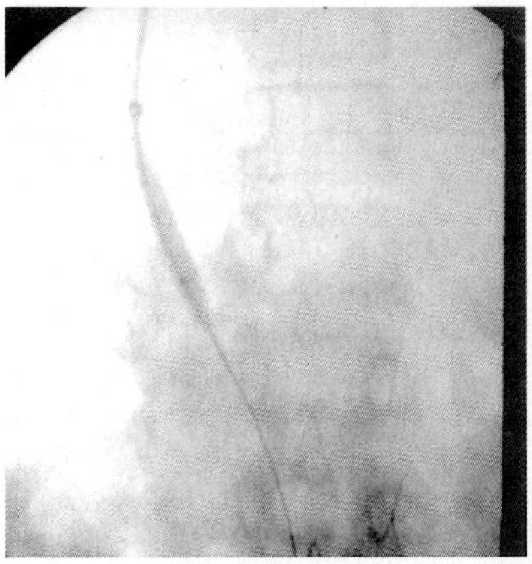 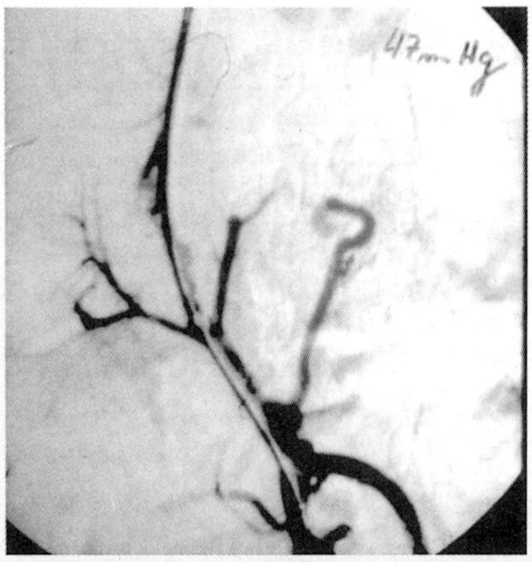

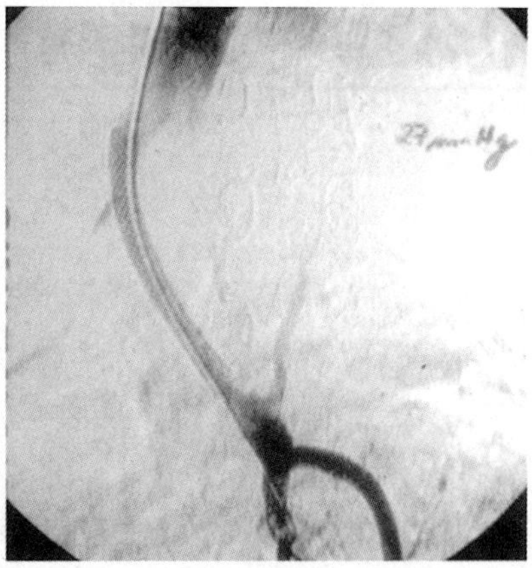

H, I

J 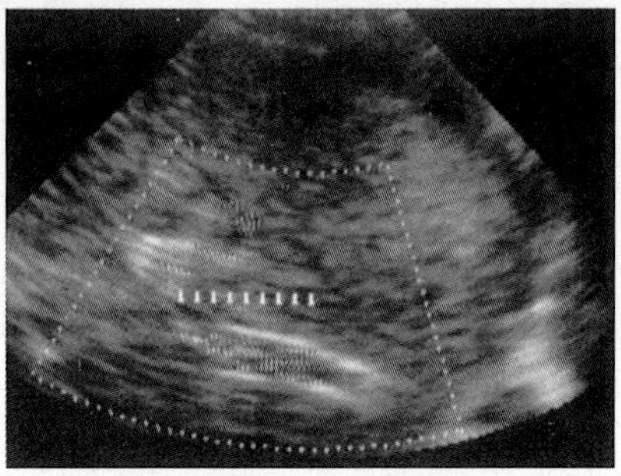

图 8.1.1（接上）

A：动脉性门静脉造影显示门静脉通畅。将一根眼镜蛇导管放置到肝右静脉以确定门静脉和肝右静脉二者之间的关系。B：选择性肝静脉造影显示静脉通畅。C：将 Rösch-Uchida TIPS 装置沿导丝交换，并将穿刺针送入至肝右静脉处。将血管钳放在门静脉上方作为参照。D：穿刺针被转向前内侧。E：将导管针向门静脉右支方向推送。F：小心地撤回穿刺针，出现黑血，黑血与门静脉血流是连续性的。注射对比剂显示导管在门静脉内。G：扩张此通道。H：通道扩张后，注射对比剂显示门静脉通畅，实质内通道扩张。I：放置了一个长的 Wallstent 支架以建立分流。J：多普勒超声显示分流道通畅。随访7年以上，病人已经不再需要做分流修补术。

评论：继发于门静脉高压的静脉曲张出血的治疗是一个复杂的问题，在目前的许多种治疗方式中，手术门体静脉分流术再出血的概率最低。早在 1969 年，Rösch 就提出了利用动物进行经皮下腔静脉 - 门静脉分流的概念。1982 年，Colapinto 首次阐述了将这些技术应用于人的工作。1989 年，球囊扩张式和自胀式支架的发展使得这种经皮门体静脉分流术更加可行，并可保持支架长期通畅。肝内门体静脉分流术是在肝实质内门静脉分支和体静脉循环之间实施人为造瘘。然而，TIPS 治疗静脉曲张出血和腹水的确切机制尚有许多不明之处。最近有学者将 TIPS 与硬化治疗和手术治疗进行了比较，针对 TIPS 的应用和结果提出了新的看法（1994～1998 年）。以前的工作阐述了该操作的主要技术、在肝移植中作为一个桥梁可能起到的作用以及与这项革命性新技术相关的各种并发症。

总之，TIPS 操作可以描述如下。通过右侧颈内静脉经皮入路，将一根血管造影导管放置到肝右（或其他）静脉内，沿着导丝，将这根导管与一根长的 Colapinto 导管针系统相交换。将硬针向前转动进入到肝右静脉内，并在透视和（或）超声引导下将内置导管 - 穿刺针向肝门方向推送。拔出探针，抽吸下回撤导管；当抽出血液时，推注对比剂，血管显影。将一个软头导丝推送入门静脉，经导丝送入导管 - 穿刺针系统。沿一根较硬的导丝，将穿刺针与球囊导管相交换。球囊置于门静脉分支和肝静脉之间的肝实质通道内，充胀至直径 10mm。取出球囊，将一个 7F 的 Wallstent 支架输送装置放置在肝实质内通道的扩张段，并且展开。这种支架是自胀式的，经过一段时间可以展开到最大直径。用球囊导管可使支架更精确、更快速地展开。需要的话，可以放置第二个或第三个支架，以免最初的支架过短。其他自胀式支架并不随时间推移而缩短，且放置更精确。Wallstent 支架是市场上最柔韧的支架，而且是大多数医院仍然选择的器械。许多分流术的支架内会出现假性内膜增生伴狭窄。随访和保养对于保持支架的通畅是必要的。已经提出了许多不同的技术来保持支架通畅，其中包括支架移植物。覆膜支架尚不能用于 TIPS，但是一些初步的研究提示可以明显改善支架的通畅性。

8.1.2 经颈静脉肝内门体静脉分流术(TIPS)

病例 8.1.2:

33 岁男性,酒精性肝硬化、丙型肝炎,出现了大量腹水及静脉曲张出血。内窥镜下硬化治疗对于止血无效，施行 Blackmore 球囊止血和静脉内注射加压素达 4IU/min 也无效。拟行急诊 TIPS。

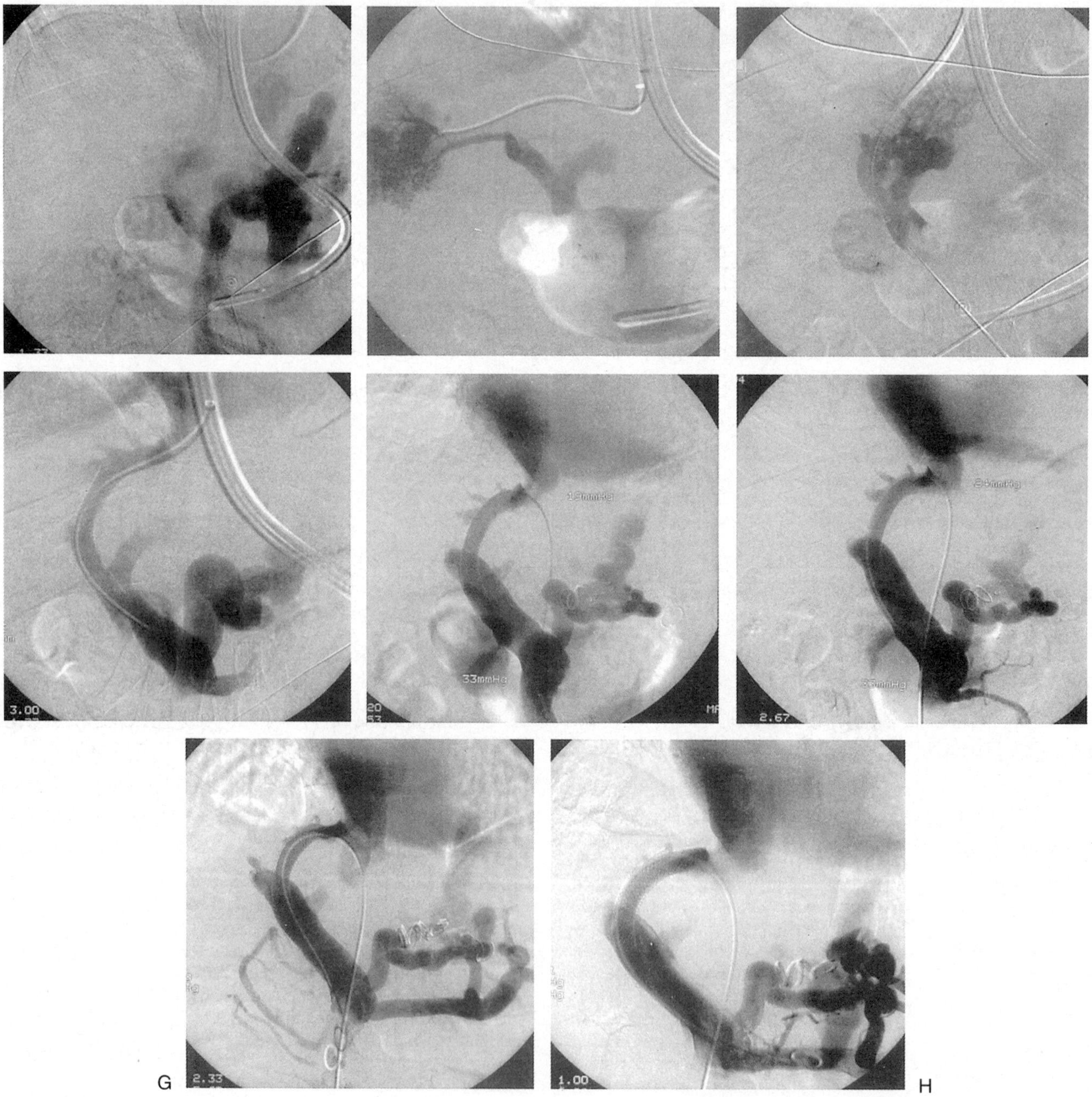

图 8.1.2

A：动脉性门静脉造影晚期显示门静脉右支内存在离肝的血流，离肝血流亦存在于粗大的胃左静脉和胃食管静脉曲张中。可以看到在胃内的 Blackmore 管。B：楔入性肝静脉造影显示门静脉右支通畅。C：用一套 Rösch-Uchida TIPS 器械穿刺门静脉右支，并用一根超硬导丝将套管推送至门静脉。开始的压力差是 4.27kPa(32mmHg)。D：放置一个 12mm×70mm 的 Wallstent 支架，建立了一个肝内门体静脉分流。最终的压力差是 2.27kPa(17mmHg)。可以看到部分减压后静脉曲张仍有充盈，静脉曲张是部分卷曲的（未显示）。出血停止，腹水改善。E：TIPS 后 3 个月，病人出现腹水复发，并证实存在裸静脉段的中度狭窄。观察到的压力差是 1.87kPa(14mmHg)。F：虽然压力差不大，但仍施行了球囊血管成形术，放置了一个新支架使狭窄得到了改善。最后静脉压力差为 1.20kPa(9mmHg)。腹水随之改善。G：之后 2 个月病人再次出现腹水。门静脉造影证实裸静脉段内的一个狭窄。静脉压力差为 1.73kPa(13mmHg)。H：再次行球囊血管成形术并放置了一个新的支架，改善了狭窄并降低静脉压力差至 0.667kPa(5mmHg)。腹水得到改善，尽管做了多次必要的修补术，但 2 年多来病人情况良好。

评论：对于许多门脉高压和静脉曲张出血的病人，硬化治疗是早期的治疗方法。然而，由于硬化治疗不能减低门脉系统的压力，所以常不能成功，而且大约有 30% ~50% 的病人再次出血。门静脉系统手术减压可以长期控制静脉曲张出血，但相应的手术危险性增加，择期和急诊手术的死亡率达 40% ~56%。TIPS 作为一种微创技术可降低门静脉的压力，潜在地降低并发症发生率和手术死亡率，而且同内窥镜硬化治疗相比可以成功地长期控制静脉曲张出血。

门静脉高压的病人行 TIPS 的适应证包括：①硬化治疗不能控制的复发性静脉曲张出血；②临床治疗失败的反复发作的静脉曲张出血；③ Child-Pugh 分级的 2、3 级；④难治性腹水；⑤等待肝移植的病人；⑥巴德－基亚里综合征(Budd-Chiari syndrome)。静脉曲张出血的病人中，约 10% 对药物或内窥镜治疗无反应。73% ~96% 的病例可以止血。

1995 年，国家消化性疾病咨询委员会推荐了下列 TIPS 的适应证和禁忌证。

公认的 TIPS 适应证：

1. 内科治疗，包括硬化治疗，不能有效控制的急性静脉曲张出血。

2. 对常规内科治疗，包括硬化治疗和药物治疗，抵抗或不耐受的反复发作的静脉曲张出血。

未证实，但有希望应用 TIPS 的适应证：

1. 难治性腹水的治疗。

2. 巴德－基亚里综合征。

在下列情况下不建议使用 TIPS：

1. 早期急性静脉曲张出血的治疗。

2. 预防复发的静脉曲张出血的早期治疗。

3. 预防早期的静脉曲张出血的治疗。

4. 为了减少肝移植的术中并发症发生率。

TIPS 的禁忌证和相对禁忌证是：①具有正在不断进展的急性心肌梗死的相应改变；②右心衰竭；③严重肝衰竭；④肝性脑病昏迷；⑤总胆红素水平超过 171μmol/L(10mg/dl)；⑥门静脉闭塞；⑦脾静脉闭塞致食管静脉曲张；⑧肝囊性病变；⑨脓毒血症；⑩门静脉血栓形成。

TIPS 可以改善病人的营养状况，并改善肝功能，从而使一些病人避免行肝移植。然而，TIPS 导致了许多病人出现脑病。TIPS 治疗的病人高达 30% 会出现肝性脑病（半数在第一个月内出现）；相反，内窥镜硬化治疗的病人只有 13% 出现肝性脑病。TIPS 后出现肝性脑病的危险因素包括：①有脑病的病史；② 60 岁以上病人；③女性病人；④ TIPS 前病人有白蛋白降低；⑤Child-Pugh C 级的病人。

8.1.3 经颈静脉肝内门体静脉分流术(TIPS)

病例 8.1.3:

55 岁男性,酒精性肝硬化,出现腹水和静脉曲张出血,随后出现昏迷和肾衰竭,Child-Pugh 分级 C 级。在其他医院施行了 TIPS 门脉减压术。

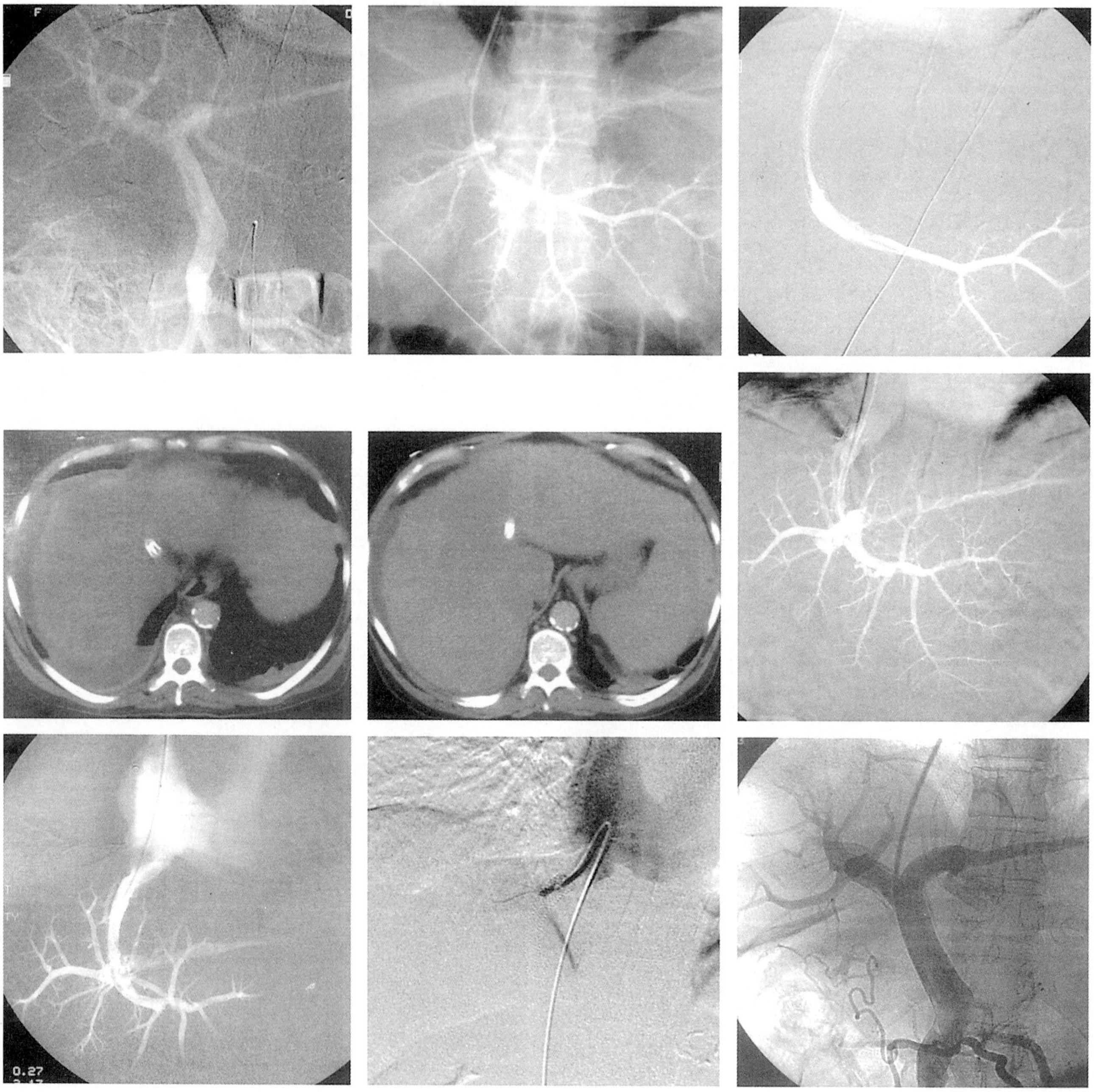

A　B, C　D　E, F　G　H, I

图 8.1.3

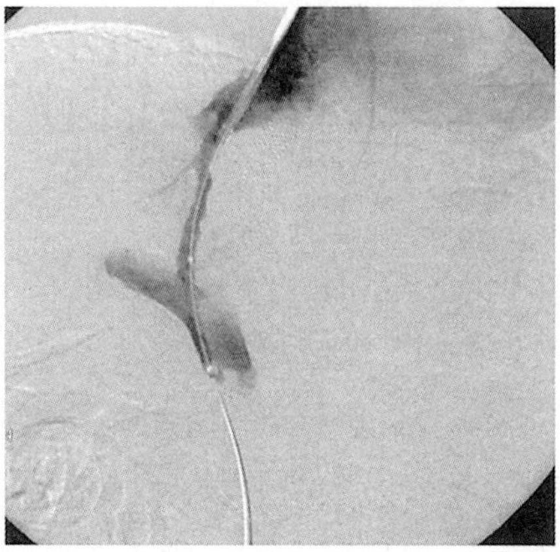

J

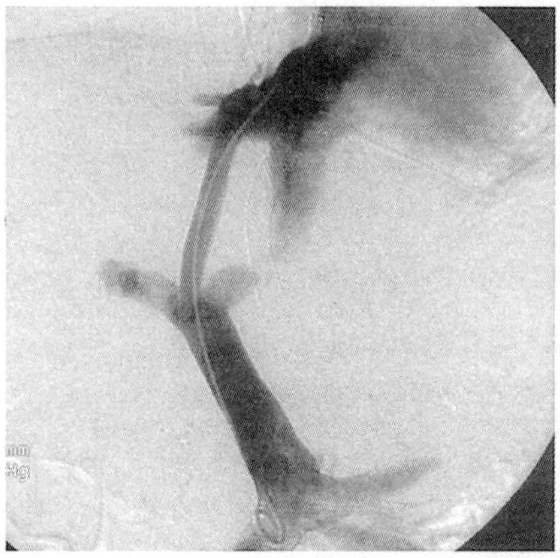

K

图 8.1.3(接上)

A:肠系膜上动脉造影显示门静脉通畅。没有发现静脉曲张。B:通过肝中静脉入路穿刺门静脉左支。C:放置了一个 10mm 的 Wallstent 支架,建立了与门静脉左支的分流。可以看到通过分流处的血流欠佳。测得的压力差为 1.87kPa(14mmHg)。D,E:肝 CT 显示肝中静脉的支架直接进入了门静脉左支。F:TIPS 术后 3 天,分流通道内出现血栓形成。G:施行分流道的血栓切除术。可以看到分流道和门静脉左支内残余的栓子。尽管病人出现分流道的再次闭塞(未显示),但症状改善,最后出院。H:6 个月后,病人出现持续性大量腹水,再次入我院治疗。选择性肝中静脉造影显示分流道和肝静脉闭塞。I:通过肝右静脉入路,穿刺门静脉并且用 TIPS 器械送入导管。可以看到闭塞支架的位置偏向内侧。J:向通道内注射对比剂,显示通道形态不规则且长度相对较短。K:建立分流通道后的最终门静脉造影显示支架通畅,并且可见离肝血流到达门静脉的各肝内分支。最终的压力差大约为 1.07kPa(8mmHg)。TIPS 术后 5 个月,该病人由于分流道的轻度狭窄再次出现腹水,施行了球囊血管成形术治疗。

评论:急诊门腔静脉分流术病人的 30 天死亡率是 40% ~100%;择期手术治疗的死亡率为 4% ~20%。包括急诊和择期治疗在内,TIPS 术后 30 天死亡率为 8% ~45%,但是在大多数报道中死亡率为 9% ~13%。死亡率似乎与疾病的阶段直接相关,手术病人亦是如此。近期文献中,Child A 级病人的 30 天死亡率为 0,B 级病人为 18%,C 级病人为 40%。而且,与 TIPS 直接相关的死亡率小于 2%,随着治疗经验逐渐丰富,死亡率降低。

除了一个病例外,TIPS 与静脉曲张出血内窥镜治疗的一些随机对比研究结果是一致的。与内窥镜硬化治疗相比,TIPS 术后再出血的比例不断下降。正如我们所预料的,由于产生了分流,TIPS 后脑病的发生率比较高,但是两种技术的死亡率相近。然而,有趣的是可以看到内窥镜治疗组有 12% ~30% 的病人需要行 TIPS 以挽救生命。若没有用 TIPS 抢救病人,则内窥镜治疗组的死亡率明显增高。

虽然关于 TIPS 的疗效和远期效果还存在一些争议,但是已经越来越多地用 TIPS 控制腹水。病例 8.1.3 说明了分流道位置正确的重要性。如同这个病例,即使门静脉左支已经插入了导管,分流也必须直接朝向门静脉主干,而不能放置到外周。血流开始就不充分,放置后不久就会出现血栓。如果不处理,分流道会持续闭塞。

8.1.4 经颈静脉肝内门体静脉分流术(TIPS)

病例 8.1.4:

52 岁男性,酒精性及丙型肝炎后肝硬化,出现静脉曲张出血。内窥镜显示有大的食管静脉曲张。实施内窥镜硬化治疗,出血停止。当晚再次发作胃肠道大出血。拟行 TIPS。

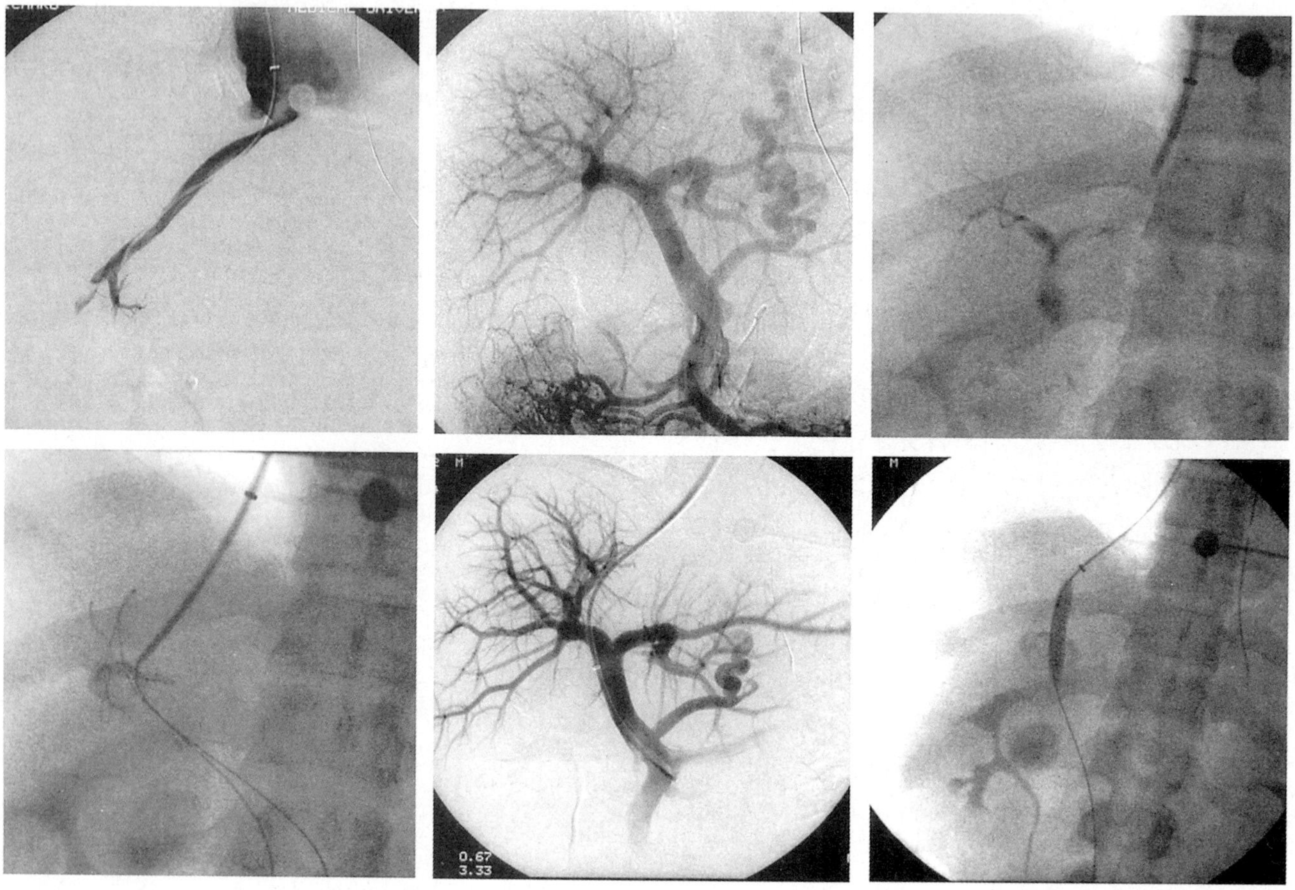

A B, C D E, F

图 8.1.4

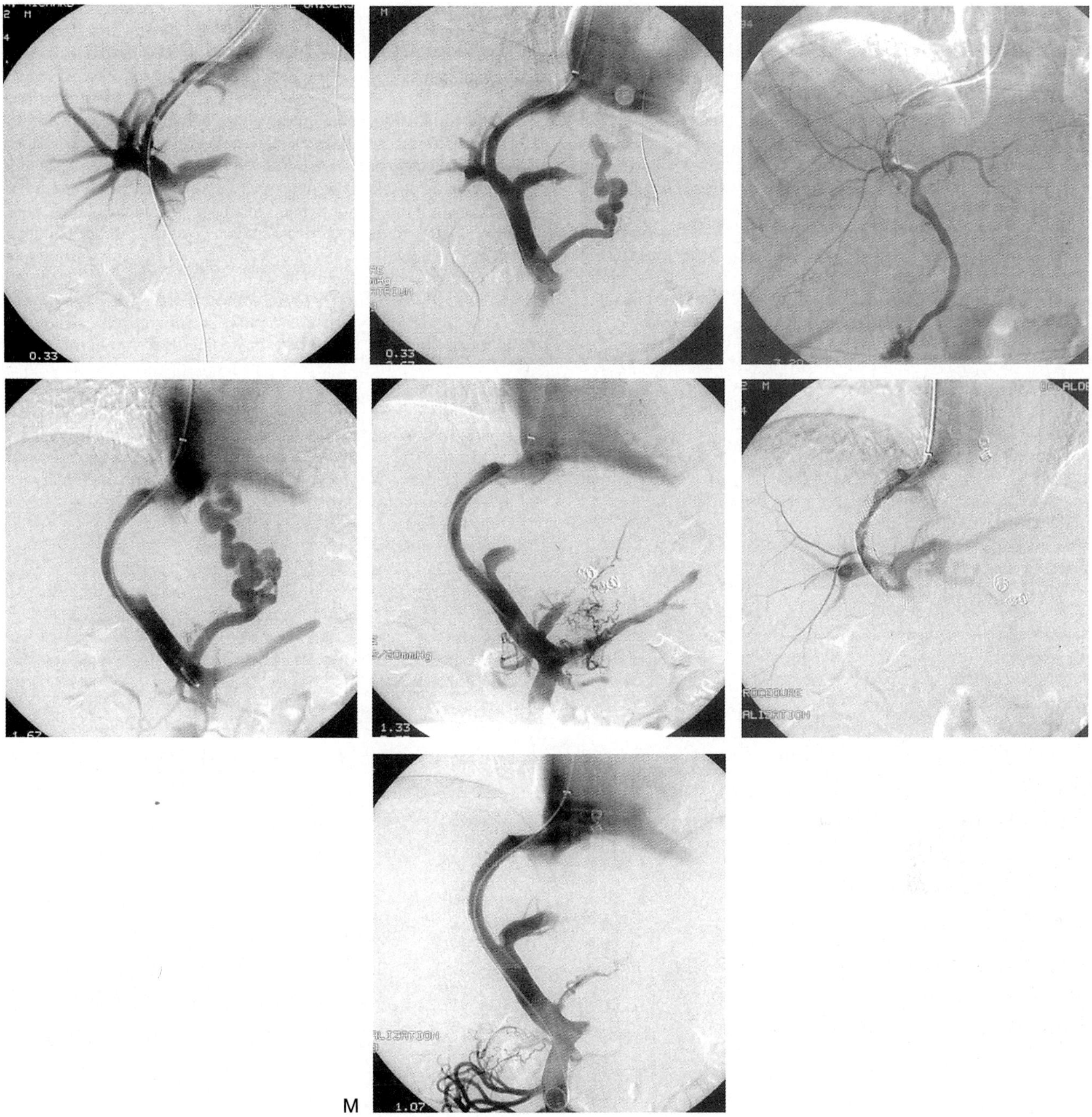

G H, I J K, L M

图 8.1.4(接上)

A:肝静脉造影显示肝中静脉通畅。肝右静脉也是通畅的(未显示)。B:动脉性门静脉造影晚期显示门静脉通畅，且其肝内分支正常。可以看到起自于胃左静脉的大的胃肠道静脉曲张。C：用一套 Rösch-Uchida TIPS 装置穿刺门静脉。施行的三次穿刺中有一次可以见到胆道的部分充盈。D:在成功地穿刺了门静脉之后，用一根柔韧的 Bentson 导丝紧紧地扣住门静脉主干，然后将穿刺针 - 导管系统推送到门静脉。E:门静脉造影显示，通过门静脉右支恰当地放置了导管。再次看到了静脉曲张。门静脉内压力为 2. 67kPa(20mmHg)，右心房压力为 0. 667kPa (5mmHg)〔压力差为 2. 00kPa (15 mmHg)〕。F：用球囊扩张这条通道至 8mm 和 10mm。G:向通道内注射对比剂,显示了一条不规则的实质内通道。回顾性观察可见与通道垂直的一条小的对比剂水平线。H:放置 Wallstent 支架(10mm × 68mm)后的门静脉造影显示分流通道通畅，伴有肝内门静脉分支轻微充盈和胃左静脉的部分逆行性充盈。最后门静脉压力为 1. 87kPa(14 mmHg),右心房压力为1. 33kPa

(10 mmHg)〔压力差为 0.533kPa(4 mmHg)〕。尽管观察到曲张静脉的充盈，但未将其栓塞。TIPS 后 2 天病人出院。I：初次手术后 6 天，病人再次发生出血。内窥镜显示复发的静脉曲张，并且超声显示分流通道很可能已闭塞。于 TIPS 分流通道内放置导管，显示支架内有血栓形成，楔入注射对比剂期间对比剂充盈了胆道，符合细针穿刺及支架造成的胆道损伤的表现。J：用一个 10mm 的球囊扩张支架，随后行球囊血栓切除术。血管成形术后胆道仍然呈致密影（未显示），因此感到有必要在最初的支架内再放置一个同样大小的 Wallstent 支架。门静脉造影显示了功能性分流和持续存在的静脉曲张。K：施行了静脉曲张的栓塞术，分流通道保持开放。病人于术后 2 天出院。L：修补术后 7 天，病人再次出血并行 TIPS 静脉造影。分流通道血栓形成，并且在栓塞的分流通道内注射对比剂显示有门静脉和右胆管充盈。M：用球囊施行分流通道的机械性血栓切除术，分流通道内又放置了一个新的支架。最后的门静脉造影显示分流道通畅，且已没有静脉曲张充盈。最终的压力差保持在大约 0.667kPa(5mmHg)。

评论：与 TIPS 相关的并发症表现各异，根据原因可分为不同的类型。技术方面的并发症与穿刺部位、肝内细针穿刺、门静脉内的插管和扩张有关，与支架放置相关的因素有错位、移位和闭塞。生理性的和临床方面的并发症与门体静脉分流的血流动力学有关，并包括肝功能恶化、脑病加剧、发热和脓毒血症、凝血功能异常、心脏超负荷、对比剂过敏或中毒。解剖学的并发症与血管位置的解剖变异有关，也与动脉、胆管及门静脉分支的正常关系有关。

TIPS 失败最常见的原因之一就是分流通道的闭塞。支架的急性血栓形成可在术中或术后很短时间内发生。早期闭塞（30 天以内）见于 0～15% 的病例，通常由技术性因素引起，例如实质内通道的不完全连接、展开后支架的套管延长、分流道与胆道相通等。根据一些作者的经验，预防性肝素抗凝治疗可以减少早期分流通道闭塞的发生率。球囊栓塞切除术、机械或血流动力学的栓子切除术及导管抽吸都可以成功地治疗分流通道的血栓形成。为避免伤及胆管，可能不得不在已有的支架内再放置一个支架。分流道的迟发性闭塞很可能是支架内假性膜性增生的结果，或在支架未覆盖的引流肝静脉段发生了狭窄。累计 1 年内出现不完全分流的比例为 31%～80%，这种差异很可能与随访方式和不完全分流的定义不同有关。利用球囊扩张来修复分流道通常足以使支架再次开放；然而，另放一个支架可能对于保持分流通畅是必要的。支架内假性内膜增殖与胆道受侵有关，可能是由于分流壁内出现胆汁所引起的感染过程、进展性血小板聚集和支架内血栓机化。引流的肝静脉狭窄很可能与通过分流道的高流速所致剪切压有关，或与生长因子激活平滑肌细胞导致的静脉壁增厚有关。分流道修复通常能使 TIPS 重新开放，而且有必要在已有的支架内再放置一个新的支架，以避免分流道与胆道相交通或与裸静脉段相连接。

通过多普勒超声、血管造影并进行压力测量或内窥镜可以评估分流道的功能。无创性手段是最理想的，每隔 3～6 个月进行一次多普勒超声检查是目前标准的方法，而且有比较高的特异性和敏感性。分流道血管造影并行压力测量是诊断分流失败的金标准。

长期通畅性不理想是 TIPS 的主要问题之一。这要求频繁随访病人以保证分流道通畅。多普勒超声是标准的随诊方法，必要时可以“根据需要”施行 X 线下修补术。术前及术后使用抗凝治疗尚有争议。TIPS 治疗的主要指征是静脉曲张出血。第二大类需用 TIPS 治疗的是那些有难治性腹水的病人。结果已证明 TIPS 控制腹水有效，但是和穿刺术相比并不能提高生存率。将 TIPS 作为移植过渡措施使用一直存有争议，但是 TIPS 可以减少对输血的需要并改善生存质量。TIPS 另一个有价值的作用是治疗 Budd-Chiari 综合征。

8.1.5　经颈静脉肝内门体静脉分流术(TIPS)

病例 8.1.5:

40 岁女性，出现严重的难治性腹水。超声和肝静脉造影显示符合巴德-基亚里(Budd-Chiari)综合征的表现。肝活检显示局灶性纤维化、肝窦血肿、坏死区、多发的巨核细胞聚集区，没有桥接纤维化或肝硬化的证据。拟行再次肝静脉造影以便行肝静脉闭塞的血管成形术。最后施行了 TIPS。

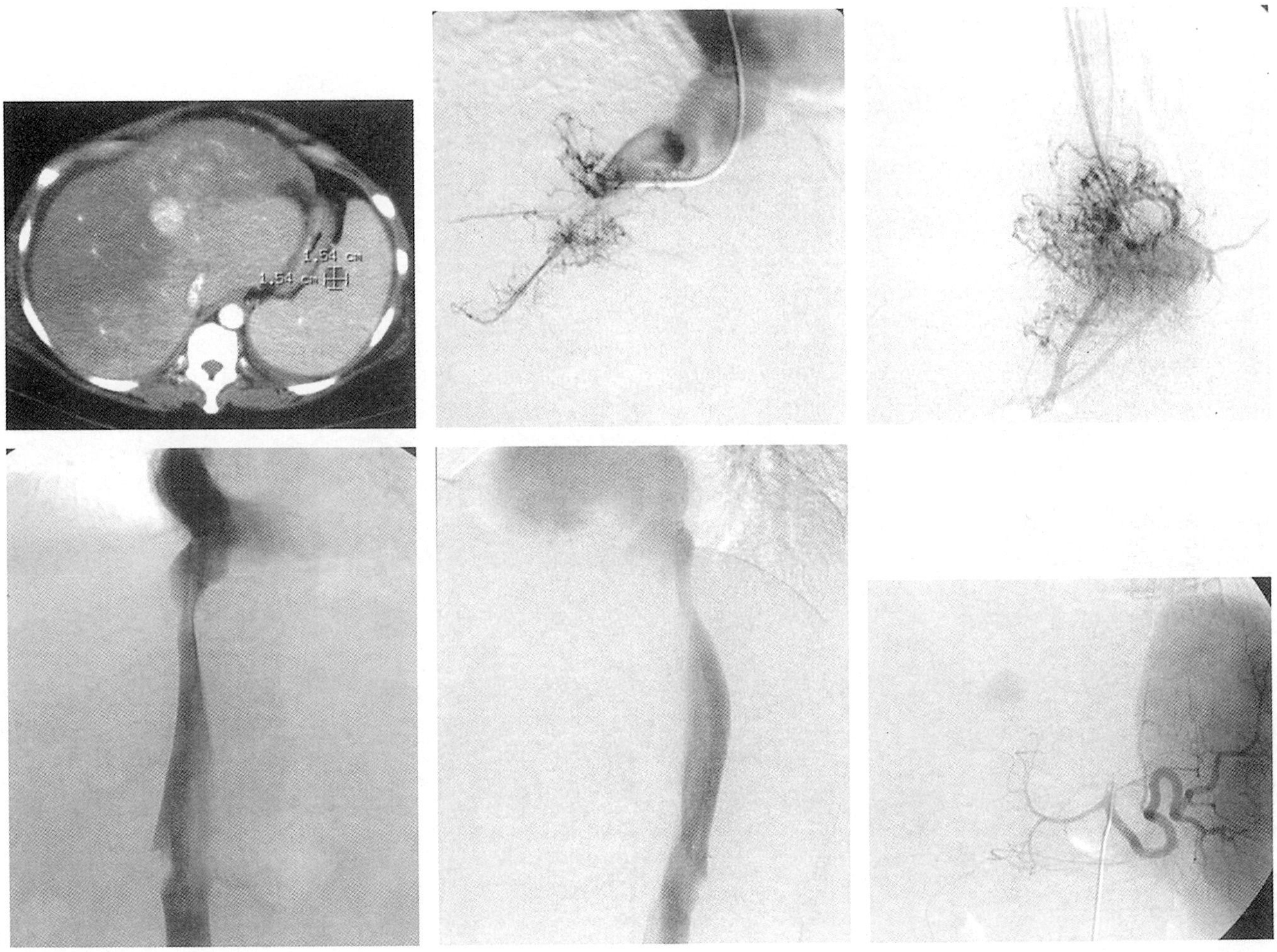

图 8.1.5

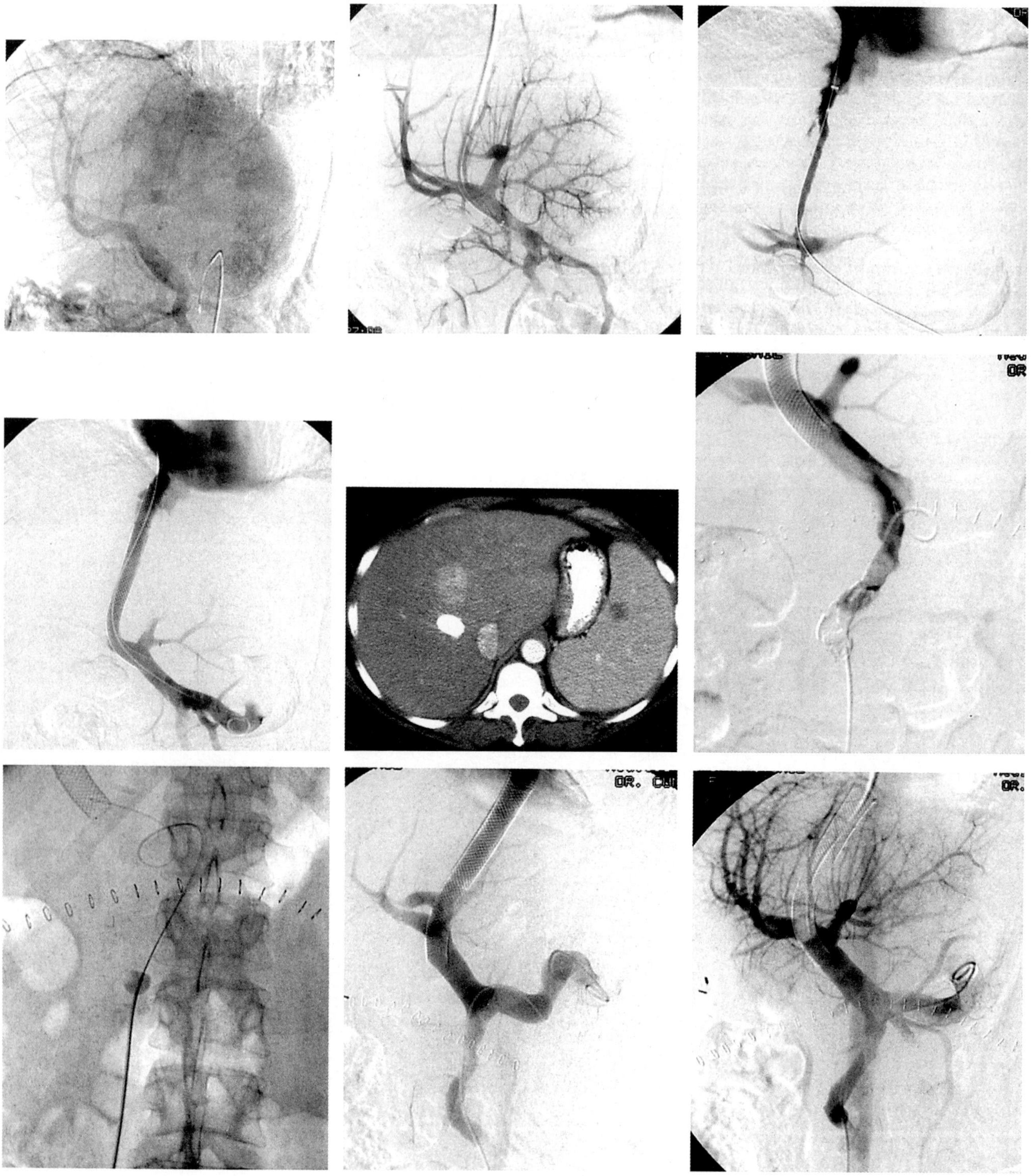

G　H, I　J　K, L　M　N, O

图 8.1.5(接上)

A:肝 CT 扫描显示肝实质不均匀的对比剂强化以及肝左叶的一个富血管的结节。可以看到尾叶极度增大伴明显的对比剂强化,并出现腹水。B,C:初次静脉造影显示延伸进肝实质内的三支肝静脉都有不同程度的闭塞,伴有肝内小静脉典型的蜘蛛网样充盈。肝静脉植入套管以行血管成形术,但失败了。D,E:下腔静脉造影的后前位及侧位影像显示下腔静脉肝内段明显狭窄,伴下腔静脉与右心房之间压力差增加。F:腹腔干动脉造影显示脾大及伸长的肝动脉。可以看到富血管的结节。G:动脉性门静脉造影显示门静脉通畅及增大的尾叶明显强化。H:施行了 TIPS。多次尝试后,穿刺了门静脉右支。门静脉压力是 6.67kPa(50mmHg)。右心房压力是 2.13kPa(16mmHg),压力差为 4.53kPa(34mmHg)。I:用一个 10mm 的球囊扩张实质内通道,产生了一条长而直的通道。J:通道内放置了两个长 12mm 的 Wallstent 支架,使得门静脉系统充分减压。门静脉压力是 4.13kPa(31mmHg)。右心房压力是 3.07kPa(23mmHg),最后压力差为 1.07kPa(8mmHg)。术后病人恢复,状况良好,症状消失。K:TIPS 后 2 个月的随访 CT 扫描显示肝脏大小明显改善,腹水消失,肝实质均匀强化。可以看到肝内病灶的强化,支架内的对比剂使其呈致密的不透 X 线影。L:尽管病人没有症状且腹水消失,TIPS 后 5 个月仍然建立了肠系膜静脉和腔静脉的分流通道。术后 4 天这条手术分流道闭塞。通过下腔静脉行分流道插管并施行静脉造影,显示分流道内有血栓形成。M:为了去除血凝块,沿导丝在分流道内拖拽一个球囊导管,随后用 10mm、12mm 球囊行血管成形术。N:经肠系膜静脉分流道施行的门静脉造影显示了优先通过 TIPS 的血流。O:用一个球囊阻塞了 TIPS 分流道,显示流经手术分流道的血流得到改善,伴有门静脉肝内分支的广泛充盈。闭塞 TIPS 以后门静脉压力是 5.07kPa(38mmHg),下腔静脉压力是 1.87kPa(14mmHg),右心房压力是 0.400kPa(3mmHg),压力差为 4.67kPa(35mmHg)。持续闭塞 TIPS 2 天以检查压力差的变化,但显示没有改善。最后,重新开放 TIPS 并让手术分流道自发形成血栓。病人状况一直良好,再次说明了“如果不破裂,不要理睬它”的道理。

评论: Budd-Chiari 综合征以肝静脉流出道受阻所致的内脏充血为特征。Budd-Chiari 综合征有许多原因和一系列临床表现,从无症状的肝肿大到快速进展性肝衰竭。基于严重的临床表现,肝静脉血栓形成的治疗可包括肝静脉的球囊扩张、抗凝、搭桥手术或急诊肝移植。通过 TIPS 的门腔静脉分流达到了门静脉减压的目的,并且没有麻醉和腹部大手术的危险,改进了窦后性门静脉高压的治疗。一些病例报道已经描述了 TIPS 在肝静脉闭塞或血栓形成中的应用。这些报道已经证实了TIPS 是有效的,可以逆转 Budd-Chiari 综合征血流动力学方面的并发症,恢复内脏血流,减少侧支循环,控制腹水,以便存在指征时有充足的时间施行择期肝移植。然而,还没有 Budd-Chiari 综合征的 TIPS 治疗与其他治疗手段相比较的研究,TIPS 治疗的长期疗效尚不清楚。TIPS 优于肠系膜静脉腔静脉分流或门腔静脉分流,因为 TIPS 绕过了腔静脉的狭窄,而腔静脉狭窄势必使门静脉和右心房之间的高压力差持续存在,致使手术分流道无效。有两三篇文献建议施行肠系膜静脉腔静脉分流前先扩张腔静脉肝内段并放置支架,以降低下腔静脉与右心房之间的压力差。

从技术上讲,TIPS 更具挑战性,对操作者的要求更高。实质内的通道越长,可能导致的分流道越长。根据少数文献报道,一旦门静脉减压,会得到意想不到的疗效,不仅腹水消退,而且肝脏体积缩小至少可持续 3 年。几周的时间内,严重的腔静脉受压会改善,并且病人临床症状好转。然而,TIPS 对于 Budd-Chiari 综合征的病人不是一剂万能药。对于肝静脉闭塞的病人,支架常须延伸至下腔静脉,甚至几乎达右心房。窦后性门静脉高压病人的治疗方案必须因人而异。对于 Budd-Chiari 综合征,病情的诊断应注意三点:①阻塞的范围有多大;②阻塞的原因是什么;③肝脏的结构性和功能性损伤有多严重。对那些突然起病或确诊为肝硬化伴肝功能衰竭的病人应该进行肝移植的评估。对其他病人,应依据病人恢复期的多种训练情况、当地内科和外科治疗的专业水平以及当需行肝移植时的可行性等因素,做出治疗的选择。

一篇 1995 年开始研究的文献显示,TIPS 对 80% Budd-Chiari 综合征病人效果良好。门静脉压力差减少 75%,伴有临床症状改善和腹水的减少或消失。在 1 ~ 36 个月的随访期间,有 50% 的病人出现分流道功能不良及反复发作腹水,拟重新行介入治疗。

8.1.6 经颈静脉肝内门体静脉分流术(TIPS)

病例 8.1.6:

54 岁女性,出现了静脉曲张出血,临床治疗和内窥镜硬化治疗无效。肝活检显示隐源性肝硬化。病人在外院施行了 TIPS,术后 6 个月内再次发生大出血。拟行肝静脉造影和可能的 TIPS 修补术。最后,必须再次行 TIPS。

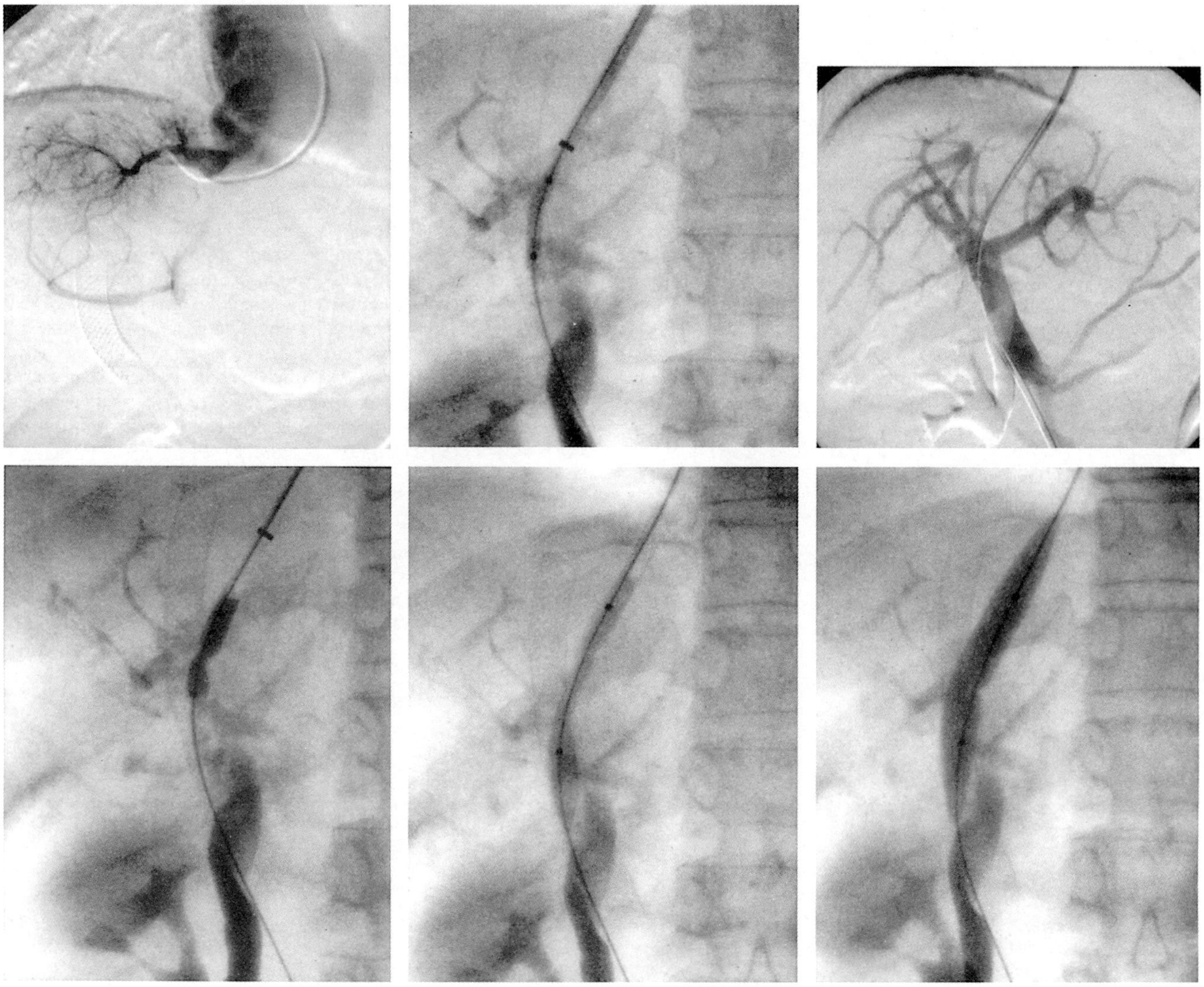

A　B, C　D　E, F

图 8.1.6

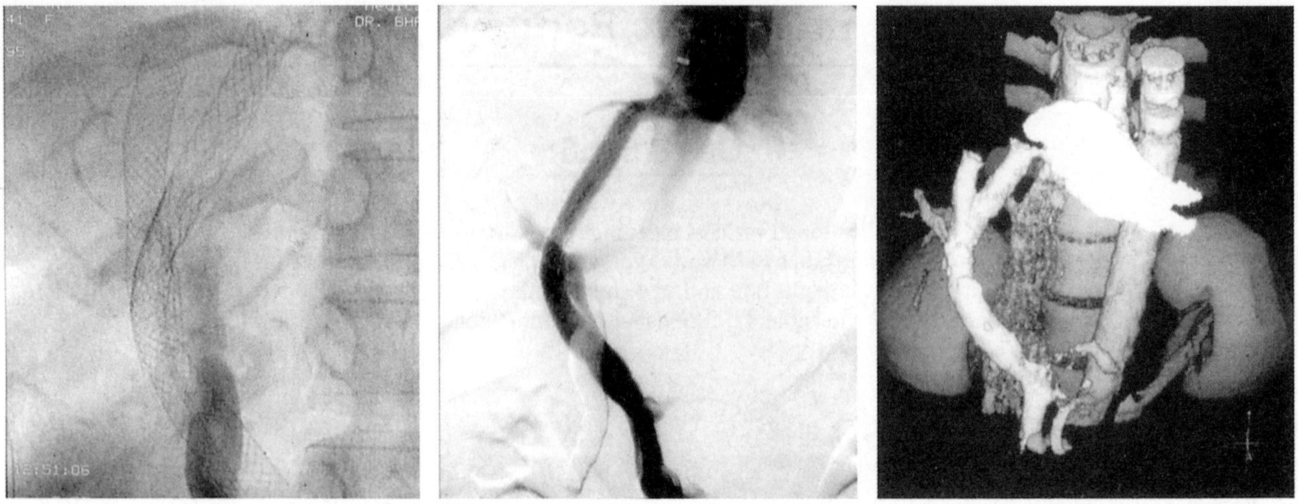

G　　　　H, I

图 8.1.6(接上)

A:肝静脉造影显示了小的静脉以及闭塞的静脉延伸向先前放置的 TIPS 支架。B:动脉性门静脉造影证实门静脉通畅(未显示)。用 Rösch-Uchida 系统从支架网眼侧壁穿刺一个新的通道。通过网眼推送导丝后，用一个 4mm 的血管成形球囊对支架网眼中的孔进行扩张。可以看到对比剂进入了胆道。C:通过 Wallstent 网眼和远端已栓塞的管腔将一个 10F 的导管鞘推进到门静脉。行门静脉造影,同时测量压力。术前右心房的压力是 1. 33kPa(10mmHg)，门静脉压力是 3. 73kPa(28mmHg)。分流后,右心房压力是 1. 33kPa(10mmHg)，门静脉压力是 3. 20kPa(24mmHg)。D:用球囊继续扩张至 10mm。E:又放置了一个 Wallstent(12mm × 90mm)支架,产生分流中的分流。F:除了有创性球囊扩张外,新的分流道通畅,但在支架交叉处有轻度的阻塞。G:在两个支架交叉处放置一个 Palmaz 支架。H:最后的门静脉造影显示分流通道功能良好。放置 TIPS 后 6 个月，病人出现了一次少量的静脉曲张出血，做了一次 TIPS 修补术。门静脉造影显示支架内发生中度增生和肝右静脉裸段严重狭窄。利用球囊扩张至 12mm,放置了另一个 12mm × 40mm 的支架。I:施行 CT 扫描及三维重组以检查支架的通畅情况，还显示了各支架间的关系。

8.1.7　经颈静脉肝内门体静脉分流术(TIPS)

病例 8.1.7:

58 岁男性,酒精性肝硬化,出现严重的静脉曲张出血,内窥镜硬化治疗后复发。施行了 TIPS,6 周后再次发生大出血。拟行肝静脉造影及可能的 TIPS 修复术。肝静脉造影和门静脉造影显示分流道血栓形成并延伸至门静脉、肠系膜上静脉和脾静脉。

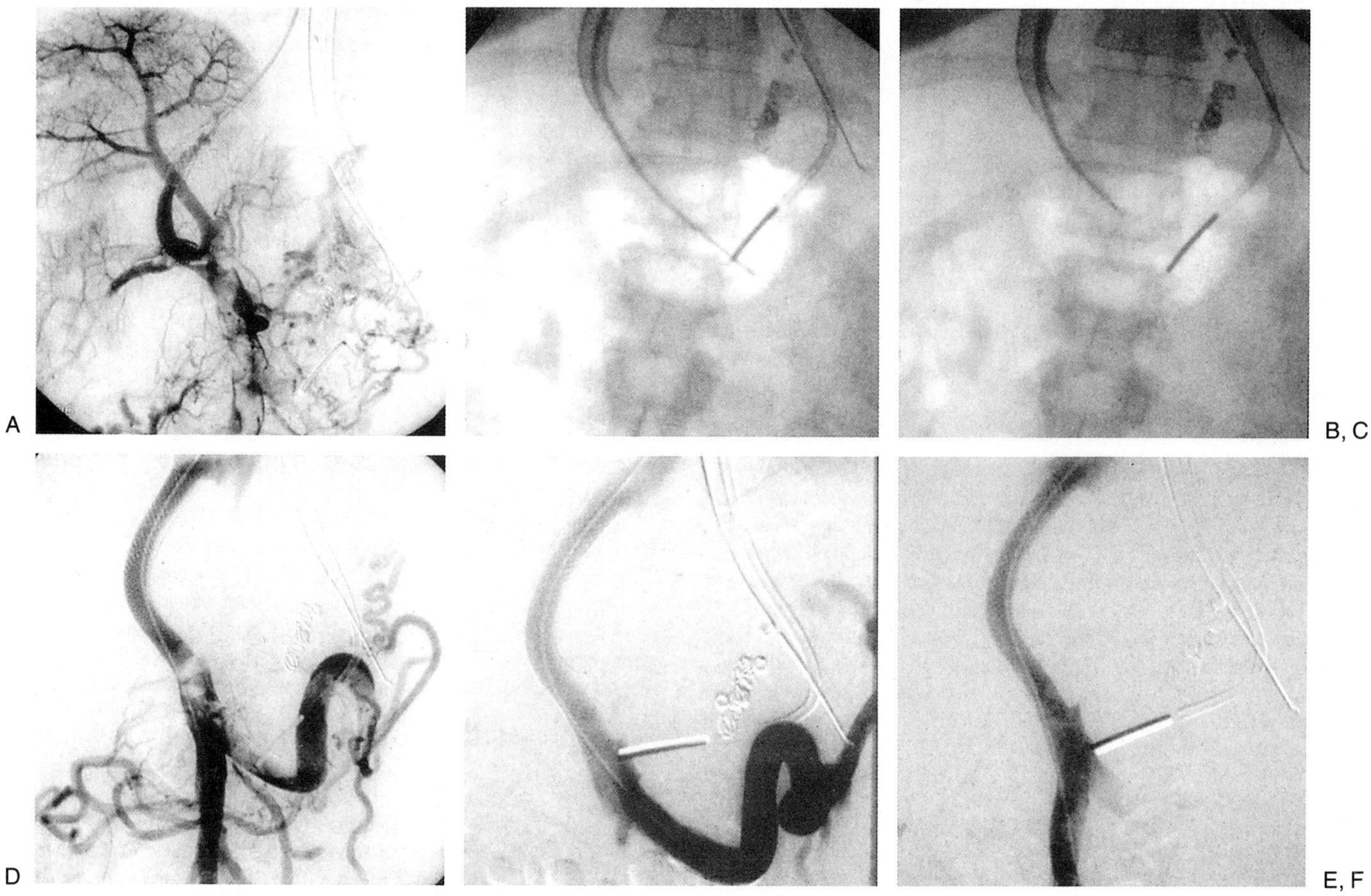

图 8.1.7

A:TIPS 分流道插管后,注射对比剂显示分流道血栓形成并延伸至门静脉、肠系膜上静脉和脾静脉。可以看到门静脉的一些肝内分支的灌注。B,C:通过一根 10F 引导导管,将一个 Amplatz 机械性血栓切除术器械推进入闭塞的分流道和静脉中以切除血凝块。D:随访门静脉造影显示门静脉系统的通畅性得到明显改善,但是门静脉内还有残余的机化的血凝块,延伸进脾静脉。可以看到支架附近门静脉内的充盈缺损。E,F:进一步用 Amplatz 器械行机械性血栓切除术及球囊血栓切除术,而且在门静脉内又放置了一个支架,终于打开了分流道和静脉。

评论:TIPS 是治疗静脉曲张出血、降低门静脉压力的有效方法,但是仍有技术上的问题。而且,从肝静脉穿刺门静脉有可能损伤与门静脉关系密切的胆管。胆管损伤是早期分流道闭塞和 TIPS 治疗失败的可能原因之一。TIPS 分流道血栓形成是治疗失败的主要原因，复发的静脉曲张出血会危及患者的生命。其中一些可用的治疗技术有 TIPS 修复术和溶栓治疗以清除血凝块，球囊血管成形术，球囊栓塞切除术，以及机械性血栓切除术。常需再次放置支架以保护分流道管腔，并使 TIPS 通道与胆道隔离。然而，在大多数病例中，裸支架不足以将分流道与其壁内胆汁的有害作用隔离开。最近，有两三篇文章报道了对一个小样本的病人用覆膜支架治疗后 TIPS 通道发生早期闭塞。基本上，已经使用的有两种类型的器械：Dacron 覆膜金属支架和自制的可膨胀的聚四氟乙烯（e-PTFE）覆膜支架。聚酯覆膜支架似乎不能提高 TIPS 的初次通畅率。从已有的报道看，胆瘘引起 TIPS 治疗失败时，植入 PTFE 覆膜支架能提高通畅率。但是，这些信息只是初步的研究结果，还没有确切的结论。

（李一鸣　译）

建议阅读

Azoulay D, Castaing D, Dennison A, et al. Transjugular intrahepatic portosystemic shunt worsens the hyperdynamic circulatory state of the cirrhotic patient: preliminary report of a prospective study. *Hepatology* 1994; 19: 129 – 123.

Binder HJ, Barrett KE, Elta GH, et al. Tips: to be or not to be? *Gastroenterology* 1994; 107: 591 – 597.

Binmoeller K, Soehendra N. Nonsurgical, treatment of variceal bleeding: new modalities. *Am J Gastroenterol* 1995; 90: 1923-1931.

Blei A. Hepatic encephalopathy in the age of TIPS. *Hepatology* 1994; 20: 249 – 252.

Burgener F, Gutierrez O. Experimental intrahepatic portocaval shunts create in portal hypertension by balloon angioplasty catheters. *Invest Radiol* 1988; 23: 24 – 29.

Cabrera J, Maynar M, Granados R, et al. Transjugular intrahepatic portosystemic shunt versus sclerotherapy in the elective treatment of variceal hemorrhage. *Gastroenterology* 1996; 110: 832 – 839.

Chalmers N, Redhead DN, Simpson KJ, et al. Transjugular intrahepatic portosystemic stent shunt (TIPSS) early clinical experience. *Clin Radiol* 1992; 46: 166 – 169.

Chong W, Malisch T, Mazer M, et al. Transjugular intrahepatic portosystemic shunt: US assessment with maximum flow velocity. *Radiology* 1993; 189: 789 – 793.

Colapinto R, Stronell R, Gildiner M, et al. Formation of intrahepatic portosystemic shunts using a balloon dilation catheter: preliminary clinical experience. *AJR* 1983; 140: 709 – 714.

Coldwell D, Moore A, Ben-Menachem Y, et al. Bleeding gastroesophageal varices: gastric vein embolization after partial portal decompression. *Radiology* 1991; 178: 249 – 251.

Coldwell DM, Ring EJ, Rees CR. Multicenter investigation of the role of transjugular intrahepatic portosystemic shunt in management of portal hypertension. *Radiology* 1995; 196: 335 – 340.

Collins JC. Transjugular intrahepatic portosystemic shunts: is TIPS definite therapy. *Am J Gastroenterol* 1995; 90: 1913 – 1914.

Conn H. Transjugular intrahepatic portal-systemic shunts: the state of the art. *Hepatology* 1993; 17: 17 – 27.

Dodd G, Zajko A, Orons P, et al. Detection of transjugular intrahepatic portosystemic shunt dysfunction: value of duplex Doppler sonography. *AJR* 1995; 164: 1119 – 1124.

Doehner GA. The hepatic venous system its normal roentgen anatomy. *Radiology* 90: 1119 – 1123.

Feldman M, Achord JL, Barrett KE, et al. Intrahepatic portacaval shunts: a new era? *Gastroenterology* 1992; 103: 1357 – 1364.

Ferral H, Bjarnason H, Wegryn S, et al. Refractory ascites: early experience in treatment with transjugular intrahepatic portosystemic shunt. *Radiology* 1993; 189: 795 – 801.

Fitt G, Thomson K, Hennessy O. Delayed fatal cardiac perforation by an indwelling long introducer sheath following transjugular intrahepatic portocaval stents. *Cardiovasc Intervent Radiol* 1993; 16: 109 – 110.

Freedman A, Sanyal A, Tisnado J, et al. Complications of transjugular intrahepatic portosystemic shut: a comprehensive review. *RadioGraphics* 1993; 13: 1185 – 1210.

Gordon JD, Colapinto RF, Abecassis M, et al. Transjugular intrahepatic portosystemic shunt: a nonoperative approach to life-threatening variceal bleeding. *Can J Surg* 1987; 30: 45 – 49.

Harville LE, Rivera FJ, Palmaz JC, et al. Variceal hemorrhage associated with portal vein thrombosis: treatment with a unique portal venous stent. *Surgery* 1992; 111: 585 – 590.

Haskal ZJ, Cope C. Combined transhepatic and transvenous approach to hepatic vein stenosis after transjugular intrahepatic portosystemic shunt. *Cardiovasc Intervent Radiol* 1994; 17: 173 – 175.

Helton S, Belshaw A, Althaus S, et al. Critical appraisal of the angiographic portacaval shunt (TIPS) *Am J Surg* 1993; 165: 566 – 571.

Jalan R, John T, Redhead D, et al. A comparative study of emergency transjugular intrahepatic portosystemic stent-shunt and esophageal transection in the management of uncontrolled variceal hemorrhage. *Am J Gastroenterol* 1995; 90: 1932 – 1937.

Jalan R, Redhead D, Forrest E, et al. Relationship between directly measured portal pressure gradient and variceal hemorrhage. *Am J Gastroenterol* 1995; 90: 1994 – 1996.

Kerlan RK, LaBerge JM, Gordon RL, et al. Transjugular intrahepatic portosystemic shunts: current status. *AJR* 1995; 164: 1059 – 1066.

Kerlan R, La Berge J, Gordon R, et al. Inadvertent catheterization of the hepatic artery during placement of transjugular intrahepatic portosystemic shunts. *Radiology* 1994; 193: 273 – 276.

Knechtle S, Kalayoglu M, Alessandro A, et al. Portal hypertension: surgical management in the 1990's. *Surgery* 1994: 116: 687 – 695.

LaGerge J, Ring E, Gordon R. Percutaneous intrahepatic portosystemic shunt created via a femoral vein approach. *Radiology* 1991; 181: 679 – 681.

Lind CD, Malisch TW, Chong WK, et al. Incidence of shunt occlusion or stenosis following transjugular intrahepatic portosystemic shunt placement. *Gastroenterology* 1994; 106: 1277 – 1283.

Longo J, Bilbao J, Rousseau H, et al. Transjugular intrahepatic portosystemic shunt: evaluation with Doppler sonography. *Radiology* 1993; 186: 529 – 534.

Marx V, Williams D. Percutaneous transjugular portosystemic shunt: commentary on the technical aspects of this new procedure. *Hepatology* 1992; 15: 557 -- 558.

Nishimine K, Saxon R, Kichikawa K, et al. Improved transjugular intrahepatic portosystemic shunt patency with PTFE-covered stent-grafts: experimental results in swine. *Radiology* 1995; 196: 341 – 347.

Noeldge G, Richter GM, Roessle M, et al. Morphologic and clinical results of transjugular intrahepatic portosystemic stent-shunts. *J Cardiovasc Intervent Radiol* 1992; 15: 342 – 348.

Ochs A, Rossle M, Haag K, et al. The transjugular intrahepatic portosystemic stent-shunt procedure for refractory ascites. *N Engl J Med* 1995; 332: 1192 – 1197.

Ochs A, Rossle M, Haag K, et al. Transjugular intrahepatic portosystemic shunt: is it the ultimate solution for refractory ascites? *Hepatology* 1995; 22: 1613 – 1615.

Ochs A, Sellinger M, Haag K, et al. Transjugular intrahepatic portosystemic stent-shunt (TIPS) in the treatment of Budd-Chiari syndrome. *J Hepatol* 1993; 18: 217 – 225.

Radosevich P, Ring E, LaBerge J, et al. Transjugular intrahepatic portosystemic shunts in patients with portal vein occlusion. *Radiology* 1993; 186: 523 – 527.

Richter G, Noeldge G, Palmaz J, et al. The transjugular intrahepatic portosystemic stent-shunt (TIPSS): results of a pilot study. *Cardiovasc Intervent Radiol* 1990; 13: 200 – 207.

Richter G, Noeldge G, Roessle M, et al. Evolution and clinical introduction of TIPSS: the transjugular intrahepatic portosystemic stent-shunts. *Semin Interv Radiol* 1991; 8: 331 – 340.

Ring E, Lake J, Roberts J, et al. Using transjugular intrahepatic portosystemic shunts to control variceal bleeding before liver transplantation. *Ann Intern Med* 1992; 116: 304 – 309.

Ring E, Lake J, Sterneck M, et al. Intrahepatic portocaval shunt for variceal hemorrhage prior to liver transplantation. *Transplantation* 1990; 52: 160 – 162.

Rosch J, Barton R, Keller F, et al. Transjugular intrahepatic portosystemic shunt. Third International Course on Vascular Interventional Radiology Therapeutic Alternative 111 – 118.

Rossle M, Haag K, Ochs A, et al. The transjugular intrahepatic portosystemic stent-shunt procedure for variceal bleeding. *N Engl J Med* 1994; 330: 165 – 171.

Sanyal A, Freedman A, Shiffman M, et al. Portosystemic encephalopathy after transjugular intrahepatic portosystemic shunt: results of a prospective controlled study. *Hepatology* 1994; 20: 46 – 55.

Shiffman ML, Jeffers L, Hoofnagle JH, et al. The role of transjugular intrahepatic portosystemic shunt for treatment of portal hypertension and its complications: a conference sponsored by the National Digestive Diseases Advisory Board. *Hepatology* 1995; 22: 1591 – 1597.

Somberg KA, Lake JR, Tomlanovich SJ, et al. Transjugular intrahepatic portosystemic shunts for refractory ascites: assessments of clinical and hormonal response and renal function. *Hepatology* 1995; 21: 709 – 716.

Spahr L, Fenyves D, N'Guyen VV, et al. Improvement of hepatorenal syndrome by transjugular intrahepatic portosystemic shunt. *Am J Gastroenterol* 1995; 90: 1169 – 1171.

Spiess S, Matalon T, Jensen D, et al. Transjugular intrahepatic portosystemic shunt in non liver transplant candidates: is it indicated? *Am J Gastroenterol* 1995; 90: 1238 – 1243.

Stuart K, Anastopoulos H, Ferrante K, et al. Treatment of hepatocellular carcinoma with transjugular intrahepatic portosystemic shunting and chemoembolization. *AJR* 1995; 90: 1351 – 1353.

Teitelbaum G, Van Allan RJ, Reed RA, et al. Portal venous branch targeting with a platinum-tipped wired to facilitate transjugular intrahepatic portosystemic shunt (TIPS) procedures. *J Cardiovasc Intervent Radiol* 1993; 16: 198 – 200.

Uchida B, Putnam J, Rosch J. "Atraumatic" transjugular needle for portal vein puncture in swine. *Radiology* 1987; 163: 580 – 581.

Uflacker R, Reichert P, D'Albuquerque LC, et al. Liver anatomy applied to the placement of transjugular intrahepatic portosystemic shunts. *Radiology* 1994; 191: 705 – 712.

Uflacker R, Silva A, D' Albuquerque L, et al. Chronic portosystemic encephalopathy embolization of portosystemic shunts. *Radiology* 1987; 165: 721 – 725.

Wong F, Sniderman K, Liu P, et al. Tips for the treatment refractory ascites. *Gastroenterology* 1995; 122: 816 – 822.

Zemel G, Becker G, Bancroft J, et al. Technical advances in transjugular intrahepatic portosystemic shunts. *RadioGraphics* 1992; 12: 615 – 622.

Zemel G, Katzen B, Becker G, et al. Percutaneous transjugular portosystemic shunt. *JAMA* 1991; 266: 390 – 393

第9章

血管内和腔内异物取出

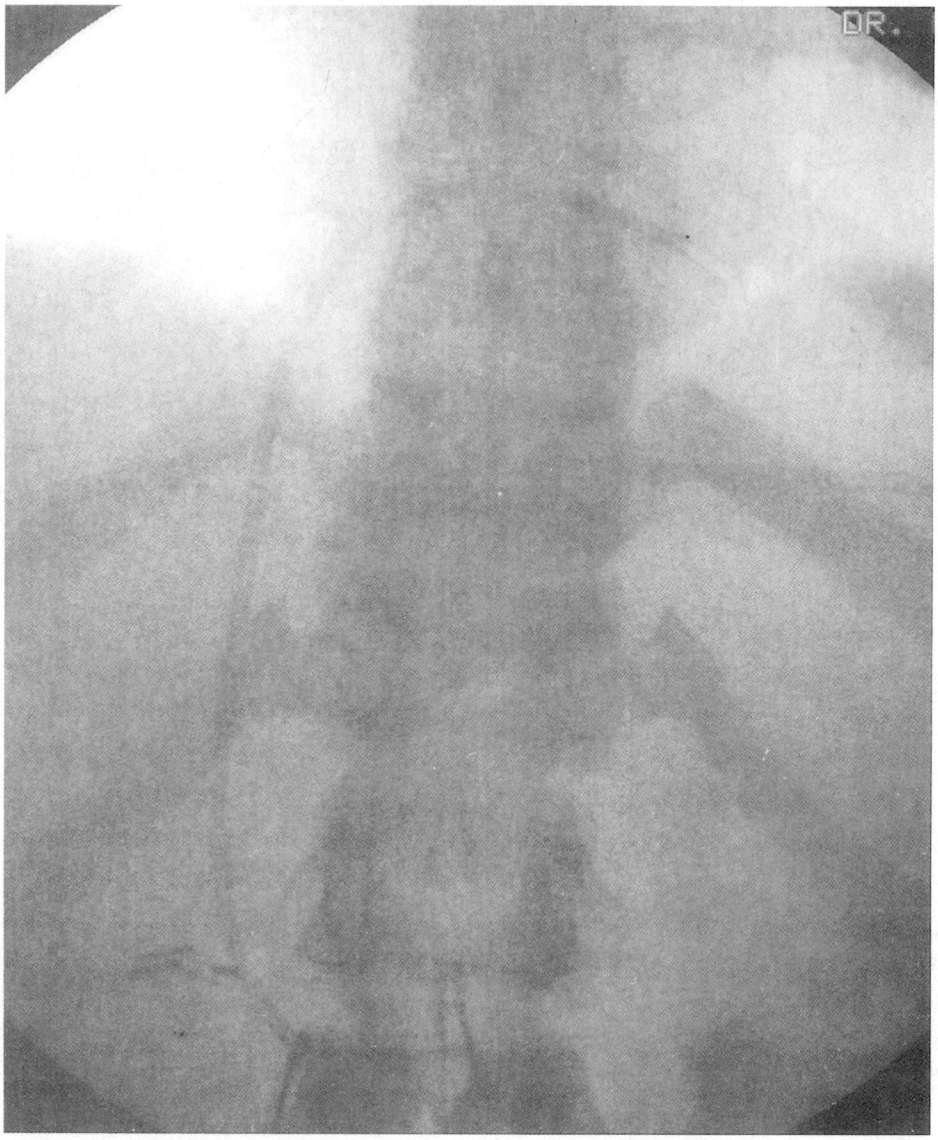

9.1.1 断裂的导管

病例 9.1.1:

16 岁女性,患镰状细胞病,移走电极后在头臂静脉、上腔静脉和右心房内有部分断裂的静脉导管。

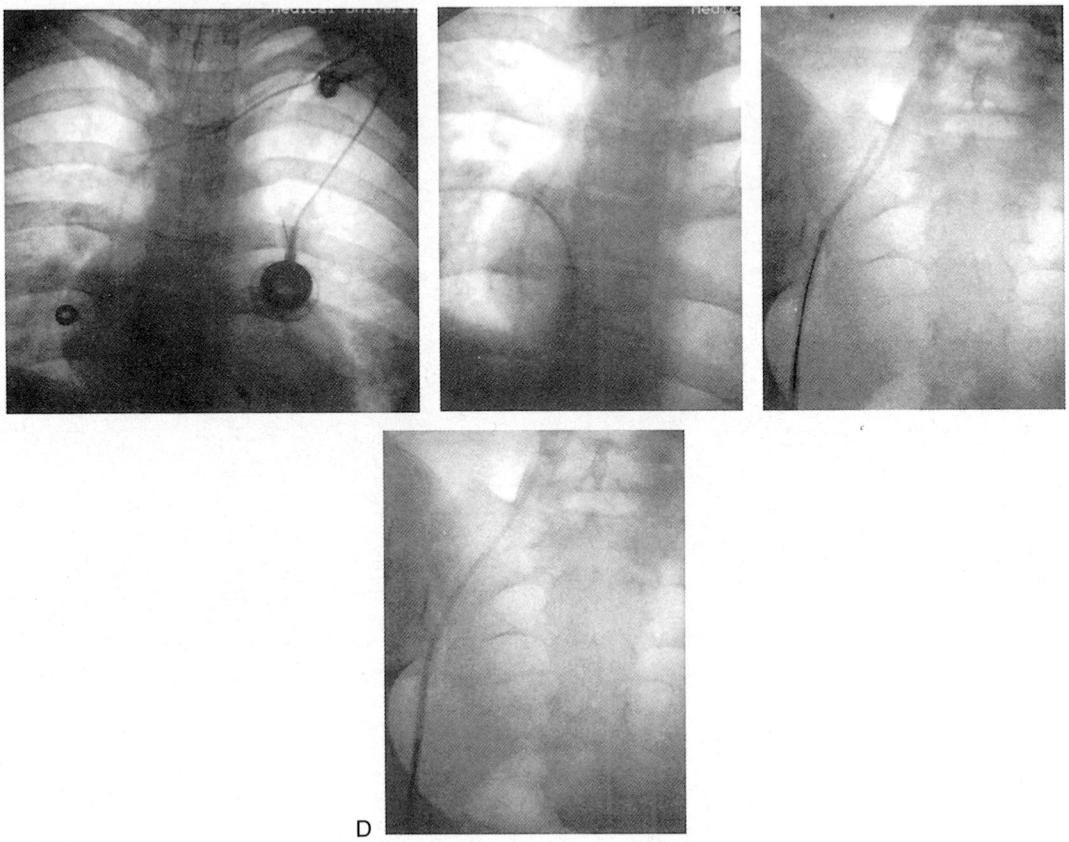

A　B, C　D

图 9.1.1

A:于头臂静脉、上腔静脉和右心房近侧可见数厘米长的一段导管。可以看到最近放置的完整的左胸电极和导管。B:用一个 35mm 的 Amplatz 环形圈套器将导管片段远端套住并勒紧。C:绕了两圈的导管被拖进下腔静脉。D:破碎段被引进鞘中并取出。

评论: 环行圈套器是最可靠的、并广泛应用的套取物体的器械。它的规格大小不同,操作相对容易,而且已经应用了许多年。引导导管用血管造影套鞘装置经皮插入。环形圈套器是一种经导管引入的导丝，在血管或心脏内形成一个宽环。导管破碎段被套住后，环在其周围扣紧,将它通过血管鞘拉出。

9.1.2 断裂的导管

病例 9.1.2:

32 岁女性,经历了化疗,当取下胸部电极和附着的短导管后,发现沿着右心房和右心室缘发生了一段导管断裂。病人于电极移植前已进行水中需氧运动数周。

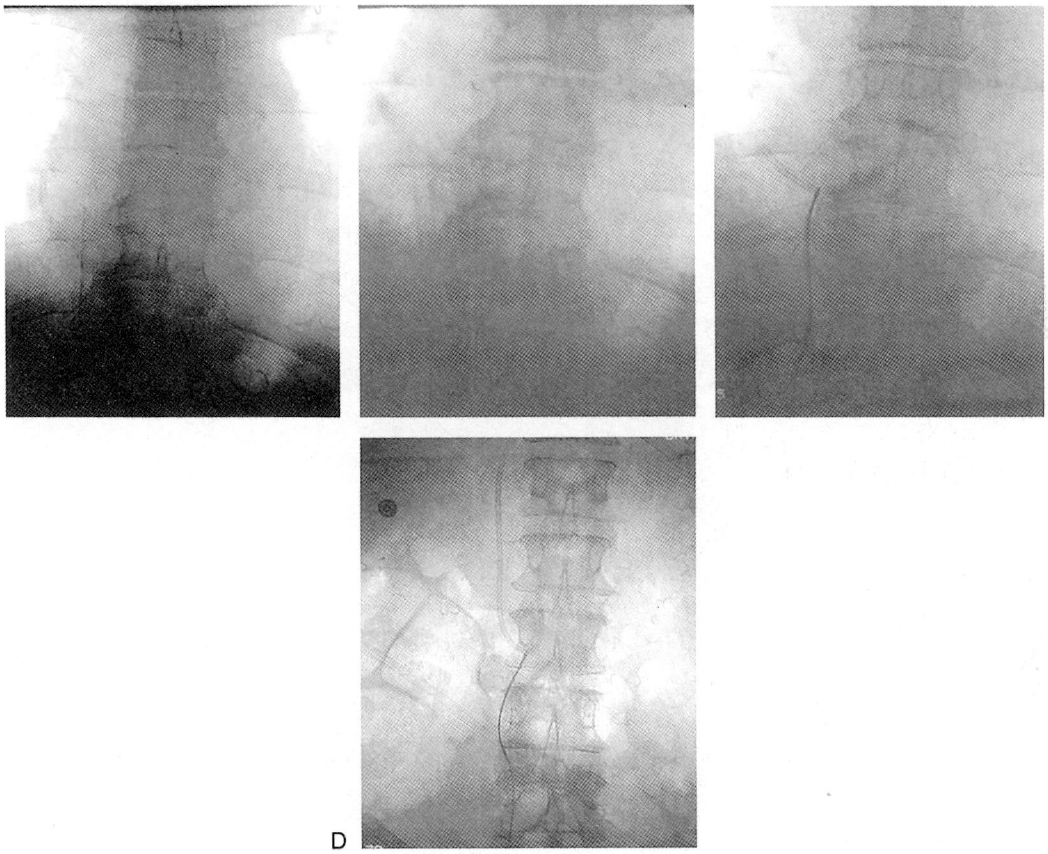

图 9.1.2

A:进行任何操作前,导管片段沿心右缘呈弓形并进入肺流出道。由于脱落的导管片段远端牢固地附着于心壁,所以,圈套取物操作没有成功。B:经左锁骨下静脉插管,从一个 12F 的股动脉鞘插入一根 5F 的 Simmons 导管。用 Simmons 导管钩绕住脱落的导管,并通过导管鞘将一个圈套器越过 Simmons 导管。用圈套环抓住 Simmons 导管的远端,使嵌入的导管末端从右心房游离出来。C:然后圈套器就能够捕捉脱落片段的游离末端。D:将抓住的导管向下拉到下腔静脉内并随 12F 鞘一起取出。

评论: 在一些需要取出导管碎段的病例中,断裂的导管嵌入血管或心脏壁,需要手法控制,使导管的游离部分进入管腔内,以便圈套套住游离末端。单独使用导管(例如辫尾导管)可能就足够了,但是,为了使碎段到达更好的位置,用一个带有引导装置的“钩状”系统使得环圈能紧紧缠绕住嵌入的导管。这种方法可以牢牢地抓住导管,并允许用力操作以拖拽粘附的异物。

9.1.3 断裂的导管

病例 9.1.3:

18 岁女性，患镰状细胞病，存在一根未附着的电极导管，楔入了上腔静脉，通过三尖瓣进入了右心室。该器械是手术中放入的。

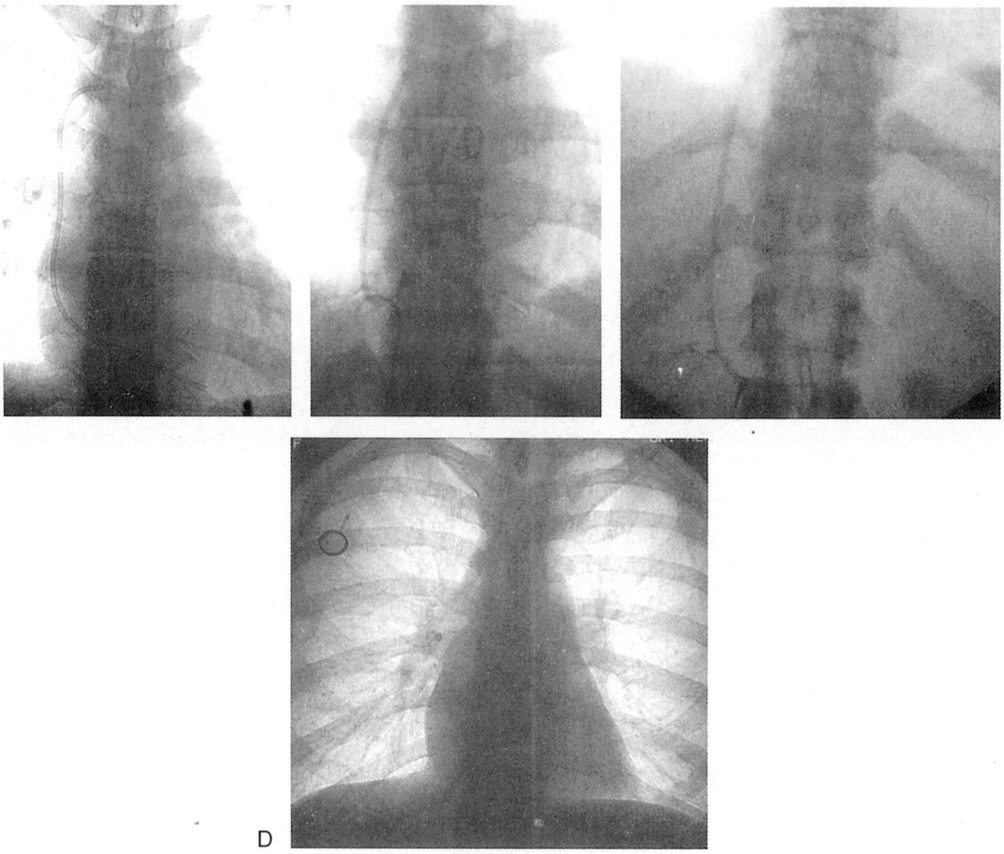

A　B, C　D

图 9.1.3

A：从锁骨下静脉引入的导管碎段远端顶着右心室壁，但近端在上腔静脉内。B：用圈套器将一根打折的 5F 辫尾导管缠绕住异物，抽回，将异物近端从上腔静脉移至右心房内。C：然后，在较大的下腔静脉内套住断裂的导管。D：被圈套住的折叠的导管被带进鞘内并拔出。胸部 X 线片显示了电极，未见导管。随后移去了电极。

评论：导管和其他异物片段常位于右心室或肺动脉的主要分支中，不能成功地取出导管碎段可能会造成心肌穿孔、心包填塞、心律失常、心内膜炎和肺栓塞。上腔静脉或颈静脉的血栓能埋住已插入的导管碎段的末端，并可以粘附于血管壁。这些情况下，套取装置就变得没有什么用处了，除非能抓住导管的一个游离末端。导管的游离末端位于心房内时，圈套更易于成功。

9.2.1 其他异物

病例 9.2.1:

44 岁病人，在重症监护病房试图放置一个床旁中心静脉导管时发现动脉系统内有一根长 30cm 的 J 型导丝。

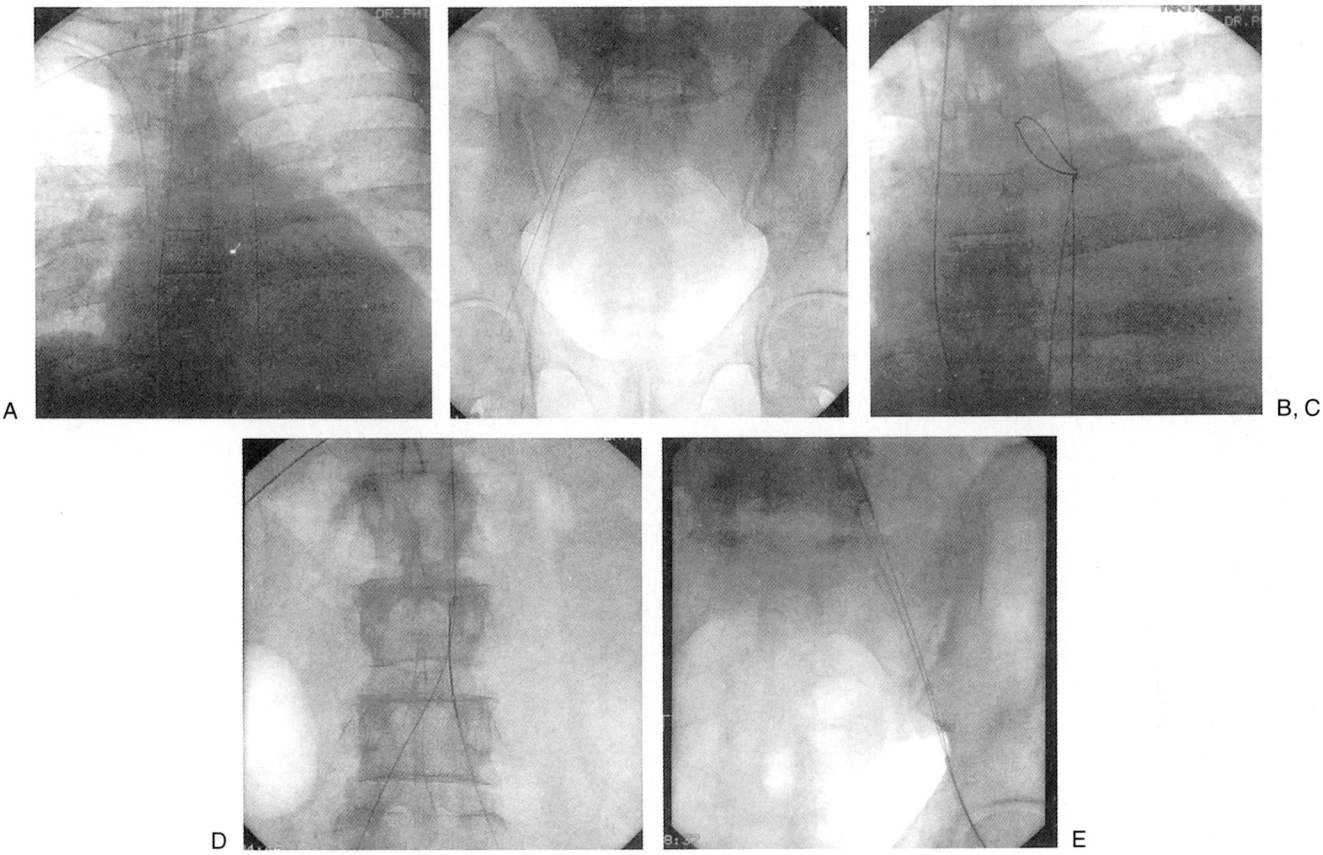

图 9.2.1

A:发现导丝的近端与胸降主动脉重叠。B:J 型导丝的远端越过了右髂动脉。C:从左股动脉入路，用圈套器绕住主动脉内导丝的末端。D:将圈套器轻轻地向下沿导丝接近主动脉分叉，并紧紧地缠绕住导丝。E:沿导丝折叠，并将 6F 血管造影鞘一并从股动脉拔出。

评论: 经皮动脉入路，从动脉系统内取出异物时发生出血的发生率比较高，并且有发生栓塞的可能。然而，若能及时治疗并控制出血，血管内技术缩短了病人的住院时间和总的恢复时间。无论何时，相对于手术方法而言，应尽可能优先采用介入方法。

9.2.2 其他异物

病例 9.2.2:

34 岁男性，HIV 阳性，进行床旁胸腔穿刺术，术中出现胸腔穿刺导管远侧部分断裂，留在胸膜腔内。

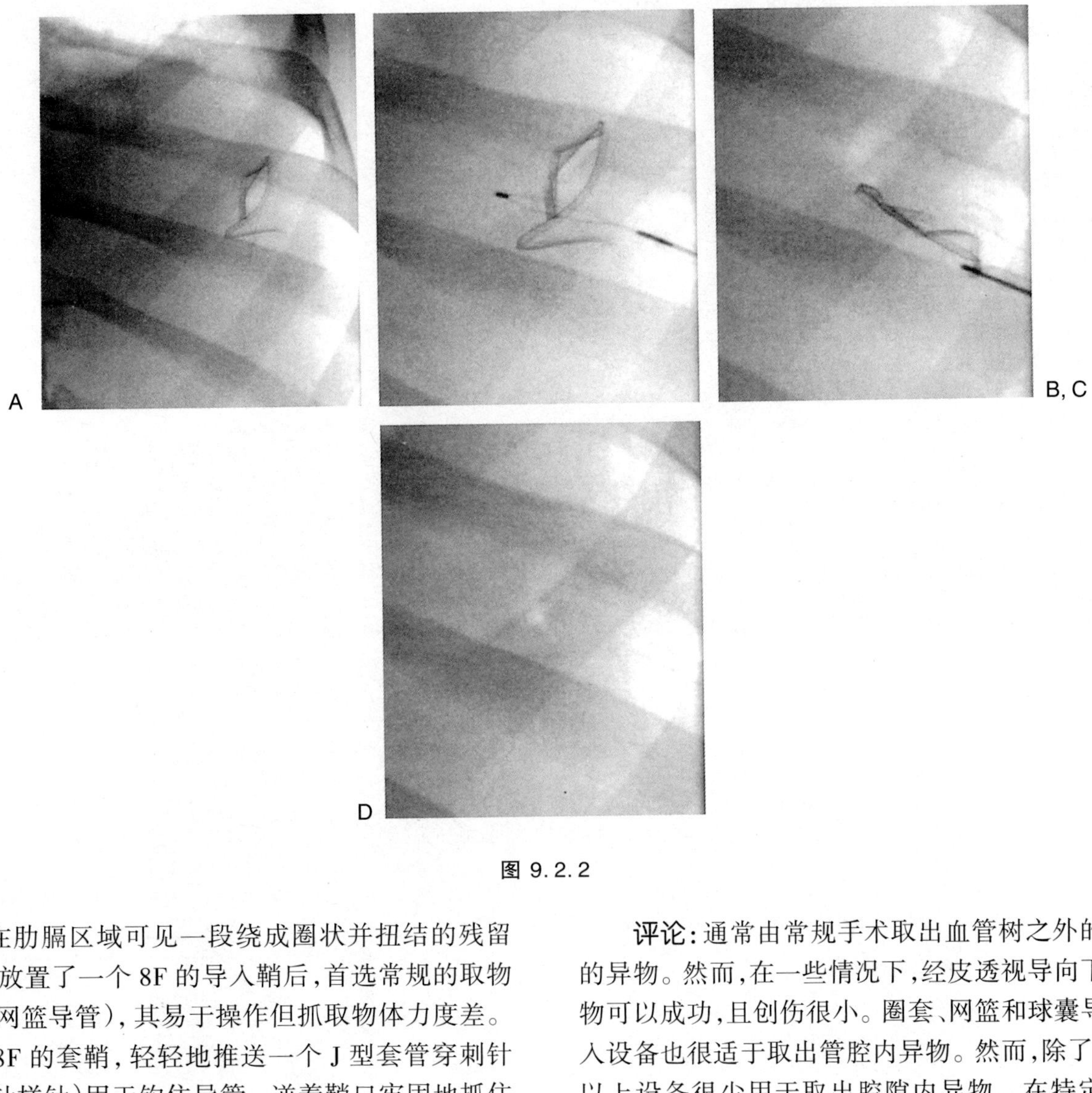

图 9.2.2

A：在肋膈区域可见一段绕成圈状并扭结的残留导管。B：放置了一个 8F 的导入鞘后，首选常规的取物器械（如网篮导管），其易于操作但抓取物体力度差。C：通过 8F 的套鞘，轻轻地推送一个 J 型套管穿刺针（针织钩针样针）用于钩住导管。逆着鞘口牢固地抓住已经被钩住的导管，随后两者一并被取出至胸壁内。D：术后，肋膈角区域可见少量的气腔。

评论：通常由常规手术取出血管树之外的腔隙内的异物。然而，在一些情况下，经皮透视导向下取出异物可以成功，且创伤很小。圈套、网篮和球囊导管等介入设备也很适于取出管腔内异物。然而，除了鳄嘴钳，以上设备很少用于取出腔隙内异物。在特定的情况下，应创造性地和选择性地选取一些方法，并且小心谨慎地付诸实施。

9.2.3 其他异物

病例 9.2.3:

48 岁女性，全喉切除术后，食用一块猪蹄后出现哽噎感。已经施行气管切开术，病人没有呼吸窘迫。

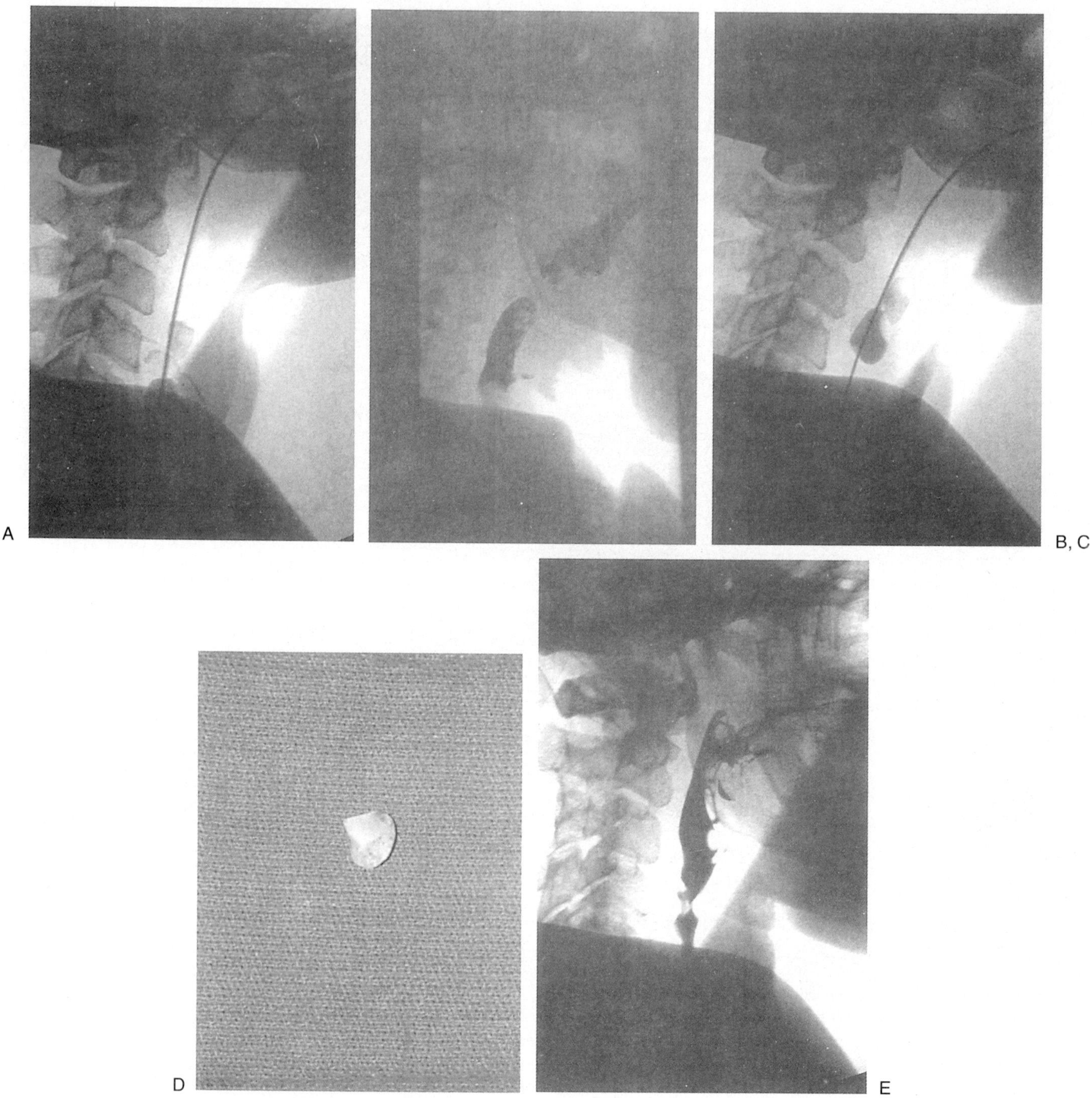

图 9.2.3

A:颈部侧位软组织像证实声门水平的颈部软组织内可见边界清晰的不透 X 线影。还可看到椎前软组织突起。B:食管造影显示颈段食管局限性狭窄,正上方存在一个充盈缺损。C:从口腔放置一根 KMP 导管及导丝,越过异物,然后沿导丝送进一个闭合的球囊,越过阻塞处,然后对球囊充气。小心地撤回球囊导管,压紧异物并带到口腔。病人随后吐出异物。D:一小块钙化猪趾的照片。E:术后食管造影显示颈段食管局部狭窄,使猪趾通过困难造成阻塞。

评论: 应根据异物的特性、嵌顿的部位和现有的取物器械,选择合适的技术和入路。在这个病例中,随球囊导管的通过能将异物拉回至口腔内。即使仅仅作为一个辅助方法,球囊导管在许多情况下(如支架取出)可将异物移动到一个更合适的位置,以便将其取出。

9.2.4 其他异物

病例 9.2.4:

70 岁女性,宫颈癌化疗后出现输尿管阻塞。首次放置支架后 3 个月,随诊胸部 X 线片显示在下腔静脉内有一个导管碎段,延伸至右心室和肺动脉内。拟经皮取出导管。

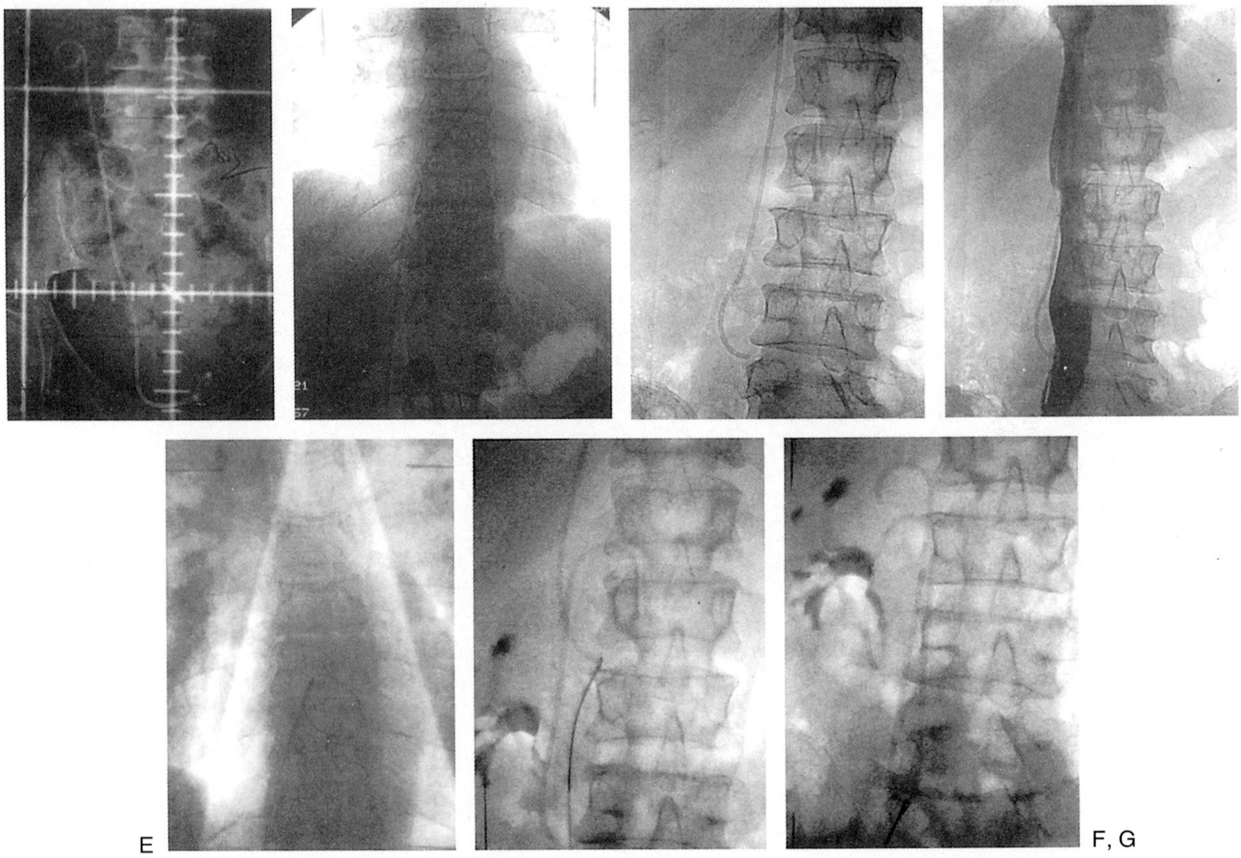

A, B　C, D　E　F, G

图 9.2.4

A:放置右输尿管支架后立刻拍了用于放疗计划的 X 线平片,显示输尿管支架在膀胱及右侧输尿管的位置。B,C:胸腹 X 线检查显示导管从下腔静脉延伸至主肺动脉。如果导管在下腔静脉内,可以看到其腹腔部分比应处的位置更偏向外侧。D:腔静脉造影显示导管在下腔静脉之外,并通过肾静脉进入下腔静脉。E,F:用一个环行圈套器抓住肺动脉内的输尿管支架的末端,将导管从下腔静脉拔出。G:输尿管支架只能从下腔静脉途径取出。可以看到支架的腔外段不在输尿管内。然而,它紧接着输尿管肾盂移行(UPJ)处。导管通过一个 10F 的股动脉导入鞘取出。

评论: 腹部 X 线平片显示了一个输尿管支架,位置相对正常。3 个月后,在一张胸部 X 线片中,显示导管上升到了腔静脉内并进入右心室。我们不能确定导管如何漂移到右心室,并且近端不在输尿管内。有可能起初支架就已经造成了输尿管和肾盂穿孔。无论如何,用环行圈套器经皮血管内取出异物的技术特别适于取出这类异物,否则将不得不行手术治疗。

(李一鸣　译)

建议阅读

Courcoux MF, Jouvet P, Bonnet D, et al. Intravascular rupture of a central venous catheter in a premature infant: retrieval by a nonsurgical technique. *Arch Pediatr* 2000; 7: 267 - 270.

Curry JL. Recovery of detached intravascular catheter or guide wire fragments: a proposed method. *AJR* 1969; 105: 894 - 896.

Douard H, Besse P, Broustet JP. Successful retrieval of a lost coronary stent from the descending aorta using a loop basket intravascular retriever set. *Cathet Cardiovasc Diagn* 1998; 44: 224 - 226.

Egglin TK, Dickey KW, Rosenblatt M, et al. Retrieval of intravascular foreign bodies: experience in 32 cases. *AJR* 1995; 164: 1259-1264.

Fegali M, Rousseau H, Soula P, et al. Intravascular foreign bodies retrieval techniques. *CVI-Online* 1998; 1: 40 - 43.

Martin L, Strahan K, Murphy G. Retrieval of intravascular iatrogenic foreign bodies using a nonsurgical technique. *Postgrad Med J* 1997; 73: 664 - 666.

Nosher JL, Siegel R. Percutaneous retrieval of nonvascular foreign bodies. *Radiology* 1993; 187: 649 - 651.

Thanigaraj S, Panneerselvam A, Yanos J. Retrieval of an Ⅳ catheter fragment from the pulmonary artery 11 years after embolization. *Chest* 2000; 117: 1209 - 1211.

Uflacker R, Lima S, Melichar AC. Intravascular foreign bodies: percutaneous retrieval. *Radiology* 1986; 160: 731 - 735.

Yang FS, Ohta I, Chiang HJ, et al. Non-surgical retrieval of intravascular foreign body: experience of 12 cases. *Eur J Radiol* 1994; 18: 1 - 5.

Yedlicka JW, Carlson JE, Hunter DW, et al. Nitinol gooseneck snare for removal of foreign bodies: experimental study and clinical evaluation. *Radiology* 1991; 178: 691 - 693

第 10 章

中心静脉通路

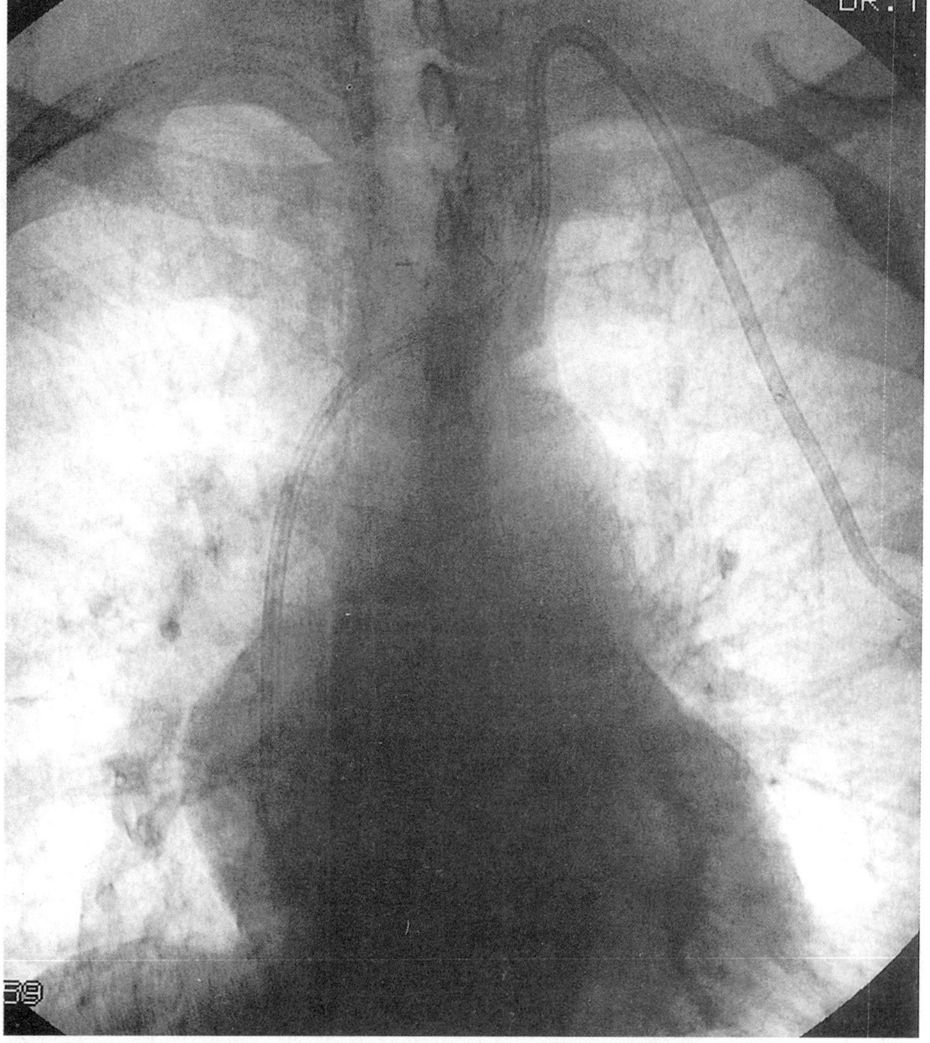

10.1.1 装置的置入

病例 10.1.1:

放置 Pasport 导管。56 岁女性,患卵巢癌,将进行长达 6 个月的化疗。化疗期间,病人将重复进行诊断性检查并可能进行进一步的化疗。

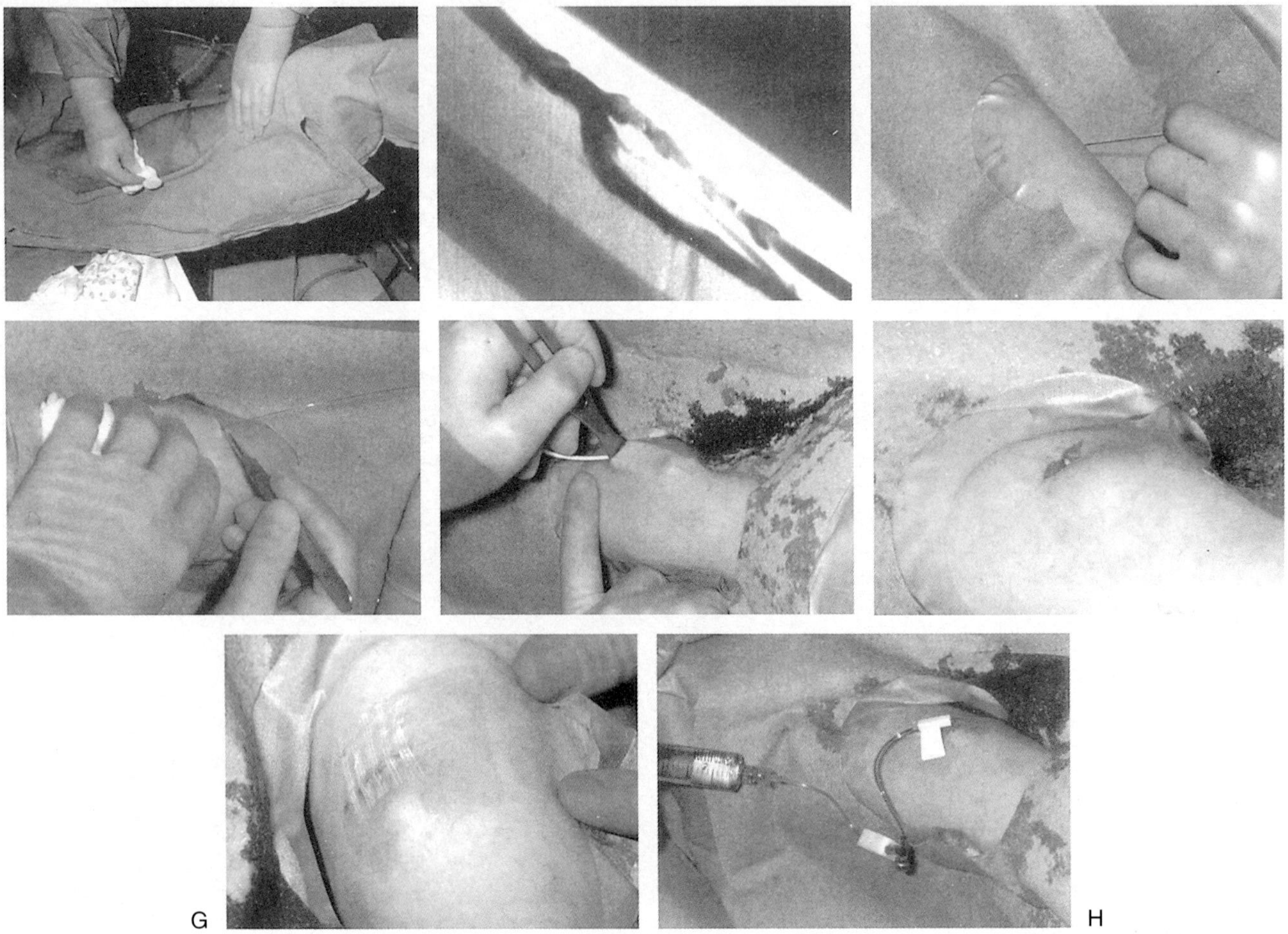

图 10.1.1

A:病人为右利型,所以静脉内导管起于她的左臂内。注射对比剂证实了静脉系统到右心房是宽阔通畅的。左上臂消毒,铺无菌巾。B:再次注射对比剂,透视下定位贵要静脉。做皮肤麻醉。C:在透视引导下和注射对比剂帮助下,用微穿刺针穿刺静脉。将一根 0.457mm(0.018 英寸)的导丝插入静脉系统。D:另外进行局部麻醉后,做一个 2.54cm(1 英寸)的横切口,以插进导丝。沿小的导丝放进临时扩张器,然后将 0.889mm(0.035 英寸)的 Terumo 导丝推进至右心房水平。放置一个 6F 的套鞘。通过套鞘,将 Pasport 导管推进到右心房。撤出导丝和套鞘。冲洗并夹闭导管。E:然后建立一个皮下袋。采用自切口向手部的钝性分离方法。F:注射口临时放在皮下袋中以保证大小合适。导管顶端的位置在右心房近侧，切掉导管体外部分。牢固地连接注射口与导管，并放进皮下袋中，用 3-0 Ethilon 缝线固定。G:然后用 4-0 Vicryl 缝线缝合切口。应用了 Steri-Strips。H:用 20 号针进入注射口。

评论: 如果能选择的话，许多病人喜欢臂部注射口而不是胸部注射口。为了保证大多数病人满意，除非出现引流障碍的证据（如既往行乳房切除术，静脉造影示锁骨下静脉闭塞），注射口应该放在非优势臂。只需要深部缝合即可固定注射口。当取出注射口时，应当再次打开原来的切口，以便使病人手臂的瘢痕最小，并且有助于发现固定的缝线。

10.1.2 装置的置入

病例 10.1.2:

超声引导下从外周插入中心静脉导管(PICC)。32 岁男性,患难治性关节感染,需要进行 3 周抗菌治疗。所有的外周静脉输液均要进行多次穿刺,病人拒绝再做任何尝试。

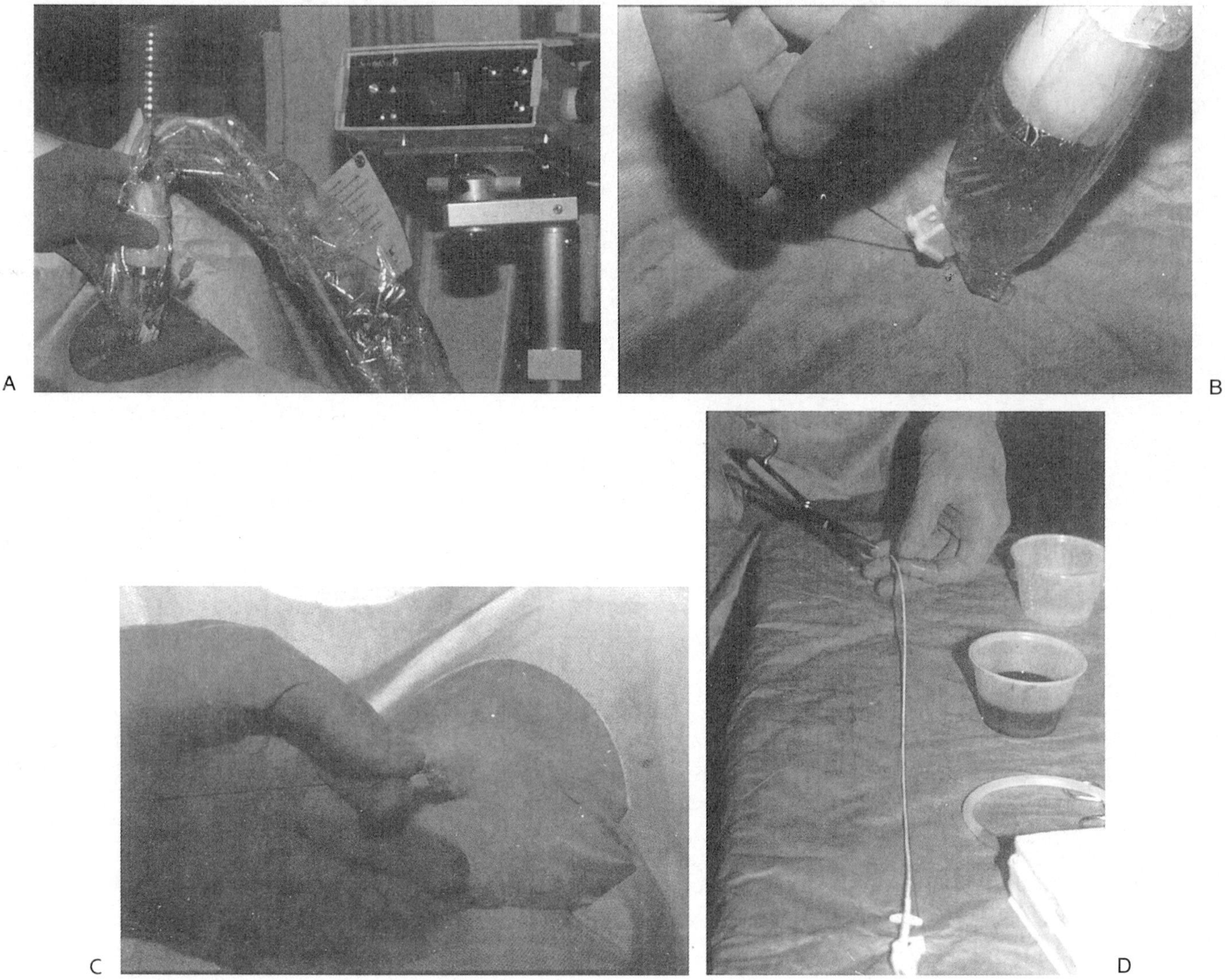

图 10.1.2

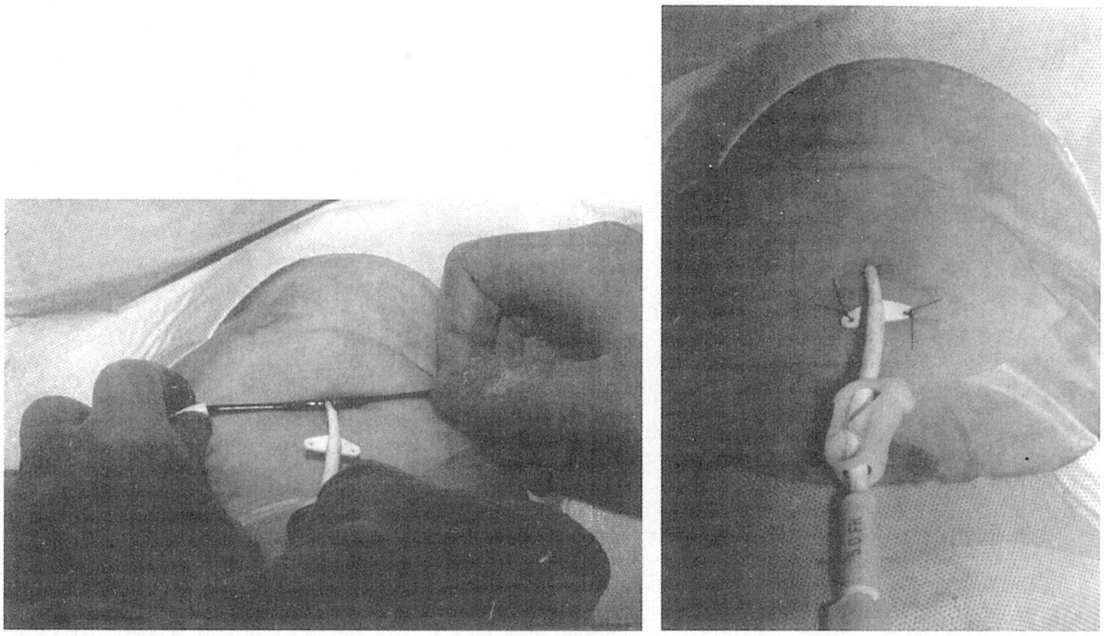

E F

图 10.1.2(接上)

A:非优势臂的超声检查证实上臂中部有适用的贵要静脉。臂部消毒、铺巾。裹上一个止血带,并用一个覆盖无菌巾的小超声探头识别静脉。B:在探头的适当导向下,用微穿刺针穿刺该静脉。C:然后,放置一个小导丝至右心房近端。沿导丝放入一个剥脱套鞘。D:用导丝测量到右心房近端的距离,将一根 5F 的 PICC 导丝切成合适的长度。E:通过套鞘放入 PICC 导丝,再撤出套鞘。F:用 3-0 Ethilon 缝线在皮肤上固定导管。

评论:经介入方法放置的 PICC 导丝应该在上臂中间插入，以使病人肘部可以自由活动。虽然止血带不是静脉穿刺所必需的，但是如果要进行超声检查，使用止血带还是有好处的。如果导管的顶端恰好位于右心房近侧，则所有的中心静脉导管都能较好地进行抽吸和冲洗。

10.1.3 装置的置入

病例 10.1.3:

并行右颈内静脉透析通道插管。54 岁女性,患终末期肾病,现需要进行血液透析。病人需要长期的血管入路,因而要建立一个自体的动静脉瘘。

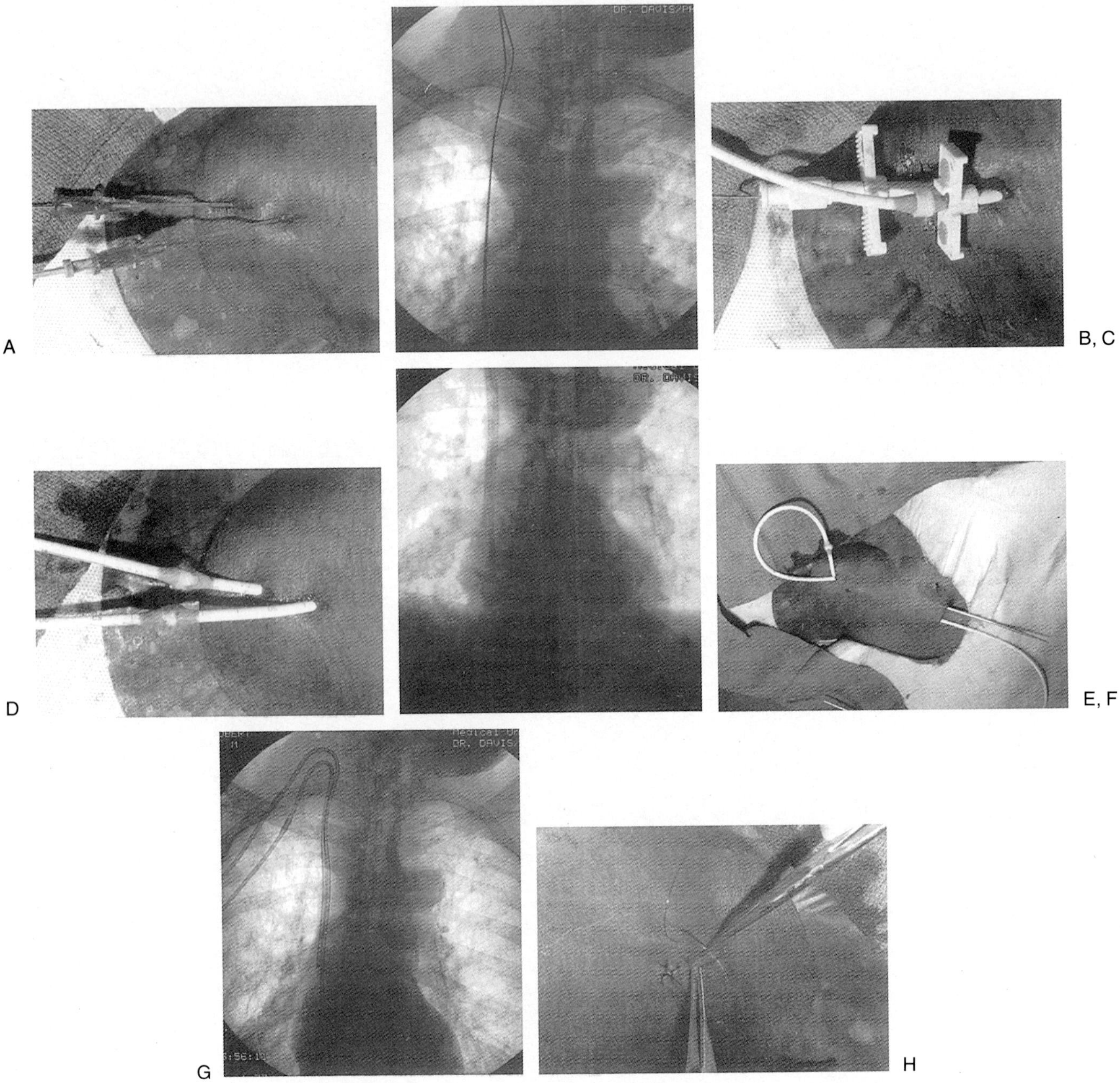

图 10.1.3

先行颈部超声检查，显示左、右颈内静脉都宽阔通畅。右侧消毒范围从耳际到乳线，从胸骨到腋窝。局部麻醉后，做垂直皮肤小切口。A：病人做 Valsava 动作(用力呼气，抵住关闭的声门，以增加胸内压)时，用一根 18 号针穿刺右侧颈内静脉。B：放置一根导丝到右心房水平。在第一个切口头侧 1cm 处进行第二次穿刺，并放置第二根导丝。扩张尾侧穿刺点，并放置一个剥脱套鞘。C：当病人再次做 Valsava 动作时，通过剥脱套鞘放入红色动脉导管。D：撤出剥脱套鞘。重复上述操作，通过头侧的剥脱套鞘放入蓝色静脉导管。E：调整导管顶端的位置，使红色导管恰在右心房近侧，蓝色导管在其远侧 3～4cm。在右前胸选择适合的隧道位置，使袖口距出口点 2～3cm。再次进行局部麻醉。F：先通过拖动“足球”隧道成型器形成红色导管隧道至选定的袖口位置。然后撤出“足球”隧道成型器，将红色导管与隧道装置连接。将红色导管放入隧道并进行适当的装配调整。冲刷导管。重复此项操作放置蓝色导管，从更靠外侧的位置引出。G：确定每根导管顶端的位置合适后，保证导管全程没有扭结。H：用 3-0 Ethilon 缝线间断缝合颈部切口。两根导管都充满肝素盐水溶液——厂家建议剂量要大于 0.1ml 以保证导管被充分充盈。用敷料覆盖。

评论：使用两根各自独立的导管而不是双腔导管可以使内径更大，因而透析时血流量更大。许多手术床不能倾斜到头低足高位置，所以需要病人做 Valsava 动作来辅助静脉穿刺，以减少气体栓塞的危险。当创建隧道时，隧道长一些比短些更好。因为太短的通道会暴露袖口，并必须重新实施。

10.1.4 装置的置入

病例 10.1.4:

经腰放置 Hickman 导管。42 岁女性,患慢性胰腺炎,需要长期放置双腔导管进行静脉高营养和其他处理。双侧颈内静脉和锁骨下静脉已闭塞。

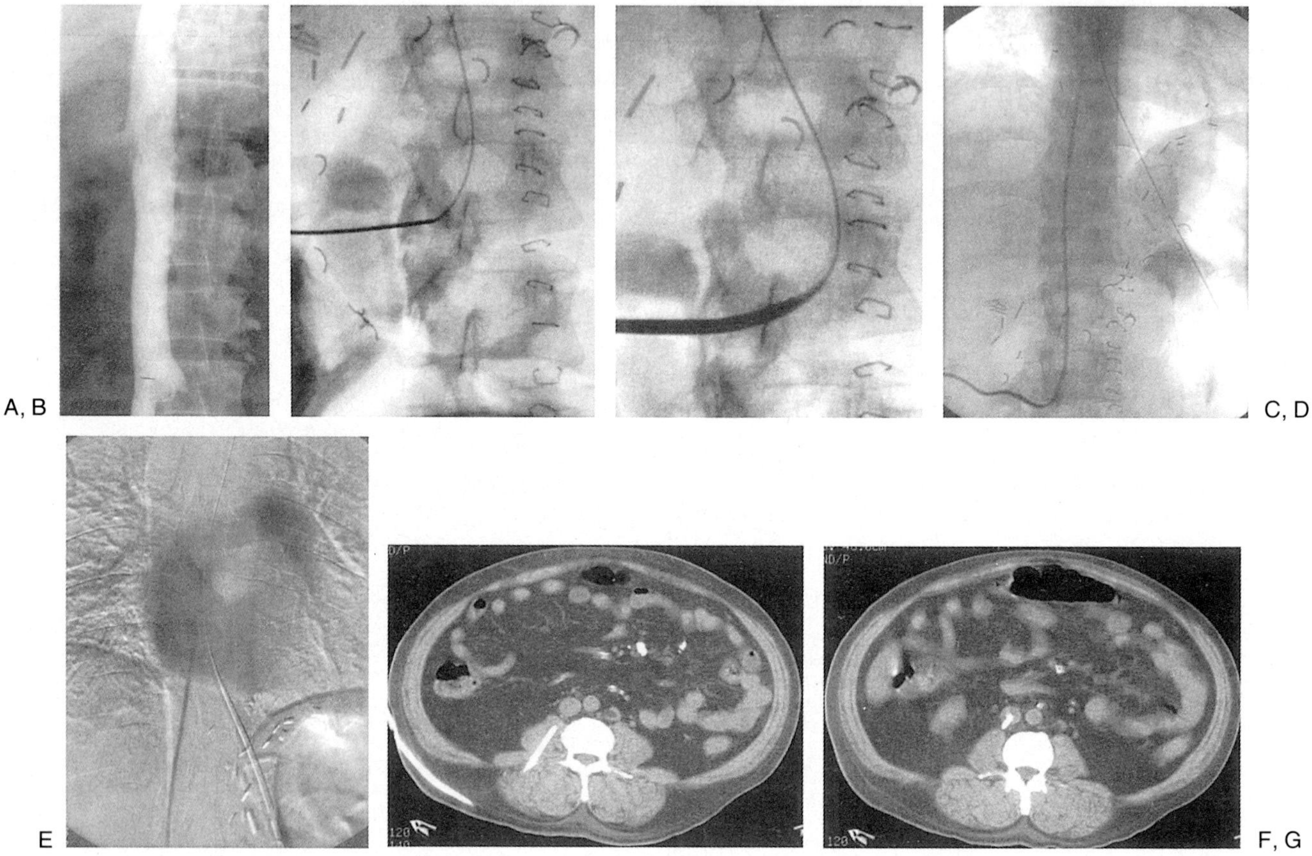

图 10.1.4

A:病人首先仰卧于床上,在右髂静脉内放置一根辫尾导管。静脉造影显示下腔静脉通畅。推送辫尾导管至 $L_2 \sim L_3$ 水平,钩住并注入对比剂。用敷料覆盖。然后病人转为俯卧位,腹下垫小楔形物产生轻度的左前斜位。在下背部从中线到腋前线,从大约 T_{12} 水平到髂嵴范围内进行消毒。局部麻醉后,距棘突约一手掌宽位置做一个小切口。B:用 18 号针稍向头侧直接穿刺进入下腔静脉,到达用辫尾导管作为标记的肾静脉下方。通过细针放置一根导丝至右心房。C:更换为 Amplatz 硬导丝,扩张通道。放置一个剥脱套鞘(比需要的大 1 号)。然后做皮下通道。从右腋中线到穿刺点进行麻醉。D:将导管放进通道。E:通过剥脱套鞘将导管顶端置于下腔静脉和右心房连接处。撤出剥脱套鞘。确定没有导管扭结后,用 3-0 Ethilon 缝线缝合穿刺部位的切口。将导管稳妥地缝于皮肤,用敷料覆盖。所有的端口都注入适当的肝素溶液。F,G:CT 扫描显示导管位置良好,通过腰肌进入下腔静脉。

评论:需要进行一次下腔静脉造影以保证血管通畅性,给肾静脉定位,需要的话留置一根导管作为注射的标记。对于经腰放置来说,通道较长,所以通常需要特别定制较长的导管。一旦撤出了扩张器,剥脱套鞘的扭结是常见的问题。通常的解决办法是用比较大的鞘或者向后拖,使其恰好进入下腔静脉。如果需要沿导丝向上推进导管,则 Terumo 导丝最适用。

10.2.1 静脉入路问题的处理:导管剥除

病例 10.2.1:

导管血栓形成。62 岁女性,病人经右锁骨下静脉化疗已达 6 个月。导管口抽吸不通畅。

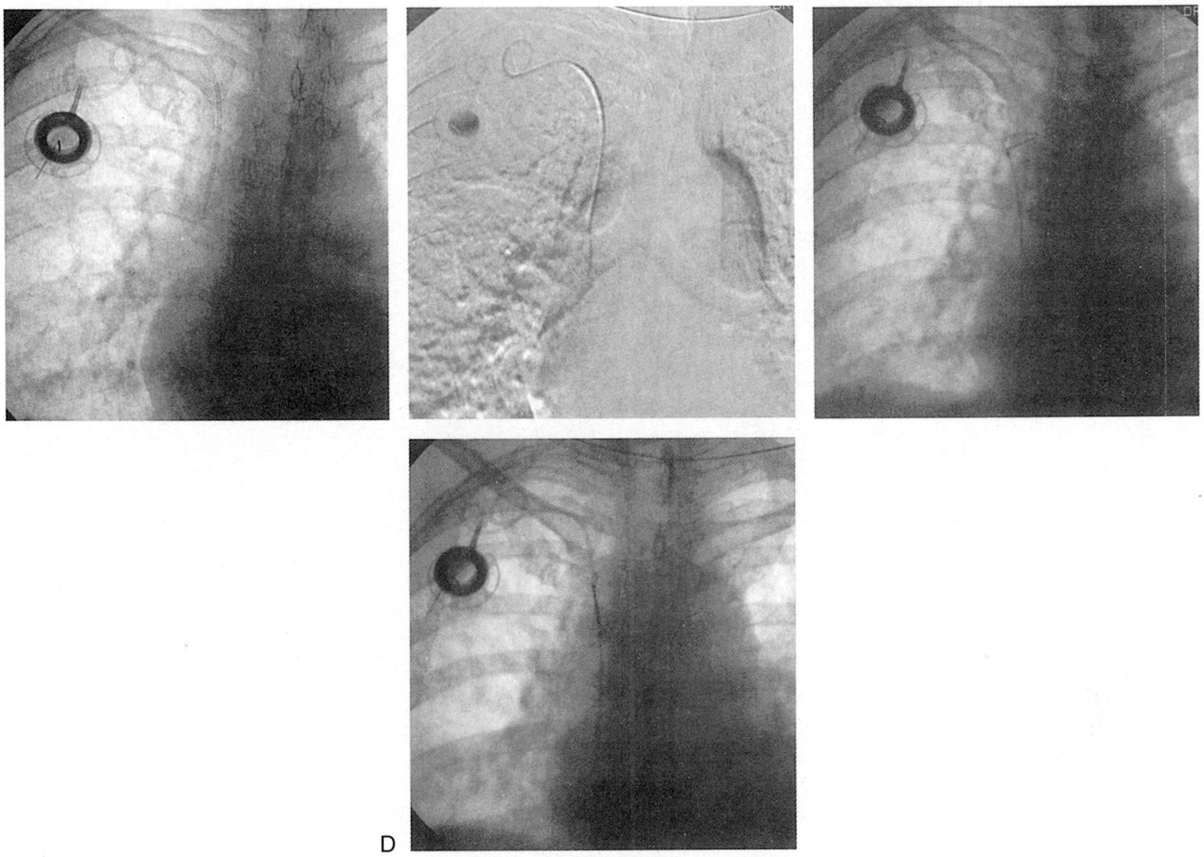

A　B, C　D

图 10.2.1

最初，护士向导管口缓慢注入了 10 000U/ml 尿激酶,等待 30min。重复两次,但是导管口仍无功能。A:到达介入室，初步的平片显示导管太靠近近端。从导管腔内抽吸的尝试亦未成功。B:注射后显示对比剂流动缓慢。进行右股静脉穿刺并放置了一个 6F 的套鞘。然后通过套鞘放入一个 15mm 的 Amplatz 圈套器,推进到右心房。未能环绕住导管头。C:随后用圈套绕住导管,向上将导管推到锁骨下静脉区。D:通过在导管周围施加适当的压力，向下拖动圈套三次来剥除导管。随后,导管被放到更远的腔静脉与心房连接处。再次抽吸显示导管口功能良好，并能容易地进行冲洗。于导管口注入适当的肝素溶液。

评论:对于纤维套鞘,剥除导管是有效的,但是这通常只是暂时措施。当拟行导管剥离时,应当考虑进行简单的置换或放置新的导管或端口。对于透析导管，在放置导丝后，如果圈套仍不能沿导丝推进，可用圈套抓住导丝,牵拉导丝和导管到更低的位置。留置导管比透析导管更脆，如果过度牵引，能导致导管断裂。

10.2.2 静脉入路问题的处理：导管复位

病例 10.2.2:

导管异位。46 岁女性，中心静脉导管出现功能不良，主要是抽吸不通畅。

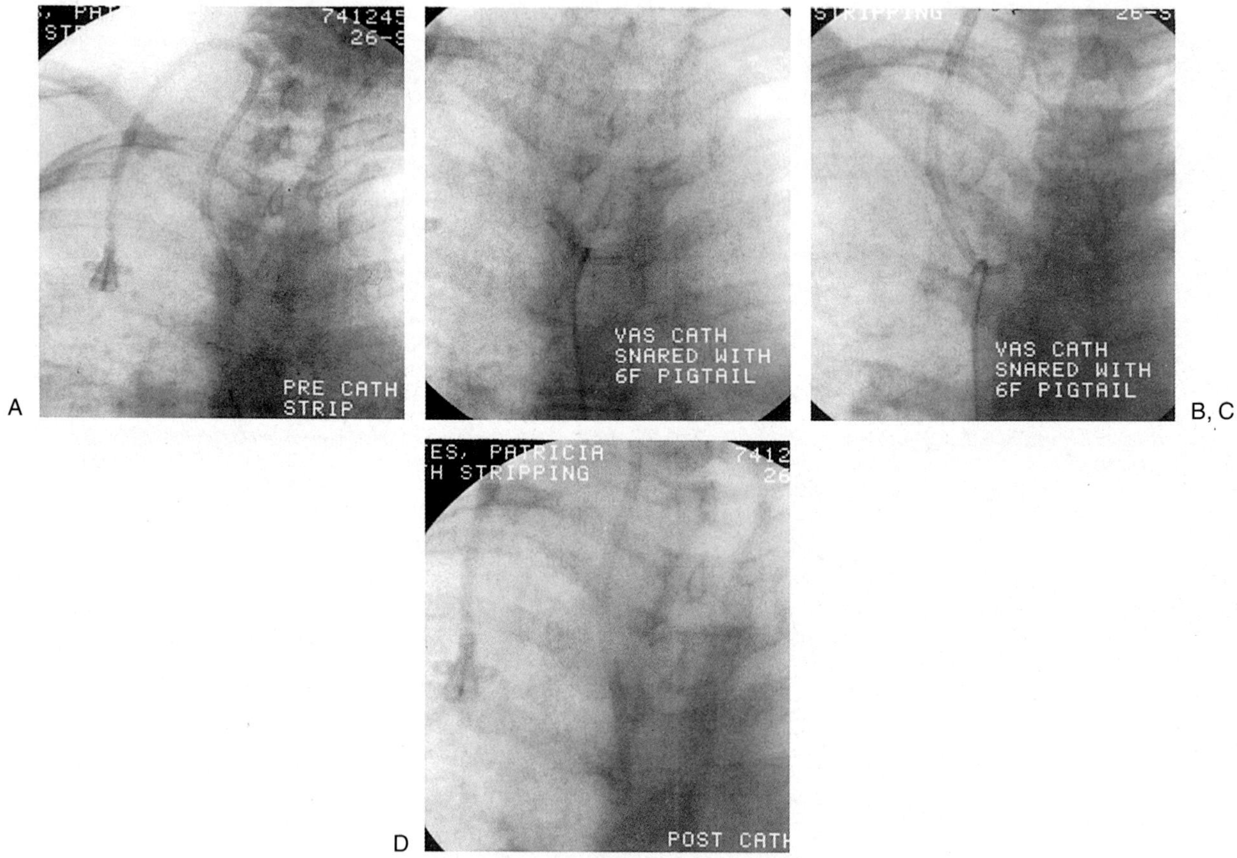

图 10.2.2

A：首先建议病人进行便携式胸部 X 线检查以明确问题所在。检查显示右颈内静脉导管顶端弯曲并进入头臂静脉区。病人被送到介入室。穿刺右股静脉并将辫尾导管推进到右心房水平。注射对比剂，证实中心静脉导管顶端在左头臂静脉中。B：用常规导丝，将辫尾导管环绕住中心静脉导管。当下拉辫尾导管时，它总是滑脱，因为中心静脉导管紧紧地楔入了头臂静脉。C：然后，将一根转向导丝插进辫尾导管以提供更大的力量。随着转向导丝的曲度，将中心静脉导管顶端向下拖进上腔静脉。D：重新抽吸显示导管功能良好。

评论： 通常不用圈套器调整导管位置，因为一般没有可用于抓取的游离尾端。在大多数病例中，使辫尾导管缠住异位的导管，能使异位的导管重新伸直，并能调整导管顶端的位置。调整导管位置相当容易，然而对于那些有问题的病例（如导管太短），最好放置一根新的长导管。

10.2.3 静脉入路问题的处理:静脉血管成形术

病例 10.2.3:

中心静脉狭窄的导管放置。47 岁男性,患慢性肾功能衰竭,需要插管透析。超声检查显示右颈内静脉被血栓栓塞,但左颈内静脉通畅。

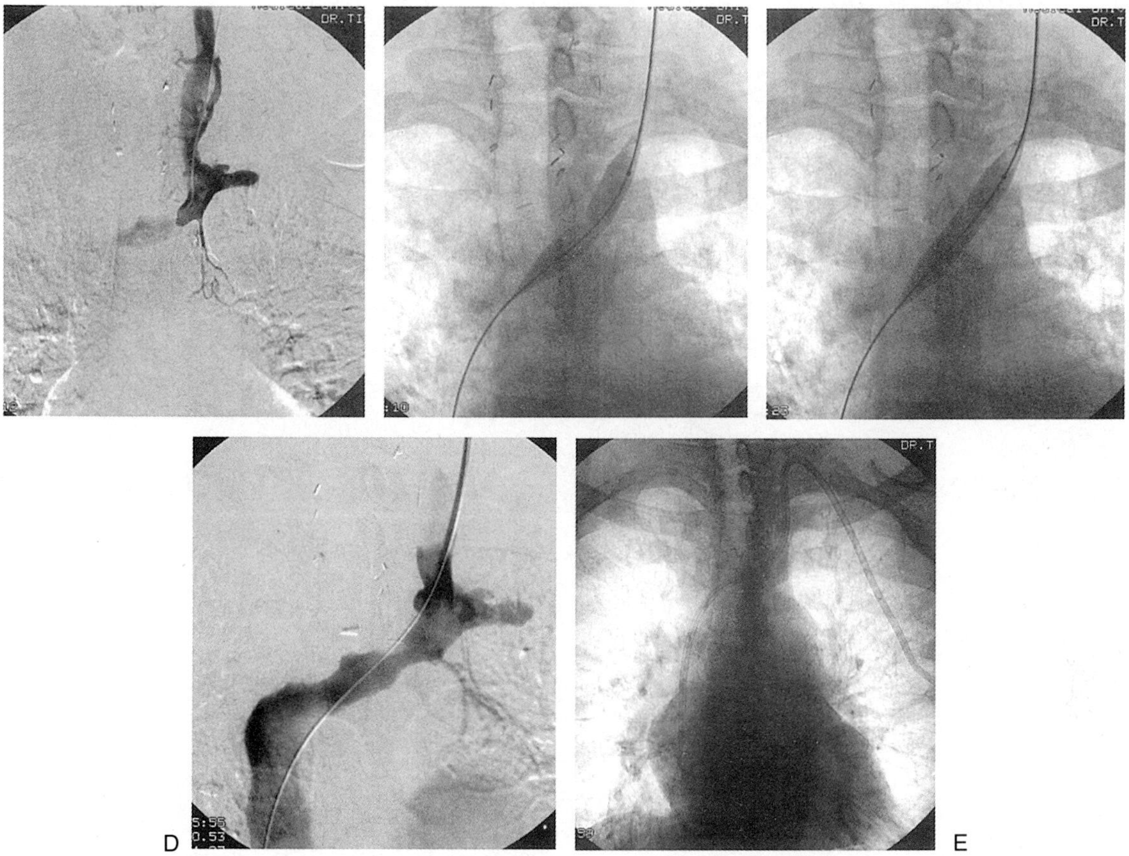

图 10.2.3

A:左颈胸部常规消毒并铺无菌巾。穿刺进入左颈内静脉,但导丝只能推进到左头臂静脉近侧水平。放置一个 5F 的 KUMPE 导管,并注射对比剂。证实了头臂静脉有一个 99% 的狭窄。B, C:用软尖导丝小心地通过狭窄段,用一个 12mm 的球囊进行扩张。D:随访静脉造影显示静脉已宽阔通畅。E:然后以常规方式放置一个双腔透析导管。

评论:静脉血管成形术对于入路部位有狭窄的病人是一种有用的技术。静脉狭窄在这类病人中很常见。如果病人有通畅的右颈内静脉,应首选右颈内静脉。对于新近的血栓形成,溶栓治疗是有效的,但对慢性机化的静脉闭塞效果较差或根本无效。

10.2.4 静脉入路问题的处理：对少见部位的静脉入路提供帮助的静脉造影术

病例 10.2.4:

少见部位的静脉入路。50 岁女性，双侧颈内静脉和锁骨下静脉闭塞，需要中心静脉导管行血液透析。病人有经腰导管，但已经发生感染，因而该部位也不能被立即利用。

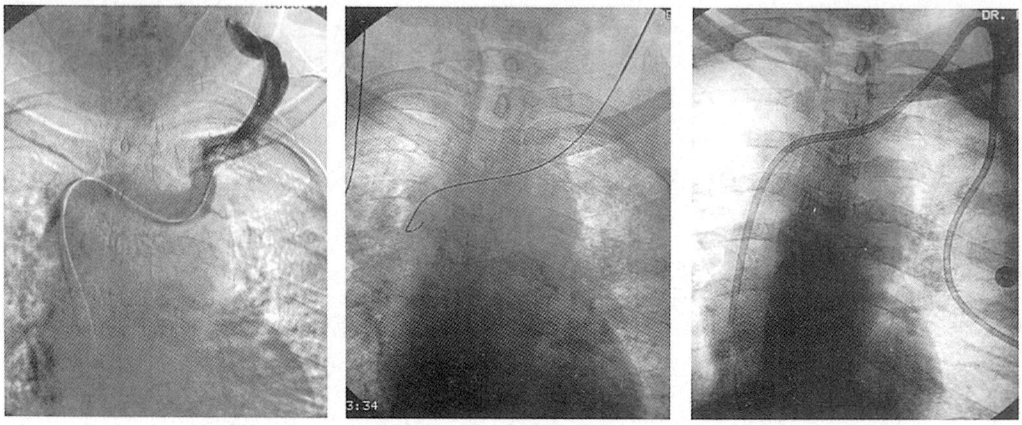

A　B, C

图 10.2.4

A：超声检查显示颈部侧支血管增粗，但没有明显可利用的部位。经右股静脉将一根 5F 的诊断性导管推送到上腔静脉，试图找到一根能用作入路的血管。在右侧未找到合适的静脉，但在左锁骨下静脉分布区可见一条与中央静脉系统相连的静脉。将诊断性导管推进入此静脉，旋转透视机以保证这是一个靠前的结构。消毒左侧颈胸部，铺无菌巾。局麻后，在透视引导下穿刺左颈部血管，注射对比剂。B：导丝进入中心静脉系统后进行观察。C：以常规方式放置了一个双腔导管。

评论：尽管有时超声检查显示的侧支血管非常大，但由于大多数情况下不与中央静脉系统直接相连，所以以静脉侧支血管作为入路时常需要行静脉造影。据报道，其他可供选择的入路包括肋间静脉和肝静脉。

10.2.5 静脉入路问题的处理:导管过短

病例 10.2.5:

通道导管置换。64 岁女性,有左侧通道透析导管,经手术放置,始终功能不良,胸部 X 线片显示导管过短。

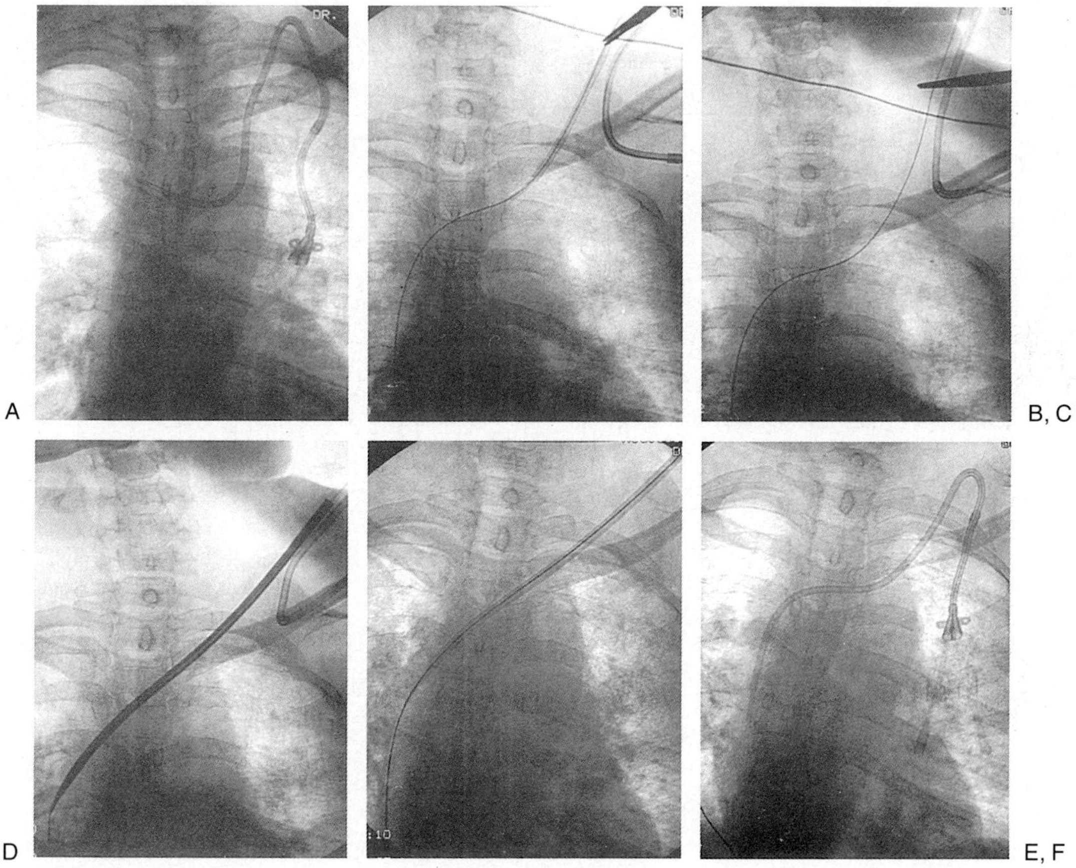

图 10.2.5

A:病人被带到介入室后,初步的平片证实导管顶端在左头臂静脉中。通过导管的静脉口直接将一根 Terumo 导丝插进下腔静脉。B:做颈部切口,找到并控制导管。通过切口拔出导管顶端并将导丝留在静脉系统中。C:将导丝后半部分放入尚留在皮下通道中的导管。此时导丝进入静脉切口,尖端在下腔静脉中,而导管仍在皮下通道中但不在静脉系统中。D:沿导丝放置一个剥脱套鞘。将原来的导管从通道中撤出。E:通过新建的皮下通道置入了一个新的长一些的导管,然后通过套鞘到达右心房近端。F:导管内注入肝素并固定在皮肤上,盖上敷料。

评论: 尽管有经同一个通道放置通道导管的报道,但这种方法的感染机会较大。对病例 10.2.5 的处理所采用的技术相当简单,在建立新的皮下通道的同时保持原有的入路。认真进行消毒和术前预防性应用抗生素有一定益处。

10.2.6 静脉入路问题的处理：导管错位

病例 10.2.6:

通道导管顶端错位。35 岁女性，有右侧通道三腔导管，经手术放置，始终功能不良。胸部 X 线片示导管错位。

A, B 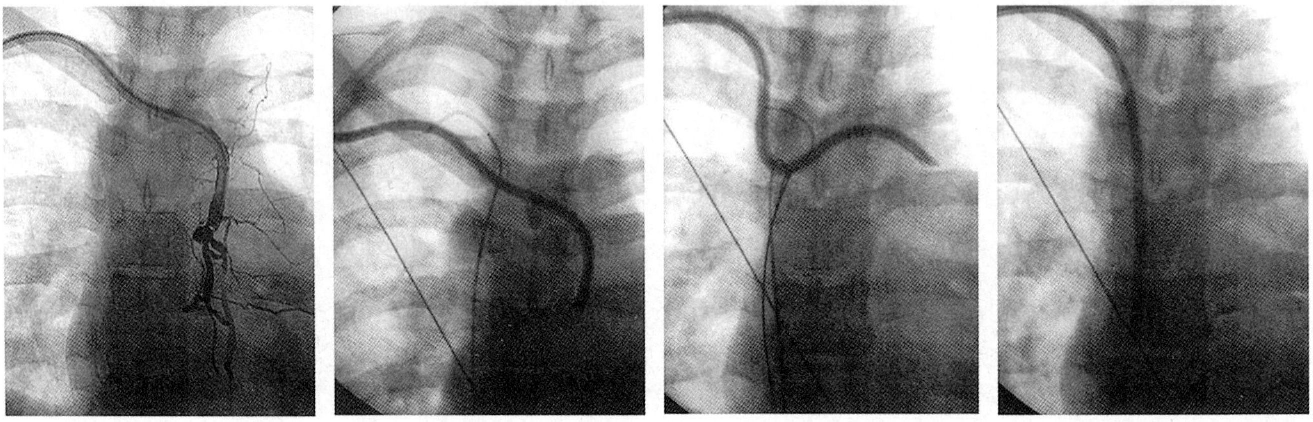 C, D

图 10.2.6

数次从导管注射和抽血的尝试均失败，胸部 X 线片显示导管顶端错位至左锁骨下静脉中。A：注射对比剂，显示导管顶端楔入左乳内静脉。B：经右腹股沟途径，用一个 10F 的套鞘推进了一根 4F 的眼镜蛇导管和导丝，导丝带着一个 15mm 环状套圈。C：导管和导丝被套圈抓住并向下拖拽，导管的位置开始改变。D：导管最终位于上腔静脉内，顶端位于上腔静脉和右心房的交接处。

评论：圈套能用于调整导管的位置，即使没有可抓住的游离末端。通常，通过在错位导管的周围缠绕辫尾导管，能使导管伸直并调整导管顶端到游离的位置。在病例 10.2.6 中，因为导管顶端楔入了相对小的静脉，用上述技术调整导管位置是不可能的。圈套可用于抓住导管，当需要更大的力量时，可用缠绕通道导管的导丝进行更有效的拖动。然而，对于血栓栓塞、静脉或导管太短的病例，通常最好更换一根新的导管。

10.2.7 静脉入路问题的处理：奇静脉入路

病例 10.2.7:

经腰通道导管。6 岁女孩，患短肠综合征，锁骨下静脉、颈内静脉或股静脉都没有静脉入路。因此，下腔静脉入路是惟一可提供全肠外营养的途径。经一支足部的小静脉实施全麻。经腰部通路操作时病儿取俯卧位。下腔静脉穿刺困难，需要几次操作。最后，建立了静脉入路并插入导管。

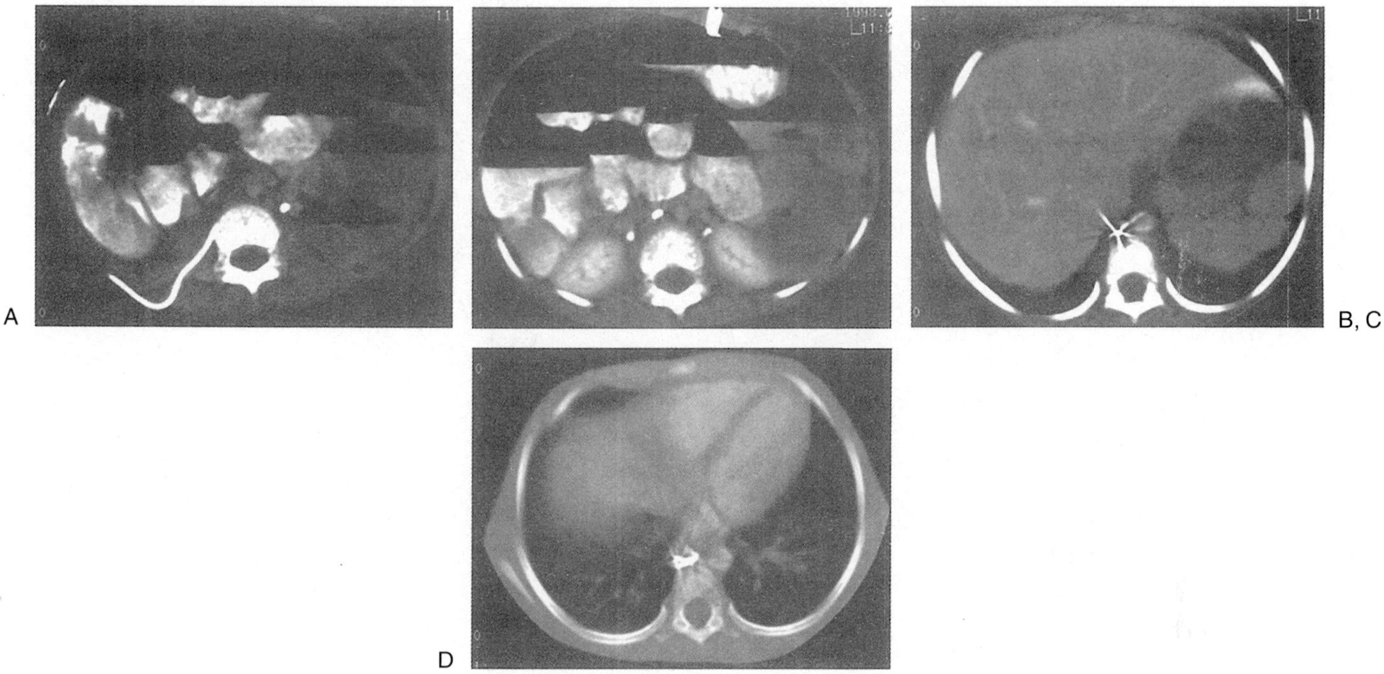

图 10.2.7

A：因为腹部膨隆，随访行腹部 CT 扫描。导管进入水平层面显示经腰肌的导管位置良好，而且紧靠椎体。B：更高的层面显示导管在下腔静脉中，比通常的位置靠后。C：肝脏水平的层面显示导管已位于奇静脉系统中，恰在椎体前方，与下腔静脉无关。D：胸部水平的影像证实导管在奇静脉中，位于脊柱前方和食管旁。

评论：对于需要留置大导管进行长期静脉输液的病人，经腰静脉入路是值得注意的方法。这种操作对于一些病人很困难，特别是那些奇静脉与下腔静脉连续走行的病人。只有扩张的奇静脉能用于腹膜后腔穿刺。导管成功地插进奇静脉，但注射对比剂后才意识到(未显示)。该导管成功地应用了数月。

10.2.8 静脉入路问题的处理:新导管无功能

病例 10.2.8:

65 岁女性,慢性肾功能衰竭,有一个无功能的临时性右颈内静脉导管。拟行导管置换。因为右颈内静脉通路可能已发生感染,故没有简单更换导管,而选择了左颈内静脉途径。

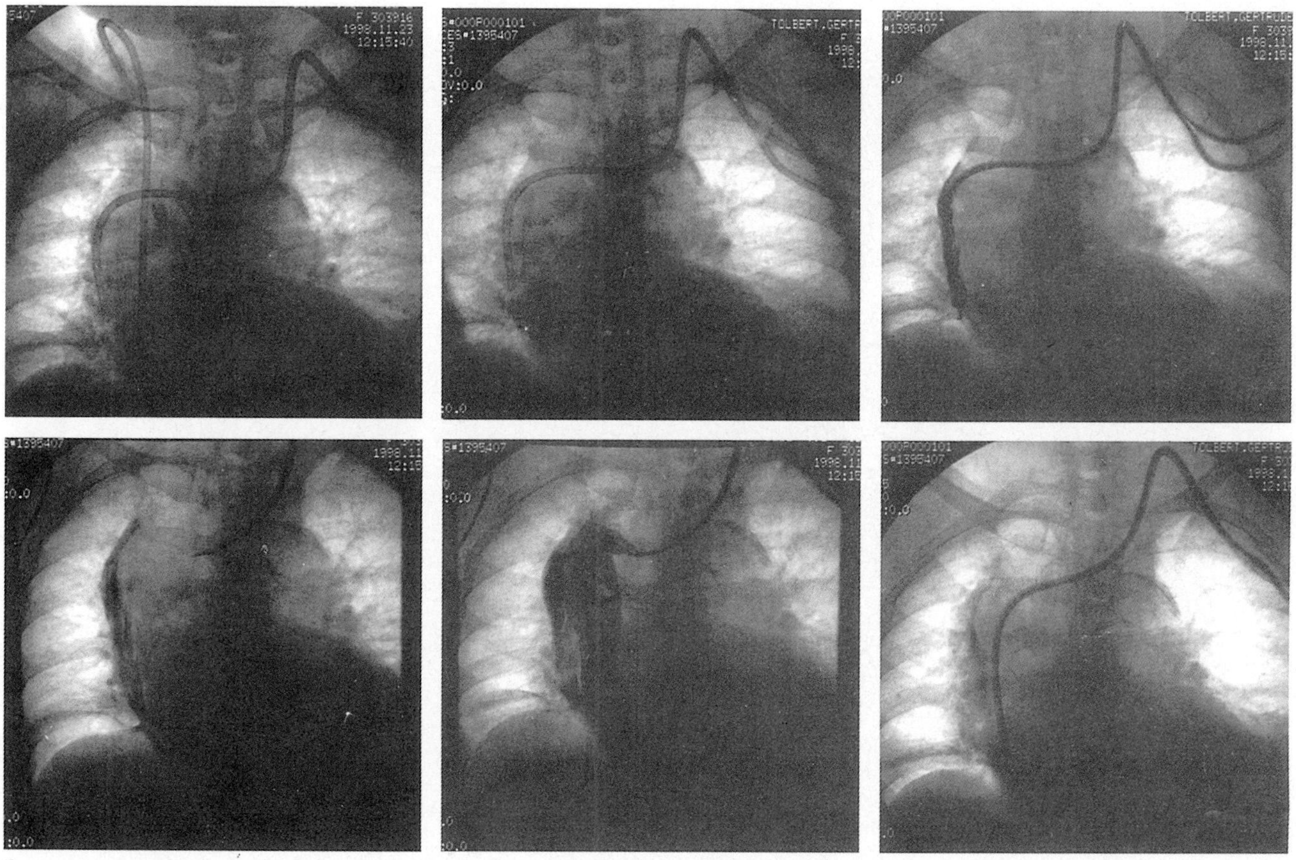

A　B, C　D　E, F

图 10.2.8

A:胸片显示左、右颈内静脉中的导管。可以看到左侧导管过于靠近外侧。B:撤出右侧导管,送病人去透析。C:透析不成功,不能抽出或注入血液。病人被送回到介入室以确定原因。通过导管谨慎地注射对比剂,显示在上腔静脉的大量血凝块中有对比剂潴留,并延伸至右心房。D:导管被撤回到左头臂静脉,遂能抽出及注入血液。可以看到血凝块中残留的对比剂。E:注射对比剂显示上腔静脉通畅,可见上腔静脉和头臂静脉之间呈锐角。F:用一个易操作导丝成功地调整导管到上腔静脉中央。导管已有功能,病人被送回进行血液透析。

评论:上腔静脉入路主要有两种并发症,即上腔静脉穿孔和导管被放进已机化的血凝块中。偶尔,难于明确导管是在纵隔中还是在腔内血凝块中。对比剂可滞留在上腔静脉血凝块中。当导管在纵隔中时,对比剂外溢明显,而且有危及生命的大出血的危险。尽管导管开始就没有功能,但未尝试调整其位置,错位的导管需要新的操作来纠正。

10.2.9 静脉入路问题的处理:放置经腰下腔静脉导管后病人出现败血症

病例 10.2.9:

9岁女孩,患短肠综合征,拟行经腰下腔静脉导管放置以便进行血液置换和全肠外营养,导管放置后24h病人出现了败血症。病人转到我院进行诊疗。在入院时进行了一次CT扫描。

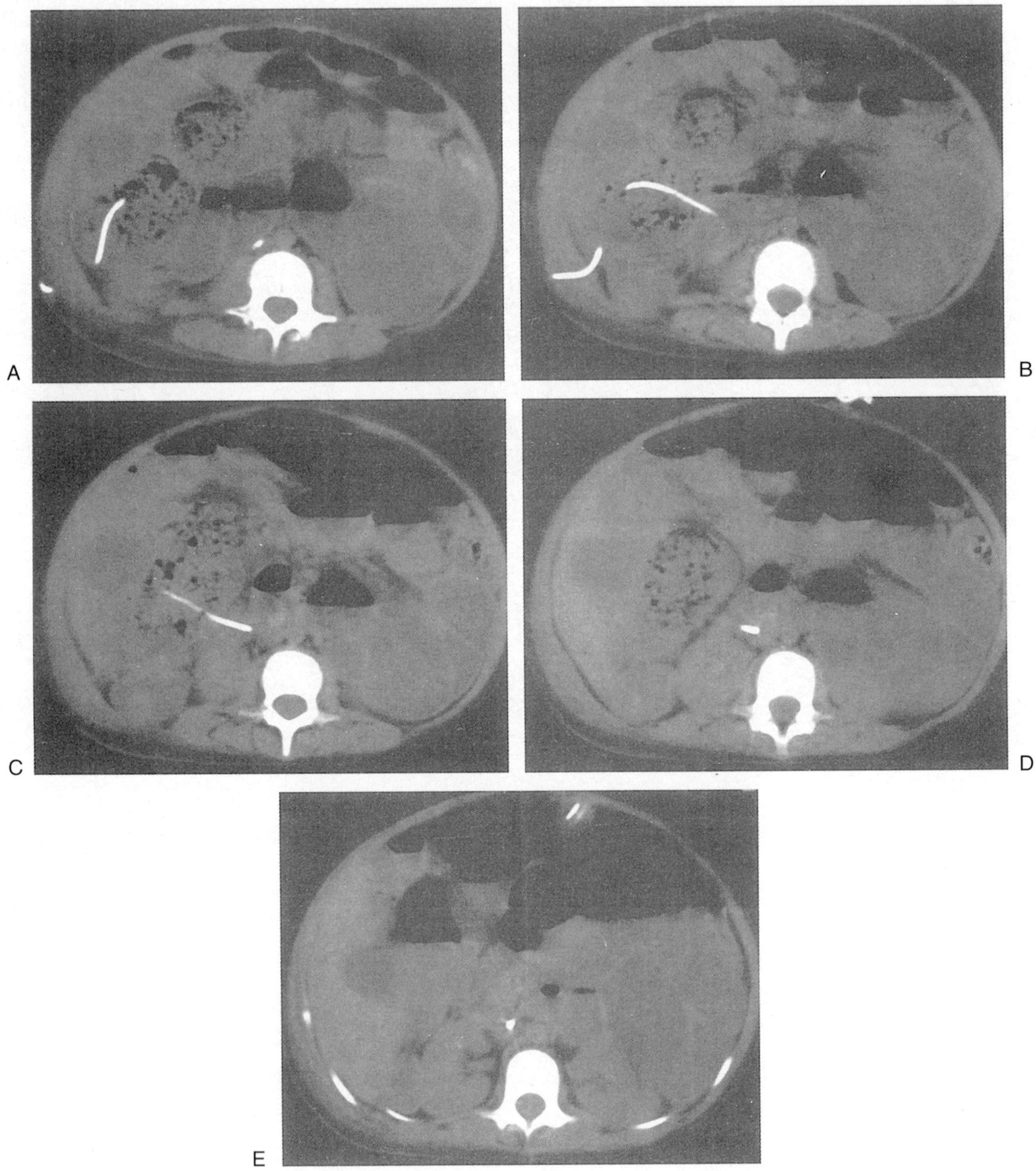

图 10.2.9

腹部 CT 扫描显示不透 X 线的经腰导管远离中线，穿过了结肠，到达下腔静脉。可以看到肠管扩张和右结肠内的粪便内容物。因为没有调整导管位置的可能性，所以撤出了导管，并放置临时性股静脉导管以治疗感染和给予全肠外营养。在此事故 2 个月后，最终在正确位置放置了一根新的经腰下腔静脉导管。

评论：从技术角度讲，下腔静脉导管易于放置。然而，必须了解解剖学知识和下腔静脉与椎体、腰肌的毗邻关系。病人取正确的体位和穿刺点的确定对于成功放置导管是最重要的。尽管 CT 导向不是操作所必须的，但是当不能确定下腔静脉的位置时，CT 可显示解剖情况和邻近结构间的关系。回顾此病例显示，导管在透视导向下放置，但病人体位不佳，操作期间有可能侵犯了肠袢。

（李一鸣　译）

建议阅读

装置的置入

Cardella JF, Fox PS, Lawler JB. Interventional radiologic placement of peripherally inserted central catheters. *J Vasc Interv Radiol* 1993; 4: 653 – 660.

Crain MR, Mewissen MW, Ostrowski GJ, et al. Fibrin sleeve stripping for salvage of failing hemodialysis catheters: technique and initial results. *Radiology* 1996; 198: 41 – 44.

Denny DF. Placement and management of long-term central venous access catheters and ports. *AJR* 1993; 161: 385 – 393.

Foley MF. Radiologic placement of long-term central venous peripheral access system ports (pasport): results in 150 patients. *J Vasc Interv Radiol* 1995; 6: 255 – 262.

Garidi JG, Hawkins IF, Wiechmann BN, et al. Sonographic guidance when using the right internal jugular vein for central vein access. *AJR* 1998; 171: 1259 – 1263.

Hill SL, Berry RE. Subclavian vein thrombosis: a continuing challenge. *Surgery* 1990; 108: 1 – 9.

Kidney DD, Nguyen DT, Deutsch L-S. Radiologic evaluation and management of malfunctioning long-term central vein catheters. *AJR Am J Roentgenol* 1998; 171: 1251 – 1257.

McBride KD, Fisher R, Warnock N, et al. A comparative analysis of radiological and surgical placement of central venous catheters. *Cardiovasc Intervent Radiol* 1997; 20: 17 – 22.

Mauro MA, Jaquew PF. Insertion of long term hemodialysis catheters by interventional radiologists: the trend continues. *Radiology* 1996; 198: 316 – 317.

Nazarian GK, Bjarnason H, Dietz CA, et al. Changes in tunneled catheter position when the patient is upright. *J Vasc Interv Radiol* 1997; 8: 437 – 441.

静脉入路并发症的处理

Aitken ML, Tonelli MR. Complications of indwelling catheters in cystic fibrosis: a 10-year review. *Chest* 2000; 118: 1598 – 602.

Funaki B, Zaleski GX, Leer JA, et al. Radiologic placement of tunneled hemodialysis catheters in occluded neck, chest, or small thyrocervicai collateral veins in central venous occlusion. *Radiology* 2001; 218: 471 – 476.

Horattas MC, Trupiano J, Hopkins S, et al. Changing concepts in long-term central venous access: catheter selection and cost savings. *Am J Infect Control* 2001 ; 29 (1) : 32 – 40.

Minassian VA, Sood AK, Lowe P, et al. Long-term central venous access in gynecologic cancer patients. *J Am Coll Surg* 2000; 191: 403 – 409.

Trerotola SO, Kuhn-Fulton J, Johnson MS, et al. Tunneled infusion catheters: increased incidence of symptomatic venous thrombosis after subclavian versus internal jugular venous access. *Radiology* 2000; 217: 89 – 93.

Viot M. Intravenous access: related problems in oncology. *Int J Antimicrob Agents* 2000; 16: 165 – 168.

索 引

H

J

K

O

P

Q

R

S

Y

Z

高等院校人文通识课系列教材

日本概况

钱红日 编著

南開大學出版社

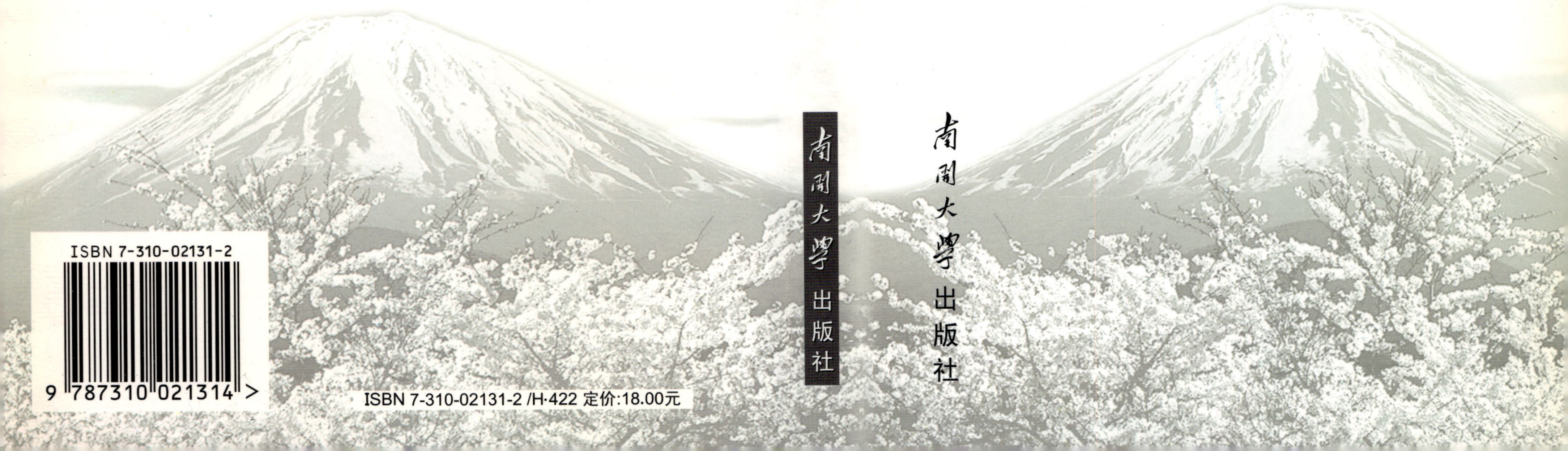

日本概况

钱红日 编著

南開大學出版社

高等院校日语专业『日本概况』教材

高等院校人文通识课系列教材

面向高校各个专业的人文通识公共课

促进教材的更新、人文课的教学改革

提供最新材料、增加最新内容

策划 张彤工作室 责任编辑 张华 封面设计 傅希光

ISBN 7-310-02131-2

9 787310 021314 >

ISBN 7-310-02131-2 /H·422 定价:18.00元